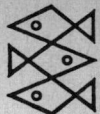

Über dieses Buch

Groß ist die Zahl der verschämten Umschreibungen für das Wort ›Menstruation‹, über vieles spricht man heute, ›darüber‹ jedoch nicht. Dieses letzte noch manifeste Tabu der Weiblichkeit hebt sich in diesem Buch selbst auf. Die Autoren weisen nach, daß Frauen, die gelernt haben, ihren Körper mit allen seinen Funktionen ganz zu akzeptieren und auch die Menstruation nicht mehr als unnötige Beeinträchtigung abzulehnen, während ihrer sogenannten ›kritischen‹ Tage keine physischen und psychischen Beschwerden haben, sondern sie als eine besonders wichtige und schöne Zeit erleben. Eine Fülle von wissenschaftlichem Material aus neuesten medizinischen und psychologischen Untersuchungen gibt sachliche Informationen, die bisher fehlten.

Die Autoren

Penelope Shuttle und Peter Redgrove sind Literaten: Einzeln und gemeinsam haben sie Lyrik, Romane und Hörspiele geschrieben. Ursprünglich Naturwissenschaftler, hat sich Peter Redgrove viel mit Psychoanalyse und Traumdeutung beschäftigt. Heute ist er Literaturdozent an einer Kunstschule in Südengland.

Penelope Shuttle/Peter Redgrove

Die weise Wunde
Menstruation

Aus dem Englischen von Helma Schleif
Redaktion Eva Bornemann

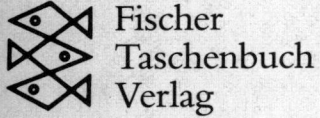

Fischer
Taschenbuch
Verlag

Fischer Taschenbuch Verlag
Juli 1982
Umschlaggestaltung: Susanne Berner
Fischer Taschenbuch Verlag GmbH, Frankfurt am Main
Die englische Originalausgabe erschien 1978 unter dem Titel
›The Wise Wound. Menstruation and Everywoman‹
bei Victor Gallancz Ltd., London
›The Wise Wound. Menstruation and Everywoman‹
© 1978 by Penelope Shuttle and Peter Redgrove
Linzenzausgabe mit freundlicher Genehmigung
des S. Fischer Verlages GmbH, Frankfurt am Main
© 1980 by S. Fischer Verlag GmbH, Frankfurt am Main
Druck und Bindung: Clausen & Bosse, Leck
Printed in Germany
1080–ISBN-3-596-23728-9

»Die Depression ist eine der alltäglichsten, der Menschheit bekannten Erfahrungen . . .
Alle Arbeiten über Depression haben schlüssig nachgewiesen, daß zwar beide Geschlechter an dieser Krankheit leiden, aber die Frauen weit eher emotionell gestört und besonders depressiv sind.«

Jack Dominian

»Depression ist zurückgehaltenes Wissen.«   *John Layard*

Inhalt

Danksagung

Unser Dank gilt allen, die uns mit unendlicher Geduld Hilfe und Rat zuteil werden ließen und mit denen wir über dieses Buch diskutiert und korrespondiert haben.

Besonders wollen wir unseren Dank an die folgenden Personen richten, obgleich keiner dieser großartigen Mitarbeiter und Freunde für die Ansichten, zu denen wir in der Folge gelangten und die sie vielleicht nicht teilen, verantwortlich gemacht werden darf: Derek Toyne, B. A., F. L. A., Bibliothekar an der Falmouth School of Art, gebührt zuerst unser Dank, denn er hat uns die Bibliotheken der Welt mit seiner bibliographischen Sachkenntnis erschlossen. Ebenso gilt unser Dank dem Wissen und der Tatkraft seiner Kollegen jenseits des Ozeans an der Colgate University Library, New York, und der Medical Center Library der Syracuse University; hier insbesondere Peter Haskell und Betty Rembert.

Den Kollegen und Studenten von Peter Redgrove Dank und Lob für ihre Geduld und Einfühlsamkeit, mit der sie auf die im Buch vorgetragenen Gedanken reagierten. Sie ließen uns aus ihrer künstlerischen Erfahrung wertvolles Material zukommen. Besonders danken wir Lionel Miskin, der uns viel Zeit und Aufmerksamkeit gewidmet hat und dessen profunde Kenntnis der analytischen Psychologie uns nützlich war.

Tief verpflichtet sind wir ebenso den Wissenschaftlern der Fachbereiche Ethnologie, Psychologie, Physiologie und Astro-Archäologie an der Colgate University, New York.

Für ihre besondere Hilfe bei den Recherchen möchten wir Herrn und Frau J. F. Almond und Angela Heape dankbar erwähnen; Dorle Dymond und Karen Judd für ihre Übersetzungsarbeit; Sylvia Bruce für ihre nützlichen Anmerkungen; Milton H. Erickson, M. D., für seine ausführlichen Mitteilungen über Hypnose; Eileen Lamsmaa, Alison und Andrew MacArthur, Kate Raby, Tony Thatcher und Carole Tanner, deren feministische Arbeiten zum Verständnis beigetragen haben; Cecil Williamson für seine Hexenforschung und die aufklärenden Gespräche; Paddy Kitchen für ihre Ermutigung; Liz Calder ebenfalls für ihre Ermutigung und ihre praktische Hilfe; Giles Gordon für seine eifrige und tatkräftige Fürsprache für unser Buch; und den vielen Frauen in

Falmouth, London und Hamilton, N. Y., die unsere sehr persönlichen Fragen bereitwillig beantwortet haben.

Schließlich sei John Layard gedacht, des Ethnologen und Psychoanalytikers. Das Studium bei ihm markierte einen Wendepunkt im Leben von Peter Redgrove und indirekt auch im Leben von Penelope Shuttle. Ohne die Anregung seines schöpferischen Geistes hätte das Gebot »Arbeite auf, was zerstört worden ist« nicht durchgeführt werden können.

Prolog

I

In diesem Buch wird viel gefragt und einiges beantwortet. Was bedeutet diese Menstruation, der die halbe Menschheit unterliegt? Hat sie irgendeinen Zweck, ein Ziel? Ist sie einem rudimentären Organ vergleichbar, einem Überrest aus einer überholten evolutionären Stufe, oder könnte sie die Begleiterscheinung einer bisher ungenutzten Fähigkeit der Frau sein? Falls sie eine Krankheit ist, warum sind die Frauen dazu verdammt, auf diese Weise zu leiden?

Bei einigen Frauen kann sie wie ein Wechsel und eine Wiederkehr, mit Tiefen und Höhen, ja sogar Verzückung sein. Für andere ist ihre Wiederkehr qualvoll. Was ist sie nun, ein Segen oder ein Fluch? Und wenn sie ein Fluch ist, warum trifft er nur die Frauen?

Unser Buch kann diese Fragen nicht erschöpfend beantworten. Aber es vermag zwei Dinge: Es kann, indem es diese Fragen stellt, dazu beitragen, daß die Verschwörung des Schweigens gebrochen wird. Es wird, so hoffen wir, Frauen dazu ermutigen, solche Fragen selbst zu stellen, Informationsmaterial zusammenzutragen, das sich mit ihrer tatsächlichen Erfahrung deckt, und nicht mit dem, was sie gemäß einer autoritären Doktrin erfahren sollten.

Darüber hinaus hoffen wir, daß einiges von dem Material, das wir aus sehr unterschiedlichen Bereichen zusammengetragen haben, Orientierungspunkte bietet, anhand derer Frauen in der Welt von heute ihre Situation überdenken können. Dies impliziert eine geänderte Einstellung gegenüber der eigenen Weiblichkeit.

Ist der Menstrualzyklus der Frau ein Fluch oder ist er ein unerkannter Segen? Wir glauben, er ist ein Segen.

Wir meinen auch, daß diese Herausforderung anzunehmen einer wahren Befreiung eher dient als vor ihr davonzulaufen, auch wenn es für viele gar nicht so einfach sein wird.

Denkweisen müssen verändert werden, und, was in unserer naturfremden Zeit am schwierigsten ist, der weiblichen Natur selbst muß Vertrauen entgegengebracht werden, bevor die Natur reagiert. Das haben wir mit unserem Titel *Die weise Wunde Menstruation* sagen wollen.

Falls die Menstruation Evas Fluch ist, und der Fluch eine Wunde, dann ist es schwierig und paradox, sie sich als ›weise‹ vorzustellen. Heutzutage sind wir nicht bereit, davon auszugehen oder auch nur zu vermuten, das Leben habe irgendwelche Bedeutung, besonders das weibliche Leben, und damit auch seine unausweichliche Begleiterscheinung, die Menstruation.

Vielleicht ist es eine Bedeutung, vor der wir uns fürchten, oder die eine Entwicklung in sich birgt, die wir nicht akzeptieren wollen. Vielleicht betrifft sie das innere Leben und die Methoden, sich ihm zu nähern, und nicht nur das äußere Leben der Wissenschaft und der Medizin. Vielleicht sind Kunst und Phantasie und Vorstellungskraft ebenso beteiligt wie die Wissenschaft.

Unter diesem Gesichtspunkt betrachtet, ist die Menstruation vielleicht keine Wunde mehr, und aus Evas Fluch wird, was in vielen Sprachen ›der Freund der Frau‹ heißt. Wenn das stimmt, wovon wir überzeugt sind, dann wäre der Gewinn für die Frauen so groß, daß es zumindest sinnvoll erscheint, diese Gedanken zu formulieren.

II

So ist dieses Buch entstanden: Anfang 1971 litt Penelope Shuttle an schweren prämenstruellen Depressionen und Menstruationsschmerzen. Peter Redgrove beschäftigte sich seit Jahren mit Psychoanalyse und Traumanalyse. 1968 und 1969 war er Schüler von John Layard, der bei Homer Lane und C. G. Jung studiert hatte und zahlreiche wichtige Aufsätze zur Psychologie und Ethnologie veröffentlicht hat.

Peter Redgrove ermöglichte es Penelope Shuttle mit Hilfe von Layards Methode, ihre Depressionen in Bildern festzuhalten und in der Folge lebhaft zu träumen. Fünf Monate lang träumte sie jede Nacht, und jeden Tag wurden die Träume in oft vielstündigen Sitzungen analysiert. Es schien ganz natürlich, jeden Traum dem betreffenden Tag von Penelope Shuttles Monatszyklus zuzuordnen; es waren ja auch die menstruellen Beschwerden, welche die Traumanalyse veranlaßt hatten. Im Anfangsstadium der Analyse wollten wir noch keine Literatur zur Psychologie der Menstruation heranziehen, um uns in unseren Beobachtungen nicht beeinflussen zu lassen.

Nach einigen Monaten zeitigte die Analyse positive Wirkungen: Die Depressionen waren jetzt weniger heftig und die Schmerzen geringer. Auch gegenüber ihrer Periode hatte Penelope Shuttle eine neue Einstellung gefunden, die es ihr ermöglichte, diese Zeit aufgrund ihrer Besonderheiten zu genießen und nicht länger zurückzuweisen. Nebenwirkungen stellten sich ein, wie eine deutliche Verbesserung ihres Sehvermögens und eine Steigerung ihrer kreativen Fähigkeiten.

In dieser Phase hielten wir es für ratsam, entsprechende Literatur zu konsultieren. Wir suchten unseren Bibliothekar am College auf, um ihn nach Büchern über die Psychologie der Menstruation zu fragen, darauf vertrauend, daß diese Bücher existierten und uns weiterhelfen würden. Zum großen Erstaunen selbst des Bibliothekars mußten wir feststellen: *Diese Bücher gab es nicht!**

So mußten wir unser eigenes schreiben; hier ist es.

Die Geschichte von Penelope Shuttles eigenen Forschungen über ihren Menstruationszyklus soll in einem anderen Buch erzählt werden, da wir es für besser hielten, vor dem persönlichen Zeugnis zuerst eine allgemeinere und sachliche Untersuchung zu veröffentlichen.

Wir wollten die Fakten so darstellen, wie wir sie vorgefunden haben. Wir sind keine Ärzte, aber wir wünschten, sie hätten sich mehr mit dem menstruellen Zyklus befaßt. Wir möchten betonen, daß es bei hartnäckigen Menstruationsstörungen und Unregelmäßigkeiten angezeigt ist, sich medizinisch untersuchen zu lassen.

In Kapitel I, ›Die Wissenschaft von der Blutung‹, legen wir die wissenschaftlichen Fakten sowie einige ernstzunehmende Einschränkungen dieses ›medizinischen Modells‹ dar. In Kapitel II zeigen wir, wie düster das Bild ist, das den Frauen gemalt wird – und wie wenig dies gerechtfertigt ist. Der erste Untertitel von Kapitel II, ›Wann ist ein Fluch kein Fluch?‹ ist ein Rätsel, dessen Antwort ›Wenn er Glück im Unglück bringt‹ sich sozusagen durch das ganze Buch hindurchzieht. Wir zeigen, wieviel sich durch eine positive Haltung gegenüber der Menstruation und der

---

* Erstaunlicherweise änderte sich dies erst 1975, als Paula Weideger mit ihrem Buch *Menstruation and Menopause* in den USA neues Terrain betrat. Sie hat eine Fülle von Informationen über die Menstruation zusammengetragen und setzt sich dafür ein, daß Frauen selbst Daten darüber sammeln sollen, damit das Thema nicht länger hinter Unwissen versteckt werden kann. Obwohl das Buch wenig zur Frage der inneren Erfahrung und Bedeutung des Menstruationszyklus beiträgt, ist es doch enorm hilfreich. Wir waren froh, daß es so rechtzeitig erschienen war, daß wir uns in den späteren Stadien unserer Arbeit darauf stützen konnten. 1976 erschien ein zweites Buch zu diesem Thema: *The Curse* von Janice Delaney, Mary Jane Lupton und Emily Toth. Es gibt einen sehr guten Überblick über das Faktenmaterial zur Menstruation und das tradierte Wissen, es fehlt ihm aber unserer Meinung nach ein allgemeiner Bezugsrahmen. Das ausgezeichnete kleine Buch von Katharina Dalton, *The Menstrual Cycle,* wurde 1969 veröffentlicht. Es enthält vor allem medizinische Informationen. Es referiert eindrucksvoll den gesellschaftlichen Zusammenhang, gibt aber nur medizinische Lösungsvorschläge.

Sexualität ändert. In Kapitel III, ›Animus, Animal, Anima‹, weisen wir nach, daß der monatliche Zyklus im psychischen Erleben zur Integration führt und nicht, wie so oft vermutet wird, zur Desintegration. In Kapitel IV, ›Menstruiert der Mond?‹, mutmaßen wir, daß der vielfach verachtete menstruelle Zyklus jener evolutionäre Schritt war, aus dem die menschliche Gesellschaft hervorgegangen ist. In Kapitel V gehen wir den Spuren menstrueller Bräuche nach, die die Verehrung bezeugen, welche den Frauen und der Menstruation gezollt wurde. In Kapitel VI, ›Neun Millionen Menstrualmorde‹, stellen wir die Vermutung an, daß die große Hexenverfolgung im Mittelalter eine einzige gewaltige Verteufelung der Menstruation gewesen ist; in Kapitel VII, ›Draculas Spiegel‹, zeigen wir, wie unmittelbar sich menstruelle Energien in der Unterhaltungsindustrie widerspiegeln. Im Epilog suchen wir nach weiteren Bedeutungen, die durch eine geänderte Einstellung zu dieser intimen und essentiellen Erfahrung lebendig werden könnten.

Viele glauben, daß unser Planet untergehen wird, wenn sich die menschliche Natur nicht anders verwirklicht. Bei jedem wissenschaftlichen Experiment bemüht man sich, alle Variablen zu berücksichtigen, es wird falsifiziert und verifiziert. Unsere Kultur hat viele Lösungsmöglichkeiten zu ihren Problemen erprobt, und alle haben versagt. Es kann daher sein, daß zwei der Variablen, die sie nicht wahrgenommen hat, sich maßgeblich auswirken. Wir glauben, daß zwei der wichtigsten Erfahrungen im menschlichen Leben zugleich auch die am meisten vernachlässigten sind. Beide gehören zum weiblichen Erleben; es ist die Erfahrung des Kindergebärens und die kindliche Erfahrung des Geborenwerdens, sowie die Selbsterfahrung der Frau während der Menstruation.

Zumindest läßt sich mit einigem Recht behaupten, daß unsere Kinder bei den modernen Entbindungspraktiken durch eine Reihe aggressiver Handlungen zur Welt gebracht werden. Die erste Lebenserfahrung des Kindes ist ein panisches Atemholen, ausgelöst durch das Abtrennen der Nabelschnur, die noch mit Sauerstoff angereichertes Blut abgibt, oder grelles Licht und Lärm im Kreißsaal. Über die Möglichkeit, daß sich eine Änderung der Bedingungen bei der Geburt auf das spätere Aggressionsverhalten des Erwachsenen günstig auswirken könnte, und umgekehrt über die vermehrte Tendenz zur Aggression in Gesellschaften, die derartige Geburtspraktiken anwenden, ist bisher kaum nachgedacht worden. Es läßt sich zumindest die Hypothese aufstellen, daß auf diese Weise, durch einen Lawinen- oder Rückkoppelungseffekt, Aggression in den Menschen und den Gesellschaften entstehen kann.

Ebenso unerforscht ist die Frage, wie eine veränderte Erfahrung des menstruellen Zyklus die Entwicklung und die Kräfte der einzelnen Frau fördern und steigern kann; immerhin gibt es, wie wir zeigen werden, viele Belege dafür, daß eine solche Steigerung möglich ist. Jede Frau muß versuchen, so gut sie kann, über ihre Wünsche hinsichtlich der eigenen Erfahrung des Gebärens und der Menstruation selbst zu entscheiden. Erst in den letzten Jahren haben Frauen gelernt, die Erfahrung des Gebärens für sich zu bestimmen, und die Folgen für die Gesellschaft werden sichtbar werden, wenn diese Kinder heranwachsen. Wir glauben, daß auch die Erfahrung der Menstruation bald ihren Platz im Gesamtbild einnehmen wird.

Ein großer und für die christliche Historie paradoxer Mythos ist die Legende vom Heiligen Gral. Die Heiligen Ritter suchten in der Trostlosigkeit ihres Ödlandes nach diesem Gral, der das Leben zurück- und das Land zum Erblühen bringen würde. Es heißt, der vollkommene Ritter Parzival habe schließlich das Gralsschloß gefunden und es betreten. Er sah die Prozession der tanzenden Jünglinge und Mädchen, die den blutigen Speer und den herrlichen, mit Blut gefüllten Gralskelch hereinbrachten. König Amfortas, der Gralswächter, dessen Wunden unaufhörlich bluteten, wie auch die versammelte Gesellschaft dieses Schlosses warteten darauf, daß Parzival die einfache und natürliche, aber magische Frage stellen würde, die sie aus ihrer Trostlosigkeit erlösen konnte. Aber Parzival war so erstaunt und so unangemessen ehrfurchtsvoll, daß er die kleine notwendige Frage zu stellen vergaß.

Diese Frage war nichts anderes als: »Dieser blutende Kelch, wozu dient er?«

Wir glauben, daß diese mythische Frage deshalb solche Macht in der Legende hat, weil sie in der Tat genau so gestellt werden kann. Die Frage, die wir zu stellen haben, ist: »Was bedeutet mein Blut, das ich jeden Monat vergieße?« Frauen haben über die Jahrhunderte hinweg diese Frage gestellt, und die Antwort, die sie von den Rittern aus dem Ödland erhielten (die glauben, weil sie nicht bluten, auch diese Frage nicht stellen zu müssen), wenn ihnen überhaupt geantwortet wurde, war: »Es ist ein Fluch«.

Wir halten dies nicht für die richtige Antwort; warum wir so denken, soll im folgenden gesagt werden.

P. S./P. R.

Kapitel I
Die Wissenschaft von der Blutung

1. Die Odyssee des Spermas

Im Zentrum der Bibel gibt es ein wunderschönes Liebesgedicht. Manche meinen, in der Bibel geht es nur um Liebe, andere wiederum meinen, daß in ihr nur die männliche Vorstellung zu Worte kommt: selbstgerecht, ab- und eingrenzend, wütend, ehrgeizig, chauvinistisch und aggressiv, wobei der Mann als der Herr der Schöpfung und als ein Vater des Herrn über Himmel und Erde erscheint.

Was immer wir von dem Buch als ganzem halten, es gibt genau in der Mitte, wie ein Angelpunkt oder ein Tor zu einer anderen Welt, eine der eindringlichsten und schönsten Darstellungen über die ebenbürtige Liebe zwischen den Geschlechtern. Sie wird mit Recht das Lied der Lieder oder das Hohelied Salomos genannt und ist wie eine Antibibel in der Bibel:

> *»Ich bin schwarz, aber gar lieblich,*
> *ihr Töchter Jerusalems . . .*
> *Ich bin ein Rose zu Saron und*
> *eine Rose im Thal . . .*
> *Wie ein Apfelbaum unter den wilden*
> *Bäumen, so ist mein Freund unter den*
> *Söhnen . . .*
> *Unser Bett grünet . . .«*

So sagt Sulamit, und der Herr erwidert:

> *»Wie schön ist dein Gang in den*
> *Schuhen, du Fürstentochter!*
> *Deine Lenden stehen gleich aneinander,*
> *wie zwei Spangen, die des Meisters*
> *Hand gemacht hat.*
> *Dein Nabel ist wie ein runder Becher,*
> *dem nimmer Getränk mangelt. Dein*
> *Bauch ist wie ein Weizenhaufen, umsteckt*
> *mit Rosen.*

Deine zwei Brüste sind wie zwei
junge Rehzwillinge . . .
Laß deine Brüste sein wie Trauben am
Weinstock, und deiner Nase Geruch wie
Äpfel;«

Dieser »Nabel . . . wie ein runder Becher« bringt das Bild um seine aufregendste Stelle. Ein Nabel ist nicht groß genug für Wein, und es ist kein Vergnügen, mit den Worten Wein und Nabel zu spielen. Es wurde uns eine falsche Übersetzung gegeben.

Die geläufigen Bibelkommentare sind zweideutig. Bei Peake heißt es, »Nabel« sei hier nicht im wörtlichen, sondern im poetischen Sinne gemeint, so als ob Poesie nicht auch genau beschreibend sein sollte. Clarke hält den Begriff für »zu sinnlich«. Margoliouth hat, wie wir sehen werden, mit der Übersetzung »die Schale des Mondes«, nämlich: wo sie sich verfinstert, die richtige Assoziation (Gore 1928). Bei einigen anderen bedeutet »Nabel« manchmal eigentlich »Körper«. Moffat übersetzt verschämt »Taille« statt »Nabel«, wahrscheinlich in der Bedeutung von »Becken«. »Schoß« ist naheliegender, und wie bei Shakespeare bedeutet das Wort eigentlich »Pudendum«, »Vulva« oder »Möse«[1].

Der Ausdruck »Nabel« ist in gewisser Weise doppeldeutig, d. h. er ist nicht *ganz* falsch, da er »die Stätte, die dich geboren hat« zumindest andeutungsweise enthält, da jeder im Innern mit ihm verbunden war und sich der Nabel einer Frau während der späten Schwangerschaft füllt. Im Hebräischen hat das Wort auch die Bedeutung von *Grenze* oder *Tor zwischen den zwei Welten* von Geborenen und Ungeborenen[2]. In diesem Gedicht handelt der Liebende tatsächlich so, wie jeder in seiner Situation handeln würde: er besingt die Möse der Frau, den Geburtsort.

In der *Revised Standard Version* von 1952 heißt es: *»Dein Nabel ist eine gerundete Schale, der es niemals ermangelt an gemischtem Wein. . . .«*

Jetzt wird klar, daß dieser »Wein« des »Nabels« kein Wein ist, sondern eine viel bedeutsamere Substanz: das Sexualsekret oder die Flüssigkeiten, die fließen und sich mischen. Das Gedicht feiert die lebenspendende Sexualität und lebhafte Wahrnehmung zweier sich liebender Menschen, die im Begriff sind, miteinander zu schlafen.

Es ist außergewöhnlich, ein Gedicht von derart tantrischer Lebendigkeit in einem Buch zu finden, das der ausschließlichen Vorherrschaft eines männlichen Gottes gewidmet ist. Im letzten Teil der Bibel, den die Christen als ihren Kern betrachten, heißt es: »Es ist dem Menschen gut, daß er kein Weib berühre . . .« (1. Kor. VII, 1). Es läßt sich nicht leugnen: diese Bibel über Gott handelt im wesentlichen von seiner einen Hälfte, nämlich der männlichen. Im Neuen Testament wird das Bild der Frau sozusagen kastriert und in zwei Hälften gespalten. Die beiden prinzipiell wichtigen Frauen sind hier die Prostituierte Maria Magdalena, nämlich die Frau, die Geschlechtsverkehr hatte, ohne schwanger zu werden, und die Jungfrau Maria, die schwanger wurde, ohne Geschlechtsverkehr gehabt zu haben. Damit wird die Macht und die Vollständigkeit der Frau in zwei ruhende Hälften aufgespalten, wie die zwei harmlosen Hemisphären des Plutoniums, die, wenn sie aufeinandertreffen, eine Kernexplosion auslösen.

Angesichts einer anderen Aussage des Paulus, daß der Mann zum Ruhme Gottes, die Frau aber zum Ruhme des Mannes geschaffen sei (1. Kor. XI, 7), sollten wir genauer untersuchen, was die Frau eigentlich mittels ihres Nabels bestimmen kann und worüber sie gebietet: nichts geringeres als das ganze Werk der Schöpfung von Mann und Frau selbst.

Dem Mann bedeuten die »gemischten Weine« aus dem Hohelied die Vermischung seines Samens mit den Liebessäften der Frau in ihrem »Schoß«. Jede Frau aber weiß, daß aus ihrer Vagina zwei Arten von Flüssigkeiten kommen. In alten Schriften heißen diese der Lebens- und der Todesfluß, als Bezeichnung für die klare oder weiße Flüssigkeit während der Zeit einer möglichen Empfängnis, und die tabuierte rote Flüssigkeit, wenn eine Empfängnis unwahrscheinlich ist.

Den Rabbinern war der Geschlechtsverkehr in den Tagen, an denen das Blut fließt, strengstens untersagt, denn daraus, so hieß es, entstünden Monster; außerdem locke es Lilith, Adams dunkle Braut, an. Dagegen galt der Geschlechtsverkehr in Zeiten einer möglichen Schwangerschaft als ganz akzeptabel, so als sei die Frau eine Gebärmaschine. Dies ist nur ein Beispiel eines in allen patriarchalischen Gesellschaften, heute wie in historischer Zeit, geltenden Tabus. Es ist ein Tabu, das nur jene Hälfte der weiblichen Natur anerkennt, die sich auf Schwangerschaft und Geburt bezieht.

In diesem Buch wollen wir die andere Hälfte untersuchen, jene, die sich mit der Liebe ohne biologischen Zweck befaßt. Das Erzeugen von Kindern ist die eine Hälfte der menschlichen Lust. Die andere Hälfte gilt der Erschaffung von Liebe zwischen Erwachsenen und der Erzeugung »geistiger Kinder«, keimender Ideen und Erkenntnisse. Es wird zu oft geglaubt, die Produktion »geistiger Kinder« sei alleinige Domäne des Mannes, weil die Erschaffung von »körperlichen Kindern« die ausschließliche Fähigkeit von Frauen ist. Es scheint, als beharrten die Männer, da sie körperlich nicht produktiv sein können, auf der Exklusivität ihrer »geistigen« Fähigkeiten. Jegliche Form von Kreativität aber umfaßt sowohl Liebe als auch Phantasie; warum also wird ausgerechnet den Frauen, die ja mit gutem Recht als liebesfähiger und phantasiereicher angesehen werden, weniger an geistig-kreativen Fähigkeiten zugebilligt?

Dies ist eine der strittigen Fragen, auf die dieses Buch eine Antwort zu finden versucht. Die beiden Arten von Liebessäften, der rote und der weiße, der unfruchtbare und der fruchtbare, entsprechen diesen beiden Seiten der weiblichen Natur. Die rote Seite wird verabscheut, tabuiert und vernachlässigt und *schmerzt* viele Frauen, als sei dieser Schmerz eine Reaktion auf diese verächtliche Behandlung. Seitdem moderne Entbindungsmethoden bewiesen haben, daß eine Geburt ohne Angst auch eine Geburt ohne übermäßige Schmerzen sein *kann,* gibt es keine andere natürliche Funktion mehr bei Frauen, die so sehr von Schmerzen und Qualen begleitet ist wie die Menstruation. Vielleicht sind diese Menstruationsschmerzen genau wie die Geburtswehen konditioniert. Kann also Menstruation ohne Furcht auch Menstruation ohne Qual sein? Dies wird das Thema unseres nächsten Kapitels sein.

Kommen wir zurück auf jenes kriegerische Destillat männlichen Denkens mit seiner phallischen Besessenheit und den Aufzählungen von Schlachten in der jüdisch-christlichen Bibel. Einer der Kommentatoren[3] bemerkt, daß in der vollen Bedeutung der hebräischen Verse des Hohenliedes folgende Gedanken zum Ausdruck kommen:

»Du (die Frau) verfügst über die Mondenergie, welche die Bäuche der Frauen füllt; Du bestimmst die Geburten gemäß Deiner Weisheit . . .«. Der »Becher« der Frau enthält den roten Wein ihrer Menstruation und den weißen Wein des Vaginalsekrets, das sich mit dem Samen des Mannes mischt. Sie ist zugleich Rose und Lilie, wie es im Hohenlied heißt. In welchem Sinne »bestimmt« die Frau »die Geburten gemäß ihrer Weisheit« und in welchem Maß trägt der Mann zu dieser Kontrolle bei?

Die Wissenschaft lehrt uns, daß das Sperma des Mannes das Geschlecht »seines« Kindes bestimmt. Ist dies nicht eine männliche Überbewertung? Gewiß enthält das Sperma die geschlechtsbildenden X- und Y-Chromosomen. Aber zuerst muß das Sperma zum Ovum gelangen und dort muß das Ovum es akzeptieren. Geschieht dies, dann ist es immer noch Sache der Gebärmutter, das befruchtete Ovum aufzunehmen, damit es sich innerhalb ihrer Wände einnisten kann. Nichts an diesem Prozeß erweckt den Eindruck eines männlichen Vorrechts. Ist die Befriedigung durch den Liebhaber für die Frau groß, dann mag der Grad ihrer Zuwendung den physiologischen Prozeß beeinflussen. Nur in *diesem* Sinne kontrolliert der Mann sein Sperma.

Er muß es durch ein Meer von Strömungen und Gefahren steuern auf einer Reise von wahrhaft odysseeischem Ausmaß, die von der Natur der Frau bestimmt wird, so wie Athene die Reisen des Odysseus bestimmte. (Die Grundbedeutung des Namens Athene ist gleichfalls »Vulva« oder »Schoß«, »Uterus«)[4].

Damit ein Mensch entsteht, muß das Sperma über die Grenze in das Land der Ungeborenen geführt werden. Die Entfernung, die es dabei von der Vagina bis in den oberen Eileiter, wo die Befruchtung stattfindet, zurücklegen muß, beträgt zwischen dreizehn und dreißig Zentimeter. Wie diese Entfernung zurückgelegt wird, hängt von der Menge des Ejakulats, der Stärke des Drucks und seiner emotionellen Beteiligung ab und von der Reaktion der Frau. Es hängt von ihrer Erregung ab, wie weit sie sich beteiligt, ihren vorausgegangenen Erfahrungen und ihrem Orgasmus, ihren Gebärmutterkontraktionen. Es hängt davon ab, wie weit sich die Gebärmutter im Orgasmus senkt, wie aktiv die Zervix ist und von vielen anderen Faktoren. Welches Spermium unter so vielen Millionen das Ovum schließlich erreicht, bestimmt also die Aufnahmebereitschaft der Frau, und davon hängt letzten Endes das Entstehen eines Kindes ab.

Alle diese Faktoren können je nach der Disposition der Frau variieren – ihrer ganzen Disposition, d. h. der Gesamtheit von Körper und Geist. Wir werden zeigen, wie jede Frau in ihrem Menstruationszyklus auf eine Flut unbewußt wahrgenommener Informationen reagiert. Die Aufnahme des Spermiums hängt davon ab, in welcher Phase des Zyklus sich eine Frau befindet, und von ihrer Einstellung zum Zyklus selbst. Wesentlich ist ebenso die Qualität der »gemischten Weine«, der vaginalen und uterinen Säfte, in denen das Sperma schwimmt. Deren Säure- oder alkalischer Gehalt ist unterschiedlich. Während der Samen alkalisch ist, sind Vagina, Zervix, Uterus und Eileiter gewöhnlich »sauer«, und diese Säure tötet das Sperma. Nur für eine kurze Zeitspanne nach dem Eisprung werden diese Säfte alkalisch und ermöglichen damit das Vorankommen des Spermas.

Aber das ist noch nicht alles. In bestimmten Phasen des Zyklus verdicken sich die Säfte und werden zähflüssig, so daß der Samen nur schwer durch die Zervix schwimmen kann. Auch hier gibt es wiederum eine kurze Zeit, in der der Schleim dünnflüssig wird und dem Sperma den Weg erleichtert. Es ist wie bei den Klippen von Skylla und Charybdis, die Odysseus mit seinem Schiff im geeigneten Moment passieren muß, will er nicht an ihnen zerschellen. Es ist möglich, daß sich unter so vielfältigen Voraussetzungen männliches und weibliches Sperma unterschiedlich schnell bewegt. In welchem Sinn bestimmt dann also der Mann das Geschlecht des Kindes? Ein Spermium unter vierhundert Millionen wird in der Frau und durch das Ovum auserwählt. Man kann also kaum behaupten, daß der Mann das Geschlecht des Kindes »bestimmt«.

Dringen die Spermien in den falschen Eileiter, so gibt es für sie keine Überlebenschance. Das Ovum wird durch die Kontraktionen im jeweiligen Eileiter und durch die Strömungen im Innern seiner Wände, die von Millionen vibrierender Flimmerhärchen bedeckt sind, abwärts getrieben. Für den Samen heißt dies, er muß *bergauf* wandern. Auf dem Weg dorthin gibt es viele labyrinthische Ritzen, in denen ihm gefräßige weiße Blutkörperchen auflauern können. Das Drüsengewebe der Zervix ist auch als »arbor vitae«, als Lebensbaum bekannt, und in der mikroskopischen Struktur des Zervixsekretes zeigen sich zyklische Veränderungen: Unmittelbar vor dem Eisprung ist die Absonderung am größten und geschieht in eigentümlich langgezogenen Fäden (»Spinnbarkeit«), während sonst das Zervixsekret zähflüssig und praktisch undurchdringlich ist. Wird dieser Schleim auf einer Glasplatte getrocknet, zeigt sich ein wunderschönes »Farnkrautmuster«, so als hätten sich in ihm Pfade geöffnet.

Ohne das Ei wird es keine Nachkommen geben. Es heißt zwar, daß der Eisprung in der Mitte des Menstruationszyklus, auf halbem Wege zwischen der einen und der nächsten Periode stattfindet, aber durch Stimulationen wie die Gegenwart eines geliebten Menschen oder den starken Wunsch der Frau nach einem Kind kann der Eisprung in beinahe jeder Phase des Zyklus eintreten. Andererseits ist es möglich, daß der Eisprung in einem anovulatorischen Zyklus aus physiologischen, emotionalen, sozialen oder anderen, unbekannten Gründen überhaupt nicht eintritt. Eine Bombenexplosion könnte die Ursache dafür sein. Häufig sind auch die ersten Menstruationszyklen im Leben einer Frau »eilos«. Oder die Menstruation kann aus »unbekannten« Gründen gänzlich ausbleiben, wie z. B. bei besonderer psychischer Belastung, während eines Krieges, durch den Aufenthalt in einer Nervenklinik, durch die Internierung in einem Konzentrationslager oder einem Gefängnis.

Jedes überlebende Spermium muß also im Strom dieser inneren Welt ebenso geschickt navigieren wie Lachse oder Aale, die in entfernten Gewässern sich paaren oder laichen, wie Wanderschild-

kröten und Zugvögel. So wie das Überleben der Tierarten vom
Erreichen der Laichgründe abhängt, so hängt das Überleben der
Menschen davon ab, daß das Spermium sozusagen über Land und
Meer im Inneren der Frau das Ei erreicht. Es ist eine natürliche
Selektion *im Inneren* der Gattung.

Bei den meisten Frauen heute geschieht jede Form von Kontrolle
völlig unbewußt. Viele Frauen wissen nicht, wann ihre Menstruation genau einsetzt. Bei einigen Frauen kündigt sie sich durch
einen immer wiederkehrenden, typischen Traum an (vgl. Kapitel III). Bei anderen wiederum setzt sie auf die Stunde und Minute
genau ein, so wie sie es erwartet haben. Manche kennen den
Zeitpunkt ihres Eisprungs, der sich in einem schwer zu beschrei-
enden Gefühl oder in einem leichten Schmerz äußern kann;
manchmal blutet es ein bißchen.

Einige Frauen leiden an Depressionen oder haben einen bestimmten Traum. Manchmal spürt eine Frau sofort, daß sie schwanger
ist. Es passieren seltsame Dinge, die den Anschein erwecken, als
hätte die Frau einen sehr großen Einfluß auf ihren Körper und ihre
Schwangerschaft.

Ein Kind kann dem Liebhaber, mit dem die Mutter zusammen
war, ähneln, auch wenn sie bereits von ihrem Mann schwanger ist.
Die Wissenschaft wird dieses innere, subjektive Bewußtsein der
Frauen schwerlich bestätigen oder gar bestärken. Der wissenschaftliche Nachweis des Biofeedbacks zeigt aber, daß dessen
Anteil an körperlichen Vorgängen, die üblicherweise als nicht
vom Bewußtsein kontrolliert gelten, sehr groß ist. Die Kontrolle
über einzelne Nervenzellen mittels des Biofeedbacks ist möglich
und experimentell nachgewiesen worden. Das bezieht sich auch
auf den Menstruationszyklus. Es gibt keinen Grund, warum nicht
eine jede Frau bewußt das Reich ihres Körpers wieder einnehmen
sollte, aus dem sie durch männliche Gewißheiten, die »objektiv«
genannt werden, aber oft genug die Ablehnung von unerwarteten
Fähigkeiten und Kräften darstellen, vertrieben worden ist. Yoga
beispielsweise geht davon aus und beweist, daß eine weitgehende
Körperkontrolle möglich ist und die innerphysische Welt in Form
von visionären Bildern erfahren werden kann.

Es hat sich gezeigt, daß Frauen in der Vergangenheit durch
Methoden tiefer Introspektion und Traumkontrolle in der Lage
waren, Ereignisse wie Schwangerschaft und Geburt zu beeinflussen. Warum sollten Frauen, wenn sie es nur wollen, sich nicht
eines Tages wieder darauf verstehen? Dies wird das Thema unserer Kapitel IV und V sein. Die Methoden der natürlichen Geburt
haben gezeigt, daß der eine Aspekt von Evas Fluch: »Unter

Schmerzen sollst Du Kinder gebären«, nicht zutreffen muß, sofern die Frauen sich ohne Angst bewußt machen, was da in ihnen vorgeht. Wir kommen im nächsten Kapitel darauf zurück. Uns geht es um die andere Hälfte von Evas Fluch, zu deren Abschaffung wir mit diesem Buch beitragen wollen. Wenn die Bürde von Furcht und Widerwillen beseitigt ist, wird das »Unter Schmerzen sollst Du jeden Monat bluten« ebensosehr der Vergangenheit angehören wie jenes »Unter Schmerzen sollst Du Kinder gebären«.

2. Unter der Oberfläche

Zuerst möchten wir den Anteil des Körpers am menstruellen Rhythmus skizzieren. Jeden Monat, beziehungsweise durch den ganzen Monat hindurch, erfährt die Frau eine Reihe von unglaublich sensitiven Veränderungen, die total mit ihrem Dasein verbunden sind. Sie sind tiefer in dieser physischen Welt verwurzelt als bei einem Mann. Der Mann bewegt sich dagegen wie eine Wasserfliege an der Oberfläche des Lebens, denn die Bedingungen seines Körpers ziehen ihn niemals in die Tiefe der Existenz. Dies mag auch sein Interesse an nicht-erfahrenen, ewigen Dingen erklären, an einem unwandelbaren Gott und einer Wissenschaft, die aus unveränderlichen, experimentell gesicherten Erkenntnissen besteht.

Im Menstruationszyklus treten in vielen Körperfunktionen meßbare Veränderungen ein: im Sexualhormonspiegel in Blut und Urin, der Bukkal-, Rektal- und Vaginaltemperatur, im Stoffwechsel, im Blutzucker, im Glykogen des Endometriums; Änderungen der Wasserretention, des Körpergewichts, der Lungenkapazität, der alveolaren CO_2-Konzentration, des arteriellen CO_2-Drucks, des Säurestatus des Blutes, des Serumbikarbonats, des Pulses, der Blutsenkungsgeschwindigkeit, des Differentialblutbildes, der Thrombozyten, des Serumproteins, der Vitamin-A-, C- und E-Konzentration, der Gallenfarbstoffe, des Blutserums, des Urinvolumens, der Schilddrüsen- und Nebennierenfunktion, des elektrischen Hautwiderstandes, der Pupillengröße, der psychischen Aktivität, der Schmerzgrenze, der vaginalen Zytologie, der Hautfarbe und -permeabilität, der Brüste, der Zusammensetzung des zervikalen Schleimsekrets, des Zitronensäuregehalts, der Viskosität und des spezifischen Gewichts des Urins, der Leistungsfähigkeit, der Elektro-Enzephalogramm-Kurven, der Geruchs-, Seh- und Hörschärfe und des Gleichgewichtsvermögens. Zudem kann die Zervix* wie bei der Schwangerschaft ihre Größe, Lage und Farbe verändern⁵.

Erwähnenswert ist die Tatsache, daß die Wissenschaft diese tiefgreifenden rhythmischen Veränderungen anerkennt, und nicht nur in bezug auf die Frau selbst, sondern auch auf Kinder, Männer und andere Frauen. Die Literatur darüber ist in der Tat beträchtlich, und wir werden im weiteren darauf zurückkommen. Gleichwohl *sind bis jetzt nur die negativen Auswirkungen des Menstruationszyklus systematisch beschrieben worden.*

Da bei vielen Frauen die Menstruation bereits während des Abstillens ihres Kindes wieder einsetzt, wird das Verhältnis, das sie zu ihrem eigenen Zyklus und seinen Veränderungen haben, Teil des Einflusses sein, den sie auf ihre Kinder in jener frühen Entwicklungsphase ausüben – zum Guten wie zum Schlechten. Doch *in der ganzen Geschichte der Kinderpsychiatrie und -psychologie gibt es keine einzige systematische Untersuchung dieses Einflusses des Menstruationszyklus auf unsere Kinder*⁶.

Außerdem unternimmt keine der bisher vorliegenden Beschreibungen der körperlichen Veränderungen im Zyklus der Frau den Versuch, die *geistige Erfahrung, die normalerweise damit verbunden ist, zu untersuchen*⁷, auch wenn medizinisch allgemein anerkannt ist, daß im Zusammenhang mit dem Zyklus emotionale und psychische Erlebnisse auftreten können. Doch wird eben dieser ganze Komplex aus männlicher Perspektive gesehen, d. h. als sei der Menstruationszyklus nicht ein Faktor des normalen geistigen Lebens, sondern lediglich eine periodische Krankheit, nur eine lästige Zeitverschwendung und für das eigene, geradlinig und ordentlich verlaufende männliche Leben irrelevant.

Darüber hinaus herrscht unter den Experten keinerlei Übereinstimmung hinsichtlich des *tatsächlichen Mechanismus im Menstruationszyklus.* Es mag eingewendet werden, daß bis jetzt nur wenige Körperprozesse bis ins letzte erforscht sind, doch fällt bei näherer Betrachtung auf, in welch erstaunlichem Maße gerade dieses Thema, die physiologischen Abläufe der Menses, von der Wissenschaft vernachlässigt wurde. Erst seit 1930 sind die Fragen, ob die Gebärmutterschleimhaut abgestoßen und zu welchem Zeitpunkt im Zyklus das Ei freigegeben wird, beantwortet. Die Veränderungen, die in der Gebärmutterschleimhaut selbst auftreten, sind erst 1950 exakt beschrieben worden. Bis heute sind die Gelehrten unterschiedlicher Auffassung über viele wichtige Einzelheiten, wie

---

* Zervix: in diesem Zusammenhang ›Gebärmutterhals‹ (Anm. d. Ü.)

z. B. die Bestimmung des Zeitpunktes der ›lutealen‹ Phase und des Eisprungs. Um zu verdeutlichen, wie wenig rational die Wissenschaft mit Fragen der Sexualität insgesamt umgeht, sollte daran erinnert werden, daß erst 1966 eine verläßliche Untersuchung über die physiologischen Prozesse während des Geschlechtsaktes vorgelegt worden ist[8]; und bis zum heutigen Tage fehlt in unserem Kulturkreis eine systematische Untersuchung über die inneren Erfahrungen und Empfindungen der Menschen während des Geschlechtsverkehrs[9].

Obwohl die meisten Frauen – unterschiedlich stark – vor oder während ihrer Periode leiden, *ist die medizinische Technologie nur in der Lage zu sagen, daß dieses Leiden in Verbindung mit den normalen Funktionen des weiblichen Körpers noch unerklärt sei.* Darüber herrscht bei den Experten Einigkeit[10]. Vielleicht sind sie aber auch nicht bereit, die Wahrheit zu sehen. Das Leiden könnte eine erlernte Reaktion auf Unterdrückung, sozusagen eine Art ›Sklavensprache‹ sein.

Die simple schematische Darstellung der Abläufe im Zyklus stimmt bei vielen Wissenschaftlern überein. Wir wollen sie hier in Grundzügen wiedergeben, um zu zeigen, daß das, worüber wir reden, ein außerordentlich empfindlicher Rückkoppelungs- oder Feedbackmechanismus ist, der die Wurzeln des Körpers mit dem Geist verknüpft, vergleichbar der Allegorie vom Baum des Lebens, der seine Wurzeln im Himmel und seine Äste und Früchte auf der Erde hat. Unsere Kultur hindert viele Frauen daran, sich diese Veränderungen bewußt zu machen. Diese Verknüpfungen zwischen Kopf und Bauch, die in unserem ganzen Leben unsichtbar wirken und für die Zivilisation so bedeutsam sind, werden größtenteils unbewußt erlitten. Wir wollen das Ausmaß dieser menstruellen Veränderungen und deren Einfluß auf das gesamte physische Dasein zeigen, und auch, daß der Zyklus eine Aufeinanderfolge von Ereignissen ist, die aufgrund ihrer jeweiligen Besonderheit von einer Frau wahrgenommen und unterschieden werden können[11].

Der Menstruationszyklus wird oft in vier Phasen unterteilt. Wir werden darauf zurückkommen und sie näher untersuchen; hier wollen wir sie lediglich bezeichnen: *die prä-ovulatorische* – oder Eireifungsphase (ein Follikel reift und bricht auf), die *Ovulationsphase* (das reife Ei wird vom Eierstock abgestoßen), die *prämenstruelle Phase* (der Hormonspiegel von Östrogen und Progesteron fällt) und die *menstruelle Phase* (die Gebärmutterschleimhaut wird abgestoßen).

Eine Vierteilung hat interessanterweise immer schon eine große

Rolle in der menschlichen Erfahrung gespielt. »In allen Vorstellungen vom Universum und den Konzeptionen des Göttlichen ... dominiert eine vierfaltige Struktur.«[12] Über die Bedeutsamkeit einer solchen Idee mag jeder für sich entscheiden, doch wir sollten bedenken, daß wahrscheinlich unsere frühkindlichen Erfahrungen – zum Guten oder zum Schlechten – mit den menstruellen Uhren unserer Mütter eng zusammenhängen.

Eine vierfache Imago, heißt es, symbolisiere Totalität: die Einheit der vier Jahreszeiten, das vierarmige Kreuz, die zwei Gegensatzpaare von Denken, Fühlen, Empfinden, Intuition bei C. G. Jung, die vier Richtungen auf dem Kompaß, die vier Temperamente, die vier alchemistischen Stufen, die vier Naturkräfte, Einsteins vierdimensionales Modell des Universums, die vier Phasen des Mondzyklus, die vier Elemente.

3. Der Lebensrhythmus

Wir vermuten, daß es im Zyklus jeder Frau eine bestimmte Struktur gibt, die sie wahrnehmen kann, wenn sie es will. Wie diese Struktur im einzelnen beschaffen ist, hängt von der Frau ab. Ist sie in der Lage, sie zu sehen und nicht ihr Bewußtsein davor zu verschließen, dann wird sie Rhythmen wahrnehmen, die tief in ihrem körperlichen Empfinden verankert sind und die von der Wissenschaft als objektive, meßbare körperliche Veränderungen aufgeführt werden. Diese Struktur zu verleugnen kann für viele Frauen bedeuten, sich selbst von Prozessen abzuschneiden, die so oder so auftreten; deren Kenntnis aber kann sehr wohl ausgleichend wirken und hilfreich sein.

Tatsache ist, daß es diesen Rhythmus gibt, wie wenig man sich in seiner eigenen persönlichen Erfahrung auch davon betroffen glaubt. Wenn geistige Erfahrungen, wie es oft der Fall zu sein scheint, körperliche widerspiegeln, dann gibt es verschiedene Möglichkeiten der Erfahrung, wenn man sich diesem Rhythmus nur öffnet. Man wird als Frau oft dazu angehalten oder gar ermuntert, sich von diesen Dingen loszusagen und sie als bloße Unbequemlichkeit oder Krankheit zu begreifen. Die Veränderungen nicht wahrhaben zu wollen ändert jedoch nichts daran, daß die körperlichen Veränderungen weiter bestehen, und kann sogar dazu führen, daß sie sich in der Körpersprache von Krankheiten äußern. Sie möglichst weitgehend zu akzeptieren kann dagegen zu einer anderen Form der Unabhängigkeit führen: Wissen um die eigene Natur anstelle ihrer Verdrängung. Man könnte sagen, es ist wie der Unterschied zwischen dem einen, der sich vom Wasser unabhängig macht mit einem Taucheranzug, und einem anderen, der Freude am Segeln und Navigieren hat, aufgrund wirklicher Verbundenheit und genauer Kenntnis von den Gezeiten und der Beschaffenheit der Küste.

Der gesamte Rhythmus unterliegt der genannten Vierteilung; viele Frauen haben allerdings einen noch komplexeren Menstruationszyklus. Diese Rhythmen entstehen aus einem starken zweigliedrigen Grundtakt: 1. dem Eisprung, wenn das reife Ei in den Eileiter ausgestoßen wird, und 2. der Menstruation, wenn die aufgebaute dicke Schleimhaut der Gebärmutter zusammenfällt und ausgestoßen wird und ihre Wände dünn und extrem empfindlich werden. Dieser Vorgang des Ausstoßens des Endometriums kommt übrigens nur bei Menschen und Primaten vor. Auf diesen Aspekt der Evolution werden wir in Kapitel IV zurückkommen.

Selten aber erfährt die Menstruation eine ähnliche Wertschätzung wie der Eisprung. Sie wird meist als der negative Pol, der Eisprung dagegen als der positive Pol betrachtet. Die Menstruation wird gewöhnlich als bloßer Ausscheidungsvorgang angesehen, als ein einfaches Abstreifen der Gebärmutterschleimhaut, weil das ›enttäuschte Ei‹ nicht befruchtet worden ist, oder aber als eine Art Nasenbluten der Gebärmutter; insgesamt ein Vorgang aus Blut und Schleim und sonst nichts. Unter den entsprechenden Stichworten in den meisten Enzyklopädien, wie etwa der *Britannica,* läßt sich das nachlesen.[13]

Es ist eine kulturelle Entscheidung, den ›Wert des Eisprungs‹ und Kindergebärens über den der Menstruation zu stellen bzw. sie herabzuwürdigen, was sich in der Umgangssprache in Schimpfworten verdeutlicht. Sehr verbreitet ist die Einstellung, daß diese ›bloody women‹* Menschen zweiter Klasse sind, da sie von vier Wochen eine ganze Woche lang bluten, sofern sie nicht schwanger sind. Dieser gebräuchliche Fluch ›bloody‹ leitet sich angeblich von dem Ausdruck ›By our Lady‹ (Bei der Mutter Gottes, Anm. d. Ü.) ab: Wie ungewohnt der Umgang mit der Menstruation ist, merken wir an der schockierenden Vorstellung von der Jungfrau Maria als einer menstruierenden Frau. Ein Christ kann sie sich wohl als in Freuden Gebärende vorstellen, nicht aber als menstruierende oder gar sexuell erregbare Frau. So wird das Frausein von

---

* bloody women = blutige, blutende Frauen; im übertragenen Sinne heißt ›bloody‹ auch ›verdammt‹ (Anm. d. Ü.)

der Sexualität getrennt und der Wert des Eisprungs von dem anderer Körperfunktionen.

In den meisten Abhandlungen über den Menstruationszyklus wird demnach der Eisprung als Höhepunkt, Ziel und Zweck des Vorgangs dargestellt. Selten nur findet sich eine Darlegung wie die der Psychologin Esther Harding, daß »der göttliche Schöpferfunke im Menschen sich entweder in der Hervorbringung eines Menschenkindes ausdrücken kann, oder, andererseits, in den Menschen hineingenommen, in ihm eine unsterbliche Seele erzeugen kann«[14]. Sie schreibt dies im Kontext einer Betrachtung, in der sie die ›Alternative‹ als das *Yin* oder die dunkle Seite der Frauen darstellt: den menstruellen Pol des Zyklus.

Während des Eisprungs kann sich die Frau entscheiden, ob sie in den folgenden zehn Kalendermonaten ein Kind austragen will. Ausschließlich aber vom Eisprung zu reden, heißt die Rolle der Frau verstandesmäßig auf diese Funktion zu beschränken. Die Menstruation wird jedoch nicht nur von Physiologen und Ärzten, sondern auch von einigen Feministinnen als Krankheit begriffen, als ein weißer Fleck, ein Nicht-Ereignis, dem die Frauen ausgesetzt sind und ohne ›das‹ sie besser dran wären; kurz, eine schlimme Zeit. Das muß nicht so sein.

Es ist die Zeit, in der jede gesunde Frau ihre Fähigkeiten und Kräfte aufspüren kann, die nicht mit den Werten von Eisprung und Gebären in Verbindung stehen, sondern mit jener anderen Seite ihrer Natur, der Unabhängigkeit des Denkens und Handelns. Sie ist der komplementäre Teil zum Eisprung. Wünscht sich die Frau ein Kind, so wird sie es während der Zeit des Eisprungs empfangen, aufnehmen und entwickeln. Während der Menstruation setzt sie die ihr zur Verfügung stehenden Energien von Empfangen, Aufnehmen und Entwickeln für sich selbst ein. Wenn das so ist, sie selbst aber nicht bereit oder willens ist, dies als Möglichkeit zu akzeptieren, dann wird auch der Wechsel von einem ›Pol‹ zum anderen schwierig sein. Will sie ein Kind haben oder ihre Fruchtbarkeit ›unter Beweis‹ stellen, dann wird das Einsetzen der Periode jedesmal enttäuschend sein. Vielleicht hat sie auch gelernt, sich selbst in erster Linie als Ei-Produzentin zu begreifen und hat sich deshalb abgewandt von dem Wechselspiel mit der anderen Seite ihrer Natur, die ihr mit dem menstruellen ›Pol‹ ihres Zyklus zur Verfügung steht.

Natürlich schlagen sich die Erfahrungen der Frauen und ihre Geschichte in der Folklore und den Mythen und Sagen eines Volkes nieder. Wir haben gesehen, daß es im weiblichen Erleben einen starken, zweifachen Rhythmus gibt, und es ist wiederum auffallend, in wie vielen Mythen diese Dualität erscheint. Wir haben die beiden Flüsse erwähnt, den roten und den weißen; es ist die Rede von Zwillingen, der eine göttlicher, der andere menschlicher Natur, die sich häufig befehden und selten unterstützen. Allgemein bekannt ist die Geschichte von den beiden Früchten der Erleuchtung und des ewigen Lebens (vergleichbar mit den Momenten von Selbstverwirklichung bzw. Unsterblichkeit in den eigenen Kindern), die Geschichte vom Baum der Erkenntnis und vom Baum des Lebens im Garten Eden; es gibt den beinahe universellen Mythos von den beiden Göttinnen, deren eine Gebieterin der Welt, die andere Gebieterin der Unterwelt ist. Vom heiligen Gral heißt es, er gebe ebenso roten wie weißen Wein. In der Psychologie C. G. Jungs findet sich der Gedanke, daß in den Träumen der Menschen aufgrund ihres Verlangens nach Ganzheit spontan alchemistische Bilder entstehen, die sich manchmal als Suche nach dem roten Stein der Weisen, dem Gral oder Uterus, erweisen, durch dessen Berührung die Welt sich in Gold wandeln soll, also in einen lebendigen, strahlenden Wert. Die Suche, so wird gesagt, wird gelingen, sofern sie zwei oder vier einander befehdende Teile zu einem Ganzen vereint.

Bei Joseph Campbell heißt es, das Charakteristische an männlichen Wertvorstellungen sei die strenge Unterteilung der Welt in Gegensatzpaare, wobei jeweils der eine Teil begehrt, der andere aber abgelehnt werde. Er vergleicht dies mit der mythischen Vorstellung von der Sonne als einem Ort, den alle Schatten fliehen, wobei in der Vorstellung des Mondes wiederum, als der Verkörperung des weiblichen Prinzips, »das Dunkel und das Licht in derselben Sphäre agieren«, wo also erst das Wechselspiel der Gegensätze Ganzheit schafft.

Ähnlich scheint es sich mit dem Menstruationszyklus zu verhalten. Viele Frauen werden durch die Dualität ihrer Person daran gehindert, ›ganz‹ zu werden: hier die gehorsame, gute kleine Mutter, die ihren Eisprung erwartet, und dort deren Feindin, die Menstruierende:

> »O Satansbrut, du menstruierend Weib,
> die ganze Welt braucht Schutz vor deinem Leib.«*

Dieser Schutz gegen die Satansbrut steht immer noch und sollte niedergerissen werden.

* Freie Versübertragung von Eva Borneman (Anm. d. Ü.)

4. Tiefer als der Mann

Der Menstruationsrhythmus mit seinem unveränderlichen bipolaren Höhepunkt von Eisprung und Menstruation besteht bereits in der frühesten Kindheit als eine Art innerer Uhr. Nach Schwangerschaften setzt die Menses meist während des Abstillens des Kindes wieder ein, also in einer für die Mutter und das Kind höchst empfindsamen Phase. Bei dreiunddreißig Prozent aller Mütter beginnt die Menses noch früher, bereits während des Stillens, und bei Müttern, die dem Kind die Flasche geben, verschiebt sich der Eintritt natürlich noch weiter nach vorne[15]. Der Rhythmus der Periode mit all seinen zyklischen Veränderungen tritt also ziemlich bald wieder ein.

Richtigerweise muß gesagt werden, daß der Eisprung zum Eierstock gehört, und die Fortpflanzung der Art durch das Zellplasma oder die Zellsubstanz das Verdienst der Eierstöcke ist. Das Ei produziert Eier, die Eier produzieren, oder DNA brütet DNA aus, welches DNA ausbrütet*, und der einzelne Mensch ist ein bloßer Zufall. In diesem Sinne gehört die Menstruation auch zur Gebärmutter, die einen Teil der Individualität der Frau ausmacht, so wie die Genitalien des Mannes Teil seiner Individualität und seines persönlichen Empfindens sind, mit dem Unterschied, daß sie sich außerhalb seines Körpers befinden, wie eine nach außen gerichtete Haltung. Bei der Frau sind die Genitalien tief im Körper verwurzelt, wie ein nach innen gerichtetes Empfinden. Die ›weibliche‹ Struktur ist die grundlegende embryonale Struktur. Im Mutterleib sind wir anfänglich alle weiblichen Geschlechts, bis die Zirkulation der männlichen Hormone einsetzt, die Klitorisstruktur sich verändert und der Penis entsteht. Er wächst nach außen, seine Nervenstruktur wird geringer ausgebildet, wodurch eine weniger intensive Verbindung zwischen erotischem und geistigem Erleben bedingt ist[16]. Es muß festgehalten werden, daß die erotische Kapazität der Frau, ihre Fähigkeit, die Welt und die Natur der Menschen zu erfühlen – und zwar im Sinne des Erfahrens im Gegensatz zu einem abstrakten oder ›geistigen‹ Erfassen –, größer ist als die des Mannes. Sie hat ein tieferes sensuelles Vermögen zur Wahrnehmung der realen Welt als der Mann und ist aufgrund ihrer nervlichen Organisation fähiger, körperliche und geistige Erfahrung miteinander in Beziehung zu setzen. Die Überlegenheit der Klitoris als eines Sinnesorgans gegenüber dem Penis ist physiologisch und empirisch bewiesen, da eine Frau durch klitorale Stimulation

---

* DNA = Desoxyribonukleinacid oder -säure (DNS), das Erbmaterial (Anm. d. Ü.)

während eines einzigen Sexualaktes zu vielen Orgasmen fähig ist, der Mann aber nur zu einem, höchstens zweien. Hat ein Mann eine Frau zur Partnerin, die zu mehreren Orgasmen fähig ist, dann werden auch seine sexuellen Erlebnisse tiefer und seine Orgasmen vielfältiger sein als mit einer unerfahrenen Partnerin. Es ist festzuhalten, daß eine Frau, die sich nicht davor scheut, auch während ihrer Periode zu lieben, und sich damit nicht dem häufig vorgetragenen männlichen Tabu unterwirft, mehr Befriedigung erleben wird, weil die Orgasmuserfahrungen während der Menstruation eine andere Schwingung haben. Natürlich ist auch die Schwangerschaft eine ausgezeichnete Zeit für sexuelles Erleben, was aber lange verschwiegen wurde, aus dem oben erwähnten Interesse heraus, Sexualität von Mutterschaft zu trennen, so wie die Madonna in unserem westlichen, christlichen Glauben von der Magdalena getrennt wurde.

Die Ereignisse im Zyklus sind also weitaus tiefer verwurzelt und physiologisch gewichtiger als das, was der Mann gewöhnlich erfährt. Obgleich dies heißt, daß die weibliche Erfahrung des Lebens tiefer ist, ist die Frau, wenn sie sich diesen Ereignissen öffnet, damit aber auch ungleich verwundbarer gegenüber Aggressionen und Entwürdigungen. Aus dem Mann, der der Hüter und Schüler dieser weiblichen Fähigkeiten sein sollte, ist in unseren Tagen der stolze und neidische Angreifer geworden.

5. Zwei Zyklen

Physiologisch gibt es den ovariellen und den uterinen Zyklus. Diese beiden Zyklen sind über ein höchst kompliziertes Nerven- und Hormonsystem miteinander verknüpft und beeinflussen sich gegenseitig über ein Netz von Regelungen, die das eine mit dem andern ›rückkoppeln‹. Jede Veränderung reagiert auf alle anderen Veränderungen: nichts steht für sich, alles fügt sich ein in das Gewebe eines Lebens. Doch wird bei der bestehenden Einschätzung die Menstruation ausgeschlossen wie etwas Fremdes, sie wird zum Sündenbock. Im körperlich-geistigen Lebenskreislauf der Frau entspricht die Menstruation sozusagen der Wintersonnenwende als dem einen Extrem und der Eisprung der Sommersonnenwende als dem anderen Extrem. Die Umlaufbahn selbst, ihre Individualität, wird wie die der Erde oder des Mondes durch ein unendlich kompliziertes Gleichgewicht der Kräfte, sowohl der inneren als auch der äußeren, aufrechterhalten. Jede einzelne Umlaufbahn wird durch das Gleichgewicht zwischen benachbarten Anziehungskräften bestimmt.

Für unseren Zweck wollen wir die Zyklen jener benachbarten Körper betrachten, nämlich des Uterus, also der Gebärmutter, und der Ovarien, der Eierstöcke, und ihr Verhältnis zu einem dritten Körper, der Hypophyse, untersuchen. Diese Hirnanhangdrüse wird von emotionalen, intellektuellen und umweltbedingten Faktoren, welche auf das Gehirn einwirken, beeinflußt. Sie wird gleichzeitig aber auch von ihnen abgeschirmt, sonst wären wir jedem zufälligen Einfluß der Umwelt preisgegeben.

Die herrschende wissenschaftliche Meinung beschreibt diese Vorgänge gern im Namen der ›Objektivität‹ ganz mechanistisch. In ihrer Schwarz-Weiß-Manier und ihrem Verlangen, subjektive Erfahrungen abzuwerten, klammert sie, sogar innerhalb ihres eigenen Selbstverständnisses, wichtige Fakten aus. Es heißt z. B., daß es »außer in den Zeiten einer Schwangerschaft keinen nachweisbaren Rückkoppelungsmechanismus zwischen Uterus und Ovarien gibt«[17]. Das bedeutet wahrhaftig, die linke Hand nicht wissen zu lassen, was die rechte tut, denn gleichzeitig herrscht die Ansicht, daß das emotionale und sexuelle Erleben der Frau einen grundlegenden Einfluß auf ihr hormonelles Gleichgewicht und ihren Sexualzyklus hat[18]. Es *gibt* ein Feedback, eine Rückkoppelung, es sei denn, die zünftige, extrovertierte Wissenschaft sähe von subjektiver Erfahrung vollkommen ab, obwohl deren Evidenz auch empirisch bestätigt ist. Diese Art der ›Rückkoppelung‹ unterscheidet sich vom ›Mechanismus‹ darin, daß sie ein deutliches Element individueller Entscheidung enthält.

Die physiologische Situation wurde ganz mechanistisch wie folgt beschrieben: »So wie die Zeiger auf dem Zifferblatt einer Uhr von einer Reihe miteinander verbundener Zahnräder bewegt werden, so hängt der Zeitpunkt der Menstruation von den Vorgängen im ovariellen Zyklus ab. Diese werden ihrerseits durch die rhythmischen Veränderungen im Bereich der Hypophyse, die die gonadotropen Hormone produziert, bestimmt.« Diese Produktion von »gonadotropen Hormonen durch die Hypophyse« schließt aber die bewußte, gefühlsmäßige Erfahrung mit ein. Und wieder: »Die Ovarien sind im Gegensatz zu anderen endokrinen Drüsen mit einem ›Spiegel‹ ausgestattet, der ihre Aktivität widerspiegelt. Dieser Spiegel der ovariellen Aktivität ist das Endometrium. Mit den vielfältigen anatomischen Veränderungen im ovariellen Zyklus treten, gleichsam synchron dazu, charakteristische Veränderungen im Endometrium ein. Diese Aufeinanderfolge von Änderungen nennt man den Menstrual- oder Endometrialzyklus.«[19]

Wird der Frau nun ein Dasein als sexuelles Wesen zugestanden, deren sexuelle Reaktion sich im Körper widerspiegelt, dann geschieht etwas, das den männlichen Wissenschaftler erschreckt: Der Reflex im Spiegel zeigt ein Eigenleben der Frau!

6. Eierstock versus Gebärmutter

Das Ei wächst im Eierstock in einer kleinen Kapsel (Follikel) heran. Der lateinische Ausdruck bedeutet so viel wie ›kleine Tasche‹. Dieser Follikel wird durch das erste der Keimdrüsenhormone, das follikelstimulierende Hormon oder auch Follikelreifungshormon (FSH), zum Wachsen angeregt. Alle diese Hormone sind bereits in unglaublich geringem Quantum hochwirksam.

Die Hypophyse, die die Produktion des Follikelreifungshormons FSH anregt, ist ein Teil des Gehirns, das mit einem anderen Teil auf der untersten Stufe des Zwischenhirns, dem Hypothalamus, verbunden ist. Dieser wiederum wirkt weitestgehend bestimmend auf das vegetative Nervensystem, das selbstregulativ die Empfindungen und Reaktionen auf normalerweise unbewußte Prozesse steuert. Wir können also sagen, daß das durch den Hypothalamus regulierte vegetative Nervensystem das Hauptorgan des ›Unbewußten‹ ist[20].

Die Hypophyse reagiert auf die Tätigkeit des Hypothalamus, und das FSH ist nur eines von vielen Hormonen, die sie direkt in die Blutbahn ausschüttet. Sie wurde deshalb auch schon als ›Dirigent des endokrinen Orchesters‹ bezeichnet, wobei mit ›endokrin‹ all jene Drüsen gemeint sind, die das Leben orchestrieren bzw. die auf Lebensäußerungen mit Ausschüttungen in den Blutkreislauf reagieren.

Durch die Produktion von FSH wird die Kapsel, die das Ei enthält, zum Wachsen stimuliert, wie in einer Art von produktiver Hautreaktion an der Oberfläche des Eierstocks. Während des Wachstums sondert es Östrogen ab, das im Blut zirkuliert, bis es von neuem die Hypophyse erreicht. Dann stimuliert es ein drittes Hormon, mit dem wir es hier zu tun haben, das luteinisierende Hormon, kurz LH genannt, das die FSH-Produktion stoppt. Das lateinische ›luteus‹ bedeutet ›gelb‹. Sobald das LH, das die Ausreifung des Follikels bewirkt, über die Blutbahn die Eierstöcke erreicht, veranlaßt es einen Follikel zu platzen und damit ein Ei freizugeben, das von dem trichterförmigen Ende des Eileiters aufgefangen wird. Hat das Ei den Follikel verlassen, dann wächst die leere Kapsel und wird gelb, daher der Ausdruck ›luteinisierend‹. Sie bekommt eine neue Funktion und einen neuen Namen: ›Corpus luteum‹ oder ›Gelbkörper‹. Er wird zu einer Hormondrüse und scheidet zusammen mit dem Östrogen selbständig das Gelbkörperhormon Progesteron aus. Dieses im Blut zirkulierende Progesteron stimuliert das Eindicken der Gebärmutterschleimhaut, die sich damit auf den Fall einer Schwangerschaft vorbereitet, so daß sich das befruchtete Ei einnisten kann. Wenn nun das Progesteron die Hypophyse erreicht, hemmt es die weitere Produktion von LH. Falls keine Befruchtung stattgefunden hat, stirbt der ›Corpus luteum‹ langsam ab, der Hormonspiegel im Blut sinkt rapide, und die Reduktion von Östrogen und Progesteron stimuliert das Abstoßen der besonders vorbereiteten Gebärmutterschleimhaut: die Menstruation setzt ein.

Dies ist ein sehr eindrucksvolles System von ineinandergreifenden Rückkoppelungsmechanismen. Steigt der Anteil eines Hormons, dann stimuliert dies die Produktion einer anderen Substanz, die den ersten Anteil reguliert und einen neuen Prozeß auslöst. Diese Darstellung ist nur ein hypothetisches Schema, denn warum normalerweise nur ein Follikel wächst, um ein Ei freizugeben, weiß niemand. Es wird ebenfalls vermutet, daß die Vorbereitung für den nächsten Eisprung bereits *vor* der Menstruation einsetzt, die den neuen Zyklus einleitet, was eine Erklärung für die – sehr selten auftretende – Schwangerschaft aufgrund von Geschlechtsverkehr während der Menstruation wäre. Tatsächlich wurde früher angenommen, daß die aussichtsreichste Zeit für eine Schwangerschaft kurz vor oder nach der Periode sei, und es gab Zahlen, die diese Annahmen belegten[21].

Es ist durchaus möglich, daß sich der Zyklus von Zeit zu Zeit ändert und die Wissenschaftler in Verwirrung bringt. Die meisten Ärzte sind nach wie vor der Meinung, daß der ›normale‹ Zyklus 28 Tage dauert und der Eisprung auf halbem Wege zwischen zwei Perioden, zwischen dem 14. und 17. Tag, eintritt. Bei den meisten Frauen beträgt der Zyklus jedoch nicht exakt 28 Tage; bei vielen Frauen ist er sogar sehr viel kürzer. Um die Dinge noch mehr zu komplizieren, kann der Eisprung mit oder ohne meßbaren Temperaturanstieg jederzeit während des Zyklus auftreten, manchmal sogar auch zweimal im selben Zyklus. Kurz gesagt, obwohl also der Eisprung regelmäßig in der Mitte des Zyklus auftreten kann, reagiert er aber ebenso auf bislang unbekannte Gesetze.

In einer neueren Abhandlung heißt es, die Schwankungen in der Zyklusdauer seien durch eine Änderung im ›follikularen‹ Stadium (dem Emportreiben zum Eisprung) bedingt, daß aber die ›luteale‹

Stufe, wo der ›Corpus luteum‹ ausgeschieden und – sofern keine Schwangerschaft erfolgt ist – zurückgebildet wird, unverändert im vierzehntägigen Rhythmus auftritt. Auch diese Vermutung läßt sich nicht eindeutig verifizieren, so daß die Frauen wie auch die Ärzte nach wie vor jede dieser Faustregeln zur Errechnung der Dauer einer Schwangerschaft zugrunde legen können. Heute geht man davon aus, daß beide Phasen in ihrer Dauer aufgrund unbekannter Gesetzmäßigkeiten schwanken können.

Diese mögen für die Begriffe der Wissenschaft ›unbekannt‹ sein, ganz einfach weil es da um die emotionale Situation der betreffenden Frau geht und um ihre bewußten oder unbewußten Reaktionen auf ihre Umwelt. Tatsächlich räumt die Wissenschaft dies ja auch ein, aber anstatt Methoden anzubieten, die es der Frau ermöglichen, sich dieser unerforschten Kräfte bewußt zu werden, wollen sie sie auf Gesetzmäßigkeiten festlegen. Frauen sollen vor allem Hormonroboter sein, die mit einer Reihe von Schaltern ausgestattet sind. Natürlich behauptet niemand so etwas bewußt, aber wir werden sehen, daß es schließlich dazu kommt. Bis jetzt gibt es in den herkömmlichen Wissenschaften kaum Ansätze dafür, den Menschen in seiner Einheit von Körper und Geist zu begreifen, und dies betrifft besonders die Frauen, gerade weil beim Menstruationszyklus Bauch und Kopf so intensiv zusammenwirken.

Einige Autoren haben aus der Tatsache, daß die Zyklusdauer nicht genau festzulegen ist, eine Tugend gemacht, so daß sich bald jede Frau als Ausnahme fühlen muß, wenn sie einen Zyklus hat, der die in medizinischen Lehrbüchern als durchschnittlich angegebene Länge von 28 Tagen hat. Andere Autoren gehen so weit zu behaupten, daß dieser 28-Tage-Zyklus sehr selten auftritt und schließlich nur der Durchschnittswert aus einer Vielzahl von Möglichkeiten ist; wenn es also in dieser Vielzahl etwa zur Hälfte 15-Tage-Zyklen gibt und zur anderen Hälfte 41-Tage-Zyklen, dann läge der Durchschnitt immer noch bei 28 Tagen, obwohl keine Frau einen derartig langen Zyklus hat[22]. Es wurde auch darauf hingewiesen, daß in keiner der untersuchten Altersgruppen der Anteil der 28-Tage-Zyklen höher als 16% war und nur bei 13% der Frauen eine Abweichung von weniger als sechs Tagen festgestellt werden konnte[23]. Zu größeren Abweichungen könne es auch in Zyklen kommen, in denen der Eisprung gar nicht stattfindet.

Dies ist natürlich alles richtig, nur muß man hinzufügen, daß lange oder kurze Zyklen Teil der individuellen Disposition sind. Wir halten diesen Aspekt für mindestens ebenso bedeutsam wie jeden anderen in diesem Zusammenhang. Die angegebenen Zahlen verschweigen zudem, daß es nicht bekannt ist, *warum* die Zyklusdauer schwanken kann. Man darf daraus nicht schließen, der Zyklus *könne nicht* von inneren und äußeren Vorgängen beeinträchtigt und in seinem Rhythmus erheblich gestört werden. Denn die weibliche Physis ist ein so empfindliches Sensorium für die verschiedensten Einflüsse, daß durchaus Grund zu der Annahme besteht, ein starker Stimulus könne den Zyklus aus dem für Frauen allgemein gültigen Rhythmus bringen. Es wurde nachgewiesen, daß dies möglich ist[24]. Offensichtlich ist eine bestimmte Zykluslänge keineswegs zwingend; es verhält sich damit nicht anders als etwa mit unseren Eßgewohnheiten oder Schlaf- und Aufstehgewohnheiten. Die einen entsprechen unseren Bedürfnissen einfach mehr als die anderen. Die Annahme, daß Frauen einen unregelmäßigen Zyklus haben müssen, ist so unwissenschaftlich, wie das Gegenteil zu vermuten, besonders da bereits nachgewiesen wurde, daß das zeitliche Einsetzen der Menstruation fein auf die gesamte innere und äußere Situation der Frau abgestimmt ist. Was ist davon zu halten, daß die neueren Statistiken sich meist auf Frauen in Großstädten, und hier vor allem in amerikanischen, beziehen? Zu den ›Altersgruppen‹ bleibt zu sagen, daß manche Menschen für ihre Jahre alt sein mögen und andere jung.

Zusätzlich hat die Pille den Frauen ihren eigenen, durchaus zweifelhaften Rhythmus auferlegt.

Dies heißt nicht, daß gar keine *Übereinstimmung* möglich wäre, aber ebenso wie unsere Gesellschaft verfällt und sich von der Natur und vom Körper entfremdet hat, was sich in unserer unruhigen und kriegsähnlichen Zeit widerspiegelt, reagiert wahrscheinlich auch der Rhythmus der Frauen auf diesen Prozeß. Wenn sich die Menschen heute heimatlos fühlen, so heißt dies ja nicht, daß es keine Heimat mehr gäbe. Wenn eine patriarchalische Gesellschaft der Natur der Frau Gewalt antut, dann wäre es höchst verwunderlich, wenn sich ihr Körper nicht widersetzte. Äußert sich dies in einer gewissen Unregelmäßigkeit und Disharmonie, so kennzeichnet es lediglich unsere Zeit. Ein Gynäkologe gibt z. B. den Zeitpunkt von Veränderungen im Uterus einer Frau, deren Periode völlig ausblieb, exakt mit dem Tag an, an dem in ihrer Nachbarschaft eine Bombe gefallen war.

Bisher haben wir uns vor allem mit dem ovariellen und weniger mit dem damit verbundenen uterinen Zyklus befaßt. Dieser ist der eigentliche ›Menstruationszyklus‹, da ja der Eierstock nicht menstruiert, sondern das Ei produziert. Wie wir gesehen haben, gibt es im ovariellen Zyklus drei Phasen: die follikulare Phase, wenn die Kapsel, in der sich das Ei befindet, heranreift; den Eisprung als Höhepunkt der LH-Konzentration, wenn das Ei freigegeben und von dem Fransentrichter des Eileiters eingefangen wird; und schließlich die luteale Phase, wenn der leere Follikel sich selbst als Drüse betätigt und das Schwangerschaftshormon Progesteron absondert.

Im uterinen Zyklus gibt es, im physiologischen Sinn, ebenfalls drei Phasen. Zwei davon spiegeln die ovariellen Vorgänge wider. Wird das Östrogen vom Eierstock in der follikularen Phase abgesondert, dann reagiert der Uterus darauf mit der Proliferation einer neuen Schleimhaut. Während des Eisprungs wird diese ›Wachstumsphase‹ plötzlich gestoppt und eine neue, die sekretorische oder ausscheidende, Phase tritt ein. Hier wird das Zervixsekret als Reaktion auf die Ausscheidung des ›Corpus luteum‹ im Eierstock enorm zähflüssig. Diese uterine Phase wird deswegen ausscheidende Phase genannt, weil die Gebärmutterschleimhaut Drüsen entwickelt, die eine nahrhafte Flüssigkeit absondern, was die Einnistung eines befruchteten Eies ermöglicht.

Wird das Ei nicht befruchtet, so gehen die Absonderungen des Eierstocks sofort zurück. Für den Eierstock ändert sich dadurch nichts; für den Uterus aber ist es ein großes Ereignis, da ohne diese Hormone die neue Schleimhaut sich nicht halten kann; ihre Kapillargefäße brechen zusammen und werden im Menstruationsfluß ausgeschwemmt: »Die Gebärmutter ähnelt einer großen offenen Wunde«[25].

Es gibt also zwei Zyklen mit jeweils drei Phasen. Zwei dieser Phasen in jedem Zyklus entsprechen sich spiegelbildlich; jeweils eine Phase in jedem Zyklus kann als die ihm eigene angesehen werden: der Eisprung im ovariellen und die Menstruation im uterinen. Da jede Frau sowohl Eierstöcke als auch eine Gebärmutter hat, besteht der Menstruationszyklus tatsächlich aus diesen beiden, sich wechselseitig bedingenden Zyklen. Der Eierstock gehört sozusagen zur Gattung, denn er übermittelt die Erbanlagen. Die Gebärmutter ist Eigentum der Frau: von Zeit zu Zeit dient sie ihrer Art, und ein Kind wird gezeugt und geboren.

Es ist möglich, daß viele der Besonderheiten im Zyklus aus diesem

Wechselspiel der beiden gegensätzlichen Höhepunkte resultieren, die getrennt von den sich in der Gebärmutterschleimhaut widerspiegelnden ovariellen Vorgängen stattfinden, und es ist nicht ausgeschlossen, daß etwa die Schwierigkeiten in der zeitlichen Bestimmung des Zyklus und die in seinem Verlauf auftretenden unerfreulichen Begleiterscheinungen aus einem Widerstreit in diesem Wechselspiel herrühren. Es ist nachgewiesen worden, daß diejenigen Frauen, die sich ihrer Familienrolle angepaßt haben, also dem, was wir den ›Wert des Eisprungs‹ genannt haben, mehr an prämenstruellen Spannungen leiden als Frauen, die von dieser Rolle abweichen. Treten bei diesen ›Abweichlerinnen‹ Schmerzen im Zyklus auf, dann sind es zumeist krampfartige Schmerzen in der Gebärmutter. Es gibt einige Hinweise darauf, daß die unter prämenstruellen Spannungen leidenden Frauen in dieser Zeit häufiger träumen und in diesen Träumen vor allem Familien- und Kindheitserlebnisse verarbeiten, während die Frauen, bei denen krampfartige Schmerzen in der Gebärmutter auftreten, eine Steigerung ihrer Sexualität erleben und davon geistig und körperlich profitieren: die Entfaltung genitaler Erlebnisse schließt sozusagen diejenigen der Gebärmutter mit ein.

Judith Bardwick schreibt dazu: »Ich vermute, daß es regelmäßige und voraussehbare Veränderungen in der Persönlichkeit sexuell erfahrener Frauen gibt, die in Wechselwirkung mit Änderungen im Menstruationszyklus stehen . . . Der Inhalt der Änderungen ist bedingt durch die Persönlichkeitsstruktur und die reale Umwelt des Individuums, die Richtung der Änderung aber durch den physischen Zustand«.[26]

Wenn dies zutrifft, dann ist der Menstruationszyklus nur deswegen eine Tyrannei, weil wir (oder die Gesellschaft) ihn dazu machen. Wenn es eine Struktur gibt, dann in der Weise, wie in jeder einzelnen Frau Gesicht, Erscheinung und Intellekt eine Struktur bilden, in der sich ihre Persönlichkeit ausdrückt[27]. Es gibt dafür keine Regeln, und jeder Mensch wird unter verschiedenen Umständen und zu verschiedenen Zeiten im Leben verschiedene Ideen haben und unterschiedliche Erfahrungen machen. Regeln über den Menstruationszyklus werden gewöhnlich von Leuten aufgestellt, die nicht die Frau in ihrer Ganzheitlichkeit akzeptieren und statt dessen nur die eine Seite ihrer Fähigkeiten herausstellen: darüber werden andere Seiten verteufelt oder verzerrt. Entscheidet sich eine Frau, ihren eigenen Zyklus so weit wie möglich anzuerkennen und zu verstehen, dann wird sie unter den Ereignissen ihres Zyklus jene für sich aussuchen und betonen können, die ihr persönlich wichtig sind, aber keines ganz vernachlässigen.

Die Phasen des Zyklus *können* miteinander harmonieren, und die Wirkungen seiner Rhythmen können die Facetten einer Persönlichkeit zum Vorschein bringen. Allzu oft wird die Menstruation als eine Art Mülleimer behandelt, in den die Frauen ebenso wie die Männer alle unliebsamen Dinge hineinwerfen, doch dieser ›Müll‹ wird durch ein Naturgesetz immer wieder ›in Umlauf‹ gebracht. Wird die eine oder andere Facette des Selbst unterschlagen, dann tendiert sie dazu, sich als immer wiederkehrendes physisches Ereignis im Zyklus bemerkbar zu machen.

Die eine Frau mag sich während ihrer Periode sehr offen fühlen, die andere sehr verletzlich. Wird diese Verletzlichkeit für das, was sie von der Person preisgibt, gehaßt, dann wird in der Tat der Wechsel von der gewohnten Persönlichkeit zu dieser Verletzlichkeit hin sehr abrupt und qualvoll und mit starken Widerständen besetzt sein. Werden die Empfindungen akzeptiert, die in dieser Zeit auftreten, dann verschwinden mit großer Wahrscheinlichkeit die eigene Furcht sowie die physischen Reaktionen. Mag der Wechsel von der Ablehnung zum Akzeptieren des eigenen Zyklus zuerst auch wie ein Sich-Fügen in ein unwillkommenes weibliches Schicksal erscheinen, so wird er doch zur Entdeckung zahlloser neuer Fähigkeiten und Energien führen. Das Schicksal, das den Frauen nicht nur von den Männern und der Gesellschaft, sondern auch durch sie selbst auferlegt worden ist, besteht darin, die Bedeutung des Zyklus nicht zu akzeptieren oder sogar sie überhaupt zu verleugnen. Doch tief im Innern und besonders während der Periode wissen die meisten Frauen, daß es diese Bedeutung gibt. Wer sich selbst bekämpft, den schlägt sein Selbst zurück. Das ist das Thema unseres nächsten Kapitels.

Kapitel II
Die menstruelle Seuche

Wann ist ein Fluch kein Fluch? . . .

1. Eine Bombe vor der Explosion

Jeder Mensch weiß, daß die Periode schmerzhaft oder in anderer Weise unerfreulich ist, denn fast jede Frau erfährt in dieser Zeit ein gewisses Maß an Unbehagen, auch wenn ihr organisch nichts fehlt. Viele Frauen werden zudem durch diese natürliche Funktion völlig außer Gefecht gesetzt; dazu kommt, daß sie kurz vor dem Einsetzen und auch während der Periode von ihren Familien und Freunden wie eine Art Sprengladung oder wie eine Bombe kurz vor der Explosion behandelt werden. In vielen Kulturen werden die Frauen zu dieser Zeit von der übrigen Gesellschaft ausgeschlossen. Sie werden wie eine wandelnde Krankheit behandelt, durch die die Milch sauer wird und die Knochen der Männer zu Gelee werden; sie haben den bösen Blick, sie sind eine Plage – die menstruelle Epidemie ist ausgebrochen.

Wir haben bereits gesehen, wie sehr die medizinische Wissenschaft dazu neigt, ihre Erkenntnisse und Ergebnisse bevorzugt unter den besonderen Voraussetzungen der männlichen Physiologie und Psychologie zu sammeln und zu interpretieren. Wir meinen, daß darüber die Einstellung zu Frauen manipuliert wird und Vorurteile gegenüber ihrer Selbstverwirklichung entstehen. In diesem Abschnitt wollen wir uns das Ausmaß des Problems der menstruellen Epidemie verdeutlichen. Im zweiten Teil des Kapitels werden wir dann versuchen, ein ausgewogeneres Bild, eine Alternative zu entwickeln.

Schätzungen schwanken im allgemeinen, aber die Zahlen lassen vermuten, daß bis zu 90% aller Frauen, ohne organisch krank zu sein, an schmerzhaften Menstruationsstörungen leiden. Es sind Symptome der ›funktionellen‹ oder ›primären Dysmenorrhoe‹ bzw. des ›prämenstruellen Syndroms‹[1], ebenso wie der Amenorrhoe, wenn die Blutung ganz ausbleibt, auch wenn keine Schwangerschaft vorliegt. Es kann zu allen möglichen Abweichungen in der Zyklusdauer kommen, die qualvoll sind; das Blut kann spärlich oder auch heftig und unterschiedlich lange fließen. Die medizinischen Klassifikationen weichen beträchtlich voneinander ab; die einfachste und praktikabelste unterscheidet zwischen den Schwierigkeiten, die vor dem Beginn der Periode auftreten, und denen, die genau *mit* der Periode einsetzen. Die beiden lassen sich durch eine simple Frage auseinanderhalten: »Woher weiß ich, daß meine Periode bald einsetzt?« Ist die Antwort, ungläubig: »Wie sollte ich das nicht wissen!«, dann wird diese Form von Unbehagen und Erschöpfung während der Periode als ›kongestive Form der Dysmenorrhoe‹ bezeichnet, die häufig dem ›prämenstruellen Syndrom‹, kurz PMS genannt, zugerechnet wird. Ist die Antwort aber: »Ich weiß es erst, wenn sie da ist . . .«, dann wird jeder auftretende Menstruationsschmerz als ›spasmische Dysmenorrhoe‹ typisiert. Manchmal heißt es, daß diese beiden Formen nur selten zusammen auftreten, aber nach unseren Erfahrungen ist dies doch weit häufiger der Fall, als angenommen wird. Katharina Dalton hat zur Bezeichnung der vier Tage vor dem Einsetzen der Periode und der vier Tage nach dem Einsetzen der Periode den nützlichen Begriff ›Paramenstruum‹ (para: hinzukommend, neben-) geprägt. Somit umfaßt das Paramenstruum – was wir den Menstruationspol des Zyklus genannt haben – beide Formen von Beschwerden. Die Medizin stellt übereinstimmend fest, daß es für die Erschöpfungszustände im Paramenstruum, wenn keine organische Erkrankung vorliegt, weder eine Erklärung noch eine wirksame therapeutische Behandlung gibt[2].

Wir wollen hier eine kurze Szene beschreiben, die den meisten Frauen bekannt vorkommen wird. Die Charakterisierung des Arztes ist karikierend; glücklicherweise sind die meisten Ärzte doch qualifizierter und einsichtiger. Nehmen wir an, eine Frau fühlt sich jedesmal einige Tage vor dem Einsetzen ihrer Periode angespannt und reizbar, depressiv und lethargisch. Sie hat Kopfschmerzen, Brust- und Rückenschmerzen; sie fühlt sich wund und verletzlich, sie ist wie eine Bombe kurz vor der Explosion. Sie merkt, wie ihr die Kinder auf die Nerven gehen; ihr Mann ist aufreizend freundlich. Da platzt ihr der Kragen, und dann fühlt sie sich ihm gegenüber schuldig. Sie geht zum Arzt. »Herr Doktor, warum fühle ich mich so krank?« – »Ich bedaure, Sie leiden an PMS, das ist etwas ganz Normales.« – »Ja, aber was ist der *Grund*?« – »Regen Sie sich bitte nicht auf. In Ihrem Körper hat sich Flüssigkeit gesammelt, die diese Symptome produzieren kann. Wir versuchen es mal mit einem Diuretikum. Wenn das nicht hilft, probieren wir es mit einem leichten Beruhigungsmittel. Und als letzte Möglichkeit ist eine Hormonbehandlung gewöhnlich sehr wirksam.« – »Aber was ist der Grund?« – »Oh, ich befürchte, Sie begeben sich jetzt auf medizinisches Gebiet. Es sind Ihre natürlichen weiblichen Funktionen, die diese Störungen verursachen können.« – »Aber was fehlt mir denn dann?« – »Oh, . . . nichts fehlt Ihnen.«

Wer das Pech hat, einen derartigen Arztbesuch zu erleiden, der fühlt sich hinterher nur um so schlechter. Es ist eine Art Teufelskreis: *Ich bin eine Frau und ich fühle mich entsetzlich, deswegen gehe ich zum Arzt, der mir sagt, ich fühle mich entsetzlich, weil ich eine Frau bin, und deswegen fühle ich mich so entsetzlich.*

Diese Art von Teufelskreis erinnert an das, was Toningenieure ›Übersteuerung‹ nennen. Es ist ein ganz gewöhnlicher Vorgang, der überall da auftritt, wo Übertragungsanlagen benutzt werden. Wird das Mikrophon auf den Lautsprecher gerichtet, entsteht ein immer stärker werdender Heulton, wie von einer klagenden Seele. Dies geschieht, weil der Summton im Stromkreis vom Mikrophon aufgenommen und durch den Lautsprecher verstärkt wird, der wiederum . . ., und es entsteht ein Schmerzensschrei, der die erträgliche Lautstärke übersteigt. Dieses Phänomen illustriert sehr gut die menstruellen Erschöpfungszustände.

Um einen dreidimensionalen Überblick über das Problem zu gewinnen, ist es von drei Seiten zu betrachten:

1. Wie empfindet sich die Frau selbst am menstruellen Ende ihres Zyklus, im Paramenstruum?
2. Welche Folgen können ihre Veränderungen für andere Menschen haben?
3. In welcher Weise bestraft die Gesellschaft diese realen oder eingebildeten Störungen?

Und schließlich beißt sich diese Aufeinanderfolge sozusagen selbst in den Schwanz. Beeinflußt die Haltung der Gesellschaft gegenüber der Menstruation eigentlich die Art und Weise, wie sich die Frau selbst empfindet? In diesem Fall heißt die Übersteuerung: *Ich bin unberührbar, und deswegen fühle ich mich entsetzlich; darum bin ich unausstehlich, weshalb ich verachtet und unberührbar werde, und ich fühle mich weiter entsetzlich und bin weiter unausstehlich.* Dies ist natürlich nur eine Illustration, aber wir werden sehen, daß sie den Tatsachen entspricht, doch auch, daß es eine Reihe von Möglichkeiten gibt, diesen Teufelskreis zu durchbrechen. Ein Arzt wird zu diesem Zweck Beruhigungsmittel und Hormone verschreiben, aber das ist lediglich eine äußerlich bleibende, technologische Art der Problemlösung, die zwar auf ihre Weise effektiv ist, aber eher im Sinne einer ersten Hilfe als einer realen Lösung. Eine bessere

Möglichkeit, diesen Kreislauf zu durchbrechen (vorausgesetzt, es liegt keine organische Erkrankung vor), besteht in der Änderung der Einstellung, was nicht einfach ist und vom Grad der Betroffenheit abhängt. In der Tat kommen mehr und mehr Wissenschaftler zu der Auffassung, daß der mechanistische Erklärungsversuch für Menstruationsbeschwerden diese geradezu mitverursacht, »und eine langfristige Verbesserung nur durch neue Einsichten erreicht werden kann, die es der Frau erlauben, ihr eigenes Selbstbild zu modifizieren«[3].

Es gibt viele Wege, die Einstellung zu verändern, indem man sich etwa über die eigene weibliche Rolle und die Hintergründe des Menstruationszyklus gründlich informiert; es hat sich gezeigt, daß aufgrund solcher ersten Schritte die Menstruationsbeschwerden erheblich gelindert werden. Verborgene Fehlhaltungen in uns selbst und in anderen wollen entdeckt, Übersteuerungen, Komplexe oder Bedrohungen gelöst werden. Es gibt Möglichkeiten der Entspannung bei physischer und psychischer Belastung, mit deren Hilfe die fortschreitende Entdeckung bewältigt werden kann und die in die reiche Welt der inneren oder subjektiven weiblichen Erfahrung führen. Sie wird in unserem ›wissenschaftlichen‹ Zeitalter so gering geachtet, dabei ist sie der Nährboden für alles andere. Entspannungstechniken, Yoga, Hypnose, Traumdeutung, imaginatives Denken, alles hat hier seinen Platz.

Wenn wir unser Modell der ›Übersteuerungsspirale‹ nicht nur beim einzelnen Menschen, sondern über die Generationen hinweg betrachten, von der Mutter zur Tochter, vom Vater zum Sohn, vom Sohn zur Tochter usw., dann sehen wir, mit welcher genealogischen Beharrlichkeit sich dieses Problem der Menstruationsbeschwerden immer wieder behauptet. Doch gibt es einen Ausweg, wenn wir das Problem ohne die althergebrachten Vorurteile betrachten.

2. Übersteuerung: Wie die Frau sich fühlt

Das *erste Moment* in diesem Kreislauf ist die individuelle Situation der Frau, wie sie sich selbst fühlt. Sie fühlt sich entsetzlich. Neigt sie zu der ›kongestiven‹ Form der Dysmenorrhoe, wird sie sich schwerfällig fühlen, Bauchschmerzen haben und an einer aus Depression, Gereiztheit und Lethargie sich zusammensetzenden Spannung leiden; sie kann an Kopfschmerzen, Brust- und Rückenschmerzen, an Akne, Asthma, Heufieber, hysterischen Anfällen oder an anderen der zahlreichen Symptome erkranken, die als ›prämenstruelles Syndrom‹ (PMS) oder ›prämenstruelle Spannung‹ (PMT) bezeichnet worden sind. Hierzu zählt auch der Wunsch, »sich in verrückten und als krankhaft angesehenen Handlungen Erleichterung zu verschaffen«.

Bei Frauen, die unter den vielfältigen spasmischen Formen der Dysmenorrhoe leiden, können während der Menstruation akute, kolikartige Unterleibskrämpfe auftreten, die nach dem Abklingen der Schmerzen etwa alle zwanzig Minuten wieder einsetzen. Sie sind unter Umständen so stark wie Geburtswehen und können Ohnmacht und Brechreiz verursachen. Sie treten im Unterleib, aber auch im Rücken und in der Leistengegend auf, nicht aber in der Brust, dem Kopf oder in den Händen und Füßen.

Wir lassen im Moment alle extremen Folgen außer acht, die durch das Paramenstruum ausgelöst werden können, wie z. B.: menstruell bedingte Psychosen, Hysterie, Nymphomanie, Unfallanfälligkeit, Kleptomanie, Gewaltverbrechen, Selbstmorde, Anfälligkeiten gegenüber Virusinfektionen aller Art, Migräne, Akne, Epilepsie, Heißhunger, Empfindlichkeit der Kapillaren bei Quetschungen, Schlaflosigkeit, Anorexie, Schwindelgefühl, Verstopfung, Durchfall, Konzentrationsschwäche, Augenflimmern und Ringe unter den Augen. Bei Moos werden fünfzig Symptome genannt.

Da etwa die Hälfte aller Menschen – die Frauen – an solchen Beschwerden leiden, hat die Medizin manche wirksamen Heilmittel entwickelt. Empfohlen wird die Verabreichung synthetischer Hormone, Progesteron beziehungsweise Progestagene zur Behandlung von PMS und Östrogen zur Behandlung spasmischer Dysmenorrhoe. Auch die Pille, die eine geballte Dosis synthetischer Hormone enthält, wird zur Behandlung herangezogen. Bei Frauen, die die Pille einnehmen, reduzieren sich deshalb auch meistens die Menstruationsbeschwerden; andere Frauen haben an sich selbst festgestellt, daß die Pille aber auch wie ein sexuelles Beruhigungsmittel wirkt. Es werden Beruhigungsmittel verabreicht, von denen die Medizin ebenfalls nicht weiß, in welcher Weise sie auf den weiblichen Organismus wirken. Vielleicht sind die Frauen besser daran als im 19. oder zu Anfang des 20. Jahrhunderts; damals wurden ihnen die Eierstöcke oder auch die Gebärmutter entfernt, und bei hartnäckigen Periodenschmerzen wurden ihnen statische Stromstöße durch den Rücken gejagt.

Es gibt allerdings eine Richtung in der Medizin, die davon ausgeht, daß diese Beschwerden, obgleich sie in den meisten Fällen auf eine medikamentöse oder hormonelle Behandlung ansprechen, durchaus nicht körperlichen Ursprungs sein müssen. Dies ist ein Aspekt des am heißesten diskutierten Themas in der Medizin und vielleicht auch in der gesamten Wissenschaft: Sind Menschen lediglich Hormonroboter, deren Krankheiten also durch einige technologisch komplizierte, aber klinisch simple Pillen ausgeschaltet werden können? Oder sind sie ein Gewebe aus psychologischen Energien, in dem die Krankheit nur der letzte Zufluchtsort ist, eine Art Sklavensprache als Ausdruck von Widerstand gegen Repression? Niemand kann es sagen.

Statistiken aus den USA geben den jährlichen Zeitverlust bei Frauen allein aufgrund von seelischen und körperlichen Beschwerden vor oder während der Periode mit 140 Millionen Stunden an. Die prämenstruelle Spannung wird als »der häufigste Grund, weshalb amerikanische Frauen einen Arzt aufsuchen« genannt. 1973 wurden in Großbritannien mindestens 26 Millionen Rezepte für Beruhigungsmittel und Anti-Depressiva ausgeschrieben; wieviele davon wurden von verzweifelten, der Menstruationsbeschwerden überdrüssigen Frauen geschluckt?

Die anerkannteste medizinische Autorität in England, das *British Medical Journal,* sprach 1967 von einer »anhaltenden Unfähigkeit«, die der schmerzhaften Menstruation zugrunde liegenden Mechanismen »zu verstehen«.

Aber ist die einzige Antwort darauf – eine Pille? Bis jetzt haben wir von den Ärzten keine andere bekommen. Ist nicht eher diese abwertende Haltung gegenüber unserer Weiblichkeit, diese Aufforderung zur Selbstverachtung, zur Anpassung an diese Rolle der ewigen, angeborenen Individualität, ist nicht diese Herabwürdigung selbst ein Grund der Beschwerden[4]? Wahrscheinlich sind beide Aspekte Teil der gleichen Wahrheit. Ein Gynäkologe wird die Menstruationsbeschwerden unter physiologischen Kategorien einordnen, ein Psychiater wird dies in psychologischen Begriffen tun, und die Annäherung an das Problem wird sich dementsprechend unterscheiden. Die Spirale der ›Übersteuerung‹ bei Menstruationsbeschwerden kann also ebenso auf der physiologischen wie auf der psychologischen Ebene behandelt werden, da das Problem, mit dem wir uns hier beschäftigen, aus dem Wechselspiel beider Faktoren besteht. Der Hormonhaushalt ist lediglich die meßbare, labormäßige Seite der Einheit von *Körper* und *Geist* und in unserem hochtechnisierten Zeitalter dem Zugriff mehr ausgesetzt als andere Faktoren.

Jeder Experte wird auf Befragung auch eine gewisse ›psychogene‹ Komponente zugestehen. Wenn wir all jene Fachleute zusammenzählen, die Dysmenorrhoe als psychisch bedingte Erkrankung begreifen und entsprechend therapieren, gleichzeitig aber sagen, daß dies für das prämenstruelle Syndrom nicht zutreffe, und all die anderen, die das Gegenteil behaupten, dann erhalten wir ein umfassendes Bild von den zumindest teilweise psychogen bedingten Ursachen dieser beiden Felder der Menstruationsbeschwerden.

Julia Sherman beispielsweise unterscheidet zwischen Dysmenorrhoe, Amenorrhoe und prämenstruellem Syndrom. Sie ist der Ansicht, alle Erscheinungen außer der Dysmenorrhoe seien zumindest teilweise psychogen bedingt. Masters und Johnson wiederum sagen, daß Dysmenorrhoe sehr gut auf die psychosomatische Behandlung par excellence anspricht: die genitale Stimulation. Maßgebliche Experten wie Kroger und Freed sprechen ebenso wie das *British Medical Journal* in einer grundlegenden neueren Untersuchung[5] von der Wirksamkeit einer Hypnotherapie bei Dysmenorrhoe; die Standardwerke über medizinische Hypnose stimmen mit diesem Ergebnis überein. Das wesentliche Moment der Hypnotherapie ist nichts anderes als eine tiefe, körperliche Entspannung in Verbindung mit einem intensiven Gespräch mit einem Arzt, dem man vertraut. Dies alles zusammengenommen ergibt, daß zwar das prämenstruelle Syndrom psychogen bedingt ist, nicht aber die Dysmenorrhoe – es sei denn, sie wäre mittels psychosomatischer Behandlung, etwa durch sexuelle Stimulation, heilbar.

Ann Broadhurst verweist in einer umfassenden Darstellung auf den »Mangel an Übereinstimmung« in dieser Frage und auf »die Tendenz der Psychiater, eine starke psychosomatische Komponente anzuerkennen, während viele Gynäkologen diesen Aspekt für relativ unbedeutend halten«. Diese Unterschiedlichkeit der Auffassungen ist vermutlich in der medizinischen Spezialisierung selbst begründet[6].

Katharina Dalton unterscheidet in ihrem Buch *The Premenstrual Syndrome* streng zwischen den beiden Wesensmomenten von Dysmenorrhoe und prämenstruellem Syndrom. Sie geht davon aus, daß sie wohl zusammentreffen und sich miteinander verbinden können und deshalb vielleicht auch miteinander verwechselt werden, daß sie aber anhand der Krankengeschichte immer einwandfrei diagnostizierbar sind und zudem nur selten gleichzeitig bei einer Person auftreten. Sie führt aus, warum es wichtig ist, beide Momente zu unterscheiden: »Tatsächlich kann durch die Behandlung mit einem falschen Hormon die Dysmenorrhoe ebensogut erst hervorgerufen werden. Dies entkräftet jede Theorie, die davon ausgeht, daß die Dysmenorrhoe ausschließlich psychologisch bedingt ist.«[7] Natürlich wird niemand behaupten wollen, die

Dysmenorrhoe sei etwas *rein* Psychologisches, so wie wir keine Geschöpfe des reinen Geistes sind. Aber es entkräftet nicht die Vermutung, daß ein gestörter Hormonspiegel psychische Irritationen verursachen kann. Es ist bekannt, daß sich dieser Hormonspiegel durch seelische Erlebnisse verändern kann, so wie diese wiederum von jedem körperlichen Wechsel beeinflußt werden können. Katharina Dalton gesteht jedoch beiden klinischen Einheiten eine ›Streß-Komponente‹ zu.

Paula Weideger hält weder Katharina Daltons Kategorien noch deren Handhabung für ganz zutreffend oder befriedigend; sie scheint selbst für beide Arten der Menstruationsstörungen eine Abhilfe gesucht zu haben. Mit ihrer wissenschaftlich fundierten, aber zugleich praktischen Ausgangsposition beschreibt sie klar am Beispiel eines Sexualhormons: »Höhepunkte im sexuellen Verlangen und in der gesteigerten sexuellen Empfänglichkeit treten jedesmal während der Ausscheidung von Östrogen sowie an den Punkten der niedrigsten Östrogenproduktion ein. Das Maß des sexuellen Verlangens wird durch den jeweils bestehenden Östrogenspiegel beeinflußt, aber die Tatsache dieses sexuellen Verlangens und der Empfänglichkeit wird *nicht* von dem Vorhandensein einer bestimmten Menge dieses Sexualhormons bestimmt.« Tatsächlich hat sich herausgestellt, daß das sexuelle Verlangen den Hormonhaushalt verändern kann. In einem späteren Abschnitt werden wir zeigen, daß das unerwartete Auftreten von sexuellem Verlangen ein wichtiger Faktor bei Menstruationsstörungen ist.

Julie Crabbe setzt einen etwas anderen Akzent als die meisten Gynäkologen. In einer stark frequentierten Praxis reagieren Gynäkologen eher ungeduldig auf vorgetragene Menstruationsstörungen, da sie ›nur‹ funktional bedingt sind und keine krankhaften Veränderungen anzeigen. Nach Meinung der Gynäkologen sollte die Praxis primär den offensichtlich ernsthaften Erkrankungen vorbehalten sein. Julie Crabbe schreibt: »... die meisten Gynäkologen betrachten alle physiologisch und emotional bedingten Menstruationsstörungen als ›psychische Konfigurationen, die unter der gynäkologischen Flagge segeln‹ (Rogest, 1950). Gegenwärtig gibt es aber keine Psychotherapie, die den unter diesen Störungen leidenden Frauen angeboten werden kann. Wenn nun dieses Syndrom eine Erscheinung psychischer Schwierigkeiten ist und so weit verbreitet, wie es die Untersuchungen anzeigen, dann wird dieser Mangel an psychologischer Behandlung suspekt. Es bleibt zu fragen, ob sich die sozio-kulturellen Einstellungen gegenüber der menstruierenden Frau nicht in dieser Behandlungslücke widerspiegeln.«[8]

Julie Crabbe weist hier auf ein weit verbreitetes Problem hin, das neuerdings auch von einigen jüngeren Forschern, darunter vielen Frauen, aufgegriffen worden ist. Wenn es also nach übereinstimmender Aussage der Experten Grund für die Annahme gibt, daß die Menstruationsstörungen zumindest teilweise psychogen bedingt sind, wo bleiben dann die gesammelten psychologischen Kenntnisse, die sich dieser Störungen annehmen? Warum wird immer wieder nur mit Medikamenten therapiert? Insgesamt ermangelt es dem medizinischen Denken offensichtlich an *Innerlichkeit.*

Wenn nun die besonderen Lebensbedingungen einer Frau mehr zu subjektiven Erfahrungen führen als die durchschnittlichen männlichen Lebensumstände, dann läßt sich auch erklären, warum die Menstruationsstörungen der objektiven wissenschaftlichen Medizin so rätselhaft sind. Da gibt es auf der einen Seite die technologischen Therapieformen der Ruhigstellung, der hormonellen Behandlung und all die anderen Behandlungsweisen, die eine Ansammlung von Flüssigkeit im Körper – jenes Anzeichen des prämenstruellen Syndroms – reduzieren sollen (obwohl niemals geklärt wurde, warum eine Frau, in deren Körper sich während der zweiten Zyklushälfte noch viel größere Flüssigkeitsmengen ansammeln, nicht unter den Symptomen des prämenstruellen Syndroms leidet). Auf der anderen Seite gibt es die entschieden zu wenig erforschten Behandlungsmöglichkeiten, die die Ursache der Probleme im natürlichen Zyklus der Frau suchen, und damit von der Aufhebung der gesellschaftlich auferlegten Ignoranz abhängig sind. Das Wissen um die Vorgänge im Zyklus kann die Beschwerden tatsächlich verringern; umgekehrt kann Unwissenheit in diesen Dingen schwerwiegende Störungen hervorrufen.

Die britische Organisation des Samariter-Hilfsdienstes bietet z. B. selbstmordgefährdeten Menschen eine Art Telefonseelsorge an. Sie wurde von einem Geistlichen, Reverend Chad Varah, eingerichtet, nachdem er einmal an einer Untersuchung über den Selbstmord eines jungen Mädchens teilgenommen hatte. Dieses Mädchen hatte sich umgebracht, als es seine erste Periode bekam, weil es glaubte, es leide an einer Geschlechtskrankheit. Daraufhin hatte sich der Geistliche geschworen, daß sich, soweit er es verhindern könne, nie wieder jemand so einsam fühlen sollte.

Steve Reich und Maurice Tiktin haben untersucht, auf welche Weise solche Sozialberatung die menstruell bedingten Schwierigkeiten in der individuellen und ehelichen Situation lösen kann. Nathalie Shainess hat anhand von Krankengeschichten nachgewiesen, daß die Zeit der Menstruation der günstigste Moment für eine derartige Beratung ist, da sie ein ›Hebel‹ der Erkenntnis sei. Mit Sicherheit sind Kurse über Entspannungstechniken für Frauen, die unter dem prämenstruellen Syndrom leiden, besonders hilfreich; neben Nathalie Shainess haben auch einige andere Psychoanalytiker einen positiven Beitrag zu diesen Untersuchungen geleistet. Insgesamt aber sind es sehr wenige, die sich damit beschäftigen[9]. Wir wollen hier nicht bei weiteren Negativbeispielen verweilen; wir halten aber fest, daß sich die Medizin mit der Feststellung zufriedengibt, daß die Dysmenorrhoen ›hormonell‹ bedingt sind, obwohl sie nicht erklären kann, warum das natürliche System sich so fehlverhalten sollte. Andererseits wird von der ›psychogenen‹ Bedingtheit gesprochen, obwohl das Thema offensichtlich unerforscht ist und von allen großen Schulen der modernen Psychologie ausgeklammert wird. Die Ignoranz gegenüber dem weiblichen Zyklus ist charakteristischerweise männlich.

Hier wird das erste Moment der ›Übersteuerungs‹-Spirale sichtbar. Wenn eine Ursache der enormen seelischen und körperlichen Spannungen, denen die Frauen allmonatlich unterliegen, das letzte Moment im Kreislauf ist, d. h. das kollektive gesellschaftliche Tabu darüber, dann wird es dieses Kollektiv bevorzugen, nichts darüber zu wissen. Ebenso soll auch die Frau nichts darüber wissen, um zu verhindern, daß sie aus ihrer Situation ausbricht und selbstbestimmend wird. Ihr Befinden während des Zyklus kann so extreme Veränderungen wie einen unbewußten ›Persönlichkeitswechsel‹ einschließen[10]. Was dieser Persönlichkeitswechsel jedoch bedeutet, oder warum er auftritt, wurde bis jetzt noch nicht untersucht.

3. Übersteuerung: Wie die Frau ihre Umgebung beeinflußt

Das *zweite* Moment in unserem ›Übersteuerungs‹-Modell ergibt sich aus der Frage: Wie verbreiten sich die menstruellen Beschwerden?

Katharina Dalton hat viele Belege für die erstaunliche Macht, mit der das Paramenstruum auf unser aller Leben einwirkt, zusammengetragen. Die außergewöhnlichsten Erscheinungen haben wir auf Seite 80 zusammengestellt; sie reichen von Kindesmißhandlungen, Kleptomanie und Arbeitsausfällen bis zur Nymphomanie. Hier geht es uns aber lediglich darum, festzuhalten, daß diese paramenstruelle Wirkung keineswegs auf die betroffene Frau beschränkt bleibt. Sie *breitet sich aus.*

Dr. Dalton stellt fest: »Unglücklicherweise betrifft der menstruelle Einfluß nicht nur die Frau selbst, sondern auch all jene, die in engem Kontakt mit ihr stehen. Es ist schwierig, die Auswirkungen auf den Mann, sei es der Vater, Ehemann, Verlobte oder Sohn, als statistische Größe zu erfassen ... Kindern fällt es besonders schwer, die plötzlichen Veränderungen in dem Verhalten ihrer Mutter zu verstehen.«

Einige der zitierten Beispiele aus dem alltäglichen Leben mögen auf den ersten Blick trivial erscheinen, aber man muß sie weltweit und historisch sehen, um die eigentliche Dimension der ›menstruellen Epidemie‹ zu begreifen. Dr. Dalton führt das Beispiel eines Vertreters an, dessen wöchentliches Einkommen jedesmal von achtzig auf zwanzig Pfund sank, wenn seine Frau menstruierte. Sie sagt dazu, dies sei eine keinesfalls atypische Erscheinung. Betroffener noch machen die Berichte über Kindesmißhandlungen. Sie schreibt, daß Mütter »in einem plötzlichen Ausbruch von prämenstrueller Gereiztheit ihre Kontrolle verlieren und gegenüber ihren sonst innig geliebten Kindern gewalttätig werden können. An den anderen Tagen im Menstruationszyklus sind dieselben Frauen mustergültige Mütter«[11].

Katharina Dalton ist keineswegs die einzige Wissenschaftlerin, die sich mit der prämenstruellen Plage auseinandergesetzt hat. Doch wie Mary Brown Parlee in aller Deutlichkeit gesagt hat: es hat sich bis jetzt noch niemand mit den im Rhythmus der Periode wiederkehrenden positiven Momenten befaßt[12]. Die Negativbeispiele sind jedenfalls gründlich recherchiert worden, und es gibt keinen Grund, deren Existenz zu bezweifeln. Zu fragen wäre allerdings, ob diese Momente nun als unvermeidbare natürliche Begleiterscheinungen des Menstruationszyklus anzusehen sind.

Familiäre Spannungen flackern auf und eskalieren; der Mann nimmt sie mit zum Arbeitsplatz und die Kinder reagieren auf den Stimmungswechsel der Mutter mit psychosomatischem Schnupfen oder mit erhöhter Unfallneigung. Dr. Dalton schreibt dazu, während der Periode könne es zu einem Dominanzwechsel vom Ehemann zur Ehefrau kommen, was wiederum Probleme zwischen allen Familienmitgliedern hervorrufe. Herbert Modlin sieht in dieser Beziehungsänderung zwischen Ehefrau und -mann einen auslösenden Faktor in Fällen akuter Paranoia. Er bezieht diese Änderung allerdings nicht auf den menstruellen Einfluß. Phyllis Chesler zitiert ihn mißbilligend und vermutet, daß der eigentliche Grund der natürliche Wunsch nach größerer sexueller Bestätigung durch den Mann ist[13].

Nach Dalton bat ein anderer Ehemann seine Bank, die monatlichen Kontoauszüge nicht mehr zur üblichen Zeit zu schicken; wie sich herausstellte, trafen sie immer mit dem Paramenstruum seiner Frau ein. Ein vierzigjähriger Firmeninhaber wurde von monatlichen Bronchitisanfällen geplagt; nichts half ihm, bis die Menstruationsprobleme seiner Frau behandelt wurden. Die Statistik zeigt, wie häufig derartige Erscheinungen im alltäglichen Leben sind. Wenn Männer wegen einer immer wiederkehrenden Migräne, wegen Schwindelgefühl und Asthma um Rat nachsuchen, so kann es sinnvoll sein, sagt Dalton, die Anfälle zu notieren und mit der Menstruationstabelle seiner Frau zu vergleichen; beide Momente können sehr wohl überstimmen. Frauen wünschen sich oft, so sagt Dr. Dalton weiter, daß Männer menstruieren könnten, »nur ein paar Mal, und nur einige – Ärzte und Ehemänner«, dann würden sie verstehen. Wir werden in Kapitel III zeigen, daß die der prämenstruellen Spannung am ehesten vergleichbare Erfahrung der Schlafentzug ist und welche Bedeutung diese Tatsache auch für Frauen hat.

Soweit es den Einfluß auf das Kind betrifft, reichen die Auswirkungen des Paramenstruums vom »Verschnupftsein« bis zum Bestraftwerden in der Schule. Angehende Lehrerinnen, die ihr Praktikum an einem College absolvierten, berichteten von großen Schwierigkeiten im Unterricht, die jeweils mit Einsetzen ihrer Periode auftraten: »Die Kinder schienen es zu spüren.«

Dalton weist darauf hin, daß außerdem mehr als die Hälfte aller Kinder, die wegen geringfügiger Erkältungen und ähnlichem die Sprechstunde besuchten, während des Paramenstruums ihrer Mütter gebracht wurden. Bei derart offen zu Tage tretenden Folgen ist es um so verwunderlicher, daß weder die Kinderpsychologie noch die -psychoanalyse sie wahrzunehmen scheinen.

Dagegen wird diese Situation in den umgangssprachlichen Ausdrücken für Menstruation und den Witzen, die darüber kursieren, ganz manifest. Hier ein Beispiel: Ein Ladenbesitzer hat soeben einen neuen Superverkäufer engagiert und beobachtet seine Verkaufstechnik. Er sieht mit Erstaunen, wie sein neuer Angestellter nach und nach eine Angelausrüstung, Wasserstiefel, Jagdkleidung, einen Gartengrill, ein neues Auto, ein kleines Flugzeug und ein Landhaus an einen Kunden verkauft, der lediglich nach einer Angelrute im Schaufenster gefragt hat. »Wie haben Sie das gemacht?« will der erstaunte Ladenbesitzer wissen. »Oh, ich sah ihm an, daß er leicht zu beeinflussen war. Er wollte gar keine Angelrute. Er kam rein, um eine Packung Binden für seine Frau zu kaufen.« Alle Anzeichen sprechen dafür, daß die menstruellen Folgen sehr weit verbreitet sind und daß auch Männer Menstrua-

tionszyklen haben, keine eigenen zwar, aber es gibt viele Belege
dafür, daß sie vom Zyklus ihrer Mütter und als Erwachsene von
dem ihrer Frauen beeinflußt werden. Doch bleibt dies unbewußt,
da die Menstruation als Thema einfach unter den Teppich gekehrt
und ihr keinerlei Bedeutung beigemessen wird. Vielen Männern
ist der Gedanke höchst unwillkommen, daß sie in diesem Sinne
wirklich ›ein Fleisch‹ mit ihren Frauen sind.

Die umgangssprachlichen Bezeichnungen für die Periode spiegeln
soziale Gewohnheiten wie auch individuelle Erfahrungen wider.
Margaret Drabble beklagt die Verarmung der Umgangssprache in
dieser Hinsicht, da sich hierin unser reduziertes Denken zeige[14].
Die beiden gebräuchlichsten Begriffe sind im Englischen ›menstruation‹ als klinischer Ausdruck und ›the curse‹, der Fluch oder die
Verdammnis als Pejorativ. *Curse* kann ursprünglich auch ›course‹,
›Kursus‹ oder ›Ordnung‹, gewesen sein, ›the courses‹ wird heute
noch manchmal verwendet. ›*Period*‹ ist ebenfalls sehr gebräuchlich,
aber als Wort neutral; es kann eine ›Periode‹ von irgend etwas sein.
Viele Sprachen haben interessantere und freundlichere Bezeichnungen. Eine der häufigsten ist ›der Mond‹, ›der Augenblick des
Mondes‹, ›Wohltat‹, ›Freund der Frau‹, ›Wohltat der Frau‹. Die
Menstruation gilt als ›wundervoll‹ oder gar ›göttlich‹. Wann
wurde aus den ›courses‹, der Ordnung, ›*the curse*‹, die Unordnung,
der Fluch?

Andere, zwar weniger gebräuchliche Begriffe drücken entweder
die unterschiedlichen Einstellungen aus oder sind bloße Umschreibungen. In manchen Redensarten, wie: ›Sie ist in der laufenden
Woche‹ spiegelt sich die Vorstellung der sexuellen Verfügbarkeit
der Frau. Häufiger aber drücken die von Männern benutzten
Begriffe Ekel und Abscheu aus, wie z. B. ›rote Hölle‹, ›rote
Tunke‹, ›böses Blut‹, ›Ketchup‹, ›Ekelkur‹, oder sie drücken sexuelle Enthaltsamkeit aus, z. B.: ›zugenäht sein‹, ›die Schleusenpanne
haben‹, ›Verschlußdeckel‹, ›die Genußbremse ziehen‹. Sexuelle
Zweideutigkeit drückt sich aus in: ›Sie lebt Diät‹, ›sie hat Besuch‹.
Ein geläufiger amerikanischer Begriff ist OTR, eine Abkürzung
für ›*on the rag*‹, auf dem ›roten Teppich‹ sein, die ›rote Flagge
zeigen‹. Bevor es den Tampon gab, kannte die Umgangssprache
für die Binde noch viele andere Ausdrücke wie z. B.: ›Hängemat-
te‹, ›Isolierband‹, ›Besuchshandtuch‹, ›das Hauptsegel setzen‹.

In den gebräuchlichsten, von Frauen benutzten Euphemismen,
erscheint häufig der Besuch von Angehörigen oder anderen Gä-
sten: ›die Kathi ist zu Besuch‹, ›die Minna ist zu Besuch‹ oder auch
mal ›die Tante aus Rothensiedel‹. Sie kann sagen: ›ich bin heute
dienstunfähig‹ oder aber sie empfängt vornehme *männliche*

›Besucher‹ wie z. B. ›Friedrich Barbarossa‹, den ›General‹, den ›roten König‹, den ›kleinen Willi‹ oder gar ›Lacrimae Christi‹. Dora Carrington nannte die Menstruation ›Bösewicht‹ und ›Teufel‹. Eine Frau kann aber auch sagen, sie ›lese ein Buch‹, habe ›ein Bündel Sorgen‹, und sie kann einfach nur ›Blut verlieren‹, kann ›schweinisch‹ oder ›säuisch‹ sein; es kann ihr ›nach der Weiber Art‹ gehen oder sie hat schlicht ›die Regel‹. Eine verwirrende Redewendung besagt *falling off the roof*‹, ›vom Dach herunterfallen‹, was manchmal auch als Traumbild für die Menstruation erscheint. Dachziegel sind häufig rot, und es kann das Herunterfallen von der prämenstruellen ›Höhe‹ symbolisiert sein. Oft kommt es auch in der späteren Phase im Zyklus zu einem Ausbruch von Energie, der die Spannung ablöst[15].

4. Übersteuerung: Wie die Frau von den Psychologen gesehen wird

Die Kenntnis dieser Auswirkungen der ›paramenstruellen Plage‹ ist keineswegs das Ergebnis moderner Untersuchungen, sondern mehr oder weniger allgemein tradiertes Wissen. Immer schon wurde die Menstruation als etwas Hochbrisantes betrachtet, was dann Ziel und Zweck von umfassenden Verbotsregelungen wurde. Im Leviticus finden wir die ältesten Gesetze über die Unreinheit von Menschen, die ›die Quelle‹ des Menstruationsblutes ›entblößen‹. In persischen Schriften war es Jahi, der Bösewicht oder die Menstruation, der Unzufriedenheit und Elend in die Welt brachte. Die der Frau zugeschriebenen magischen Kräfte tauchen auch in der Naturgeschichte des Plinius auf. Neuere Untersuchungen scheinen diese jahrhunderte-alte allgemeine Einschätzung zu bestätigen.
Und dennoch hat dieses allgemeine Wissen in der Kinder- und Erwachsenenpsychologie merkwürdigerweise keinen Niederschlag gefunden. Es gibt einfach keine systematische Abhandlung über den Einfluß der mütterlichen Periode auf das geistige Wachstum des Kindes. Freud vermeidet das Thema, das vielleicht die Ursache für die von ihm beobachtete »besonders unerbittliche Repressivität« der prä-ödipalen, ersten Mutterbindung ist. Jung umgeht das Thema, wie uns scheint; nur ein jüngerer Zeitgenosse Freuds, C. D. Daly, macht da eine rühmliche Ausnahme. Er schrieb mehrere faszinierende Artikel über den universellen Einfluß der mütterlichen Menstruation auf das Kind und warnte davor, gerade weil ihre Präsenz eine der simpelsten und offensicht-

lichsten Wahrheiten in der Psychoanalyse sei, »diesen einfachsten Wahrheiten oft erst zuletzt Glauben zu schenken«. Für ihn ist die Menstruation Kern des berühmten Ödipuskomplexes, und die Furcht des Kindes oder Erwachsenen vor der Mutter Antrieb der in der Freudschen Theorie gefeierten Evolutionslokomotive, der Kastrationsangst[16]. Leider war Daly der doktrinären psychoanalytischen Theorie zu sehr verhaftet, um seine Gedanken unabhängig weiterzuentwickeln. Durch seine Anstrengungen, sie für das Freudsche patriarchalische Prokrustesbett tauglich zu machen, entstanden Widersprüche in seiner Argumentation, die es den orthodoxeren Freudianern ermöglichte, sie abzulehnen und später ganz zu vergessen. Es ist eine vielleicht verständliche Reaktion, denn wären sie akzeptiert worden, dann hätte die gesamte Psychoanalyse ein feminineres Gesicht gezeigt.

Ein anderer Freudianer, Otto Rank, ging in eine ähnliche Falle seiner Zeitgenossen. Auch er schrieb der Mutter ein beunruhigendes Maß an Einfluß zu, obgleich er sich hauptsächlich mit der Geburt als ›Geburtstrauma‹ befaßt hat. Der »Held« ist seiner Auffassung nach »ein angstfreier Typus, der ein anscheinend besonders schweres Geburtstrauma durch kompensatorische Wiederholung in seinen Taten zu überwinden sucht«[17]. Ihn würden die modernen Entbindungsmethoden des Frederick Leboyer interessiert haben, dem es vor allem um ein weniger erschreckendes Geburtserlebnis des Kindes geht. Für Rank war die Menstruation ein machtvoller, wiederkehrender Einfluß, »der in die allgemeine Repression des Geburtstraumas durch unsere Zivilisation einbezogen wurde«. Der Vater sei deshalb als Zufluchtsstätte vor dem Geburtstrauma gesucht worden. Hier habe die Evolution des Patriarchats ihren Ausgang genommen. Das könnte auch für die Menstruation gelten, vorausgesetzt, das Feminine wäre mit dem Fluch der Angst belegt worden.

Rank hat seine Vorstellungen über die Rolle der Menstruation nicht weiterentwickelt, weil er von den Freudianern wegen des großen Einflusses, den er der Mutter beimaß, für verrückt erklärt wurde[18].

Auch Georg Groddeck vertrat eine ähnliche Meinung wie Rank. Er ging davon aus, daß wir durch den unterschwellig wahrgenommenen Blutgeruch periodisch an unsere Geburtserfahrung erinnert werden, da Blut das erste ist, was wir auf dieser Welt gerochen und geschmeckt haben. Dies sei, so Groddeck, ein machtvolles, sexuelles Erlebnis, welches das Individuum zu seinem eigenen Nachteil verdränge[19].

Zwei hochangesehene neo-freudianische Richtungen in der Psychologie sind mit den Namen Melanie Klein und Anna Freud verbunden. Beiden scheinen die Implikationen des mütterlichen Menstruationsrhythmus entgangen zu sein, wie auch die Tatsache, daß die Menstruation der Mutter ein integraler Bestandteil der beinahe frühesten Kindheitserfahrung ist. Klein beschreibt zwar überzeugt die Leiden des pubertierenden Mädchens bei der ersten Periode, scheint aber nicht die Menstruation als wichtige Erfahrung der ersten Lebensjahre zu sehen, obgleich so viele Mütter bereits vor dem Abstillen wieder menstruieren[20]. Tatsächlich würde sich diese Überlegung sehr gut in die Kleinsche Theorie einpassen, denn ihre innovatorische Leistung gegenüber der Freudschen Theorie ist nach Paul Roazen darin begründet, daß sie »die geistige Entwicklung und alle Formen von Geistesstörung ... einer traumatischen Situation (zuschreibt), ... die kurz nach der Geburt einsetzt«. Sie ist also prä-ödipal und setzt vor dem Konflikt mit dem Vater ein. Anna Freud behauptet, »daß die dem Kind eigenen Fähigkeiten in ihrer Entwicklung beschleunigt oder gebremst werden, je nachdem ob die Mutter sie fördert oder nicht«. Auch sie scheint dabei nicht die Menstruation der Mutter in Betracht zu ziehen, und auch in der von ihr mitherausgegebenen einflußreichen Zeitschrift *The Psychoanalytic Study of the Child* hat es nie einen systematischen Versuch der Auseinandersetzung mit diesem Thema gegeben. Dieses Ausklammern trifft auf eine Tendenz der freudianischen Schulen, die Eltern zu idealisieren, in der Annahme, daß der »intrapsychische Konflikt« des Kindes oder Erwachsenen »das hauptsächliche pathogene Agens« darstelle. George Devereux äußert sich dazu in einem sehr kritischen Artikel, in dem er weiterhin die Ansicht vertritt, daß Ödipus einen guten Grund gehabt haben mag, seinen Vater Laios zu töten, von dem es heißt, er habe die Päderastie begründet.

Allzuoft wurde in der Psychiatrie davon ausgegangen, daß Mutter und Vater oder Ehefrau und Ehemann als Nichtpatienten über jeden Fall erhaben seien[21]. Der Patient allein ist die auserwählte, gestörte Person, und nur in ihm liegt der Fehler. Erst mit den Arbeiten von Layard, Laing, Esterson et al. wurden die Triebkräfte der zwischenmenschlichen Störungen als die ›Politik des Wahnsinns‹ in der schizoiden Familie untersucht. Nicht der Patient, sondern die Familie wurde hier zum Adressaten der Behandlung. Soweit wir die veröffentlichte Literatur kennen, haben aber nicht einmal diese Wissenschaftler sich systematisch mit den positiven oder negativen Kräften der weiblichen Periode auseinandergesetzt.

Noch sind es die an Freud orientierten Ärzte, die den größten

Einfluß in der Psychiatrie und den Nervenheilanstalten haben. Kommt heute eine Frau als Patientin in eine Nervenklinik, dann wird ihr menstrueller Status noch immer nicht überall in der Krankenakte vermerkt, obgleich bekannt ist, daß die meisten seelischen Krisen im Paramenstruum auftreten. Ebensowenig werden ihre Menstruationserfahrungen als eigenständiger Bereich der psychiatrischen Untersuchung angesehen, jedenfalls nicht mehr, als es schon bei Freud und seinen Schülern der Fall war. In deren Verständnis erlebt die Frau ihre Menstruation lediglich als eine Bestätigung ihrer blutigen Kastration, ihrer organischen Minderwertigkeit als »penisloses Geschöpf«; den gemäß der Freudschen Theorie über alles erwünschten Penis kann sie sich nur durch ein Kind symbolisch erwerben.

Durch den Aufenthalt in einer Nervenklinik und aufgrund der Behandlungen, denen sich die Patientin dort unterziehen muß, hört die Periode oft auch gänzlich auf[22]. Ob dies nun eine direkte Folge der Behandlung ist, eine Begleiterscheinung der seelischen Störung oder eine Strategie der Bewältigung seitens der Frau: Es zeigt in jedem Fall die besondere Bedeutung der Menstruation an. Wie oft werden in diesen Kliniken die Menstruation und die damit verbundenen Erfahrungen abgelehnt und ihre Sprache ignoriert, so daß sie schließlich ganz ausbleiben? Geschieht dies vielleicht, weil die Medizin die Menstruation nicht als einen Teil der weiblichen Selbsterfahrung, sondern als bloßen exkretorischen Prozeß ansieht, sozusagen als die Tränen der um die Empfängnis betrogenen Gebärmutter?

Für Beruhigungsmittel und Anti-Depressiva wurden 1973 allein in Großbritannien 26 Millionen Rezepte ausgestellt; ein ähnliches Bild ergibt sich für die USA[23]. Wieviele davon wurden zur Unterdrückung von Menstruationsbeschwerden verschrieben?

Seelische Störungen sind das vorherrschende Krankheitsbild unserer Zeit. In welchem Maße beruhen sie auf Zurückweisung und Verständnislosigkeit gegenüber der weiblichen Erfahrung im Kindes- und Erwachsenenalter? In den Nervenkliniken ist die ›Übersteuerung‹ auf allen Ebenen gegenwärtig: *Frauen neigen aufgrund ihrer Periode zum Verrücktsein, aber in Ihrem Fall kann es nicht so sein, weil es nicht in Ihrem Krankenblatt steht, da ich es nicht notiert habe.*

Aus der systematischen Verweigerung des Interesses an der Menstruation und der damit einhergehenden Beraubung der Frau an signifikanten Erlebnissen folgt, daß sie – und nicht der behandelnde Arzt – sich für alles schuldig fühlen muß. Und wieder setzt die Übersteuerung ein: *Ich habe Angst vor dem ›Fluch‹, dafür verdamme ich ihn zutiefst, so daß ich vergesse, daß es mit dem Verdammen anfing.*

Frauen werden wie ein gefährliches, ansteckendes Virus, wie ein »menstruierender Bösewicht« behandelt. In der Politik wird argumentiert, keine Frau könne aufgrund ihrer »entfesselten Hormone« jemals Präsidentin der USA werden. Es wäre zu fragen, ob die periodischen Veränderungen irgendeine widrige Wirkung auf eine Frau in einer Machtposition haben, oder auf ihre Fähigkeit, als Staatsoberhaupt, Parlamentarierin oder Direktorin einer Gesellschaft usw. rationale Entscheidungen zu treffen. Es ist sicherlich richtig, daß der Zyklus, wie Dr. Dalton nachweist, auf einer ganz anderen Ebene folgenreich ist. Eine Untersuchung ergab, daß die Hälfte aller Bestrafungen bei Schulmädchen in der Zeit ihres Paramenstruums erfolgte, und ebenfalls die bestrafenden Personen vor allem während ihres eigenen Paramenstruums zu diesem Mittel griffen. Dr. Dalton nimmt an, daß dieser Vorgang nicht nur bei Lehrerinnen, sondern auch bei anderen Beamtinnen und Autoritätspersonen zu beobachten ist[24].

Nur wer die Bedeutung der Menstruation leugnet und darüber hinaus glaubt, daß die gegenwärtige Gesellschaft fehlerlos sei, wird darin eine soziale Gefahr sehen können. Die Ansicht, daß mit unserer Kultur alles in Ordnung sei, ist schwerlich aufrechtzuerhalten angesichts der Statistiken über Umweltverschmutzung, die beweisen, daß wir den ganzen Globus mit unseren industriellen Abgasen vergiften, wenn nicht gar mit unseren Atomwaffen vernichten.

Wir meinen, daß es noch einen anderen Weg gibt, die verheerenden Folgen der Periode zu begreifen: *Nehmen wir an, die Gesellschaft ist eine Lüge und die Periode ein Augenblick der Wahrheit, der Lügen nicht erträgt.*

Somit muß eine Frau ihre Gefühle der Unzufriedenheit ständig verdrängen: die Unzufriedenheit mit ihrem Leben, mit einer schlechten Angewohnheit ihres Lebensgefährten, mit den frauenspezifischen Diskriminierungen, mit der Pflicht, sich beispielsweise während des Studiums mit Dingen und Themen auseinandersetzen zu müssen, die – wie sie weiß – für sie selbst irrelevant sind. Als gesellschaftlich angepaßter Mensch wird sie die längste Zeit im Monat ihre Unzufriedenheit verschweigen, wird sich selbst sagen: »Es steht alles zum Besten . . ., es ist der Lauf der Dinge . . ., man muß an das Gemeinwohl denken . . .«. Aber dann, vielleicht im Paramenstruum, bricht die Wahrheit ins Bewußtsein ein: er hat eine unerträgliche Angewohnheit – ich werde als Frau diskriminiert; ich darf – will ich geliebt werden – beruflich nicht erfolgreich sein; diese von einem männlichen Lehrer formulierte Prüfungsfrage ist falsch; ich will nicht der Fußabtreter für meine

Familie sein; dieses Kind muß endlich lernen, daß ich nicht die übernatürliche, niemals versagende Quelle mütterlicher Zuneigung bin.

Die Verdrängungen können in noch krasseren Fällen im ›Augenblick der Wahrheit‹ des Paramenstruums nur noch in der Sprache des Körpers bewältigt werden; sie äußern sich in Krankheit und erhöhter Unfallanfälligkeit. In einer von Männern bestimmten Gesellschaft wird der Frau keine andere Sprache erlaubt: was sie verdrängt, kann nur internalisiert werden.

Die Enttäuschung des Vaters, daß sie kein Junge ist, und die narzißtische Kränkung, die ihr damit zugefügt wird, die Eifersucht der Mutter auf die Periode der Tochter, die ihr das Näherrücken der Menopause ankündigt: alle diese Momente, die sich irgendwie ausdrücken müssen, drängen jetzt an die Oberfläche. Melanie Klein beschreibt diesen Vorgang sehr eindrucksvoll als »seelischen Umbruch«, der sich während der ersten Periode vollzieht, und der das ganze Leben hindurch bestehen und sich allmonatlich in modifizierter Form wiederholen kann. Sie sagt, der Körper befinde sich im Widerstreit mit sich selbst, denn oft werde das Menstrualblut mit einem gefährlichen Exkret identifiziert oder werde von der jungen Frau mit der Angst besetzt, sich selbst bzw. die ›Kinder der Gebärmutter‹ verletzt zu haben. Das Mädchen sei nun gewiß, daß es nicht länger der von allen bevorzugte Junge sein kann, und die Vermutung, daß Sexualität im Grunde etwas Sadistisches ist, werde es jetzt bestätigt sehen. Da die Klitoris während der Menstruation aktiv ist, kann es das Gefühl haben, sich selbst beim Masturbieren verletzt zu haben. In einer männlich orientierten Gesellschaft mit einer Psychologie, in der nur die Bedingungen eines männlichen Lebens und seiner Vorherrschaft zum Ausdruck kommen, sind solche Vermutungen geradezu natürlich. Durch das Fehlen jeglicher besonderer Bedeutung ihrer weiblichen Existenz können solche Empfindungen bei jeder Periode erneut ausbrechen. Und die Statistiken zeigen, daß die meisten Frauen, die in eine Nervenheilanstalt kommen, in der Zeit ihres Paramenstruums dorthin gebracht werden oder in dieser Zeit Selbstmord verüben. Es ist dieser ›Augenblick der Wahrheit‹, der in einer Gesellschaft, welche der Frau ihre eigentliche Stellung verweigert, zum ›Augenblick der Verzweiflung‹ wird.

Es gibt eine schöne schottische Ballade vom ›wahren Thomas‹, dem Poeten, der in die Feenwelt geführt und in die Geheimnisse der Königin des Elfenlandes eingeweiht wird. Bevor er in die Menschenwelt zurückgebracht wird, fragt er die Königin, welches Geschenk er mit zurücknehmen darf. Sie schenkt ihm die Gabe, fortan immer nur die Wahrheit zu sagen, er aber protestiert und ruft aus: »Dies ist kein Geschenk für einen Mann.« In der Tat können Männer der Wahrheit entfliehen, aber Frauen werden allmonatlich mit der tiefen, instinktiven Wahrheit ihres Körpers konfrontiert.

In dieser Welt der Verstellung und Heuchelei kann das Aussprechen der Wahrheit sehr wohl zum Hindernis werden, und aus der Botin der Wahrheit wird eine gefährliche Dissidentin, die als ›krank‹ gilt und oft in eine Nervenklinik gesperrt wird.

Wir werden sehen, daß dieses ›Aussprechen der Wahrheit‹ der eigentliche Grund für den *dritten Faktor* in dieser Übersteuerungskette ist: die gesellschaftlichen Vergeltungsmaßnahmen in Form von Tabus auf die beunruhigende Gegenwart der menstruierenden Frau.

5. Übersteuerung: Wie die Gesellschaft es der Frau vergilt

Die Tabus gegen den Kontakt mit ›menstruierenden Personen‹ sind weltweit und finden sich in der ganzen Geschichte wieder. Sie sind das *dritte Moment* in unserem Modell der ›Übersteuerung‹. Aufgrund dieser Tabus wird die Frau so behandelt, wie ein Wissenschaftler mit gefährlichem radioaktiven Material umgeht. Radioaktive Elemente werden niemals berührt, da ihre Strahlung alles verseucht. Es werden Schutzkleidung, bleigeschützte Räume und abgedichtete Labors mit ferngesteuerten Zangen gebraucht. Ähnliches widerfährt der Frau während ihrer Periode.

Wir wissen auch, daß die Radioaktivität die grundlegende archaische Kraft des Universums ist. Sie ist furchtbar in ihrer Zerstörungskraft, wenn sie fehlerhaft gehandhabt wird.

Die Planeten sind aus einer Wasserstoff-Fusion im Sonnensystem entstanden. Die Strahlung unseres Planeten, die sich aus diesen Prozessen (wie sie auch bei der Herstellung der Wasserstoffbombe angewendet werden) entwickelt hat, schuf Leben auf der Erde, und sie ernährt uns alle tagtäglich über die Nahrungskette, die mit der Photosynthese beginnt.

Es lohnt sich, die Analogie weiter zu verfolgen, denn der Gesichtspunkt des Widerstreits von Nutzen und Gefahr ist auch für menstruelle Tabus kennzeichnend.

James George Frazer weist in seinem bahnbrechenden Werk *Der goldene Zweig* auf diese Tatsache hin, obgleich er keineswegs deren Tragweite überblickt. Er beschreibt die weltweiten Riten des

Blutopfers des Gottkönigs, und wie sie sich in den Mythen aller Zeiten und Länder verbreitet haben. Es zeigt uns, wie sehr die Menschen daran geglaubt haben, daß das Überleben ihrer Gemeinschaft, die Fruchtbarkeit ihrer Äcker und Menschen, von der Erneuerung der Kräfte durch das Blutopfer ihres geweihten Königs abhängen.

Alle Gesellschaften sind von dem Blutopfer der menstruierenden Frau abhängig, denn ohne Menstruation gibt es keinen Eisprung, und ohne den Eisprung keine Menschen. Vermutlich entstammen alle Riten des Blutopfers, einschließlich des Kannibalismus, der ›Monstrifizierung‹ dieser grundlegenden Tatsache. Das Menstruationsblut ist magisches Blut und garantiert Fruchtbarkeit; ein Mann verfügt nicht über dieses magische Blutvergießen. Fällt die Macht in die Hände der Männer, können sie ohne dieses magische Blut nicht überleben. Aus diesem Grund haben sich wahrscheinlich die ›Imitationsriten‹ gebildet, die magisches Blut erzeugen sollen, um nicht auf das politisch oppositionelle Lager, die Frauen, zurückgreifen zu müssen. Diese ›Imitationsrituale‹ reichten von Subinzision über Beschneidung bis hin zur rituellen Amputation. Frazers ganzes Buch befaßt sich sozusagen mit der Entmachtung des sanfteren, weiblichen Wissens, aber es wäre ein anderes Buch von vergleichbarem Umfang nötig, um dies im einzelnen zu zeigen. Hier wollen wir nur einige neue Gesichtspunkte aufgreifen, die sich aus den Einzelheiten des weiblichen Fruchtbarkeitszyklus ableiten lassen.

Nach Frazer mußte der geweihte König immer auf der Höhe seiner Kräfte gehalten werden, um seine Welt vor dem Verlust der fruchtbaren Mächte zu bewahren. Deswegen mußte er auch sterben, bevor er alt und schwach wurde, damit ein neuer, potenter Nachfolger seinen Platz einnehmen konnte. Das Leben des Gottkönigs wurde von zwei wichtigen Vorschriften oder Tabus geregelt:

1. Er durfte nicht den Boden mit seinen Füßen berühren, weil sonst seine magische Kraft, sein *Mana,* von der Erde aufgesogen würde. Diese Isolierung des Königs war nicht nur zu seiner eigenen Sicherheit nötig und um seine Kraft dem Wohl der Gemeinschaft zu erhalten, sondern auch um seine ›ausstrahlende Heiligkeit‹ innerhalb sicherer Grenzen zum Wohl anderer Menschen zu bewahren. Seine Kraft konnte leicht die Diener des Königs vernichten, es sei denn, sie waren selbst heilig, dann konnte sie ihnen nichts anhaben.

2. Der König durfte die Sonne nicht sehen.

Bemerkenswerterweise galten nach Frazer diese beiden Vorschriften, weder den Boden zu berühren noch die Sonne zu sehen, in vielen Teilen der Welt auch für pubertierende Mädchen.

»Kurz, dem Mädchen wurde eine mächtige Kraft zugeschrieben, die, wenn sie nicht eingedämmt wird, zerstörerisch wirkt für sie selbst und für alle, die mit ihr in Berührung kommen. Diese Kraft, zur Sicherheit aller, in die dafür notwendigen Schranken zu verweisen, ist der Zweck der Tabus. Die gleiche Erklärung gilt für die bei Königen und Priestern beobachteten Vorschriften, d. h. die ›Unreinheit‹ der pubertierenden Mädchen unterscheidet sich im primitiven Denken im Grunde nicht von der ›Heiligkeit‹ der geweihten Männer. Sie sind lediglich unterschiedliche Manifestationen derselben mysteriösen Energie, die wie jede Energie an sich weder gut noch schlecht, je nach Anwendung aber nützlich oder schädlich ist.«

Der Leser mag selbst entscheiden, ob dieses bei Frazer beschriebene Phänomen identisch ist mit dem von uns in den Begriffen unserer Wirklichkeit dargestellten. Unser eigenes Tabu gegenüber menstruierenden Frauen und allen Vorgängen, die mit dem Zyklus zusammenhängen, ist das der Un-Wissenheit. Es ist vielleicht ein bißchen freundlicher als die vielen Tabu-Bräuche, die Frazer so anschaulich schildert, weil wir die Möglichkeit haben zu lernen. Dieser Weg war den Mädchen in Neu-Irland verschlossen, die – wie Frazer schreibt – vier oder fünf Jahre lang in Käfigen gehalten wurden, und jenen Frauen in Neu-Guinea, die für zwei oder drei Jahre vor der Sonne verborgen und ins Haus gesperrt wurden, wie auch den Mädchen von der Torres-Straße, die drei Monate lang kein Licht sehen durften, so als seien sie lichtempfindliches photographisches Material.

Einem kambodschanischen Mädchen in der Pubertät wird nachgesagt, es »trete in den Schatten ein«. Im Norden Neu-Guineas dürfen sich die Mädchen nicht auf den Boden setzen; auf der karolinischen Insel Yap nicht einmal auf die Erde.

Frazers Beschreibung der Mädchen in Neu-Irland, die in dunklen Käfigen gehalten wurden, ist unvergeßlich; ebenso die Isolierung von achtjährigen Mädchen auf Borneo, die sieben Jahre lang in kleine Zellen im Haus eingeschlossen wurden. Durch das Eingesperrtsein verkümmerten sie in ihrem Wachstum; wurden sie freigelassen, dann war ihre Haut bleich und wächsern. Nun wurde den Mädchen die Erde, das Wasser, die Bäume, die Blumen und die Sonne gezeigt, als wären sie neu geboren. Es wurde ein Fest ausgerichtet, ein Sklave getötet und das Mädchen mit seinem Blut bestrichen.

Die kalifornischen Indianer, sagt Frazer, reagierten gelassener auf die starken übernatürlichen Kräfte, die dem Mädchen in der Menarche zugeschrieben wurden. Obwohl es zum Bösen neige, wurde es nicht als gänzlich befleckt oder gar feindlich angesehen.

Im weiteren Verlauf wird sich herausstellen, wer oder was der geweihte König wirklich gewesen sein mag: der ›andere Mann‹ der Frau, in seinen verschiedenen Erscheinungsformen. Wir wollen keine dogmatischen Feststellungen treffen, aber alle Hinweise sprechen für diese Erklärung, und mit Sicherheit ist sie interessant.

Es scheint nur natürlich, die geschichtliche Entwicklung von Bewußtsein als schrittweise Externalisierung von instinktiven Vorgängen zu sehen und sich über die Darstellung in Bildern und Geschichten auf sie zu beziehen.

Einer der wichtigsten Prozesse ist der menschliche Fruchtbarkeitskreislauf, ohne den es keinerlei Bewußtsein gäbe; in diesem Sinne ist er der ursprüngliche Zauber, und er eignet der Frau. Der menschliche Fruchtbarkeitskreislauf hat mit dem Vergießen von Blut zu tun, mit einem kleinen, individuellen Blutopfer, ohne das die Gemeinschaft nicht bestehen kann. Er hat aber auch mit einem Gefühlswechsel während des Zyklus zu tun, und nichts ist naheliegender, als daß dieser Wechsel in Traumbildern und Geschichten personifiziert wurde, die als Darstellung wesentlicher Lebensprozesse ihren Platz in den Riten der Gemeinschaft fanden. Wenn Intensivierung der Instinkte während der Menstruation etwas besonders Machtvolles ist, dann ist es nur folgerichtig, sie in Begriffen politischer Macht zu schildern, sozusagen als Entsprechung zu den mütterlichen Empfindungen während des Eisprungs. Der übergewaltige, geweihte König, dessen Blut um der Fruchtbarkeit willen geopfert wird, und der sich doch fortwährend wieder regeneriert, ist ein natürliches Symbol dieser Entsprechung. Dieser blutige König, der auf manchen Abbildungen Hörner trägt, so wie der tierische und menschliche Mutterleib mit seinen schön nach rückwärts geschwungenen Eileitern ›gehörnt‹ erscheint ist ein Vermittler zwischen Leben und Tod.

Bleiben wir bei unserer Hypothese, dann könnten die in »Psychodramen« dargestellten Ereignisse, die möglicherweise aus den nächtlichen Erlebnissen besonders begabter Träumer entstanden sind, eine erste Stufe in der Entwicklung der Gemeinwesen sein. Wenn nun die Männer die Ursache dieser Geschehnisse ablehnen, weil sie den Frauen eigen, ihnen selbst aber wesensfremd ist, dann werden sie ›Imitationsrituale‹ erfinden: Blut vergießen um des Blutvergießens willen. Es wäre keineswegs überraschend, wenn diese Riten entwickelt worden wären, um die Macht der Fruchtbarkeit zu steuern, zu erforschen und abzubilden, bis sie schließlich zum Instrumentarium politischer Macht gehörten, denn für die Entwicklung jeder Gattung ist Fruchtbarkeit die grundlegende Kraft. Devereux kommentierte die menstruellen Tabus deshalb auch so: »Wer wird sich schon die Mühe machen, einen jungen Hund an eine stählerne Kette zu legen.«[25]

So interpretiert, können die Informationen aus dem *Goldenen Zweig* und anderen Büchern der Selbsterfahrung und Bewußtwerdung von Frauen und Männern dienen.

Ein weiteres wichtiges Buch ist Joseph Campbells *Masks of God.* Er referiert die Inhalte der kretischen und sumerischen Religionen, die den stierköpfigen Asterios, den getöteten Stier des Minos als Mondtier und »Herr über den Rhythmus der Gebärmutter« verehrten. In der Tradition, in der das Zu- und Abnehmen des Mondes mit dem rituellen Königsmord verknüpft ist, war er dem Mondkönig gleichgestellt. Er war der ›andere Mann‹ der Frau, der Gott-Gatte, der als Personifikation einer bestimmten Phase des Fruchtbarkeitszyklus wie der Mond jeden Monat stirbt und in einem neuen Zyklus die Möglichkeit eines leiblichen Kindes wiederbringt. Campbell schreibt: »Im vorpatriarchalischen Zeitalter war es eine Göttin, in der Tod und Leben wohnten. Sie war der mythische Garten, in dem die beiden Königinnen, Tod und Leben, eins wurden. Ihrem treuen Kind Dumuzi, dem Minotauros, dessen Schicksalsbild der Mondzyklus ist, war sie das Paradies.« Der wiederkehrende menschliche Monatsrhythmus erscheint hier im Zusammenhang mit dem jährlichen Fruchtbarkeitszyklus der Erde, der durch die Sonne bzw. die Jahreszeiten geregelt wird. In den überlieferten Vorstellungen symbolisiert der goldene Zweig die Kraft der Evolution, er war das Magische dieses gefährlichen menschlichen Baumes: »Aber sobald ein Zweig abgebrochen wurde, sproß ein anderer aus glänzendem Gold an seiner Stelle.«[26]

Robert Briffaults Buch *The Mothers* ist wie die Umkehrung von Frazers *Der goldene Zweig:* sein Ansatz ist viel feministischer. Doch aufgrund seiner darin vertretenen Evolutionstheorien, die inzwischen überholt sind, wurde es vielfach kritisiert; niemals jedoch waren die darin enthaltenen *Informationen* Gegenstand von Kritik. Es gibt eine gute Zusammenfassung von diesem Werk, aber erst in der dreibändigen Ausgabe kommt das ganze Gewicht der Argumente zur Geltung. Sie weisen in die auch von uns vermutete Richtung, daß nämlich der historisch erste ›Zauber‹ der menschliche Fruchtbarkeitszauber war und von Frauen ausgeübt wurde, die als Priesterinnen, Zauberinnen, Prophetinnen und Schamaninnen die eigentliche Macht innehatten und haben. Die Frauen sind der Ursprung allen Lebens, und ihr Monatszyklus kommt dem des Mondes so nahe, daß die Analogie zwischen beiden im religiösen Denken universell ist. Dieser Zyklus bildete nach Briffault einen wesentlichen Bestandteil des ganzen menschlichen Lebensrhythmus und war das historisch erste Maß für menschliche Zeit. In allen Religionen und Mythologien, in denen Mondbilder auftauchen, hatten sie etwas mit den Frauen zu tun: Alle Mondkulte seien Menstruationskulte; diese Annahme wird ausführlich belegt.

Wie Frazer beschreibt auch Briffault die merkwürdige, bei manchen Kulturen als ansteckende Krankheit geltende Kraft der menstruierenden Frau. Andere Kulturen sahen in ihr den Ausdruck schamanischer oder magischer Heiligkeit, die zu prophetischen Verzückungen und Trancezuständen führte. Er erwähnt beispielsweise, die ursprüngliche Bedeutung der Worte ›rein‹ und ›unrein‹ im Arabischen leite sich von der Menstruation ab; in Polynesien und bei den Sioux heiße ›Tabu‹ oder ›geheiligt‹ soviel wie ›menstruierend‹; ›wakan‹ bedeute bei den Indianern Dakotas ›spirituell‹, ›wunderbar‹ oder ›menstruell‹.

Briffaults Betrachtung ist sensibler als die Frazers; so bemerkt er, wie später auch Devereux, daß die menstruellen Tabus und die Abgeschiedenheit der Frauen vielfach den Zweck hatten, sie während ihrer rezeptiven Zeit zu schützen, damit sie ›in sich gehen‹ und Weissagungen und Träume zum Nutzen des Gemeinwesens hervorbringen konnten. Wurde dieser Schutz versagt, so bestand die Gefahr, daß sie Erfahrungen machten, die schlimme Auswirkungen auf ihr weiteres Leben haben konnten.[27]

In Miriam Van Waters' Buch, das etwa zur gleichen Zeit erschien, finden wir diese Ansicht bestätigt. Sie schreibt, daß die Menarche oder erste Menstruation als eine Zeit besonderer geistiger Öffnung nach innen angesehen wurde, während deren ein Mädchen prophetische Träume oder Visionen hatte, die für sein späteres Leben entscheidend sein würden. War es ihr gegeben, eine Schamanin oder Zauberin zu werden, dann war dies der Augenblick, in dem sie in eine spirituelle Beziehung zu den machtvollen Wesenskräften ihrer Menstruation eintrat. In New Britain heißt es: »Es ist nicht klar, ob die Wunde [d. h. die Menstruation] durch Liebe oder Böswilligkeit zugefügt worden ist; sie ruft ein tiefes mystisches Empfinden hervor und ist der Grund, warum das Mädchen halb wie eine Invalidin und halb wie eine Schamanin behandelt wird.« Neuere ethnologische Arbeiten vertreten die Ansicht, daß die Männer den Frauen solche magischen Ereignisse neideten.

Ein Mythos bei dem afrikanischen Stamm der Dogon erzählt die Geschichte einer Frau, die den Faserrock der Erdmutter gefunden hat, der mit dem heiligen Menstruationsblut der Göttin befleckt war. Die Menschenfrau zog sich diesen Rock an und wurde daraufhin eine große Königin und hatte Macht über die Männer. Doch die stahlen ihr den heiligen Rock und errichteten ihre Herrschaft.

Die männlichen Eingeborenen vom Berg Hagen wiederum glauben, daß sie durch den sexuellen Kontakt mit Frauen, insbesondere aber durch die Berührung von weiblichem Genitalblut geschwächt würden. Knallrote Körperbemalung weckt in ihnen die Assoziation ›Frau‹; einerseits sind sie überzeugt, daß derjenige, der sie benutzt, verweiblicht und hingebungsvoll-passiv wird. Andererseits verwenden sie sie aber auch, wenn sie eine starke erotische Ausstrahlung ausüben oder eine besondere Aufmerksamkeit gegenüber Fremden bezeugen wollen.

Der Schöpfungsmythos der australischen Ureinwohner von Arnhemland erzählt von Männern, die den Frauen die magischen Gerätschaften stahlen, doch die Frauen mit ihren Alltagssorgen viel zu beschäftigt waren, um sich darum kümmern zu können.

Weiter wird die Geschichte der beiden Wawilak-Schwestern erzählt. Die eine hatte gerade ein Kind geboren, die andere menstruierte. Das Blut der menstruierenden Schwester tropfte in das Wasserloch und erweckte die große Schlange, die die Schwestern zu Stein verwandelte. Sie besuchen aber immer noch die Männer im Traum und sagen ihnen, wie sie die Beschneidungstänze zu vollführen haben. Ein Eingeborener, der diese Riten kommentierte, sagte: »Wir haben den Frauen alles gestohlen, was ihnen gehört hat ... Wir Männer haben nichts wirklich Besonderes zu vollbringen, außer zu kopulieren ... Alles gehört den Wawilaks, das Baby, das Blut, die Schreie, ihre Tänze, dies alles betrifft die Frauen ... Wir mußten sie überlisten ... denn am Anfang hatten wir nichts ... Wir haben den Frauen diese Dinge weggenommen.«[28]

Oft wird behauptet (auch von Simone de Beauvoir), daß die Gesellschaft stets männlich gewesen sei und die politische Macht immer in den Händen der Männer gelegen habe – trotz vieler gegenteiliger Anzeichen. Die Vorstellung eines prähistorischen oder primitiven Matriarchats wurde oft als Legende bezeichnet, und die Kontroversen über die frühgeschichtliche Entwicklung dauern an.

Was aber nicht angezweifelt werden kann, ist die immerwährende Furcht und Faszination der Männer vor den Mysterien der Frauen und ihr Versuch, sich diese Mysterien anzueignen und den Einfluß der Frauen zu vermindern. Ob es nun wirklich ein ›goldenes Zeitalter der Frauen‹ gegeben hat oder nicht (eine Vorstellung, der große Vorurteile entgegengebracht werden), fest steht, daß die Mutter die lebensgeschichtlich erste Person eines jeden ist. Ob nun eine Göttin über erste Regungen menschlichen Bewußtseins gewaltet hat oder nicht, sicher hat eine Mutter deine und meine ersten Regungen bestimmt. So wie die Göttin in ihrer Funktion als Mutter allen Lebens und als Königin der Unterwelt zwei unterschiedliche Seiten ihres Wesens besaß, so besitzen alle Mütter ihre fruchtbare, nährende und fürsorgende Rolle und ihren menstruellen Rhythmus. Dieser ist – wie wir noch sehen werden – mit den »Mysterien der Inspiration« (Neumann) verbunden – aber auch mit den Mysterien der verleugneten Inspiration, dem Wahnsinn.

Briffault vermutet, daß sich die grausameren Sitten der menstruellen Isolierung zu einer Zeit entwickelten, als den Frauen die Kraft und die Macht der Periode bewußt zu werden begann. Diese Sitten könnten von den Männern dazu benutzt worden sein, die Frauen unter dem Vorwand der ›Unreinheit‹ zu entmachten. Wie immer die geschichtlichen Tatsachen auch gewesen sein mögen, wir sehen uns hier und heute in einer vergleichbaren Situation. Briffault zeigt, wie sehr die ursprüngliche Magie immer Angelegenheit der Frauen, gebunden an die besonderen Kräfte während ihrer Menstruation, gewesen ist. Die Frauen mögen die menstruelle Zurückgezogenheit zu ihrem eigenen Wohl eingeführt haben, doch die Männer haben sie wahrscheinlich aus Furcht vor dem Unbekannten und dem ›anderen‹, jenen weiblichen Funktionen, die sie nicht teilen, sondern nur imitieren konnten, verschärft und zur Auflage gemacht.

Bruno Bettelheim dokumentiert diesen Vorgang in seinem Buch *Die symbolischen Wunden.* Er weist nach, daß der in der Pubertät auftretende Wunsch nach ›magischem Blut‹ zu den männlichen Riten der Beschneidung geführt hat. Nur durch Imitation konnten sie das Blut erzeugen, das bei Frauen von Natur aus fließt. Der Zweck des grausamen Ritus der Beschneidung bzw. Einschneidung (Subinzision) bestand für die Männer in der Aneignung weiblicher Weisheit. Hierzu wurde die Harnröhre gespalten, so daß der Penis längs geöffnet werden konnte, und, gegen den Unterleib gedrückt, wie die Lippen einer blutenden Vagina aussah: »Seht, ich habe eine menstruierende Vagina.« Dieses Blut der Männer wurde auch für magische Riten benutzt.

Zu Beginn seines Buches schildert Bettelheim einige denkwürdige Beobachtungen an gestörten Jugendlichen. Die Mädchen wünschten sich, daß die Jungen ebenso wie sie ein bißchen bluten könnten. Sie gründeten eine Geheimgesellschaft, der auch die Jungen beitreten konnten, indem sie ein bißchen Blut vergossen.

In der Freudschen Sexualtheorie heißt es, daß der Mann – eifersüchtig auf den Vater – befürchtet, er werde dessen beraubt, was ihn zum Rivalen des Vaters macht, des kostbaren Penis. Er fürchtet die Kastration, und das Genitale der Frau, besonders das blutende, erschreckt ihn und erscheint ihm als Ort der Kastration. Freud vermutete, daß die Frau selbst dieses Entsetzen teilt, allerdings glaubt, daß sich bei ihr die Kastration bereits vollzogen habe und sie von Anfang an ein zweitklassiger Mann sei, kurz: jemand dem das Schlimmste schon passiert ist, wodurch sie wiederum frei wird von männlicher Furcht und Verantwortung. Seiner Theorie nach gelten die hauptsächlichen Energien im männlichen Leben also der Anstrengung, für sich selbst zu vermeiden, was den Frauen widerfahren ist!

Es gibt ein wichtiges Buch von W. N. Stephens, in dem dieses Moment im Verhältnis zu menstruellen Tabus in 72 Kulturen untersucht wird. Er bemißt die ›Kastrationsangst‹ anhand verschiedener Skalen, die u. a. folgendes berücksichtigen: Ist der Vater der dominierende, disziplinierende Teil oder nicht? Wird Masturbation schwer bestraft oder nicht? Wie streng ist der Vater generell? Wie hart ist die Bestrafung? Sind es körperliche Strafen oder nicht? Ist die Sexualerziehung restriktiv oder permissiv? Werden die Kinder zur Aggression erzogen oder nicht[29]?

Stephens kommt zu der Schlußfolgerung, daß Gesellschaften, die ihre Kinder strengen Beschränkungen unterwerfen, gleichzeitig auch das Wissen um die natürlichen Funktionen der Frauen und den Kontakt damit stark tabuieren. Es ist besonders aufschlußreich, daß die ›Erziehung zur Aggression‹ mit einem strengen menstruellen Tabu einhergeht.

Es ist vielleicht nicht legitim, aus Stephens Ausführungen folgern zu wollen, daß die Völker, die das Weibliche im Leben hassen und meiden, sich auch am kriegerischsten verhalten, oder um es anders auszudrücken: dort, wo es keine Anerkennung des natürlichen Blutvergießens der Frau gibt, muß das Blut irgendwie sonst vergossen werden, wenn nötig mittels eines Krieges. Sicherlich läßt sich für unsere Kultur feststellen, daß hier beide Momente zusammenkommen. Die westlich-protestantische, kapitalistische Gesellschaft ist zweifellos die frauenfeindlichste und kriegerischste, die je existiert hat – aber sie ist damit nicht allein. Ruth Benedict zitiert das Beispiel der Kwakiutl-Indios, für die »Menstruationsblut etwas unübertreffbar Unreines ist«, die aber selbst größenwahnsinnige, egoistische und selbstgefällige Angeber sind, mit Statussymbolen protzen und an Empfindungen nur »eine Spielart von Gefühl anerkennen, die zwischen Sieg und Schande pendelt«. Diese Beschreibung erinnert an die Frauenfurcht der Griechen in der Antike, die in Philip Slaters Buch *The Glory of Hera* vorzüglich dargestellt worden ist: Ihr Verhalten weist seiner Meinung nach erstaunliche und bedrückende Parallelen zu dem der amerikanischen Gesellschaft auf: »Die Systeme gleichen sich in der Ausschließung der Frauen von Kontakten mit und der Teilhabe an der gesamten Kultur durch eine häusliche Struktur, die besonders isolierend und unbefriedigend ist.«[30]

Neuere Untersuchungen bestätigen diese männliche Strategie in den zwischenmenschlichen Beziehungen: Sie meiden die Menstruation aus Furcht vor ihr. Hier beißt sich die kulturelle Rückkoppelungsschlange in den Schwanz. Wir haben den gesamten Kreislauf durchmessen, ausgehend von der persönlichen Erfahrung der Frau über die Wirkungen, die sie auf ihre Mitmenschen hat und der Hypothese, in welcher Weise Gesellschaften sich aufgrund der Furcht der Männer formiert haben mögen, bis hin zur Frage, welche Bedeutung Sitte und Brauch für die Beziehung der Frau zu sich selbst haben. Paula Weideger hat nachgewiesen, daß die Furcht der amerikanischen Männer vor der Menstruation größer ist als die Selbstverachtung der menstruierenden Frau. Sie vermutet deshalb, daß das bis heute bestehende allgemeine Tabu über Geschlechtsverkehr während der Menses eher aus der Abneigung des Mannes oder der Furcht vor dem Blut an seinem Penis resultiert als aus dem Unbehagen, das die Frau dabei verspüren mag. Sie geht davon aus, daß der Mann gewöhnlich so entschieden auf seiner Ablehnung besteht, daß die Frau nachgibt und in dieser Zeit keinerlei sexuellen Verkehr hat, obgleich ihr sexuelles Verlangen dann besonders groß ist.[31]

Diese Verweigerung läßt sich natürlich sehr gut als ›Kastrationsangst‹ umschreiben, aber der Begriff ist äußerst dehnbar. In der psychoanalytischen Literatur begegnet man oft der Vermutung, daß Männer in der Tat die Menstruation als eine Art Kastration fürchten. Bei Freud heißt es, es seien die *Frauen,* die aus diesem Grund die Menstruation fürchteten. Er nahm an, daß Frauen ihre Vagina nicht als etwas Wertvolles erfahren (und er tat gewiß sein Bestes, um sie von der besonderen Inferiorität dieses Organs zu überzeugen), und daß die Klitoris kein dem des Penis vergleichbar starkes Sexualempfinden ermögliche (was genausowenig stimmt). Es hat sich mittlerweile herausgestellt, daß Freuds Theorien über Frauen sehr wenig mit der weiblichen Erfahrung, aber viel mit der

Furcht der Männer vor den Frauen zu tun haben. Auf diesem Gebiet der Psychologie des Weiblichen ist er inkompetent –, außer insoweit er Frauen hat überzeugen können, für sich zu akzeptieren, was er für richtig hielt. So gesehen ist sein Begriff der ›Kastration‹ Ausdruck seiner Furcht, die Herrschaft zu verlieren. Und dies bedeutet in der Tat eine Einbuße des eigenen Wohlergehens, eine Beschädigung des eigenen Ego, oder den »Verlust der ontologischen Sicherheit«[32].

Was schließt dieser Herrschaftsverlust ein? Die weibliche Identifikation ist nur ein Aspekt. Der Mann kann es nicht ertragen, wie eine Frau zu werden. Er ist nicht ›der Andere‹, er ist er selbst. Briffault et al. haben gezeigt, daß ein Mann, der ›heilig‹ werden will und Kontakt zu einer anderen Welt, zu einer ›Zone von besonderer Macht‹ sucht, sich als Priester, d. h. in Frauengewänder kleiden muß. Auch bei Frazer findet sich diese Überlegung, und Crawley schreibt, der Ursprung des Tabus gründe in der Furcht, der ›Andere‹ zu werden. Es ist die Furcht vor unerwarteten Empfindungen und Sympathien.[33] Doch genau das geschieht in der sexuellen Liebe und entgegen allen bestehenden Barrieren.

Ferenczi, ein jüngerer Kollege Freuds, drückte es folgendermaßen aus: ». . . die Vorbereitungsakte des Koitus (haben) die Aufgabe, durch innige Berührungen und Umarmungen eine Identifizierung der sich Begattenden herbeizuführen. Das Küssen, Streicheln, Beißen, Umarmen dient dazu, die Grenze zwischen den Ichen der sich Begattenden zu verwischen.«[34]

Die Menstruation hat für die Sexualität eine große Bedeutung, und als sexuelle Kraft kann sie der Ursprung von Störungen sein.

6. Das Aufwallen der Reaktion

Ein anderer Erklärungsversuch wäre die Annahme, daß in den Männern eine mächtige Reaktion auf den Rhythmus der Frau aufwallt. Wird diese Reaktion zurückgedrängt, kann sie sich in Niedergeschlagenheit und Krankheit verkehren; wird sie aber positiv, als sympathetische Reaktion ausgelebt, dann wird der Mann etwas mehr, als er es sonst sein könnte, ›der Andere‹. Im statischen männlichen Selbstverständnis wird diese Veränderung vor allen anderen Bedrohungen seines Ichs zur ›Kastration‹; einem sensiblen Mann wird diese Veränderung jedoch neue Erfahrungen eröffnen. Die meisten Kulturen haben diesen Prozeß erkannt und mittels gewichtiger Tabus die Rhythmen der Frauen isoliert und unter Kontrolle gebracht. Eine Möglichkeit, die instinktiven Kräfte unter Kontrolle zu bringen, ohne sie zu unterdrücken, war das Entwickeln von Riten und Mythen oder »Psychodramen«, wie wir heute sagen.

In unserem Zeitalter allerdings ist der Körper durch die medizinische Technologie und durch andere politische Kräfte so weit säkularisiert, daß diese Art, auf natürliche Prozesse einzugehen, vernachlässigt wird. Dadurch werden die starken menstruellen Einflüsse der Gesellschaft entfremdet. Sie sind damit jedoch nicht verschwunden, sondern beeinflussen im Gegenteil die meisten Menschen völlig unbewußt. Das Ergebnis der Verdrängung sind Störungen und Krankheitserscheinungen bei beiden Geschlechtern, bei Frauen jedoch sind sie besonders gravierend, denn es ist ihr eigener innerer Rhythmus, der ohne Namen und ohne Beziehung zu ihnen bleibt – allenfalls sind es die ›Hormone‹. Gleichzeitig besteht ein unbekannter und bisher kaum untersuchter Einfluß auf unsere Kinder.

Wir meinen, daß ein Großteil der menstruellen Beschwerden oder der ›paramenstruellen Plage‹ aus der Wechselwirkung dieser Faktoren entsteht und daß dies nicht bloß ein medizinisches, sondern ebenso ein psychologisches und soziales Problem ist.

Ein Szenarium dieser Eskalation würde dann – auf die Spitze getrieben – folgendermaßen aussehen:

Deine Periode erschreckt mich, weil sie jenseits meiner Erfahrungen ist. Deswegen werde ich sie totschweigen, und zwar so nachhaltig, daß nicht einmal dein eigenes Ich realisiert, was da passiert. Die Kinder aber, als die Menschen, mit denen du am häufigsten kommunizierst, werden es bemerken, während ich den Bereich unserer Kommunikation reduziere, indem ich vorgebe, daß deine Periode nicht existiert. Ich werde für mich in Anspruch nehmen, die Kinder vor deinem Einfluß schützen zu wollen, indem ich das Thema nicht mit dir diskutiere, wodurch sich der Einfluß unausgesprochen in der stärksten Art und Weise durch die Körpersprache deiner Menstruationsbeschwerden auf sie auswirkt. Dies zeigt deine Unfähigkeit als Mutter, und darum werde ich die Kinder deinem menstruellen Einfluß entziehen und sie in meinen Schulen, Universitäten und Religionen nach nicht-weiblichen, die Menstruation ausklammernden Prinzipien erziehen und ausbilden. Die Unwissenheit der Kinder über ihr eigenes Selbst wird ihnen später noch weitaus größere Probleme mit der Menstruation bereiten, und ihre Beziehungen zueinander werden sich weiter verdunkeln, wie auch die zu ihren Kindern und deren Beziehungen zu anderen und deren Kindern und Kindeskindern, ad infinitum.

Der Begriff ›Mneme‹ ist zur Bezeichnung für einen Komplex von Vorstellungen und Ideen, die sich weitervererben, geprägt worden, so wie ein ›Gen‹ das Mittel ist, mit dem ein Bündel von Eigenschaften weitergegeben wird. Die Vorstellung von ›Gott‹ ist so eine Mneme, und die Idee des ›Marxismus‹ ist eine. Beide haben sichtlich entwicklungsgeschichtliche Folgen gehabt[35]. Unserer Meinung nach gilt dies auch für die Mneme der ›menstruellen Verheimlichung‹.

Es gibt eine Reihe von Informationen, die anzeigen, wie wir unsere Einstellung zu diesem mächtigsten, in unserer Gesellschaft existierenden Rhythmus verändern können. Jede Gesellschaft kontrolliert diesen Rhythmus auf ihre Weise, doch in unserem Kulturkreis ist er so vernachlässigt worden, daß wir nicht einmal mehr die einzelnen, vorhandenen Daten systematisch zusammenfügen können. Paula Weidegers nützliches Buch schließt mit der Aufforderung, diese Informationen zu sammeln, damit Frauen endlich beginnen können, ihr Leben entsprechend ihrer Natur und nicht der ihr durch Ignorieren auferlegten Stereotypen zu gestalten. Alle Fachleute, die wir befragt haben und die in der Periode nicht bloß eine Krankheit sehen, stimmen zu, daß dieser Bereich erstaunlich unerforscht ist. Diese Feststellung reicht in neuerer Zeit von Havelock Ellis (1935) beispielsweise bis hin zu Pistilli (1976).

In der progressiven Literatur gibt es in diesem Zusammenhang einige faszinierende Thesen, die zum Teil in ihren Implikationen sehr schwerwiegend sind. Ein Analytiker, Poul Faergeman, schreibt über den Begriff der ›psychologischen Kastration‹ – der alles bedeuten kann von ›Verlust des Wohlergehens‹, ›Furcht vor der Frau‹, ›Furcht vor der Liebe‹ bis hin zu ›Furcht vor dem Verlust der Liebe‹.

Faergeman vermutet und illustriert am Beispiel von Fallstudien, daß der »psychisch kastrierte« Mann (die Symptome reichen von tiefer Depression bis zu schizophrenen Halluzinationen) nicht einfach ein unzulänglicher Mann ist; er ist insgesamt ein anderes Wesen, als sei er »in eine Frau verwandelt worden und blute nun auch wie eine Frau: er menstruiert, wird defloriert, gebiert . . .«. Mit anderen Worten, hinter seinen offenkundigen Symptomen steckt das weibliche Schema des Rhythmus. Es ist das grundlegende Moment seiner Störung, das sich nur darum als Störung äußert, weil sich die Beobachtung und das Wissen um diese Rhythmen nach langer Zeit der Verdrängung nur noch eruptiv durchsetzen kann. Der psychoanalytische Begriff der Kastration ist für Faergeman eine »blutige Brücke, die von der Männlichkeit zur Weiblichkeit führt«, eine verdrängte Reaktion auf die Menstruation.

Diese Annahme stimmt interessanterweise mit der Bruno Bettelheims überein, der vom Anthropologischen und weniger vom Einzelnen ausgeht[36]. Er meint, die Menstruation könne als ein Tor aus Blut gesehen werden, das in die Zeit der fernen Kindheit zurückführt, in der wir psychologisch nicht geschlechtslos, sondern zweigeschlechtlich waren, in der wir die unentwickelten Eigenschaften beider Geschlechter in uns hatten – vollständig waren –, gleich Platos bisexuellem Wesen, das ein Gott in männlich und weiblich gespalten hat.

Jedem Menschen wird in der Pubertät aufgrund physiologischer und gesellschaftlicher Bedingungen seine Geschlechtsrolle zugewiesen. Damit sind jedoch die Entwicklungsmöglichkeiten des ›Anderen‹ nicht ausgelöscht: sie sind lediglich in den Untergrund verwiesen. Dieses Tor des Blutes, das sich jeden Monat durch die Menstruation der Frau öffnet, ist vielleicht der Zutritt zu diesen Bereichen möglicher Entwicklung, welche aber auch der Ort sind, an dem die Schäden der Kindheit aufbewahrt werden, die dann während der Menstruation ins Bewußtsein drängen.

Für den Mann eröffnet sich das Tor zu seiner Vergangenheit – und damit zu seiner weiblichen Seite – entweder gar nicht oder nur mittels einer bei der pubertären Initiation erhaltenen ›symbolischen Wunde‹. Diese Wunde ist nicht nur ein Prüfstein seiner Männlichkeit (in manchen Kulturen wird bei dieser Zeremonie dem erfolgreichen Kandidaten ein Stein überreicht, den er berührt, um sich seines Mutes zu erinnern), sondern auch ein Tor zu seinen ›anderen‹ Kräften, die sich ihm in Form von Visionen und Träumen während der Initiation zeigen können.

Bettelheim hat dafür verschiedene Erklärungen. Zum einen könne der Gedanke dahinterstehen, daß der Mann erst dann zur vollständigen Person werde, wenn er, durch diese Bräuche dazu gezwungen, sich ein Mitgefühl für das Bluten der Frau erwirbt, indem er selbst blutet. Er mag sich dann unglücklicherweise einbilden, daß er kraft seiner ›symbolischen Wunde‹ plus seiner Männlichkeit ein insgesamt besserer Mensch als die Frau ist. In der Tat sind viele der Ansicht, der Zweck der Beschneidung bei Mann und Frau bestehe darin, die andersgeschlechtliche Seite und ihre inneren Einflüsse auszulöschen und tradierte Rollen einzubrennen. Karen Paige hat interessanterweise bei angepaßten Frauen, die der konventionellen Rollenerwartung entsprechen, häufiger prämenstruelle Spannungen beobachtet als bei anderen. Peter Sheldrake bestätigt dies in einer Untersuchung. Es könnte daher sehr gut sein, daß durch die Initiationsriten in der Pubertät das Tor zu den unentwickelten Fähigkeiten entweder weit geöffnet oder zugeschlagen wird.

Bettelheims Beschreibung jener Jugendlichen, für die das Blutvergießen – die Menstruation bei den Mädchen oder die ›symbolische Wunde‹ bei den Jungen – die Voraussetzung für die Aufnahme in den Geheimbund gewesen ist, in dem große Dinge vollbracht würden, haben wir bereits erwähnt. Der Analytiker Landauer berichtet von dem Fall eines Jungen, der seine Schwester um die Menstruation beneidete und sie gleichzeitig haßte, weil dadurch die Männer von den Frauen getrennt wurden und er seine Schwester als Spielkameradin verloren hatte. Phyllis Chesler bringt viele ähnliche Beispiele und stellt fest: » *Was wir ›Geisteskrankheit‹ nennen, sei es bei Männern oder Frauen, ist entweder das Ausagieren der abgewerteten weiblichen Rolle oder die totale oder teilweise Auflehnung gegen das Rollenstereotyp. (. . .)* Frauen, die die weibliche Rolle ablehnen oder sich ambivalent zu ihr verhalten, verunsichern die Umwelt und sich selbst so sehr, daß ihre Disqualifizierung und Selbstzerstörung wahrscheinlich sehr früh einsetzen. Solchen Frauen ist ebenso ein psychiatrisches Etikett sicher, und wenn sie hospitalisiert werden, dann aufgrund weniger ›weiblicher‹ Syndrome wie ›Schizophrenie‹, ›Homosexualität‹ oder ›Promiskuität‹.«[37]

Die Gesellschaft in Furcht zu halten und zu unterweisen, war früher die Funktion der Zauberpriesterin und Medizinfrau. Phyllis Chesler schreibt weiter, daß die Frauen, die ihre stereotype »konditionierte weibliche Rolle« leben, sich selbst in einer künstlichen, erzwungenen Situation finden, die im Falle einer klinischen Behandlung ebenfalls psychiatrisch etikettiert wird. Dies entspricht, so meinen wir, der Struktur der beiden Pole im menstruellen Rhythmus: dem ›Wert des Eisprungs‹ als der konventionellen oder Gattungsrolle und dem ›Wert der Menstruation‹ als der unerforschten Möglichkeit, die in einer auf den ›Wert des Eisprungs‹ ausgerichteten Kultur sehr schmerzhaft sein kann. Frauen vereinen in sich die Fähigkeit beider Seiten – wohingegen Männer diese Fähigkeit nur durch eine Art Synchronismus erwerben können –, und den unterschiedlichen Ereignissen und Zeiten ihres Lebens entsprechen jeweils bestimmte Qualitäten. Bleibt die Frau in der einen oder anderen Rolle stecken, treten Beschwerden auf.

Da die Rückkoppelung so fein abgestimmt ist, zeigen sich Störungen in der einen Rolle wahrscheinlich auch in der anderen. So gesehen erscheint der weibliche Rhythmus als eine Art Mandala*, oder als eine Kette von Möglichkeiten, die möglichst symmetrisch proportioniert sein sollte.

---

* Mandala (sanskrit, Kreis): Traditionell ist es ein Diagramm mit teils magischen Zeichen, das als Meditationshilfe geistige Zusammenhänge versinnbildlichen soll. Besonders häufig ist es im Tantrismus oder späten Buddhismus (Zen). (Anm. d. Ü.)

Bei C. D. Daly heißt es, daß (der Sohn) »aufgrund der Menstruation durch eine Phase der reinen Weiblichkeit geht und sich mit der Mutter identifiziert ...«[38]. Faergeman berichtet in seiner Abhandlung von einem zehnjährigen Jungen, der träumte, »er sei eine Frau, und der sich dabei so wohl fühlte«. Ein Blutspender sagte einmal folgendes: »Ich verstehe gar nicht, warum nicht mehr Leute Blut spenden. Ich muß es regelmäßig machen, sonst schmecke ich es in meinem Mund. Danach fühle ich mich dann wohler.« Kommen wir von der individuellen Erfahrung in der Analyse noch einmal zur Ethnologie zurück. Margaret Mead spricht von der »künstlichen Männer-Menstruation, (dem) Blutzapfen der Männer, bei dem sie sich ebenfalls von ihrem ›schlechten Blut‹ befreien und dadurch ebenso gesund wie die Frauen werden«. Bettelheim schreibt zu den grausamen Pubertätsriten der ›menstruierenden Männer‹: ». . . die Männer bereiten sich freiwillig auf ihre Verwandlung als Frauen vor, um deren übermächtige Kräfte zu teilen«. Faergeman äußert sich zu der universellen Vorstellung, die den Mond nicht nur mit dem Geschlecht der Frau und ihrer Menstruation, sondern auch mit dem Wahnsinn in Verbindung bringt. Er schließt daraus, daß das Kind den menstruellen Rhythmus seiner Mutter unterschwellig oder offen wahrnimmt und sich seine späteren Interessen als Erwachsener um die Strukturen dieses aufregenden Rhythmus herum formieren. Er stellt sogar die Frage: »Inwieweit sehen Astronomen in ihrer Berufswahl ein aus kindlicher Beobachtung stammendes, unbewußtes Interesse an Zyklen?« Richtet der Astronom sein Teleskop gen Himmel, so kann sich seine kindliche Angst vor diesen Ereignissen auf der Erde abbauen: in vergangenen Jahrhunderten und in anderen Kulturen haben die Menschen erklärende und beruhigende Bilder für diese Rhythmen etwa in Mondkulten gefunden. Sie stützen sich auf Beobachtung und versuchten, den menschlichen Rhythmus mit dem der äußeren Natur, der Gestirne und Gezeiten zu versöhnen (vgl. Kapitel VI).

Unsere Zeit hat sich im Gegensatz dazu sehr weit von beiden entfernt, vom weiblichen und vom kosmischen Rhythmus. Vielleicht sollten wir solche versöhnenden Bilder wieder anstreben, und vielleicht wird es eines Tages eine ›Feldtheorie‹ der natürlichen Rhythmen geben, unter denen dann der menstruelle Rhythmus einer der wichtigsten sein wird.

In der Zwischenzeit haben wir kaum mehr als die Krankheitsbilder. Mary Brown Parlee hat bündig nachgewiesen, daß die Untersuchungen über Menstruation unvollständig sind, da sie ausschließlich die Beschwerden im Zyklus, nicht aber seine Höhepunkte und Inspirationen als positive Momente verzeichnen. Berta Bornstein berichtet von einem jungen Patienten, »der blutende Frauen fürchtete, ihnen mit Mißtrauen begegnete und sich an ihnen rächte, indem er alle Frauen im Hause attackierte«. Im Verständnis des Jungen war jede blutende Frau ›verrückt‹. Aber wer war nun ver-rückt – die Frau, die aufgrund ihrer Natur menstruierte, oder der Junge, der sie deswegen angriff? Im Amerikanischen gibt es ein treffendes Wortspiel: ›mad‹, ›verrückt‹, hat auch die Bedeutung ›zornig‹, ›böse‹. So ist die blutende Frau nicht nur ›verrückt‹, sondern auch ›zornig‹. Zu fragen wäre: Was erzürnt eine Frau am meisten? Diese Vernachlässigung? Dann ist ihr Zorn menschlich.

Ein anderer Patient Faergemans berichtete von dem Geruch des Menstruationsblutes seiner Mutter, und daß er seine Frau haßte, wenn sie ebenso roch, was bei ihm schließlich zu vorübergehenden homosexuellen Beziehungen führte.

Relativ häufig haben Männer eine Art ›stellvertretende Menstruation‹, z. B. Nasenbluten oder ähnliches. Georg Groddeck spricht ganz direkt von einem ›monatlichen‹ Rhythmus, den er aufgrund dreier Momente für überaus mächtig hält: Erstens sei die Menstruation eine ausgezeichnete Zeit für geschlechtlichen Verkehr, weshalb sie eben als etwas so Gefährliches und doch Faszinierendes gelte, denn die Menschen sehnten und fürchteten sich zugleich vor tiefen Erfahrungen. Das zweite Moment sei die Erinnerung an die Kindheit. Tatsächlich reagieren wir auf die aufregenden Veränderungen in unseren Müttern, und sie können erschreckend sein, wenn die Mutter gelernt hat, die Menstruation zu hassen oder besser: sie gleichzeitig zu fürchten und zu ersehnen. In der frühen Kindheit sind unsere Sinne scharf, und da wir so klein sind, reichen unsere Nasen gerade bis zum Schoß unserer Mütter, aus dem allmonatlich ein aufregender Geruch dringt. Es ist nicht irgendein Geruch, es ist der erste, den wir überhaupt wahrnehmen. Es riecht wie das Blut unserer Geburt. Es war also unser erster Geruch und gleichzeitig unser erster Atemzug. Kein Wunder, daß er sich so mächtig einprägt. Wir vermuten, daß der Geruch im positiven wie im negativen Sinne die ganzheitliche Erfahrung unserer selbst und unserer Mütter in sich birgt. Gerüche bringen Erlebnisse zurück; aus diesem Grunde, so argumentiert Freud, haben wir mit unserem aufrechten Gang ein primitives Stadium der Evolution überwunden und halten unsere Nasen stolz in die Luft. Dieser archaische Geruchssinn enthält, was die Parfumproduzenten sehr genau wissen, alle primitiven Gefahren und Energien. Vieda Skultans schließt daraus, daß Freud damit eigentlich gesagt habe, daß »eine

Frau während ihrer Menstruation am attraktivsten sei«. Ist dieses »primitive Stadium« der Entwicklung, das überwunden wurde, vielleicht die Sexualität der Frau? Dem unerbittlichen patriarchalischen Ego mag es vielleicht so erscheinen.

Nach Groddeck gleicht jede Menstruation einer kleinen Geburt, durch die wir etwas über uns selbst und unsere Ursprünge erfahren. Dies gilt für die menstruierende Frau wie auch für den Mann, der auf alle körperlichen Veränderungen der Frau, auf die komplexe Sprache des Körpers und die Geruchsstimuli reagiert.

Daß wir uns vor diesem Wissen fürchten und es uns gleichzeitig wünschen, darauf hat auch Mary Chadwick hingewiesen. Den von Rank entwickelten Begriff des Geburtstraumas haben wir bereits an früherer Stelle erwähnt. Interessant ist auch, wie Groddeck seine psychologischen Erkenntnisse »dem Schwarz, dem Weiß und dem Rot« seiner Mutter, wenn sie ihn mit ins Bad nahm, zuordnete[39], und daß diese drei Farben überall als die heiligen Farben des menschlichen Lebens vorkommen. Sogar J. G. Frazer schreibt in dem Schlußkapitel ›Abschied von Nemi‹ seines Buches *Der goldene Zweig* über die Entstehung von Gedanken folgendes: »(Wir) können (. . .) den Weg, den der Gedanke bisher gegangen ist, mit einem Gewebe vergleichen, das aus drei verschiedenen Fäden gewirkt ist – dem schwarzen Faden der Magie, dem roten der Religion und dem weißen der Wissenschaft, wenn wir in die Wissenschaft jene einfache Wahrheit mit einschließen dürfen, die der Naturbeobachtung entstammt. (. . .) Könnten wir dann das Gewebe von Anbeginn verfolgen, so würden wir wahrscheinlich entdecken, daß es anfangs ein schwarz-weißes Muster, ein Flickwerk aus wahren und falschen Vorstellungen ist, das von dem roten Faden der Religion noch kaum eine Spur aufweist. Laß Dein Auge weit über das Gewebe gleiten, und Du wirst bemerken, daß das schwarz-weiße Muster zwar durchweg vorhanden ist, daß jedoch in der Mitte, wo die Religion am tiefsten eingedrungen ist, ein scharlachroter Fleck liegt, der kaum merklich in eine hellere Farbe übergeht, wo der weiße Fleck der Wissenschaft mehr und mehr hineingewoben wird«.[40] Der schwarze Faden ist die ›Magie‹, und viele primitive Völker wie z. B. die Mandari oder Ndembu weben in der Tat diese drei Grundfarben in ihre Mythen, in denen Rot ausdrücklich ›Menstruationsblut‹, die Farbe der Gefahr und der Lebensenergie bedeutet.[41]

Das dritte Moment, von dem Groddeck spricht, ist die Furcht und der Wunsch des Mannes, selbst zur Frau zu werden. Wenn die Periode für die Mutter ihr ›Augenblick der Wahrheit‹ ist, die Zeit ihrer tiefsten und sinnlichsten Empfindungen, dann ist natürlich auch die Beziehung zu ihrem Kind besonders intensiv. Begegnet sie nun diesen Gefühlen mit Haß oder Mißtrauen, weil sie die männliche Dominanz und Ignoranz akzeptiert und alles ablehnt, was nicht-männlich ist, dann entsteht etwas, was wir Ambivalenz nennen. Sie wird ihren Sohn ganz intensiv lieben, ihn aber ebenso wegen seiner Männlichkeit hassen, als einen Repräsentanten jener Mächte, die sie ihrer vollen Rechte beraubt haben. Philip E. Slater hat diesen Zusammenhang in seinem von uns bereits erwähnten Buch *The Glory of Hera* am Beispiel der klassischen Gesellschaft der griechischen Antike überzeugend dargelegt. Slater untersucht zwar nicht die menstruelle Situation der Frauen, sondern erwähnt sie nur beiläufig, aber die von ihm aufgezeigten Strukturen stimmen mit unserem Modell der Übersteuerung überein.

Nach Slater übten die Frauen ihre (einzig verbliebene) politische Macht in der Kinderstube aus. Die Atmosphäre dort beschreibt er als verführerisch und vorwurfsvoll. Er interpretiert die Mythen oder ›Psychodramen‹ der Griechen als Ausdruck und Versuch der Verarbeitung jener erschreckenden inneren Widersprüche, denen die Männer in der Kindheit ausgesetzt waren. Dies waren die Folgen ihrer eigenen Strategie, den Frauen reale politische Macht vorzuenthalten. Zu den griechischen Götterhelden gehörten – wenn es gestattet ist, Slaters faszinierende Darstellung so grob zu vereinfachen – sowohl der alle Gewalt verachtende, sanfte Apoll als auch der entfesselte Dionysos mit seinen blutigen, trunkenen, verstümmelnden Mänadenriten. Perseus benutzte die versteinernde Kraft der gefürchteten weiblichen Genitalien – das Bild des Hauptes der Medusa –, um seine Feinde zu besiegen, während der geplagte Herakles, dessen Name ›Glorie der Hera‹ bedeutet, sich auf mancherlei Weise mit den weiblichen Mysterien auseinanderzusetzen hatte. Er verbrachte beispielsweise einige Jahre als Sklave bei der Königin Omphale, für die er, in Frauengewänder gekleidet, bestimmte Arbeiten, u. a. auch Spinnen, als Strafe für einen Mord verrichten mußte.

Nach Slater treten »menstruelle Tabus überall dort auf, wo es die Furcht vor der reifen Frau gibt«. Er zitiert das Beispiel einiger Stämme, die fest davon überzeugt waren, daß der Blick »einer menstruierenden Frau den Mann ebenso zu Stein verwandeln wird, wie es der Anblick des Hauptes der Medusa tat«. Er vergleicht die griechische Kultur mit dem gegenwärtigen Amerika, fügt aber einschränkend hinzu, daß die Griechen keinerlei Menstruationstabus gekannt hätten. Wir meinen dagegen, daß die Griechen, wie unsere Kultur auch, durch Meiden und Ignorieren sehr wohl Tabus errichteten.

In vielen Kulturen wird der ersten Menstruation eine entscheidende Bedeutung beigemessen. Die Frau wird wie ein hochempfindlicher Film behandelt: Ihre Erlebnisse in der Menarche würden sich für immer in die Psyche einprägen. Darum werden große Anstrengungen unternommen, damit sie die Erfahrungen machen kann, die man für sie am nützlichsten hält oder die ihrer gesellschaftlichen Rolle am ehesten entsprechen. Die meisten Mädchen werden in diesen Zeremonien, den Stammesinteressen entsprechend, den Werten von Geburt und Aufzucht von Kindern geweiht, also Werten des Eisprungs, und die Menstruation wird als Zeichen neuer Fruchtbarkeit angesehen. Eine Ausnahme machen die Frauen, bei denen die Menarche die Weihe zu imaginativen Werten, wie sie etwa in den Psychodramen der Schamanen zu sehen sind, bringt. In dieser Zeit kann eine Frau zur Zauberin oder Schamanin werden. Hierin – was wir den ›Wert der Menstruation‹ genannt haben – werden in Körpersprache und symbolischer Form imaginative und interpretative Energien freigesetzt. Werden diese Energien anerkannt, können daraus Kunst und Magie, vielleicht auch seherische und heilende Kräfte entstehen. Werden sie verdrängt, führen sie zum Wahnsinn. Eine neuere medizinische Untersuchung kommt zu dem Schluß, daß die modernen Mädchen aus der ›Ritualisierung der Menarche‹ großen Nutzen ziehen würden. Es gibt offensichtlich ein »emotionales Moment«, dem »primitivere Gesellschaften mit Familien- und Stammesritualen begegneten«. Simone de Beauvoir hat darauf hingewiesen, wie groß die Enttäuschung der Mädchen ist, wenn sie spüren, daß sich »nichts verändert hat«[42].

Einige der primitiven Menstruationsriten scheinen den Mädchen bei der Suche nach einem neuen Körperverständnis hilfreich zu sein. Eine große Rolle spielt dabei die Haut, das Bemalen des Körpers, das Einschmieren mit Erde, das anschließende Eintauchen in Wasser, das Schlafen in feiner Asche und schließlich das Bekleiden des Körpers. Über den Ritus eröffnet sich der jungen Frau die Möglichkeit zu einer gewissen abgeschiedenen Meditation. Sie lernt, sich tief in sich selbst zu versenken, gleich einem Abstieg in die Unterwelt oder Traumwelt. Wir werden später zeigen, daß dieses Bedürfnis des Träumens und Meditierens ein Kennzeichen prämenstrueller Spannung ist. In einigen Kulturen sind die Bräuche der Isolierung menstruierender Frauen, die sie ursprünglich wohl zu ihrem eigenen Nutzen gepflegt haben, nach und nach gegen sie verkehrt worden, bis sie zu grausamen und stereotypen Praktiken erstarrten.

Wenn tatsächlich das Ich während der Pubertät und Adoleszenz eine wesentliche Veränderung durchmacht, so setzt diese bei Mädchen mit der Menarche ein. Alle weiteren Male, mit jeder einsetzenden Menstruation in ihrem Leben, werden unverarbeitete Prozesse aktualisiert, so daß die Entwicklung im Individuum niemals wirklich zum Abschluß kommt. Für Esther Harding ist dies ein wichtiger Teil des weiblichen Geburtsrechts, daß sich die Frau nämlich niemals dem unveränderlichen Muster eines männlichen Egos anpaßt.

Die Frau hat den unschätzbaren Vorzug, nimmt sie ihn wahr, einer monatlichen Wiedergeburt ihres Ichs, bei der es, wie Dr. Harding betont, zu einer bewußten Begegnung mit instinktiven Erlebnissen kommen kann, also zu einer bewußten Inanspruchnahme von Instinkten und Kräften der Erneuerung: Im Idealfall sollten Männer imstande sein, die Erfahrung dieses Rhythmus zu teilen. Beugen sie sich ihm nicht, so wie es die Frauen müssen, dann werden sie daran zerbrechen und die Welt mit sich niederreißen.

7. Statistiken aus den Elendsvierteln

Das Thema Menstruation ist mit einem Slum, einem vernachlässigten Mietshaus zu vergleichen. Es wird kaum jemanden überraschen, daß dort Krankheiten, Aufruhr, Siechtum vorherrschen. Wir wollen nur ein paar wenige (traurige) Zahlen aus diesem Elendsviertel aufzählen. Wer sich für diese Statistiken genauer interessiert, den bitten wir, in diesen Arbeiten, auf die wir uns hier stützen und die im Anhang verzeichnet sind, nachzuschlagen, insbesondere aber empfehlen wir die ausgezeichnete Arbeit von Katharina Dalton, *The Premenstrual Syndrome*.

Hier eine Auswahl aus dem statistischen Material über das schrecklichste Elendsviertel der Welt:

84% aller von Frauen verübten Gewaltverbrechen geschahen im Prämenstruum; die meisten Vergewaltigungen passieren während der Menstruation der Opfer; im Prämenstruum und während der Menstruation steigt die Zahl der Selbstmorde; von 22 Hindufrauen, die sich mit Kerosin überschütteten und in Flammen setzten, befanden sich 19 in der Menstruation; 5 Milliarden Dollar gehen in den USA jährlich durch menstruationsbedingtes Fernbleiben vom Arbeitsplatz verloren; 45% von 276 Psychiatriepatientinnen wurden während ihres Paramenstruums eingeliefert, von 185 wegen Depressionen aufgenommenen Patientinnen waren 47% im Paramenstruum; 50% von 156 Verbrechen von bislang nicht

*vorbestraften weiblichen Gefangenen geschahen im Paramenstruum, 54%
der unter Alkoholeinfluß verübten Verbrechen und 56% der Diebstähle
geschahen im Paramenstruum; in vielen Staaten behandelt das Gesetz die
Menstruation als mildernden Umstand bei der Ausübung von Verbrechen;
bei Marion Coyle, die 1976 gemeinsam mit Eddie Gallagher den holländi-
schen Industriellen Dr. Herrema entführte, setzte die Menses während der
Belagerung durch die Polizei ein; als ihre Periode vorbei war, gaben die
Entführer auf; die Einweisung in allgemeine Krankenhäuser wegen
akuter Erkrankungen erfolgt zumeist während des Paramenstruums; die
Krankschreibungen in der Industrie sind während der Menses am häufig-
sten; von 91 Kindern, die wegen geringfügiger Erkältungskrankheiten mit
ihren Müttern die Sprechstunde aufsuchten, wurden 53% während des
Paramenstruums ihrer Mütter gebracht; laut einer Unfallstatistik von vier
Londoner Krankenhäusern passierten 52% der Unfälle von Frauen
während des Paramenstruums; bei 20 von 23 Frauen, die nach ihrem
Selbstmord obduziert worden sind, wurde anhand einer Untersuchung der
Eierstöcke festgestellt, daß sie kurz vor der Periode waren; Schulleiterin-
nen sind während ihrer Menstruation strenger in ihren Bestrafungen;
Mädchen bestehen seltener die Abiturprüfungen oder die Prüfungen für die
mittlere Reife, sie erwerben weniger Auszeichnungen und haben eine
niedrigere Durchschnittsnote aufgrund der Menstruation; Frauen sind
während des Paramenstruums unfallgefährdeter als sonst; Virusinfektionen steigen im Paramenstruum an, bakterielle Infektionen während der
Menses; 76% der Fälle von paralytischer Poliomyelitis traten während
des Paramenstruums auf; eine Beisetzung auf dem Friedhof wurde im Fall
eines Selbstmordes nur dann gewährt, wenn die Frau zum Todeszeit-
punkt menstruiert hatte.[43]*

. . . Wenn er Glück im Unglück bringt

1. Die Aufhebung des Fluches

Es ist noch nicht so lange her, daß sogar der Geschlechtsverkehr
zwischen Eheleuten als Sünde galt. Sexuelle Empfindungen sprach
man den Frauen kurzerhand ab, und die Vorstellung eines weiblichen Orgasmus war undenkbar. Nach der herrschenden Doppel-
moral konnten Männer sich nach Belieben sexuell vergnügen, eine

Frau aber hätte sich damit eines schweren Verstoßes gegen Anstand und Sitte schuldig gemacht. Erst in den frühen sechziger Jahren wurden von William Masters und Virginia Johnson die ersten objektiven Untersuchungen zur Physiologie der weiblichen Sexualerfahrung veröffentlicht.

In ähnlicher Weise wurde das Thema ›Geburtsvorgang‹ und ›Stillen des Kindes‹ durch Zensur oder Ignoranz vernachlässigt und unterdrückt. Professor Niles Newton hat kürzlich den Ausdruck von der ›dreifach sinnlichen Frau‹ benutzt. Er hat damit darauf hinweisen wollen, daß gerade die neueren Erkenntnisse über weibliche Sexualität es der Frau ›erlaubten‹, den Geschlechtsakt zu genießen, daß es ebensowenig eine Sünde ist, das Stillen des Kindes zu genießen (was in der Tat beiden, Mutter und Kind, zugute kommt), und daß die traditionell mit dem Geburtsvorgang assoziierten Schmerzen in vielen Fällen ganz unnötig und dem natürlichen Prozeß geradezu entgegengesetzt sind. Kein anderer physiologischer Prozeß, sagt Niles Newton, ähnele so sehr dem Orgasmus wie der Geburtsvorgang. Erna Wright[44] schreibt, mittels Psychoprophylaxe, also der Kenntnis dessen, was in der Frau während der Geburt geschieht, und diverser Entspannungstechniken gebären 35% aller so ›trainierten‹ Mütter ohne Schmerzen. Für die anderen 65% der Mütter ist folgende Bemerkung repräsentativ: »Im letzten Stadium der Wehen empfand ich Schmerzen . . ., aber solange ich weiterführte, was Sie mir beigebracht haben, hatte ich mich unter Kontrolle. Der Schmerz hat mich nie überwältigt.« Bemerkenswert ist der Nachdruck, der auf dem *erworbenen Wissen* über den Geburtsvorgang liegt. In den Vorbereitungskursen von Erna Wright geht es ebensosehr um das Verlernen anerzogener, kulturell bedingter Gewohnheiten, wie z. B. die Angewohnheit, eine Kontraktion zu bekämpfen und den Körper aus Angst zu verspannen, was unnötige Schmerzen bereitet. Die eigentliche Revolutionierung der weiblichen Geburtserfahrung setzte mit Dr. Grantly Dick-Reads Buch *Mutterwerden ohne Schmerzen: Die natürliche Geburt* ein. Hierin betont er eine Haltung gegenüber dem Geburtsvorgang, bei der Lust den Schmerz ersetzt.

Er sagt: »Es gibt keine physiologische Funktion im Körper, die in ihrem normalen Verlauf Schmerzen erzeugt . . . Jede Angst im Menschen wird entweder durch Suggestion oder Assoziation erworben«[45]. Er beschreibt den Kreislauf von Angst – Anspannung – Schmerzen – Angst bei der Geburt. Für Millionen von Frauen wird diese neue Sehweise hilfreich sein, und für viele kann die Geburt dadurch zu einem tiefen Erlebnis werden, auf das sie sich freuen können.

Das wohlbekannte Modell der ›Übersteuerung‹ wiederholt sich hier, im Zusammenhang von weiblicher Sexualität, von Gebären und Stillen: *Es ist schlecht, diese natürliche Funktion zu genießen, und weil du eine brave Frau bist, kannst du sie nicht so genießen, wie es den Anschein hat, und ich werde alles versuchen, um dir die Freude an deinem Körper zu nehmen, indem ich Gründe finde, warum du dich nicht daran erfreuen kannst.* Und da sich Weiblichkeit auch dadurch auszeichnet, daß Körper und Geist nicht so aufgespalten sind wie im männlichen Leben, wird unter dem Ansturm dieser Suggestion die Freude tatsächlich verschwinden.

Mode spielt eine große Rolle. Stillen ist unmodern geworden, gilt als schmutzig und sexuell suspekt. Die Ernährung mit der Flasche ist – zum großen Profit der Trockenmilchproduzenten – zur Manie geworden. Doch wie immer sich die wissenschaftliche Mode auch verändert hat, es ist inzwischen erwiesen, daß das Stillen als ein natürlicher erotischer Prozeß nicht nur etwas Angenehmes für Mutter und Kind ist, sondern auch die vollständige Wiederherstellung der Frau von der Geburt einleitet und beschleunigt. Die Gebärmutter bildet sich schneller zurück, der Körper gewinnt sein normales Aussehen eher und auch das Interesse am Geschlechtsverkehr stellt sich früher wieder ein. Ein Schrei des Babys, oder auch nur sein Anblick, läßt die Milch ebenso fließen wie eine zärtliche Berührung durch den Vater. Muttermilch ist ein Liebessaft.

Die wissenschaftliche Mode hat jetzt in einer Entdeckerlaune festgestellt, daß die Geburt selbst ein natürlicher, erotischer, einem überwältigenden Orgasmus vergleichbarer Prozeß ist. Niles Newton zufolge sind die Atmung, die Laute, der Gesichtsausdruck, das Verhalten der Gebärmutter, der Zervix, der Bauchmuskeln, die Reaktionen im zentralen Nervensystem, die sensorische Wahrnehmung und emotionalen Reaktionen während der Geburt mit den Vorgängen im Orgasmus vergleichbar: »Nach der Geburt setzt eine Flut von freudigen Empfindungen ein, die Dick-Read als ›vollkommene und ungehemmte Ekstase‹ beschreibt.«

Neuere Arbeiten haben bestätigt, daß eine solche Einstellung zur Geburt und solche Praktiken nicht nur der Mutter, sondern auch dem Kind von Nutzen sind. Leboyers Methode verbindet das vorbereitende Entspannungstraining mit ›sanfter‹ Geburtshilfe: In einem mild beleuchteten Entbindungsraum erklingt sanfte Musik. Die Nabelschnur wird nicht durchtrennt, solange sie noch pulsiert, so daß der erste Atemzug des Kindes kein panisches Schnappen nach Sauerstoff ist. Die erste Begegnung des Babys mit seiner neuen Welt ist dank der gedämpften Lichter und der Musik ohne

Aggression. Es wird vermutet, daß die Aggressivität des Geburtsvorgangs bei traditionelleren Geburtsmethoden ursächlich auf das spätere Aggressionsverhalten des Kindes einwirkt. Das Baby wird auf den Bauch seiner Mutter gelegt und anschließend warm gebadet, so daß der Wechsel der Umgebung, vom Mutterleib an die Luft, nicht so abrupt erfolgt und schockierend wirkt.

Danielle Rapoport hat in Frankreich die Entwicklung bei 120 nach der Methode von Leboyer entbundenen Kindern weiterverfolgt. In ihrer Untersuchung heißt es, diese Kinder verfügten über ein besseres Koordinationsvermögen und entwickelten nicht selten mit der linken Hand dieselbe Geschicklichkeit wie mit der rechten. Sie seien insgesamt glücklicher und ausgeglichener als andere Kinder. Weder mit der Sauberkeitserziehung noch mit dem Schlafen gebe es Probleme, ebensowenig wie mit Koliken oder Wutausbrüchen. Die Kinder seien sehr aufgeweckt und lebendig. Ihre Mütter schienen keine psychologische Beratung im Umgang mit ihren Kindern nötig zu haben. Die meisten dieser Mütter hätten die Geburt als lustvoll erlebt: »Von den Frauen, die zum erstenmal entbunden hatten, beschrieben 64% ihren Zustand als ›bemerkenswert‹, ›wunderbar‹ oder ›außergewöhnlich‹. Bis auf drei Frauen beschrieben alle das Geburtserlebnis als ›sehr tief‹.«[46]

Dick-Read konstatiert, daß es keine physiologische Funktion im Körper gibt, die in ihrem normalen Ablauf Schmerzen erzeugt. Diese neue Sehweise hat sehr vielen Frauen Erfahrungsbereiche erschlossen, die zuerst ungewohnt und möglicherweise auch schockierend waren. Sheila Kitzinger schreibt dazu in ihrem Buch *The Experience of Childbirth:* »Die Empfindung ist äußerst intensiv und manche Frauen hassen sie. Sie empfinden etwas, was nur als schockierend beschrieben werden kann. Es ist eine so lebhafte Empfindung, daß sie nicht wissen, ob sie erregend oder schmerzhaft ist, ob sie sich darauf einlassen oder sie zurückweisen sollen. Manchen Frauen erscheint sie fast wie eine Vergewaltigung . . .« Gewöhnlich reagiert ein Mensch auf Schmerzempfindungen, indem er sie bekämpft. Bei der Entbindung ist dies nun gerade die falsche Reaktion, sie führt zu noch größeren Schmerzen.

Wie wir gesehen haben, gibt es aber doch eine »physiologische Funktion im Körper . . ., die in ihrem normalen Ablauf Schmerzen erzeugt«, und darüber hinaus offensichtlich auch Krankheiten und geistige Störungen. Dieser natürliche Prozeß ist die Menstruation. Wir wollen untersuchen, inwieweit hier eine neue Sehweise auch einen analogen Prozeß von Entspannung bewirken könnte.

Konsequenterweise müßte eigentlich auch die Menstruation als ›erotisch‹ gedacht werden, aber nach wie vor wird dieser Bereich ausgeklammert und als ›Fluch‹ oder ›Seuche‹ begriffen. Die natürlichen sinnlichen Erfahrungen wie die Freude am eigenen Körper wären ebenso erotisch wie die Intensität des sexuellen Erlebens (wahrscheinlich einer anderen Art), die veränderten Formen der Wahrnehmung und deren natürlicher Ausdruck in Träumen und schöpferischer Selbsterfahrung. Es entstünde eine neue Dimension der Individualität in eben der Weise, wie sich eine stillende Mutter als Individuum verändert gegenüber dem sexuell unerfahrenen Mädchen, das sie einmal war.

Anstelle einer über die Nationen hereinbrechenden ›menstruellen Epidemie‹ gäbe es die ›vierfach sinnliche Frau‹, die zum furchtlosen Genießen fähig (und darum ohne Schmerzen) ist, und die nicht nur ihren Orgasmus, die Geburt und das Stillen des Kindes, sondern gleichfalls ihre Menstruation als tief erotische Erfahrung erlebt. So wie es überall Vorbereitungskurse für eine ›natürliche Geburt‹ gibt, könnte es eines Tages auch Kurse geben, die die ›natürliche Menstruation‹ als Versuch der Erschließung weiblicher Erfahrungen zum Thema machen.

Der Anhang in Erna Wrights Buch *The New Childbirth* trägt die Überschrift ›Die Aufhebung des Fluches‹. Sie beschreibt hier, wie sie mit den gleichen Methoden, die sie im Vorbereitungskursus zur Geburt anwendet, nämlich einer Kombination von Entspannungstechniken und Wissen über die Vorgänge im Körper, auch die Periodenschmerzen bei jungen Frauen erfolgreich vermindern konnte: »Das Mädchen wird sich dann überlegen: ›Hilft mir das während der Periode, so müßte mir das eigentlich doch auch helfen, wenn ich ein Kind bekomme‹.« Frau Wright schreibt weiter: »Ich habe den Stundenplan dieses Kursus ebenso eingeteilt wie den Kursus über Wehen.« Der Unterricht umfaßt u. a. ›Die Geschichte der Fortpflanzung‹, ›Lockerungsübungen gegen Verkrampfungen‹, ›Konzentrationsübungen‹ und ›bewußtes Atmen‹. »Das Mädchen sollte die Menstruationsschmerzen wie eine Art Wehenkontraktion handhaben, was sie ja auch wirklich sind.« Sie empfiehlt warme Bäder und Bettruhe, doch sie sagt weder, daß wir diese Kontraktionen genießen können, so wie die Frau mit einigem Training und Glück die Wehenkontraktionen genießen kann, noch erwähnt sie, daß die Klitoris während der Periode besonders empfindlich ist und die schmerzhaften Krämpfe sich durch Masturbation wohltuend auflösen können. Masters und Johnson bestätigen dies: Die von ihnen untersuchten Frauen beschrieben sowohl die Masturbation als auch den Geschlechtsverkehr als ganz besonders wohltuend bei Dysmenorrhoe[47].

Mary Brown Parlee entwickelte in einem bahnbrechenden Artikel

(1973) einen anderen Ansatz. Sie schreibt, es sei nichts gegen Datensammlungen einzuwenden, die zeigen, welch eine Beschwernis die Periode ist, doch hieße dies, sie als ›Fluch‹ zu akzeptieren. Wer nach dem Klischee der menstruierenden Frau suche, der werde es auch finden. Sie zeigt, wie beschränkt und unergiebig viele der wissenschaftlichen Untersuchungen sind. Wenn Menschen, Männer oder Frauen, befragt werden, ob sie unter periodisch auftretenden Kopfschmerzen leiden, dann werden sie normalerweise dem Befrager zuliebe welche bei sich finden. Die *Annahme,* so schreibt sie, auch ein prämenstruelles Syndrom zu finden, ist in diesem Forschungsbereich vorherrschend: »Um ein hypothetisches Beispiel zu nehmen: Wenn sich herausstellt, daß die weibliche Leistung bei der Lösung einer Testaufgabe im Rhythmus des menstruellen Zyklus fluktuiert, ist es ungenau und irreführend, daraus zu schließen, die weibliche Leistung sei zu bestimmten Zeiten im Zyklus schlechter als zu anderen, da sie zu allen Zeiten immer noch besser sein kann als die durchschnittliche Leistung eines Mannes bei dieser Aufgabe.« Sie folgert daraus, daß die Wissenschaftler die Möglichkeit positiver Menstruationserfahrungen nicht bedacht haben und darüber hinaus den Eindruck erwecken, als seien sie geradezu auf der Suche nach dem negativen Stereotyp. »Nur selten werden Verhaltensweisen als den menstruellen Zyklus beeinflussende Momente angenommen . . . Gewöhnlich wird vermutet, daß umgekehrt der menstruelle Zyklus auf das Verhalten einwirkt, . . . obwohl in gynäkologischen Abhandlungen festgestellt wird, daß sich durch psychische Belastung die Menstruation verzögern kann . . . oder ihr Eintreten beschleunigt wird . . .« Sie schreibt weiter: »Das Wissen beispielsweise, daß Verbrechen wahrscheinlich während bestimmter Phasen im Zyklus *verübt worden sind,* gestattet nicht den Umkehrschluß, daß Frauen in diesen Phasen des menstruellen Zyklus mehr als sonst zu Verbrechen neigten . . . Es wäre denkbar, daß sich in Untersuchungen über Frauen aus verschiedenen Gruppen eine Wechselbeziehung zwischen der prämenstruellen und der menstruellen Phase im Zyklus offenbart und positiver bewertete Handlungen wie z. B. Ausbrüche von kreativer Energie beobachtet werden könnten.« Anders ausgedrückt, die Forscher haben auf ihrer Jagd nach diesem Stereotyp der ›verfluchten‹ Frau immer nur die Frage gestellt: »Fühlen Sie sich krank?«, »Haben Sie etwas Böses getan?« anstatt zu sagen: »Erzählen Sie mir von Ihren guten Erfahrungen, die Sie im Paramenstruum gemacht haben.« Frauen wurden über ihre Depressionen ausgefragt, *aber niemals darüber, welche Inspirationen sie während ihrer Periode hatten.* Im Gegenteil, es sind sogar drei

Höhepunkte von Störungen festgestellt worden, wie Julia Sherman schreibt: »Die psychologisch gravierendste Störung stellt sich zu Beginn der Menstruation ein, die zweitgrößte ist prämenstruell, und die geringste entsteht in der Zyklusmitte.«

Da bis jetzt niemand die ›Inspiration‹ als positive Kehrseite der im menstruellen Zyklus auftretenden Erkrankungen erforscht hat, können wir, so scheint es, unsere These, wonach die Menstruation analog zu den Geburtsschmerzen ein Moment der erotischen Erfahrung ist, nicht belegen. Doch wenden wir uns stärker den positiven als den negativen Vorgängen im weiblichen Rhythmus zu, dann entdecken wir allerdings etwas sehr Bemerkenswertes, was viele Frauen aus ihrer eigenen Erfahrung werden bestätigen können: *Es ist das weitverbreitete Phänomen eines Ansteigens des sexuellen Verlangens im Paramenstruum, die zyklische Potenz der Frau.*

Welch ein seltsames Zusammentreffen, daß nun exakt jene Zeit, die gemeinhin als ›paramenstruelle Plage‹ gilt, in der der Geschlechtsverkehr fast universell tabuiert ist, auch die Zeit des erhöhten sexuellen Verlangens bei Frauen sein soll. Könnte es sein, daß der ›Fluch‹ der Menstruation dieselbe alte Schlange ist, nämlich der ›Fluch‹ der Sexualität? So wie sich Evas Verdammnis »Unter Schmerzen sollst du Kinder gebären« als die alte Schlange erwiesen hat, als die orgastisch-sexuelle Erfahrung, die durch Bräuche entstellt und durch Unwissenheit verzerrt wurde. Es wird ewig Menschen geben, die in der Sexualität einen ›Fluch‹ sehen – die wenigsten aber werden Frauen sein.

Es ist bestimmt kein Zufall, daß die ›menstruelle Seuche‹ just dann ausbricht, wenn die sexuelle Potenz der Frau am größten ist. Paula Weideger hat klargestellt: »Es klingt widersinnig, wenn ich sage, daß die Menstruation eine sexuelle Erfahrung ist. Aber es ist so.« Sie ist von der magischen Kraft des Menstruationsblutes und seinem besonderen tabuierten Status überzeugt: »Menstruationsblut . . . enthält ein Element, das zu enormer Kraft fähig ist. Es ist ein sexuelles Element . . .«

Bevor wir überprüfen, wieweit dies ein allgemeines Phänomen ist und nicht bloß die isolierte Erfahrung einiger weniger Menschen, wollen wir erklären, was wir mit sexuellem oder erotischem Erleben meinen: die Vollständigkeit oder Totalität, die in der erotischen Erfahrung steckt. Wenn wir von größerer Orgasmusfähigkeit während der Menstruation reden, dann meinen wir nicht nur, leichter zu »kommen«. Wenn wir von ›Erotik‹ sprechen, meinen wir die Fähigkeit des Verstandes, mit dem Körper in der erlebten Erfahrung eins zu werden, wodurch die Wahrnehmungen des eigenen Selbst, der Welt und natürlich jedes anderen beteiligten Partners intensiver und vielleicht auch wesentlicher werden. Der Spielraum sexuellen Erlebens reicht von der einfachen Entspannung bis zu vielschichtigen sensuellen und spirituellen Beziehungen zu Menschen und Dingen. Dies kann Handlungen einschließen, die sich scheinbar von der liebenden Zuwendung zum Partner oder zum Kind unterscheiden: es ist die Art von Liebesbeziehung, die in einem Kunstwerk gipfeln kann. Sie kann gefährlich sein und zu so grausamen und zerstörerischen Handlungen wie Vergewaltigung oder Sexualmord führen. Vieles, was auf den ersten Blick als simpler sexueller Appetit erscheint, kann sich vermutlich mit einigem Glück zu einer komplexen und bedeutungsvollen, zu einer die Leidenschaft und Kreativität anregenden erotischen Erfahrung entwickeln. Hierin liegt die wahre Magie, und wir sind der Überzeugung, daß ein großer Teil sich unter der abschreckenden Maske der ›menstruellen Seuche‹ verbirgt.

2. Eine neue Dimension der Sexualität

Viele Wissenschaftler haben gezeigt, daß es im Verlauf des menstruellen Zyklus Höhepunkte im sexuellen Verlangen der Frau gibt. Einige sind der Ansicht, der eigentliche Höhepunkt trete in der Zyklusmitte, zur Zeit des Eisprungs, auf, und die Steigerung des sexuellen Verlangens bezwecke die Befruchtung des Eis zur Erzeugung von Nachkommen. Andere wiederum sagen, dieser Höhepunkt trete im Paramenstruum bzw. am anderen Ende des Zyklus unmittelbar vor, während oder unmittelbar nach der Periode auf.
Frühere Wissenschaftler haben das paramenstruelle Ansteigen des sexuellen Verlangens unumwunden anerkannt. Daß dieses Verlangen nicht auftreten dürfe, weil die Sexualität nicht der Lust, sondern der Reproduktion zu dienen hat, war für sie noch kein Problem, denn bis ins frühe 20. Jahrhundert hinein wußte man noch nicht, daß Frauen während ihrer Periode gewöhnlich unfruchtbar sind und die Menstruation nicht analog zur ›Hitze‹ bei Tieren verläuft. So schien es den bei Havelock Ellis zitierten Wissenschaftlern, die ihre Arbeiten etwa um 1910 veröffentlichten, ganz natürlich, daß während der Periode auch das sexuelle Verlangen am größten ist. Dies gilt insbesondere für Krafft-Ebing, Adler, Kossman, Guyot und Campbell. Dr. Mary Putnam bestritt diesen rhythmischen Wechsel, und auch Helene Deutsch lehnte den

Gedanken einer zyklischen Triebstruktur bei Frauen ab. Dr. Elizabeth Blackwell verglich den menstruellen Fluß mit dem nächtlichen Samenerguß bei Männern, indem sie sagte, er verschaffe eine analoge Entspannung. Havelock Ellis selbst sah in der Menstruation eine wichtige Zeit der erotischen Erfahrung, insbesondere der schöpferischen auto-erotischen Erfahrung und der erotischen Träume: »Es steht außer Zweifel, daß das sexuelle Verlangen – entweder unmittelbar vor oder unmittelbar nach der Menstruation, sehr oft aber auch zu beiden Zeiten – deutlich ansteigt. In diesen Zeiten (und manchmal auch während des menstruellen Flusses) masturbieren viele Frauen, auch jene, die sonst keine starken auto-erotischen Impulse haben.« Er betrachtet das Blut als einen Liebessaft, als einen Fluß der sexuellen Erregung. Die Statistiken, so schreibt er weiter, lassen erkennen, wie groß das menstruelle Problem ist: von 2000 Mädchen an Schulen in Neu-England leiden 75% an menstruellen Beschwerden. Diese Situation könne aber durch eine bessere Sexualerziehung verändert werden: »Die Zeit wird kommen, wo wir sogar die kalendarische Aufteilung des Jahres neu bestimmen werden. Der Mann wird weiterhin seine Woche haben und die Frau die gleiche Anzahl an jährlichen Sabbat-Tagen erhalten, aber in Gruppen von vier aufeinanderfolgenden Tagen im Monat. Wenn die Frauen erst einmal anfangen, ihre wahren physiologischen Rechte durchzusetzen, dann werden sie hiermit beginnen, und sie werden stolz sein auf das, was ihnen Männer in einem Zeitalter der Ignoranz als Schande ausgelegt haben.« Er führt das eindrucksvolle Beispiel einer Frau an, deren menstruelle Spannung und sexuelles Verlangen sich in Träumen voller kühner Handlungen ausdrückten. Sie träumte beispielsweise, voll bekleidet in gefährliche Gewässer zu springen.[48]
Bei einigen jüngeren Wissenschaftlern ist der menstruelle Höhepunkt gänzlich verschwunden, so als habe die Erkenntnis, daß die Befruchtung gewöhnlich in der Zyklusmitte stattfindet, auch das sexuelle Verlangen verschoben. Diese Untersuchungen, welche die größere sexuelle Reaktionsfähigkeit der Frauen ausschließlich während des Eisprungs aufzufinden meinten, sind aus zwei Gründen kritisiert worden: Erstens seien in der Wissenschaft nicht unbedingt die Dinge aufzufinden, von denen die Theorie sagt, sie seien zu finden; und zweitens könne die Qualität des Verlangens während der Periode eine andere sein, die deswegen von dem normalen Befrager nicht erfaßt werde. Fluhmann sagt dazu: »Von Havelock Ellis bis zu Kinsey ist den meisten Forschern der Nachweis eines Zusammenhangs zwischen der intensivierten sexuellen Empfänglichkeit und der Zeit des Eisprungs nicht gelungen. (. . .)

Im Gegenteil scheint das sexuelle Interesse unmittelbar vor oder unmittelbar nach der Menstruation am größten zu sein.«[49] Und Kinsey schreibt: »Offensichtlich hat sich der weibliche Mensch im Verlauf der Evolution von seinen Vorfahren, den Säugetieren, getrennt und neue Merkmale entwickelt, die die Phase der maximalen sexuellen Erregung in der Nähe der Menstruation ansiedelt.« Er zitiert vierzehn, seine eigenen, sorgfältig zusammengetragenen Ergebnisse unterstützende Untersuchungen. Er hat zudem unabhängig und getrennt von Havelock Ellis' Beobachtungen bestätigt, daß eine Frau, die sonst zu keinem anderen Zeitpunkt in ihrem Zyklus masturbiert, dies aber meistens um den Zeitpunkt ihrer Periode herum praktiziert[50].

Money und Ehrhardt halten die verwirrenden und oft widersprüchlichen Untersuchungsergebnisse, in denen also lediglich die Höhepunkte während des Eisprungs verzeichnet waren, für das Resultat einer mangelhaften Unterscheidung seitens der Befrager zwischen den beiden Polen von Ovulations- und Menstruationsphase. Diese hätten, so kritisieren sie, nach dem sexuellen Verlangen, nicht aber nach der Qualität dieses Verlangens gefragt. Money und Ehrhardt zufolge ist das sexuelle Verlangen der Frau zur Zeit des Eisprungs eher durch den Wunsch gekennzeichnet, sich ›hinzugeben‹ und sexuell ›in Besitz genommen zu werden‹, während der Menstruation jedoch sei der Wunsch vorherrschend, den Mann sexuell zu erobern und einzunehmen.

Mit anderen Worten: die Wahrscheinlichkeit, daß die Frau die erotische Initiative übernimmt, ist während ihrer Periode größer als sonst[51]. Dies mag für jene Männer beunruhigend sein, die mit der Vorstellung aufgewachsen sind, es sei ein männliches Privileg, initiativ zu werden. Die Kombination von Blutung und größerer sexueller Potenz ist in konventioneller Sicht erschreckend.

Jung spricht von der »sexuellen Hitze, die mit der Periode einsetzt«[52], und C. D. Daly macht dieses Moment wie auch Mary Jane Sherfey zum Eckpfeiler seiner Evolutionstheorie. Masters und Johnson kamen zu dem Ergebnis, daß »viele Frauen während der Menstruation an einer sexuellen Betätigung interessiert sind« und ein Teil ihrer Untersuchungspersonen »über die häufige Anwendung von Masturbationspraktiken beim Beginn der Menstrualblutung berichteten, um Dysmenorrhoen verschiedenen Grades zu erleichtern. Diese Frauen behaupteten, daß ein heftiger Orgasmus kurz nach dem Einsetzen der Menstruation die Blutung beschleunige, eventuell vorhandene Krämpfe im Beckenbereich dämpfe und häufig die menstruationsbedingten Schmerzen im Lumbalbereich lindere«[53].

Alex Comfort hat in einem seiner bemerkenswerten Bücher über die Liebe, in *Freude am Sex,* betont, daß »der Höhepunkt der Menstruationsperiode für eine Frau ihre wollüstigste Zeit sein (kann)«. Vermutlich habe die Natur die Periode als eine Möglichkeit für Experimente und Vielseitigkeit eingerichtet. Auch Seymour Fisher scheint den dualen Höhepunkt zu akzeptieren, doch er sagt zugleich, daß dies individuell verschieden sein kann: »Die meisten Frauen haben die Erfahrung gemacht, daß sie zu manchen Zeitpunkten sexuell reaktionsfähiger sind als zu anderen. Dies mag bei jeder Frau anders sein.« Es ist offensichtlich vorteilhaft, diesen Zeitpunkt zu kennen, und wenn die sexuelle Lust einer Frau während ihrer Periode am größten ist, sollte sie nicht aufgrund von Traditionen und Tabus gezwungen sein, sie wegzuschieben.[54]

Auch Paula Weideger fordert in ihrem Buch die Frauen dazu auf, sich bewußt zu machen, wann sie sich sexy *fühlen* und sich nicht länger von anderen, insbesondere von Männern erzählen zu lassen, wann sie sich sexy fühlen *sollen.* Wenn Frauen gesagt wird, es sei falsch oder gar ›schmutzig‹, während der Periode geschlechtlich zu verkehren, dann leiden sie doppelt: »Sie erleben eine wiederkehrende Periode, in der sie sich selbst verachten, und durch das größere sexuelle Verlangen vergrößert sich sehr wahrscheinlich auch die sexuelle Frustration.« Sie ist sich ganz sicher, daß »die Höhepunkte der weiblichen Sexuallust um die Zeit ihres Menstrualflusses und in der Zyklusmitte auftreten« und daß es in jedem Zyklus ein oder zwei Tage der sexuellen Unlust gibt[55].

Judith Bardwick schreibt, bis auf eine Ausnahme »konnten sich alle Frauen, die ich befragt habe, an die Umstände ihrer ersten menstruellen Periode, und wie sie sich dabei fühlten, erinnern«. Nathalie Shainess und andere sind der Ansicht, daß diese ersten Erfahrungen bei jeder nachfolgenden Periode in Erinnerung gerufen werden. Elizabeth Douvain schreibt, die Erfahrung der ersten Periode, obwohl sie in unserer Gesellschaft mit Verletzungen, Wunden und Körperabfall assoziiert werde, widerspiegele trotz allem »das Wesen des Primärprozesses, des lebendigen, konkreten, schöpferischen und vorlogischen Denkprozesses in Träumen und Poesie«[56]. Therese Benedek stimmt damit überein, wenn sie sagt: »Es ist, als ob die Frau jedem Stimulus durch eine erhöhte Empfindsamkeit ausgesetzt ist. Die gesamte psychosomatische Persönlichkeit scheint zu einem niedrigeren Hormonspiegel und zur psychischen Integration zurückzukehren.«[57] Leider enthält die von Benedek als Psychoanalytikerin und Rubenstein als Kliniker 1939 veröffentlichte Studie einige gravierende Fehler; sie ist dennoch bedeutsam und auf ihrem Gebiet bis heute unübertroffen. Benedek untersuchte die Träume bei fünfzehn Frauen. Rubenstein nahm bei den gleichen Frauen zur Feststellung ihrer Zyklusphase vaginale Abstriche vor. Beide Paralleluntersuchungen wurden unabhängig voneinander gemacht und nach Abschluß ohne vorherige Rücksprache zusammengestellt. Benedek machte sich anheischig, aus den jeweiligen Träumen die entsprechende Zyklusphase vorherzusagen: Sie hatte absolut recht. Es galt nun als gesichert, daß bestimmte Träume mit bestimmten sexuellen Bedeutungen und Empfindungen den einzelnen Phasen im menstruellen Zyklus zugeordnet werden können.

Diese Arbeit schien ein Meilenstein in der wissenschaftlichen Erkenntnis und ein Beweis für die Interdependenz von Psyche und Soma, von Geist und Körper zu sein. Doch leider basieren ihre methodischen Prämissen auf stereotypen Vorurteilen. Sagten die weiblichen Untersuchungspersonen aus, sie verspürten in der Zeit ihres menstruellen Flusses das größte Verlangen, dann beharrte Benedek darauf, daß die Zeit des Eisprungs der eigentliche Moment der größten sexuellen Erregbarkeit sei. Die während der Menstruation zutage getretenen Empfindungen und Träume waren für die an Freud orientierte Benedek nicht akzeptabel; sie repräsentierten nicht die Art von sexuellen Empfindungen oder Träumen, die die Frauen haben *sollten*. Sie kam daher zu dem Schluß: weil sich die Frauen zur Zeit des Eisprungs besonders ›liebend‹ und rezeptiv (d. h. passiv) fühlten – und dies war ihrem Verständnis nach die höchste Form weiblicher Sexualität –, müsse demnach ihr ›realer‹ sexueller Höhepunkt in der Zyklusmitte anzusetzen sein. Die menstruellen Empfindungen waren nach Benedek und Rubenstein Ausdruck einer niederen Stufe der Sexualität, da sie nicht ›weiblich‹, sondern ›männlich‹ waren. Sie waren von einem ›ungeduldigen Verlangen‹ nach sexueller Befriedigung geprägt, voller ›extrovertierter Aktivität und Drang‹, weswegen diese Empfindungen ihrem Charakter nach männlich seien. Hier liegt der Hund begraben! Weideger hat dies treffend formuliert. Sie schreibt: »Sicherlich ist diese Folgerung mit Werturteilen beladen, die zu akzeptieren wir uns sträuben. Warum sollten wir dem zustimmen, daß nämlich die Rezeptivität ein höherer Wert als die extrovertierte Aktivität sein soll? Sie ist nicht höher oder niedriger, sondern eine *andere Dimension weiblicher Sexualität*. Werden die verschiedenen Arten von sexuellen Empfindungen, und insbesondere die um die Zeit des Eisprungs auftretenden, als die ›besseren‹ mit Werturteilen belegt, spiegeln sich hierin lediglich die Vorurteile des Forschers wider, der seine Arbeit unter Prämissen, was eine Frau empfinden sollte, beginnt und zur Schlußfolgerung gelangt, daß die seiner Einschätzung entsprechenden Frauen auf der höchsten Stufe ihrer psychosexuellen Entwicklung sind.« Weidegger zieht ihr Fazit: »Das menstruelle Tabu ... war eine der erfolgreichsten Methoden zur Unterminierung der Selbstbejahung und des Selbstvertrauens der Frauen.«

Mary Brown Parlee ist der Meinung, daß sich das Phänomen des prämenstruellen Spannungssyndroms ganz einfach auflöst, wenn der Menstruation und anderen Aspekten der weiblichen Erfahrung ihr entsprechender Stellenwert gegeben wird. Wir würden dann erkennen, daß sie »ein Ergebnis umfassender psychologischer Prozesse sind. Sie entstehen aus der Interaktion zwischen physiologischen Veränderungen und Umweltfaktoren, die in besonderer Weise mit Weiblichkeit und Sexualität verbunden sind. Sie können mit anderen Aspekten der Persönlichkeit in einem Maß assoziiert werden, das diese wiederum mit der Sexualität in Verbindung bringt und dementsprechend beträchtliche individuelle Unterschiede erwartet werden können.« C. D. Daly sieht die sexuelle Kraft der menstruellen Erfahrung und ihre Äußerung und sichtbare Manifestation – das Blut – als so machtvoll an, daß er meint, den Freudschen Terminus von der gesellschaftlich-evolutionären Kraft der ödipalen Situation durch den Begriff des Menstruationstraumas ersetzen zu müssen. Dies scheint der Beobachtung von insbesonders zwei Momenten der ›menstruellen Plage‹ zu entsprechen: der schmerzhaften Blutung oder spasmischen Dysmenorrhoe (von der Masters und Johnson sagen, daß sie durch orgasmisches Erleben gelindert werden kann) und dem prämenstruellen Syndrom bzw. der kongestiven Dysmenorrhoe. Während Daly die Blutung als den eigentlichen machtvollen Faktor bezeichnet, sagt Mary Jane Sherfey, daß die prämenstruelle Kongestion, d. h. die Beckenblutstauung und Ödematisierung, eine sexuelle Macht von solch enormer Kraft darstelle, daß die menschliche Gesellschaft sich nicht ohne deren nachhaltige Einschränkung und Kontrolle hätte entwickeln können.

Für sie ist die Beckenvasokongestion identisch mit der Sexualität an sich oder besser, der brachliegenden Potenz. In der zweiten Zyklushälfte, der ›lutealen‹ Phase, wird eine Schwellung oder ein Ödem von bestimmten, die Flüssigkeit kontrollierenden Hormonen produziert. Deshalb ist die vielfach-orgasmische, sexuelle Potenz der Frau etwas ganz Natürliches. Männlichen Standards zufolge ist die Frau während dieser Zeit ›hypersexualisiert‹. Nach Sherfey hat die Gesellschaft aufgrund dieser normalen Hypersexualität der Frau ihre Kontrollen über die Sexualität entwickelt. Dr. Sherfeys Arbeit ist aus der Erfahrung ihrer eigenen ersten

Regelblutung heraus entstanden. Dem kleinen Mädchen hatte man erzählt, die Periode sei der Überrest eines toten Babys, und dieser Gedanke hat sie natürlich schrecklich gequält. Sie sammelte alle benutzten Binden, legte sie in einen Karton und beerdigte so ihr totes Baby. Sie empfand es als ein Unrecht, daß Gott die Frauen mit der Menstruation so bestraft. Später hat sie dann herausgefunden, daß es nicht Gottes Irrtum, sondern der der Wissenschaftler gewesen war, die sich nie die Mühe gemacht hatten, zu erforschen, *warum* die Frauen menstruieren, warum die Menses notwendig ist und was tatsächlich in dieser Zeit passiert. Sie entschloß sich daher, ihre eigenen Forschungen quer durch Medizin, Psychologie und Primatenzoologie anzustellen und schrieb schließlich zu diesem Thema ein wichtiges Buch (siehe Bibliographie). Wir meinen, daß ihre Schlußfolgerungen an einem Punkt mit dem von uns skizzierten feindlichen kulturellen Klima in Konflikt geraten, wo sie nämlich sagt, daß Frauen aufgrund ihrer Physiologie für immer unbefriedigt bleiben müssen, weil jeder Orgasmus, jede sexuelle Sättigung zu noch größerer Kongestion und noch größerem Verlangen führe. Dies ist sicherlich richtig, wenn die Erfahrung auf der genitalen Ebene stehenbleibt und nicht die erotische mit einschließt, um die Totalität von Leben und Liebe zu erreichen.

Grundsätzlich ist bei beiden Geschlechtern eine Veränderung der Einstellung unumgänglich. Wir werden unsere Probleme nie lösen können, solange wir uns entweder als reine Verstandes- oder bloße Körperwesen begreifen.

Joseph Campbell beschreibt in seiner großartigen mythographischen Geschichte die Odyssee als eine »lange Rückkehr . . . in das Reich jener Mächte und Kenntnisse, die . . . unbeachtet, unentwickelt oder gänzlich unbekannt darauf warten, beachtet, entwickelt und bekannt zu werden. Dieses (Reich) liegt im ›anderen Geist‹, in der Frau.« Ihm ist die Kenntnis »der Realität aus zweifacher Sicht, die jedes Geschlecht schattengleich an sich erfährt«, wichtig. Die Odyssee enthalte psychologische Abenteuer, in denen »der Mann die Bedeutung des Weiblichen *erlebt* haben muß, bevor er ihm in seiner Idealgestalt im Leben begegnen kann«[58]. Er schreibt weiterhin: »Das Bild der Begegnung von Sonne und Mond« sei universell der symbolische Ausdruck für diesen »Augenblick der Selbsterkenntnis«. Wir erfahren ihn heute als beginnenden Alptraum von unkoordinierten und unbewußt erlebten Reaktionen auf uns unbekannte Gezeiten und Strömungen.

Dieses Bild der Begegnung von Sonne und Mond war im Altertum das Symbol für Menstruation. Sie war das Dunkel des Mondes, der Neumond, da der nächtliche Himmel schwarz wurde, weil der Mond woanders war, zusammen mit der Sonne, und mit ihr wieder aufging. Was kann dieses Bild bedeuten? Wir wissen es nicht, wir finden keine Antwort auf unsere eigene Un-Behaglichkeit. Wir wissen nur, daß wir diese Frage nicht bloß mythologisch oder rein physiologisch erklären und beantworten können, weil Mythologie und Physiologie nichts weiter als die zwei Seiten ein und derselben lebendigen Sache sind.

Kapitel III
Animus, Animal, Anima

Frauen wünschen sich manchmal, Männer könnten die prämenstruelle Spannung nachempfinden. Es sei, behaupten sie, ein einzigartiges Gefühl. Es ist ein unausgeglichener und nervöser Zustand; die Energie ist weg, alles Leben scheint aus der Welt verschwunden, sie wird zum ›sauren Apfel‹, die Freunde sind weg, alle Nerven scheinen bloß zu liegen, man fühlt sich aufgedunsen und schwerfällig und gleichzeitig hochgradig nervös. Augenlider und Nabel jucken, man läßt Dinge fallen, stößt Gegenstände um, ist so unbeholfen, als suchte man noch mehr Gelegenheiten für seine unterschwellige, bereits bestehende Wut.

Es gibt ein Mittel, mit dem Männer diese Erfahrung der prämenstruellen Spannung nachvollziehen können, nämlich einige Tage ohne Schlaf zu verbringen. Danach wird wahrscheinlich jeder Mann diese Symptome an sich erfahren. Mit dem Mittel des Schlafentzuges wurden viele wichtige Experimente durchgeführt. Ein Ergebnis dieser Untersuchungen war die Erkenntnis, daß nicht der *Schlaf*entzug, sondern der *Traum*entzug auslösend sei. Die freiwilligen Versuchspersonen in diesen Experimenten wurden immer dann geweckt, wenn sich ihre schlafenden Augen in der für die REM-Phase (Rapid Eye Movement) charakteristischen Auf- und Abbewegung befanden, die bei der schlafenden Person die Haupttraumphase ankündigt. Nach ein oder zwei Nächten voller Unterbrechungen befanden sich alle Versuchspersonen in schlechter Verfassung: sie waren gereizt, depressiv und lethargisch – alles Anzeichen der prämenstruellen Spannung. Bei fortgesetztem Traumentzug traten Halluzinationen und leichte psychotische Episoden auf, wie im Paramenstruum.

Auf die Ähnlichkeit zwischen prämenstrueller Spannung und Traumentzug hat als erster Ernest Hartmann in seinem Buch *The Biology of Dreaming* hingewiesen. Er fand heraus, daß die prämenstruellen Symptome sich verschlimmerten, sobald die Frauen nicht genügend schliefen, und sie nahmen ab, wenn die Frauen mehr als sonst schlafen konnten. Vielleicht, so meint er, sollte »zur Behandlung von prämenstrueller Spannung einfach mehr Schlaf verordnet werden«. Die *D-time* (Dream-time, Traumzeit), wie er die REM-Phase auch nennt, verlängere sich gegen Ende des Zyklus etwa um den 25. bis 30. Tag. Er vermutet, daß die Veränderungen im menstruellen Zyklus dieses erhöhte »Traumbedürfnis« produzieren, das sich nachts als verlängerte Traumzeit und tagsüber als prämenstruelle Spannung äußert. Während des Paramenstruums bestehe also ein erhöhter Traumdruck. Zwei der weiblichen Untersuchungspersonen haben auf die Frage, wie sie die prämenstruelle Spannung empfänden, geantwortet, daß es sie an den Zustand wie nach einer schlaflosen Nacht erinnere.

Träume führen »auf direktem Weg ins Unbewußte«, zu unserem unrealisierten Selbst. Welche gefährlichen Dinge enthalten diese prämenstruellen Träume eigentlich, um tagsüber so schwerwiegende physische und nervöse Reaktionen hervorzurufen, wenn sie nicht geträumt werden; andererseits, wenn sie geträumt werden dürfen, warum reduzieren sie dann diese im Wachzustand auftretenden Symptome der prämenstruellen Spannung?

Das Traumbedürfnis war bei den unter den gravierendsten Symptomen leidenden Frauen am größten; offensichtlich sind sie auch starke Träumerinnen. Bis jetzt sind die im menstruellen Zyklus auftretenden Vorgänge des Traum-Lebens nicht hinreichend untersucht worden, obwohl sich bei Hartmann ein wichtiger Hinweis zur Therapie einer ganzen Reihe von zur ›menstruellen Seuche‹ zählenden Störungen findet. Warum versetzen sich Frauen nicht selber in diesen Traumzustand, warum träumen sie nicht diese Träume, welche die prämenstruellen Symptome zum Verschwinden brächten? Liegt es daran, daß das Träumen verteufelt wurde, wie auch das menstruelle Tabu die Periode selbst zu etwas Teuflischem gemacht hat?

Liegt es daran, daß Frauen während dieser Zeit nur ihnen eigene Träume haben, deren Erforschung deshalb vernachlässigt wurde? Ist es so, weil es viel zu wenig Frauen gibt, die das Träumen überhaupt wichtig nehmen, die, wenn sie träumen, dies nicht genügend berücksichtigen, um so weniger, je fremder und erschreckender es ist? Hier zeigt sich, wie untauglich Wissenschaft ist, die in der ›menstruellen Seuche‹ eine rein technologische Angelegenheit des Ausgleichs von Kalium- oder Hormonhaushalt sieht. Zurückgeblieben ist ein Berg unbewältigter Erfahrungen.

Neuere Untersuchungen bestätigen die wichtige Wechselbeziehung zwischen innerem Erleben und dem Menstruationszyklus, betonen aber gleichzeitig die Notwendigkeit weiterer Forschungen. Eine mögliche Lesart bietet die Studie von Peter Sheldrake und Margaret Cormack. Sie vermuten, daß die menstruelle Erfahrung unterschiedlich ist und jeweils davon abhängt, ob die Frau zu den »Konvergierenden« gehört und beispielsweise bei herkömmlichen Intelligenztests gut abschneidet, oder ob sie zu den »Divergierenden« zählt, d. h. kreativ und phantasievoll Assoziationstests bewältigt. Dabei hat sich herausgestellt, daß einige der »konvergierenden« Frauen vor den Menses mehr zu angstbesetzten Träumen neigen, während »Divergierende« vor dem Eisprung, in der Mitte des Zyklus, diese Träume haben. Die Studie sagt aus, daß die wiederkehrenden Traumgewohnheiten »bei ›Divergierenden‹ synchron zur Östrogensekretion im menstruellen Zyklus verlaufen, während sie bei ›Konvergierenden‹ mit der Kurve der Progesteronsekretion parallel läuft«. Diese Erkenntnis öffnet weiteren Untersuchungen den Weg, möglicherweise mittels unserer eigenen Hypothese, daß ›Divergierende‹ bessere Träumerinnen sind und deswegen weniger unter menstruellen Beschwerden leiden. Winget und Kapp haben ja bewiesen, daß jene Frauen, die von Wehen träumen, seltener bei der Entbindung leiden. Constance Berry und Frederick McGuire behaupten, daß die an spasmischer Dysmenorrhoe leidenden Frauen (was manchmal auf einen relativen Östrogenmangel zurückgeführt wird) im Gegensatz zu den an Symptomen der prämenstruellen Spannung leidenden Frauen (die auf einen relativen Progesteronmangel zurückgeführt werden) nicht der konventionellen Frauenrolle angepaßt sind. Katharina Dalton spricht von einem »weiblicheren«, besonders während einer Schwangerschaft aufblühenden PMT-Typus. Trifft diese Unterscheidung zu, dann liegt die Vermutung nahe, daß die Symptome der prämenstruellen Spannung (PMT) ursächlich mit dieser ›Konvergenz‹ oder ›stammesmäßigen‹ Auffassung von ›Kinder, Küche, Kirche‹ zusammenhängen, während die ›divergierenden‹ Frauen mehr mit den unabhängigen, imaginativen Werten des ›menstruellen Pols‹ assoziiert werden können. Es gibt Frauen, wie u. a. von Ian C. A. Martin berichtet wird, bei denen die Gebärmutter wegen zu starker Uterusblutung entfernt werden sollte. Es waren Frauen mit einer langen Geschichte psychosomatischer Erkrankungen, die »den starken Wunsch hatten, ihre mütterliche Rolle zu erfüllen und dennoch meinten, es müsse doch noch mehr im Leben geben«. Die Blutungen waren vermutlich ein Zeichen ihrer Abwehr gegenüber einer Schwangerschaft. Dr. Martin, der auf einem psychoanalytischen Kongreß eine Bemerkung über die »bloody neurotic women« hörte, sagte dazu, daß »möglicherweise viele Frauen in eine wahre Flut von Blutungen buchstäblich hineingetrieben werden«. Bei Isidor Silbermann finden sich außergewöhnliche Fallbeispiele, wo einige seiner Patientinnen die Kontrolle über ihr Leben und das anderer Menschen durch schlaue Manipulation männlicher Wünsche und Furcht vor dem Menstrualblut gewannen: Eine Frau zeigte einem Mann während eines Bades, daß sie blutete, und er verliebte sich prompt in sie. Karen Paige hat bei jüdischen und katholischen Frauen festgestellt, daß, je mehr sie die ihnen zugeschriebenen Rollen leben, sie desto stärker auch an prämenstrueller Spannung leiden. Shader et al. haben entdeckt, daß bei Frauen aus akademischem Milieu die prämenstruelle Spannung oft mit einem Ansteigen der Libido verbunden ist.

Aus diesen vielfältigen Informationen ließe sich ein Bild zusammenstellen, wonach angepaßte Frauen sich vor der Menstruation fürchteten und an einer Schwangerschaft interssiert sind, während unangepaßte Frauen sich zwar dafür interessieren, was ihnen die Menstruation bringt, aber durch die gesellschaftliche Tabuierung und soziale Ächtung dieser Erfahrung beraubt werden. Wir wollen das nicht schematisieren. Eine Frau wird mehr als eine Rolle in ihrem Leben wahrnehmen wollen und sie wird aus ihrem menstruellen Zyklus herausgreifen, was sie braucht – sofern ihr die weibliche Wahrnehmung und das Wissen rückhaltlos zugestanden wird. Depressionen und Schmerzen sind zumeist das Ergebnis von zurückgehaltenem Wissen. Zwei interessante Momente einer von uns bereits erwähnten Information kommen hier ins Spiel. Miriam Van Waters et al. haben gezeigt, daß in bestimmten Kulturen eine Frau deswegen zur Schamanin oder Medizinfrau werden kann, weil sie eine besondere Beziehung zu den ›Geistern‹ ihrer Menstruation entwickelt hat. W. N. Stephens' Arbeit betont, wie sehr in allen Kulturen Furcht und Aggression an starke menstruelle Tabus geknüpft sind. Wir wollten nicht vergessen, daß in unserer eigenen Gesellschaft, einer der kriegerischsten in der menschlichen Geschichte, die Menstruation systematisch ignoriert wird.

Heute haben europäische und amerikanische Frauen wenig Gelegenheit, ihr ›Schamanentum‹ zu entwickeln, auch wenn sie sich während ihrer Periode ›hexenähnlich‹ fühlen können. Dies ist nicht bloß eine Redensart. Sogar ihre Träume werden, besonders wenn sich darin negative Energien entladen, durch Tabus eingegrenzt. Jeder Mensch kann sich zur ›Unangepaßtheit‹ entwickeln, d. h. zu einer Persönlichkeit, die den Tatsachen vorurteilsfrei begegnet und nicht auf eine ›Rolle‹ hereinfällt, sondern zuerst nachdenkt, mit anderen Worten: kreativ ist.

Benedek und Rubenstein haben bereits vor Jahrzehnten nachgewiesen, daß in bestimmten Phasen des Zyklus bestimmte Träume geträumt werden; neuere Untersuchungen haben dies bestätigt. Festgestellt wurde, daß kurz vor dem Eisprung starke heterosexuelle Träume auftreten, die Träume in der Zeit des Eisprungs entspannend und befriedigend sind, in der lutealen Phase nach dem Eisprung passiv und rezeptiv und mit Schwangerschaft und Stillen verbunden, während die mit heterosexuellen Träumen einsetzende Zeit vor der Menstruation von verworrenen und tatkräftigen Träumen geprägt ist, die in einer Art Höhepunkt von erschreckenden, von Benedek als regressiv bezeichneten Träumen unmittelbar vor dem Einsetzen der Periode gipfeln: »Ein großes ausgestopftes Reptil steht aufrecht im Museum. Durch eine Bemerkung oder etwas Ähnliches wird es lebendig und kriecht durch die Gegend. Die Menschen fliehen vor ihm in tiefem Schrecken. Es ist ganz schleimig und glänzend und widerlich grün...« Dies ist ein Traum voller prä-ovulatorischer Spannung. Er signalisiert das Erwachen der sexuellen Energie, ist faszinierend, abstoßend und grün wie im Wachstum. »Der Kopf war abgeschnitten oder hing an einer Kerze.«

Benedek hält diese Träume lediglich für destruktiv-aggressiv; wir meinen, daß sie einfach anders sind. Die Gebärmutter ist so energiegeladen, daß sie sich wie der Kopf einer anderen Person anfühlt. Die Kerze ist die Vagina, die auf den Funken der klitoridalen Empfindung wartet, um sich im Feuer zu verzehren.

In der Phase des Eisprungs tauchen Träume von Babies oder der Furcht vor Babies auf: Eine Frau wollte nicht allein sein und ging deshalb Pokerspielen. Die Schwägerin brachte das Kind, wollte ihm aber nur Milch geben. »So fragte ich die Gastgeberin, ob sie Eier im Hause hätte, doch sie sagte: ›Wir essen keine Eier.‹« Die Schwiegermutter jedoch hatte Eier.

Träume vom Konflikt mit der Mutter, von Rivalitäten und vom Neid auf andere Mütter usw. treten in dieser Zeit häufiger als sonst auf, aber ebenso auch Träume z. B. über die Einwilligung in eine Operation. Uns ist aufgefallen, wie oft Träume von Eiern, Juwelen, runden, zerbrechlichen oder kostbaren Dingen in dieser Phase auftreten. Interessanterweise sind diese Dinge Gegenstand eines afrikanischen Tabus. Danach ist es allen Frauen, die schwanger werden wollen, verboten, Eier zu essen. Von Hexen wird gesagt, daß sie auf zerbrochenen Eierschalen segeln – es ist ein Symbol für Menstruation.

In der prämenstruellen Phase steigern sich Sexualität, Zorn und Träume von Veränderungen: »Ich wechselte meinen Beruf und wurde Lehrerin... Ich ging den Flur entlang und sah meinen Sohn, der gar nicht in diese Schule gehörte... Ich wurde sehr ärgerlich, weil Sie (der Analytiker) mir keine Gelegenheit gaben, mich auszudrücken. Ein Mann und eine Frau kamen herein und

Sie waren sehr zornig ... Danach fürchtete ich mich nicht mehr, weil ja noch ein anderer Mann da war.«

Benedek erwähnt es zwar nicht, aber das Auftreten von ›inneren Menschen‹ ist eine Reaktion auf Ablehnung durch die Außenwelt, wie beispielsweise einen Analytiker, der etwas mißversteht. Es ist für prämenstruelle Träume ebenso charakteristisch wie das Erscheinen des ›tröstenden Mannes‹, mit dessen Hilfe sich die Träumerin nicht mehr zu fürchten braucht. Mit Träumen dieser Art, der Hilfe eines ›inneren Mannes‹ oder einer ›inneren Frau‹, ist es wohl möglich, prämenstruelle Spannung oder ›Furcht‹ abzubauen. Dazu ist keine äußere Hilfe nötig, wie das Beispiel der bei Havelock Ellis zitierten mutigen Träumerin zeigt: »Ich mußte mich *entschließen,* voll bekleidet durch tiefe Gewässer zu waten, obwohl ich mich vor tiefem Wasser fürchte ...«

Es ist bemerkenswert, wie wenig in der Studie von Benedek und Rubenstein die Rede von menstruellen Traumerfahrungen ist. Die Anmerkung »kein analytisches Material« ist hier sehr häufig. Es gibt viele, zunehmend aggressiver werdende prämenstruelle Träume, in denen unter anderem anstrengende Reisen mit viel Gepäck unternommen werden, wo es zu einer Schießerei kommt, eine Männerhand zerkratzt wird, bis das Blut fließt, die Frau mit dem Analytiker Geschlechtsverkehr hat, Syphilis bekommt; der Vater, der das Mädchen zwingt, Rhizinusöl zu schlucken; zwei nette junge Männer; Mord; ein Eimer wird mit schmutzigem Wasser gereinigt; schließlich der Traum von einer Wiedergeburt, in dem die Mutter der Frau ein Kind unter Wasser hält. Hier hat die Träumerin ihre eigene Geburt assoziiert: »Als ich geboren wurde, war ich tot. Der Arzt legte mich in heißes Wasser; das hat mir meine Mutter erzählt.« Es ist wie die Wiedergeburt durch die Periode, von der Mutter nicht gestattet, aber vielleicht vom Analytiker erlaubt. »Einige Kinder rutschten eine große marmorne Treppe hinunter. Ein Teil des Marmors war aus rotem Stein.« In einem anderen prämenstruellen Traum heißt es: »Ich sah ein sterbendes Mädchen in seinem Bett. In einer Hand hielt es einen Rosenstrauch, eine religiöse Gestalt – ein Todessymbol des Heilands. Ich wollte eine der Rosen haben und überlegte, ob es wohl jemand bemerken würde. Ich hatte Angst, mich zu verletzen.«

Benedek kommentierte diesen Traum mit: »Heterosexueller Wunsch, aber narzistische Schutzmaßnahme.« Es läßt sich auch so sehen, daß die Frau sich selbst als tot und auferstanden erlebt: sie will diese »Rose« pflücken, fürchtet aber das Lusterlebnis. Wie Briffault erklärt, wird in anderen Kulturen die Periode ganz natürlich gesehen: das Mädchen wird während ihrer Menstruation geopfert bzw. gehört einem Gott, dem ›anderen Mann‹, der seinerseits selbst im Verlauf des Zyklus blutig geopfert wird. Es sind beides Aspekte dieser einen Frau. Es überrascht nicht, daß sich diese Haltung aus der natürlichen Quelle des Traumes der heutigen Frauen ergibt; was aber überrascht, ist die negative Interpretation des Analytikers.

In einem anderen Traum taucht ein Torso mit einer fürchterlich blutenden Wunde auf. Die Träumerin wiederholt immer wieder: »Alles ist so hoffnungslos«, aber dann geht sie zu dem schrecklichen Leichnam. »Plötzlich stand das Mädchen auf dem Bürgersteig und lächelte glücklich. Ihr Kopf war wieder auf ihrem Körper und sie schien sehr froh, als ob sie eine solche Verstümmelung nicht mehr befürchtete.« Etwas hatte es der Frau ermöglicht, ihre Periode gelassen zu erwarten, so daß sie sich nicht länger vor dem in ihrem Traum als Erneuerung erschienenen Blutvergießen zu fürchten brauchte. Der nächste Schritt wäre somit der Dialog mit dieser Traumgestalt.

Es ist nicht verwunderlich, daß diese so viel tabuiertes Material enthaltenden Träume so schwer zu erinnern sind. Oder kann es sein, daß es den Analytikern schwerfällt, diese Träume zu akzeptieren, insbesondere wenn sie an ein auf den Wert des Eisprungs fixiertes Prinzip des Weiblichen glauben, wie wir es beispielsweise bei Therese Benedek gesehen haben? Aber wieviel von der *Gefährlichkeit* des Traummaterials beruht auf der Tatsache, daß es abgelehnt wird? Sind die menstruellen Traumbilder deshalb so gewalttätig, weil sie ein Faktor in der ›Übersteuerungsspirale‹ sind? Patricia Garfield akzeptiert in ihrem Buch *Creative Dreaming* die menstruell bedingten Veränderungen der Träume als Voraussetzung für eine kreative Traumarbeit, betont aber auch, wie besonders schwer die Träume während der Menstruation zu erinnern sind. Hartmann hat für die Dauer der Menses den geringsten Anteil an Traumzeit festgestellt. Unseren eigenen Beobachtungen zufolge wird jedoch in dieser Zeit am lebhaftesten geträumt. Auch Van de Castle hat kein Defizit feststellen können. Er behauptet, charakteristisch für diese Zeit seien die »gegenüber Männern aktiveren gesellschaftlichen Rollen«; in der Zeit des Eisprungs seien dagegen die in den Träumen gelebten Rollen eher passiv. Hierin spiegelt sich etwas wider, was wir bereits aufgezeigt haben, nämlich jene Form von Sexualität, die Frauen gewöhnlich verweigert wird: die Dimension ihrer Sexualität, die initiativ und aktiv ist und im Paramenstruum einen Höhepunkt erreicht, der entweder in der äußeren Realität oder im Traum gelebt wird.

Ethel Swansons und David Foulkes' Untersuchungsergebnisse

bestätigen dies. Sie haben entdeckt, daß die sinnlichsten Träume in der Zeit der Menses geträumt werden, während der so gut wie kein geschlechtlicher Verkehr stattfindet. Strebten diese Frauen nach innen, um dort der Sexualität ihres ›inneren Traummannes‹ zu begegnen, oder verbot ihnen ihr Zustand (was in der Abhandlung nicht näher untersucht wird) zu lieben, bedingt durch das Vorurteil ihres wirklichen Partners? Die Träume dieser Frauen waren jedenfalls während ihrer Periode am feindseligsten und unerfreulichsten. Wenn den Träumerinnen per Tonband ihre eigene Stimme vorgespielt wird, so hilft es ihnen, schreiben Castaldo und Holzman, sich aktive Traumgestalten zu erschaffen. Seymor Fisher meint dagegen, daß dieser Vorgang ganz von selbst während der Menstruation einsetzen kann und »eine Reihe spezifischer, neuartiger und doch vertrauter physiologischer Erregungsmuster im Schlaf auslöst, die nicht zum Ausdruck kommen können und daher die Phantasie steigern«. Lee Porach sieht die Geschlechtsidentifikation im Zusammenhang der vier Phasen im menstruellen Zyklus und zeigt, wie sie Konflikte aktivieren oder lösen können. Patricia Garfield bemerkt dazu: »Gestatten wir uns den offenen sexuellen Ausdruck in Träumen, dann scheint es mir, könnten wir ebenso das kreative Denken auf allen Ebenen des Bewußtseins befreien.« Sie untersucht die erstaunlichen Differenzen in den sexuellen Träumen von kreativen und nicht-kreativen Frauen: Erstere schienen sogar in ihren Träumen sexuellen Stereotypen entronnen zu sein. Auch Evelyn Reynolds weist nach, daß Menstruationsträume zur persönlichen Integration beitragen können. Van Waters berichtet, daß bei vielen Naturvölkern die Träume der Menarche als lebensbestimmend angesehen werden. Ähnliches schildert Devereux von den Mojave-Indianern.

Alles deutet darauf hin, daß durch die Periode eine bewußte Traumpersönlichkeit, die für die Integration des Selbst wichtig ist, entfaltet werden kann. Der Analytiker Richard Frenkel hat eine Methode entdeckt, mit der er die Traumerinnerung im menstruellen Zyklus intensivieren konnte. Als er sie anwendete, produzierte er damit einen akuten »Traumschock«. Die Träume strömten nur so herein, aber gleichzeitig traten Erscheinungen auf wie »Müdigkeit, Erschöpfung, Durst, erhöhter Kohlehydratbedarf, größere Kreativität, gesteigerte sexuelle Empfindungen und ein starkes Schlafbedürfnis«. Er hatte seiner Patientin auto-suggestive Techniken beigebracht, eine Art der Selbsthypnose, und er schuf damit sozusagen einen Golem. Die Träume waren so heftig, daß die Erinnerung daran ähnliche Symptome wie der Schlafentzug hervorrief. Der Traumschock war so stark, daß Frenkel annahm,

darin könnte eine der Ursachen für Herzanfälle liegen. Der Zyklus der Patientin hatte sich dann im Laufe des Jahres mit dem Wandel der Träume umfassend verändert. Der Widerstand gegen die auto-suggestive Methode war – abgesehen von einer Ausnahme während der Periode – kurz nach Beendigung der Menses am heftigsten. Die stärksten Auswirkungen stellten sich in der Zeit des Eisprungs ein. Leider ist die Studie nicht ausführlicher, aber bereits der analytische *Widerstand* deutet auf signifikantes Material. In vielen Kulturen ist der Mond identisch mit dem Traum-Mann oder ›anderen Mann‹ der Frau, der mit ihr während der Periode geschlechtlich verkehrt. Die indischen Lepcha beispielsweise glau-ben »an eine besondere Gottheit, welche die Frauen allmonatlich in ihren Träumen liebt«. Interessanterweise taucht dieser Gedanke in einer neueren Untersuchung bei Dan Herz und Mogens Jensen wieder auf. Darin heißt es: »Menstruierende Frauen beschäftigen sich in ihren Träumen weniger mit ihren Ehemännern und Vätern als mit anderen, männlichen Erwachsenen.« In ihrer mittlerweile klassischen Studie zeigten Stone und Parker, daß vermehrtes Tag-träumen eines der wenigen konstant bleibenden Charakteristika bei menstruierenden Mädchen ist. In einem Aufsatz von Michael Billiard et al. wird der Fall eines Mädchens beschrieben, das während ihrer Periode täglich mehr als vierzehn Stunden schlief. Sie vermuten darin ein neues klinisches Erscheinungsbild des Zyklus, aber es ist eher ein altbekanntes, denn zu allen Zeiten und an allen Orten, außer bei uns, hat die menstruierende Frau Ruhe und Abgeschiedenheit gesucht. Vielleicht muß sie meditieren und für uns alle unsere Traum-Kämpfe im Traum-Land ausfechten; vielleicht ist es ein Merkmal männlicher Kulturen, diesen ihren natürlichen Kräften Widerstand entgegenzusetzen. Für die Rabbi-ner ist das Charakteristische an der Niddah oder menstruierenden Frau, daß ihre Nackenmuskeln geschwächt sind, der Kopf nach vorne sinkt und sie einschläft. Aber grollt der jüdische Gott nicht einer hartnäckigen Generation, die den Kopf nicht – wie es die Frau allmonatlich tut – beugen will?
In einer psychoanalytischen Zeitschrift berichtet Sarasi Lal Sarkar, daß in der Hindu-Kultur »mittels eines Traumes innerhalb kurzer Zeit ein geistiger Zustand erreicht werden kann wie sonst nur noch durch langwierige mystische Praktiken«. Zweck dieses Vor-gangs ist sexuelle Abstinenz und Sublimierung von Triebkräften, die bei einem Mann zum Einziehen des Penis führt, damit er einer Vagina ähnelt. Dies wird erreicht durch »die Anbetung am Asana der göttlichen Mutter, einem Sitz aus roter Erde, der ihre Men-struation symbolisiert«.

Wen wundert es, daß der ›Traumschock‹ so groß ist, wenn sich männliche Analytiker erst nach Jahrtausenden mit den Mysterien und Mächten der weiblichen Menstruation auseinandersetzen! Was geschieht aber, wenn der Analytiker eine Frau ist? Wenig, wenn sie Freudianerin ist und der Vorstellung vom ›zweiten Geschlecht‹ anhängt, nach der die Frau ein unvollkommenes, weil penisloses Geschöpf ist, das nur als Mutter Erfüllung findet. Ebenso gefährlich sind die Vorstellungen einer Analytikerin, die von den genitalen Empfindungen als einzig erlaubten sexuellen Reaktionen besessen ist und in der genitalen Befriedigung die Krönung menschlicher Sinnlichkeit sieht. Doch sinnlich ist der ganze Körper.

Sogar Benedek und Rubenstein sprechen von der »Erotisierung des Körpers« während der prämenstruellen Phase, ohne jedoch zu erkennen, daß die Unterdrückung dieser Erotisierung ernsthafte Folgen heraufbeschwört. Judith Bardwick hat ja bereits gesagt, die Menarche sei Ausdruck eines »lebendigen, konkreten, imaginativen und prälogischen Denkens«, Träumen und Poesie vergleichbar. Elizabeth Sewell würde dieses ›post-logisch‹ nennen, als ein Moment, welches der Wahrheit näher steht als der Logik, in der es keine Überraschungen gibt. Eine ehrenwerte Ausnahme in der langen Reihe der repressiven Freudianerinnen macht Judith Kestenberg. Sie schreibt über die junge Frau: »Vielfache Stimuli von unterschiedlicher rhythmischer Qualität wirken aufeinander ein . . . Im oralen, analen, urethralen, klitoralen und sekretorischen Bereich kommt es zu massiven Veränderungen; auch Hautabsonderungen kommen vor. Daraus resultiert ein Empfinden, von Reizen überflutet zu werden oder sie auch selbst an die Welt abzugeben . . . Diese Vielzahl ist dem Rhythmus der geschlechtlichen, vaginalsekretorischen Veränderungen unterworfen und setzt mit der Periode ein. Sie formt die – wenn auch schmerzhafte – Menstruationserfahrung . . . Obwohl in dieser Subordination eine gewisse Einschränkung gegenüber anderen Exzitationswellen bewirkt wird, ist die grundsätzliche Leistung der weiblichen genitalen Reife in der Koordination und Integration unterschiedlicher Rhythmen zu sehen, die bis zu einem Punkt vorangetrieben wird, wo Einheit und Kontinuität von sexueller Erfahrung stattfinden.« Hier stellt weiblicher Verstand die Freudsche Vaginalpolitik ernsthaft in Frage und setzt dagegen, daß bei allen Vorgängen immer der ganze Mensch beteiligt ist. Unglücklicherweise hängen Momente dieser anderen Erfahrung beispielsweise im »analen, urethralen und klitoralen Bereich« mit den als wertlos angesehenen Teilen weiblichen Erlebens im menstruellen Pol des Zyklus zusammen, während am anderen Pol der Eisprung und die Vagina bestimmend sind. Die Frau ist unteilbar und muß ein Ganzes sein. Judith Kestenberg schreibt: »Jeder Versuch der Überbewertung eines Organs verhindert die freifließende Veränderung der Kathexis und produziert häufig die Umkehrung dieser Phänomene.«[1] Das ist Freudscher Jargon für: wenn etwas unterdrückt wird, schmerzt es.

Ein grundlegender Unterschied zwischen der Jungschen und Freudschen Theorie ist, daß Jung die Bedürfnisse, zu *erschaffen* und zu *transformieren* nicht als bloßen zivilisatorischen Zufall begreift, sondern als *grundlegenden menschlichen Instinkt*. Dies macht die Jungsche Psychologie für die menstruelle Erfahrung der Wandlung und geistigen Schöpfung offener. Dieser Ansatz ist die Folge einer partiellen bzw. impliziten Anerkennung der Menstruation, im Gegensatz zur Freudschen Definition als »kastrierender« Kraft. Einige der Mitarbeiter und Nachfolger Jungs, insbesondere die weiblichen, haben verschiedene Diagramme der menstruellen Erfahrung entworfen. Unter ihnen sind Emma Jung – seine Frau –, Barbara Hannah, Marie-Louise von Franz, Ann Ulanov und Esther Harding.

In seiner Autobiographie *Erinnerungen, Träume, Gedanken* schildert Jung einige wichtige Kindheitserfahrungen, Träume und Visionen, die, wie er schreibt, der Urstoff seiner späteren psychologischen Arbeiten waren.

Noch zu seiner Schulzeit richteten seine Eltern getrennte Schlafzimmer ein; er schlief im Zimmer seines Vaters: »Aus der Tür zum Zimmer der Mutter kamen beängstigende Einflüsse. Nachts war die Mutter unheimlich und geheimnisvoll.« Eines Nachts sah er »eine luminose Gestalt« aus ihrer Tür treten. Sie hatte einen Kopf, »der sich nach vorn vom Hals abhob und in die Luft vorausschwebte wie ein kleiner Mond. Sofort entstand ein neuer Kopf, der sich wieder abhob. Dieser Prozeß wiederholte sich sechs- bis siebenmal.« Früher, im Alter von etwa drei oder vier Jahren, hatte er einen Traum, »der mich sozusagen mein ganzes Leben lang beschäftigen sollte«. Oft kann der Träumer seinen eigenen Traum nicht verstehen, und obgleich Jungs eigene Interpretation ihn zu wichtigen Forschungsergebnissen führte, sah er in diesem Fall doch nicht den Zusammenhang zur unvermeidlichen Tatsache, daß seine Mutter von Zeit zu Zeit menstruierte. Doch dies ist vielleicht das wichtigste Moment in seinem Traum: Er ist auf einer Wiese. Er entdeckt dort ein rechteckiges, ausgemauertes Loch in der Erde. Er sieht eine Steintreppe, die er furchtsam hinabsteigt. Unten befindet sich eine Tür mit einem Rundbogen, die von einem kostbaren grünen, vorhangähnlichen Brokat abgeschlossen ist. Dahinter ist ein rechteckiger Raum aus behauenem Stein mit einer gewölbten Decke. Vom Eingang reicht ein roter Teppich über die Steinfliesen zu einer niedrigen Estrade, auf der ein reichverzierter goldener Thron, »ein richtiger Königssessel«, steht. Vielleicht liegt ein rotes Polster auf dem Sitz, aber darauf steht etwas ähnliches wie ein Baumstamm, etwas Riesiges und fast bis an die Decke Reichendes. Es besteht aus Fleisch und hat einen gerundeten, gesichts- und haarlosen Kopf. Ganz oben auf dem Scheitel hat es ein einziges Auge, das unbeweglich noch oben blickt. Über diesem Kopf ist eine Helligkeit wie eine Aura. Das Ding bewegt sich nicht, doch Jung hat das Gefühl, es könne jeden Augenblick von dem Thron herunterkommen und auf ihn zukriechen. Er ist vor Angst wie gelähmt. Dann hört er von draußen, oben, die Stimme seiner Mutter, die ausruft: »Ja, schau ihn dir nur an. Das ist der Menschenfresser!« Er erwacht, schwitzend vor Angst, und noch viele Nächte danach fürchtet er sich vor dem Einschlafen. Jung schrieb, er habe erst viele Jahre später realisiert, daß das, was er gesehen hatte, ein »ritueller Phallus« war, und der Traum ihn auf das »anthropophagische Grundmotiv im Abendmahlssymbolismus« hingewiesen hat. Doch war es nur das? Was bedeuteten das blutrote Kissen und der blutrote Teppich, die zu diesem Ding führten? Im Erdboden zu verschwinden, heißt im Grab und im Schoß der Erde zu verschwinden, und dies ist die Wahrheit des Menschenfressers. Übrigens wird manchmal von einer Frau gesagt, sie sei ›männerverschlingend‹ oder ›männermordend‹. Bedeutete der Traum nicht das Eindringen in den Uterus? Und was ist mit dem Phallus? Irgend etwas stiftete eine furchtbare Verwirrung im Bewußtsein des Träumers, denn Jung sagte: »Ich weiß nicht, wo der anatomisch korrekte Phallus hergekommen sein mag«, als ob der kleine Junge niemals seinen Penis wahrgenommen hätte. Und doch: der Phallus hat keinen ›runden Kopf‹, sondern eine Harnröhre, obgleich diese in der Trauminszenierung nicht sichtbar geworden sein könnte. Dieser ›runde Kopf‹ gleicht den ›kleinen Monden‹, die von einer anderen ›luminosen Figur‹ ausgingen, welche aus der geheimnisumwobenen Tür zum Zimmer seiner Mutter heraustrat. Die Maoris verehren den Mond als menstruierende Göttin und bezeichnen sie als ›Rundkopf‹. Die Zervix hat einen runden Kopf wie auch die *Crows an Wragh*, das keltische Hexenkreuz.

Jung steigt in die Erde und geht durch den grünen Vorhang hindurch, als ob er in die Mutter zurückkehre, die ihn geboren hat. Er vernimmt ihre Stimme von außen und oben, wie das Kind im

Mutterleib die Mutter hören würde, wenn sie ruft: »Das ist der Menschenfresser!« Im Innern findet er ein phallusähnliches Ding, die Zervix, die insbesondere während der Menstruation, wenn sie Blut absondert, einem blutroten Teppich ähnelt oder einem Kissen, auf dem sie steht. Doch es ist sehr unwahrscheinlich, daß das Kind dies gewußt haben könnte, obgleich es bei seiner Geburt sozusagen von der Zervix ›gekrönt‹ worden ist. Es ist jedoch gut möglich, daß der Traum laut seinen eigenen Schlußfolgerungen »so weise war, daß er Probleme berührte, die weit über mein Wissen hinausgingen«. Vermutlich aber erkannte er in der Aura der mütterlichen Menstruation seine eigene inzestuöse sexuelle Erregung, die erste Wahrnehmung seiner Sexualität. Dieses Wissen ist demnach der Menschenfresser, denn es stimuliert die Sexualität und geht dann vorbei. Die Mutter verspürt sexuelle Erregung, die vom Inzestverbot untersagt wird, weil ihre Erfüllung zu Detumeszenz und Passivität führe. Sie ist auch der Menschenfresser, weil die Menstruation bedeutete, daß kein Kind geboren wird, daß das Fleisch des Kindes auf mysteriöse Weise verspeist wurde und sich doch im nächsten Zyklus wieder erneuert. Vielleicht entstand die kannibalistische Abendmahlssymbolik ursprünglich in diesem Kontext. Layard würde diese Vision der großen phallischen Mutter mit dem hohen Steinkegel auf Malekula vergleichen, an dem die Wiedergeburtsmysterien der Männer zelebriert wurden, sie ist möglicherweise auch der Archetypus der monolithischen rundköpfigen Kreuze in Cornwall, die mit ihren erhabenen Stellen bei einfallendem Licht die Mondphasen schattengleich zeichnen und einen ›Geburtskegel‹ ergeben. Sie ist der Menschenfresser auch wegen des gefährlichen Aspekts im Persönlichkeitswechsel der Mutter während der Periode. Jung schreibt, er sei im Traum von der fremden Gestalt eines Mannes in Schwarz verfolgt worden. Es war ein Mann in Frauenkleidern, ein »Jesuit« und »mein erstes bewußtes Trauma«. Auch hier taucht ein Phallus auf: in der anderen Dimension der weiblichen Sexualität, die als ›maskulin‹ wahrgenommen wird, weil sie verdrängt und aktiv ist; sie ist schwarz wie ein Schatten, weil sie als böse und schuldbeladen gilt; sie erscheint in Frauenkleidern, weil dies die Art ist, wie sich Frauen kleiden, losgelöst von ihren menstruellen Empfindungen. Jung beschreibt, daß seine Mutter dann mit ihm zu sprechen pflegte, als sei sie zwei völlig verschiedene Personen.

Dieser Traum hat offensichtlich Jungs spätere Arbeit weitgehend beeinflußt. Jedes Kind erlebt die Menstruation der Mutter, bewußt oder unbewußt. Es war Jungs Fähigkeit, dieses Erlebnis in lebendigen und erinnerbaren Bildern zu träumen, denen er *vertrauen* konnte, und aus deren Reichtum er im Laufe seines Lebens Nutzen zog. Er wäre der erste, der zugestehen würde, daß ein derartiger Traum nicht durch eine einzige Interpretation auszuschöpfen ist. Sein ganzes kreatives Leben hindurch war er aufgeschlossen und offen für das, was ihm die Frauen gaben. Dieses Geben geschah oft unbewußt, und die Schuld war zu groß, um vom Empfänger bewußt anerkannt zu werden: Von wahnsinnigen und gestörten Frauen erhielt er diese Gaben.

Zur Zeit seines »großen Traumes« war seine Mutter krank und die Ehe seiner Eltern in Schwierigkeiten. Dies machte Jung mißtrauisch, sobald das Wort Liebe fiel: »Das Gefühl, das sich mir mit dem ›Weiblichen‹ verband, war lange Zeit: natürliche Unzuverlässigkeit. ›Vater‹ bedeutete für mich Zuverlässigkeit und Ohnmacht.« Natürlich wird eine kranke Frau, deren Krankheit sich durch die Periode zudem noch verschlimmern kann, auch wenn sie keine unmittelbare gynäkologische Ursache hat, als »unzuverlässig« gelten und ihre Liebe wird wie Ebbe und Flut ab- und zunehmen, wie es im physischen Sinne ohnehin geschieht.

Jung berichtet, wie sehr ihn das »tropfende Blut und Wasser« interessiert hat, das aus dem Abluß eines Waschhauses floß, in dem Fischer eine Leiche aufgebahrt hatten. Die von Jung in seinem späteren Werk gefeierte rote Tinktur der Alchemie, die die Welt in ein erotisches Gold verwandelt, wie der goldene Thron im Traum von dem roten Kissen berührt wurde, muß hier bereits ihre transformierende Arbeit begonnen haben. Ist nun ihr Ursprung mütterliches Menstrual- oder Geburtsblut, dann wirkt sie mit Bestimmtheit in uns allen weiter.

Manchmal wird das Geburtsblut auch ›lochiales Blut‹ genannt; daher der Begriff ›Lokation‹ als der ›Ort, an dem Leben ist‹.

Joseph Campbell hat einmal anhand einer Anekdote diese, Jung eigene Empfänglichkeit in bezug auf Frauen geschildert[2]: Als junger Arzt hypnotisierte Jung einmal während einer Vorlesung eine Frau, deren linkes Bein gelähmt war. Sie fiel in eine tiefe Trance und erzählte dabei ununterbrochen von ihren bemerkenswerten Träumen. Dem jungen Dozenten gelang es nicht, sie zu unterbrechen und zu wecken, was ihn sehr beunruhigte. Doch endlich, nach zehn Minuten, gelang es ihm; sie fühlte sich schwindlig und war verwirrt. Darum sagte er zu ihr: »Ich bin der Arzt, es ist alles in Ordnung«, woraufhin sie ausrief: »Aber ich bin geheilt!« Sie schleuderte ihre Krücke von sich und lief aus dem Hörsaal; nach siebzehn Jahren konnte sie zum ersten Mal wieder ohne Hilfe gehen. Jung errötete vor Verlegenheit, und um seine Verblüffung zu verbergen, sagte er zu den Studenten: »Jetzt haben

Sie gesehen, was die Hypnose alles vermag.« Tatsächlich hatte er nicht die geringste Ahnung, wie dies hatte geschehen können. Er hatte gar nichts getan, doch die Frau erzählte überall von der wundersamen Heilung, und seitdem wuchs seine private Praxis.

Es gibt zudem die Phantasien der Frank Miller*, die in Form eines Tagebuches aufgezeichneten Erfahrungen einer an Schizophrenie ›erkrankten‹ Journalistin. Jung hatte diese Frau niemals persönlich kennengelernt, doch die Aufzeichnungen hinterließen bei ihm einen so tiefen Eindruck, daß er daraufhin seine eigene, sie weiter entwickelnde ›Improvisation‹ schrieb: *Symbole der Wandlung*. Dieses Buch glich »einer Explosion all jener psychischen Inhalte, die in der zusammengeschnürten Atmosphäre der Freudschen Psychologie keinen Raum, keinen Platz zum Atemholen finden konnten«. Dies alles entstand aus einigen wenigen Seiten eines Tagebuches einer halb-wahnsinnigen amerikanischen Frau: »Sie wirkten wie ein Katalysator auf die in mir angestauten, aber noch unstrukturierten Gedanken.«

Zur Menstruation selbst wird in diesem Buch nichts ausgeführt, doch es enthält viele Kapitel, die zu neuem Leben erstehen, wenn sie gezielt auf die weibliche Erfahrung hin gelesen werden, wie beispielsweise: »Das Opfer«, »Die zweifache Mutter«, »Der Kampf um die Befreiung von der Mutter«, »Symbole der Mutter und der Wiedergeburt«. Dieses letzte Kapitel gibt Auskunft über eine faszinierende »Nachtmeerfahrt« im Mutterleib/Bauch eines Fisches, oder in einer Arche, einer Truhe, einem Faß, einem Schiff usw., jeweils »eine Analogie zum Mutterleib«. Die Reise wird manchmal durch das Herausschneiden des Fischherzens beendet; der Bauch wird aufgeschlitzt und der Held entsteigt dem toten Tier. Es soll erinnert werden, daß die nicht-schwangere Gebärmutter menstruiert, und die Frau sich auf ihre ›Nachtmeerfahrt‹ begibt und durchlebt, was die Menstruation ihr an Schmerzen und Visionen enthüllt. Mit dem Fluß des Blutes erneuert sich das Empfinden: der Held (die Heldin) tritt in Erscheinung. Dies ist der Zyklus der Individuation (Jung) oder der »Integration ihrer Rhythmen« (Kestenberg), den die Frau allmonatlich erlebt und in dem sie lernen kann, was es zu lernen gibt. Der Held und Mann als ihr Begleiter kann sowohl Kind als auch Erwachsener sein; er lernt aus den Wandlungen der Frau, was er sonst niemals in solcher

---

* Frank Miller ist das Pseudonym dieser amerikanischen Journalistin. 1906 wurden die Materialien erstmalig von Theodore Flornoy in den ›Archives de Psychologie de la Suisse Romande‹, Genf, herausgegeben.
Vgl. C. G. Jung, Symbole der Wandlung, Gesammelte Werke Band 5, Olten 1973. (Anm. d. Ü.)

Unmittelbarkeit erleben könnte, was aber trotzdem wahr ist. Auf diese Weise hat auch Jung von den Frauen gelernt.

Es wäre merkwürdig, wenn nicht durch das gesamte Werk dieses Psychologen, dessen große Leistung darin bestand, uns aufzuzeigen, was aus der Welt der Mütter gelernt werden kann (so wie uns Freud die Welt der Väter gezeigt hat), das Thema der Menstruation leitmotivisch anklänge. In der ›magischen‹ Disziplin des Mittelalters und der Renaissance, der Alchemie, glaubte Jung auf »einen historischen Widerpart des Unbewußten« gestoßen zu sein. In diesen fremdartigen, magischen Texten sah Jung das altertümliche Pendant zu seiner eigenen »realen Magie«, um zu seinem wahren Selbst zu gelangen, welches die vier Seiten der menschlichen Natur vereint. Dies geschieht in einem mühsamen Prozeß der Vereinigung der Gegensätze, der Auflösung und Kristallisierung, oder durch die Beobachtung des rituellen Prozesses der Schwärzung (nigredo), der Weißung (albedo) zur Rötung (rubedo) hin; zu der roten Tinktur, welche die Welt in Wert oder Gold verwandelt; die Suche nach dem Stein (Lapis), der auch der Mutterleib ist; das Mischen der Grundbestandteile im weiblichen *krater* (dem Mischgefäß), welches zugleich das Gefäß der spirituellen Wandlung ist, die sich unter dem Beistand von vielseitigen und kenntnisreichen Geistern wie z. B. Mercurius vollzieht. Er ist der Stoff selbst und die Quelle, die »in ihrem Becken den Kreislauf vollendet . . . weil er (Mercurius) auch die Schlange ist, die befruchtet, tötet und sich selbst verschlingt, wie er sich auch wiedergebiert«. Dieser Prozeß setzt ein mit der *prima materia,* jener Substanz, die durch Transformation zum magischen Stein oder zur magischen Tinktur wird. Die *prima materia* ist die am geringsten geachtete Substanz, die sich trotzdem überall findet, und die vernachlässigt wird, weil niemand darüber nachdenkt: »Nimm den unreinen Bodensatz (fecum), der im Kochgefäß zurückbleibt, und bewahre ihn, denn er ist die Krone des Herzens«, und das königliche Diadem erscheint in »menstruo meretricis«, dem Blut der Hure. Wir haben gesagt, daß die Hure – Magdalena – Geschlechtsverkehr hat, aber nie schwanger wird. Die Glorifizierung erfolgt aus dem Rot: »Und wenn mein Liebster von dem roten Felsengrab getrunken, und den mütterlichen Quell im Ehestand gekostet hat, und mit mir von meinem roten Wein getrunken und in Freundschaft mit mir in meinem Bett gelegen hat . . .«, dann wird der geläuterte Körper wieder auferstehen.

Die Jungsche Psychologie erhellt in diesem System von Symbolen die Probleme moderner Menschen und ist damit wegweisend in der Suche nach Heilung, nach jenen Erfahrungen, welche die

Menschen auf eine innere Reise schicken, um von dort mit Reichtümern beladen zurückzukehren. Betrachten wir die Jungschen Schriften unter diesem Aspekt der menstruellen Erfahrung, dann erstehen sie zu neuem Leben und vermitteln Erkenntnisse, die für jede Frau relevant sind, weil sie Bilder enthalten, mittels derer sie ihre Träume interpretieren, stimulieren und ergründen kann.

Wenn nun die weibliche Erfahrung so überaus bedeutsam ist, dann sind diese Bilder für Männer nicht weniger heilsam. Jung war sich offensichtlich dieser Anwendungsmöglichkeit seiner Studien nie bewußt. Er äußert sich beispielsweise nicht dazu, wenn die ›Arcansubstanz‹* mit einem Ei verglichen wird, und er erwähnt in seinen Kommentaren der alten alchemistischen Texte nicht den physikalischen Zusammenhang: »Brich also das Haus ab, zerstöre die Wände, ziehe von da den reinsten Saft mit dem Blute aus . . .« Er vergleicht diesen blutigen Mondsaft mit der unerläßlichen Anteilnahme, die der Patient unbewußt auch dem Arzt abnötigt und ohne den kein therapeutischer Effekt erzielt werden kann. Er sagt auch, daß die Canicula, die Mondhündin, »den als wesentlich empfundenen Persönlichkeitsteil im Bauche trägt«, und daß »dieses Gefäß zerbrochen werden muß, um den kostbaren Inhalt, die *carno tenera,* die fleischliche Natur des Menschen herauszuziehen, denn sie ist die *una res* (eine Sache), um die sich das ganze Werk dreht«.

Und weiter: »Dieser Hund hat seinen schlimmsten Zustand bei Neumond, er kann andere affizieren und anstelle des Hundes, Steins, Lapis in seiner dunklen, weiblichen Gestalt tritt die Sulamitin des Hohen Liedes.« Jung drückt sogar seine Verwunderung darüber aus, daß die Begegnung von Sonne und Mond von Blutvergießen begleitet ist, obgleich dies eines der frühesten und bekanntesten Symbole der Menstruation ist. Daly würde dazu erklären, daß tiefgreifende Kindheitserfahrungen von einer »hysterischen Amnesie« zugedeckt werden und die Menstruation unserer Mutter der am tiefsten verdrängte Teil dieser Erfahrungen ist. Gleichwohl hat Jung aufgrund seines Vertrauens in seine Träume und Visionen genug von diesen Ursprüngen bewahrt, um damit den Menschen praktisch zu nützen. Es mag Frauen irritieren, daß all diese Erfahrungen *männlichen* Alchemisten zugeschrieben wer-

---

* »Die Erzeugung der Arcansubstanz, die generatio Mercurii, ist nur einem möglich, der völlige Kenntnis der Lehre hat; . . . sie spricht . . . die innere Erfahrung aus . . . Das Arcanum findet sich selbst in erster Linie *im Menschen;* es ist *sein eigentliches Selbst,* das er nicht schon weiß, sondern durch Erfahrung am Außen kennenlernt.«
Aus: C. G. Jung, Aion, Untersuchungen zur Symbolgeschichte, Zürich 1951, S. 238. (Anm. d. Ü.)

den, doch mit zwei rühmlichen Ausnahmen: Kleopatra aus Alexandrien und Maria Prophetissa, deren geheimnisvolle numerische Axiome sich in der Beziehung von menstrueller Synchronisation und Monat wiederfinden[3].

Nicht alle Jungianer haben die physische Besonderheit der Frauen so vernachlässigt wie Jung selbst. Robert Grinnell spricht von der »schmutzigen Mahlzeit« oder dem »Schweinefleisch«, das gleichzeitig tabuiert und heilig sei. In ihm erscheine »Mercurius menstrualis« und produziere eine »erneuerte Jungfräulichkeit«: ein Gedanke, der bei Layard wieder aufgegriffen wird, doch nicht im Zusammenhang mit der Menstruation. Sein Buch *The Lady of the Hare* handelt von der Anerkennung eines Traum-Hasen als dem »willigen Opfer«, mittels dessen sich ein junges Mädchen offensichtlich von einer geistigen Behinderung erholt. In seinem Buch *A Celtic Quest* untersucht er wiederum die Mythologie »des Entsetzens vor der Hexe, deren neidische Gier das Schlimmste auf Erden, ihr Blut aber das Kostbarste ist«. Auch Grinnell stellt Überlegungen zu der von einer menstruierenden Frau ausgehenden dämonischen, maskulinen Besessenheit an, die sich im »Basiliskenblick und dem menstruellen Gift« zeige. Die »schmutzige Mahlzeit« erscheint in einem Traum: Es ist in Palästina; durch einen Unglücksfall hat der Träumer einen jungen Mann, den Sohn eines Häuptlings getötet. »In einem Anfall von Wut gehe ich weg und komme zu einem verlassenen Haus am Meer, wo mir eine alte Dienerin verdorbenes Schweinefleisch zu essen bringt. Bevor sie es mir geben kann, kommt ein Hydraulikingenieur, nimmt es und spült es weg.« Nach Grinnells Beobachtung ist diese »schmutzige Mahlzeit« der »Haß alles Weiblichen und der Kampf mit der Sexualität«, ebenso aber auch »die Erlösung von der Spannung durch den menstruellen Fluß«. Die mit der Freßsucht seines Patienten verbundenen früh-pubertären Empfindungen scheinen sich hier primär um die Aktivität des ›Mercurius menstrualis‹ zu drehen, d. h. um eine transformierende Aktivität, die »bisexuell und tiefgreifender ist«, als es die ausschließlich maskuline oder feminine Gestalt des Mercurius je sein könnte. Die früh-pubertären Empfindungen treten als »erneuerte Jungfräulichkeit« auf. Er meint, von diesem, zur »Schwangerschaftsdiät« gehörenden Symbol gingen Resonanzen aus, wodurch »Königin Luna« den alten sterilen »König Sol« in einer Art »uterinem Bad« auflöse. Er verweist hier auf die Jungsche alchemistische Symbolik als ein Deutungsmuster für die Vorgänge in der Frau, so wie es Jung auch getan hat, obgleich bei ihm die Menstruation als solche weniger berücksichtigt wird.

Robert Grinnell schreibt, die »Fäulnis« sei der menstruelle und schöpferische Teil des Mercurius, und wenn sich der »alte König« auflöst, sei die »weibliche, lunare Seite des Patienten wiedererweckt« worden. Erinnern wir uns, was wir im Zusammenhang mit dem Kult des Blutopfers des alten Königs festgestellt haben, daß dies nämlich die Darstellung eines Psychodramas ist, in dem der sich ständig wiederholende, innere, den Frauen eigene Prozeß geschildert wird, doch daß wahrscheinlich beide Geschlechter, Frauen wie Männer, diesem Prozeß eine gesellschaftliche Bedeutung verliehen haben.

Esther Harding schreibt in ihrem Buch *Frauen-Mysterien,* dieses »Dunkel des Mondes« sei die Kraft des *Yin,* das auf die Männer einwirke. Die Frau werde, wenn sie weise ist, sorgsam mit ihr umgehen, da sie eine große Macht sei, die auf sie selbst wie auch auf den Mann Einfluß nehme. Die Jung-Schülerin Ann Ulanov vergleicht in einer sehr interessanten Studie die Ereignisse im Zyklus und die Liebe der Frauen mit dem Blut Christi, seinem Tod und seiner Auferstehung. Sie sagt, daß insbesondere die weibliche Seinsweise zu lange vernachlässigt wurde und beschreibt, welche Verwirrung ein Traum bei einer christlich-religiösen Frau stiften kann, in dem sie sich einem Göttinnenwesen nähert, weil sie dies als »Rückfall in eine primitive, heidnische Götzenverehrung« verstehe, während doch in Wirklichkeit die Göttin die »potentiell transformativen Kräfte« symbolisiere. Sie beschreibt weiterhin einen Traum, in dem ein Mädchen in einer Anstalt einen Mord mit einem Beil verübt hat. Die Träumerin lebt mit der Mörderin zusammen und will sie davon überzeugen, ein Geständnis abzulegen, fürchtet sich aber sehr davor. Doch die Mörderin hat etwas seltsam Allwissendes; es ist der »Schatten« oder der abgetrennte Teil, der ein Tabu bricht. Ulanov sagt: »Sofern wir mit Vorsicht und Sorgfalt diese vernachlässigten Aspekte unseres Selbst kanalisieren, werden sie weniger bedrohlich, d. h. zunehmend nützlicher.« Sie formuliert dies ganz allgemein und erwähnt hierbei nicht die Periode. Später schreibt sie, in der »weiblichen Ausprägung von Bewußtsein« erscheine die Zeit als etwas Periodisches und Rhythmisches, als etwas Zu- und Abnehmendes, was durch den Mond symbolisiert werde. »Jede Frau erfährt dies in den Blutgezeiten ihres menstruellen Zyklus und den sie begleitenden psychologischen Folgen.« Und weiter: »Während des Eisprungs ist der Körper der Frau rezeptiv und fruchtbar. Sie verspürt dann eine emotionale Offenheit, ist erfüllt von sexueller Energie und spürt eine neue Macht in ihrn schöpferischen Gedanken und Erkenntnissen. Befindet sich ihr Ich nicht in

Einklang mit dieser Phase ihres Zyklus, so verschwendet sie oftmals ihre Energie mit unnötigen Arbeiten, mit Gerede, vielleicht auch im flüchtigen Flirt. Kann sie sich aber im Einklang mit den Vorgängen in ihrem Körper und ihrer Psyche verhalten, dann gibt ihr dieser Zeitraum eine neue Sicherheit und ein größeres Vertrauen in ihre eigene Leistungsfähigkeit. Weil diese Wahrnehmung ihrer selbst in der psychosomatischen Wirklichkeit wurzelt, führt sie nicht zu Überschätzung oder Machtstreben, sondern zur Stabilisierung und realen Wahrnehmung ihrer *eigenen* Stärke. Während der Menstruation verspürt die Frau häufig die Konzentration ihrer Energien und Gefühle auf ein Zentrum unterhalb der Bewußtseinsschwelle. Wird sie diesem Zentrum entfremdet, erfährt sie diese Zeit als einen ›Fluch‹, als Launenhaftigkeit und Überempfindlichkeit, als Schmerz und Gereiztheit. Befindet sie sich in Harmonie mit sich selbst, kann diese Phase die Entwicklung produktiver Erkenntnisse fördern, kann neue Beziehungen oder schöpferische Möglichkeiten ergeben, die sich ihr plötzlich während des Eisprungs eröffnet haben.« Bleiben diese Kräfte beziehungslos zum ganzen Selbst der Frau, dann wird ein wacher Verstand schneidend, ein warmes Herz wehleidig, und aus Sensibilität wird Sentimentalität. Schließlich zeigt Ulanov am Beispiel antiker Geheimriten, welche Rolle Tanz und Musik in der Aktivierung der »weiblichen Ausprägung von Bewußtsein« gespielt haben, weil die Frauen darin ihre eigenen Körperrhythmen wiedererkennen konnten.

Dem weiblichen Zeitempfinden erscheinen alle Ereignisse im Licht des gerade Seienden, als eine Kette, bestehend aus einzigartigen Geburten und Wiedergeburten; dem männlichen Zeitempfinden dagegen, so schreibt sie, sind sie eine Reihe gleichwertiger oder vergleichbarer Augenblicke. Im weiblichen Bewußtsein beuge sich die Zeit dem *kairos* und weniger dem *chronos* des männlichen Bewußtseins, die natürlich beide in derselben Person erlebt werden könnten.* Das Weibliche sei darum dual, weil die Frauen von zyklischen Prozessen gelenkt werden, es sei zu- und abnehmend. Ann Ulanov hebt besonders hervor, daß einige religiöse Kunstwerke diese menschlichen Tatsachen in Gestalt einer halb lichten, halb dunklen Mondgöttin dargestellt haben, wie z. B. die schwarzen Jungfrauen des mittelalterlichen Montserrat und Einsiedeln; Maria hieß dort »der Mond der Kirche«. Sie zitiert Jungs Bemerkung, wonach in der Gottheit das weibliche Element

---

* Kairos (griech.): Gott des günstigen Augenblicks; in der Existenzphilosophie der Augenblick, in dem eine weitreichende Entscheidung getroffen werden muß. Chronos (griech.): Gott der Zeit (Anm. d. Ü.)

als die dunkle Seite erscheint; er schreibt auch, daß die meisten Frauen im Schatten der Männer stünden. Eine Frau darf sich nach Ulanov nicht ausschließlich dem Eros widmen, weil ebensosehr der Logos als Teil jener Dualität in ihr lebte und somit nichts exklusiv Männliches sei. Dieser Exklusivität aufzusitzen sei ein großer Fehler, schreibt auch Emma Jung in *Animus und Anima*.

Ann Ulanov weist mit Nachdruck darauf hin, daß ihrer Ansicht nach das Christentum ohne die Wiederbelebung der weiblichen Elemente fragmentarisch bleibe. Diese Elemente seien nicht nur in der Jungfrau Maria enthalten, sondern ebenso in Ruth und in den Stammesmüttern Jesu wie auch in der apokalyptischen Frau, die »mit der Sonne bekleidet« ist und »den Mond unter ihren Füßen« hat. Sie zitiert einen Ausspruch des Baal Schan: »Wenn der Mond scheinen wird so hell wie die Sonne, wird der Messias kommen.« Auch Layard schreibt über die Stammesmütter Jesu, die auf ihrer Macht als »Jungfrauen« beharrten: Diese Bezeichnung bedeutete nicht »bar jeder sexuellen Erfahrung«, sondern vielmehr »in ihrer weiblichen Integrität unberührt durch männliche Gesetze«. Nach Ulanov trägt Jesus »die weise Wunde« davon, schränkt aber ein, daß das »Stirb und Werde der Liebe« bei den Frauen auf den christlichen Mythos hinweisen und im Kontext der Passion Christi zum Ausdruck gebracht werden sollte. Wir stimmen Ulanov zu, wenn sie schreibt, der Mann fürchte sich nicht so sehr vor dem Nichts, sondern vielmehr vor der überwältigenden Wahrheit.

In Seymour Fishers ausführlichem Buch *Body Consciousness* finden wir dies bestätigt. Er schreibt, daß Frauen ihren Körper im Durchschnitt bewußter wahrnehmen als Männer; durch die gesellschaftlichen Stereotypien sei jedoch »die größere Sensitivität der Frau gegenüber körperlichen Symptomen negativ besetzt«. Sie darf nicht wissen, was sie weiß, obwohl sie »sich in größerem Maß als der Mann auf ihren Körper einstellt«. Sie verhält sich flexibler zu ihrem Körper, und sie kann es wahrscheinlich, weil sie menstruiert, ».... d. h. sie erfährt im Gegensatz zum Mann wiederholt umfassende und tiefgreifende Veränderungen in ihrem Körperempfinden in dem Maße, in dem ihr menstrueller Zyklus zu- und abnimmt.«[4] Die weibliche Innensicht kann zweierlei sein, meint Fisher, einmal Eitelkeit und Narzißmus, sozusagen ein »vergeblicher Versuch, störende Körpervorgänge zu meistern«, oder differenzierter und positiver »die Steuerung der weiblichen Kreativität in der Welt des Körpers«. Der Mann fühle sich dagegen vergleichsweise uneins mit seinem Körper. »Er erfährt ihn wahrscheinlich eher als einen Schatten, den er mitschleift. Er weiß nicht, was er mit ihm anfangen soll ...« Aber ein Mann kann von den körperlichen Veränderungen der Frau fasziniert sein und aus ihnen lernen: »Er kann ohne Bedrohung für sein eigenes System die Art und Weise beobachten, in der sich der Körper wandeln kann«; und mit dem Körper natürlich auch die Persönlichkeit. »Körperliche Veränderungen sind ein universelles Problem und eine universelle Herausforderung. Es . . . liegt in den unvermeidlichen Veränderungen im Körper, die den normalen Lebenszyklus begleiten«; die Beziehung zur Natur lehrt das Leben.

Ähnliches schreibt Esther Harding in ihrem Buch *Frauen-Mysterien*. Sie spricht von der Komplexität des weiblichen Rhythmus, der den Mondgezeiten gleicht: »Die Lebenskraft ebbt und flutet . . . nicht nur im Tages- und Nachtrhythmus . . ., sondern auch in Mondzyklen . . . Diese beiden Wandlungen erzeugen miteinander einen Rhythmus, . . . der schwer zu durchschauen ist . . . Die Menstruation lediglich als ›Fluch‹ anzusehen . . . bedeutet, daß man eine tiefe Erfahrung eines wesentlichen Teiles der Frauennatur verliert . . .« Sie untersucht einige Bräuche der Vergangenheit und Gegenwart, die sich mit dieser besonderen weiblichen Erfahrung befassen. Bei einigen Angaben bezieht sie sich auf Briffault und betont zugleich die Analogie zwischen dem Mond und den Gezeiten der weiblichen Erfahrung. Derartige, symbolisch ausgedrückte Erkenntnisse seien heute noch gültig. In einem Kapitel ist ein sehr schönes Traumbild einer als Meerjungfrau dargestellten Frau. Die Schuppen bedecken ihren Körper bis zur Brust, doch bei zunehmendem Mond fällt die Fischhaut immer mehr von ihr ab. Bei Vollmond ist sie nackt und vollkommen menschlich, dann behauptet sich wieder ihre nicht-menschliche Gestalt und auch ihr Gesicht scheint zu altern, sobald der Mond abnimmt. In der Periode des dunklen Mondes, bei Neumond, wird sie nicht dargestellt, aber eine Göttin, die das geschlungene ägyptische Ankh-Kreuz trägt, thront auf einer der Seiten. Dieses Bild wurde von der Träumerin »die Phasen der Göttin« genannt. Dr. Harding kommentiert: »Auf dem Bild steht der dunkle Mond, die dunkle Frau, hinter der Sonnengöttin Sekhet, der Göttin des Lebens.« Die Sekhet der ägyptischen Mythologie war die Furchtbare, sie war eine Gestalt der Hathor und wurde besonders von den Frauen verehrt, sie ist die Liebes- und Schicksalsgöttin. »Sie ist so bluttrunken, daß die Götter, um die Menschen vor völligem Untergang durch die Hathor zu schützen, Unmengen roten Bieres bereiten müssen, das sie für Blut hält«*. Das Schuppenkleid dage-

---

* Erich Neumann, Ursprungsgeschichte des Bewußtseins, Zürich 1949, S. 70. (Anm. d. Ü.)

gen symbolisiert die »Herrschaft des Instinktes« (Harding). Über die Symptome der Frauenkrankheiten schreibt sie: »Die Einsicht, daß ihre Symptome anzeigen, daß ihre bewußte Einstellung nicht in Übereinstimmung mit den tiefen Bedürfnissen ihrer eigenen Natur sind, diese Einsicht würde es ihr ermöglichen, sich dem Problem in einer intelligenteren und konstruktiveren Weise zuzuwenden. Die Bedeutung der alten Tabu-Bräuche läßt sich . . . ergründen.« Auch sie drückten in symbolischer Form bestimmte Bedürfnisse aus, wenngleich sie auch verzerrt oder mißverstanden worden seien: »Ebenso hat die Frau zur Zeit des dunklen Mondes Gelegenheit, mit einer tieferen, grundlegenden Schicht ihres eigenen Seelenlebens in Berührung zu kommen. Symptome körperlicher oder seelischer Störungen zu dieser Zeit zeigen an, daß ein Konflikt zwischen ihrer bewußten Haltung und den Forderungen ihrer eigenen Natur besteht, und wenn sie als einen Hinweis erkennt, daß sie es nötig hat, mit sich alleine zu sein, weil eine innere Notwendigkeit sie zur Introversion ruft, sich den Anforderungen des äußeren Lebens für ein Weilchen zu entziehen und an den geheimsten Orten ihres eigenen Herzens zu leben, so wird sie imstande sein, den Zusammenhang mit den tieferen Schichten ihrer eigenen Natur wieder herzustellen.« Dies klingt ausgezeichnet aus dem Munde einer hochgeachteten Jungianerin, aber wir meinen, daß die Ruhe nicht für alle Frauen und nicht zu allen Zeiten das unvermeidlich tiefste Bedürfnis während ihrer Periode ist, noch sollte sie als solche festgelegt werden. Jede Frau ist anders, jede sollte sich dieser Rhythmen bewußt sein, welche Wirkung sie auch immer im Individuum hervorrufen mögen. Niemand sollte sich von ihnen überraschen lassen oder sich den »Unterbrechungen und Veränderungen« (Ulanov) unterwerfen. Bei vielen Menschen hat »die Zuwendung zu jener anderen Seite, die so oft im Kampf um eine adäquate und der Konvention entsprechende Anpassung geopfert wurde, eine seltsam heilende Wirkung«.

Emma Jungs großartige Studie über die Gralslegende befaßt sich mit dem weiblichen *krater* oder Gefäß der geistigen Wandlung⁵. Auch hier entsteht ein Moment zu neuem Leben, wenn wir die gelehrten Einzelheiten auf die allen Frauen gemeinsame Erfahrung beziehen, wenngleich die Autorin selbst die körperliche Erfahrung nicht besonders hervorhebt. Es sind dies die Gestalten ihrer inneren Begegnungen. Sie sind vielleicht nicht so alltäglich, aber es liegt in der Macht der Frauen, diese symbolischen Ereignisse auf ihre physische Natur zu beziehen. Darüber hinaus setzt die Kraft der Symbole auch einen Heilungsprozeß in Gang, durch den die verachteten weiblichen Funktionen wieder zu ihrem Recht kommen. »Wenn in einer rituellen Handlung ein Mythus dargestellt oder in allgemeinerer, einfacherer und profaner Form, wenn ein Märchen erzählt wird, so besteht für den, der daran Anteil nimmt, d. h. der sich davon berühren läßt, die heilende Wirkung darin, daß er durch diese Anteilnahme in eine archetypische Form des Verhaltens eingeordnet wird und dadurch selber ›in Ordnung kommen kann‹.« Jenes »selber« ist vielleicht einseitig gemeint, und die Leserin oder der Leser könnte erbost sein darüber, daß alle Gralsereignisse so utopisch scheinen. In der Tat ist es ein Traumland, aber wovon die Rede ist, das geschieht überall, hier und jetzt: die ›Hälfte des Himmels‹ menstruiert, und alle Welt träumt. Frauen mögen sich an der äußerst männerorientierten Sicht der Gralslegende stören, doch es eröffnen sich neue Sehweisen, wenn sie lesen, wie Emma Jung die Ankunft des roten Ritters (Parzival, Anm. d. Ü.) beschreibt, daß er seinen Trinkbecher über die Röcke der Königin verschüttet, und wie sie sich zornig in ihre Gemächer zurückzieht. Sie ist wie der »rote Mann« der Alchemisten, sie ist die Verkörperung jener rätselhaften *prima materia*, jener dem Manne innewohnenden Weiblichkeit, des Blutes, das »erlöst« in den Gralskelch floß, des Blutes, »in dem alles gesühnt wird« und das »die Gefühle der Menschen zutiefst bewegt«; sie ist jenes »heiße Gift, das mit zwei Silbernen und wie Halbmonde geformten Messern des kranken Königs Wunde zum Bluten bringt«.

Der Tisch der Gralsburg heißt im lateinischen *mensa;* Emma Jung setzt dies in Beziehung zu *mensis,* Monat. Auf diesem Tisch wird das Fleisch auf einem silbernen Teller, der einem Mond gleicht, zerlegt. Der Gral ist mit Blut gefüllt und bildet »damit eine Brücke zum noch ungelösten Problem der stofflichen Welt und des Bösen . . . (und) vermittelt gleichsam direktes und persönliches Angeredetsein des Individuums durch Gottes Stimme, wodurch eine neuen Zeiten angepaßte Verbindung des Menschen mit der Gottheit hergestellt und eine fortschreitende Verwirklichung von Gottes Aufforderung an den Menschen ermöglicht wird.« Sollte es nicht besser heißen: ›die neuen Zeiten, in denen die Frau zu ihrem Recht kommt, in denen eine neue Verbindung zwischen der Frau und dem Göttlichen möglich geworden ist‹, sollten wir nicht eher von der ›Aufforderung der Göttin‹ reden, oder vom ›Muttergott‹?

Wir lesen bei Emma Jung die Geschichte eines rot gekleideten Naturwesens, des weiblichen Geistes des Mannes, der Anima, der ihr Blut oder Empfinden aus dem Schatten, dem Gegner, zugeflossen ist. Das rote Kleid ist mit Sternen übersät, und die »rote Farbe weist auf Blut, Emotion und Gefühl hin«. Dies ist Melusine, die im menschlichen Blut wohnt, wo sie »Heilkraft und Verwandlungsmöglichkeiten besitzt. Sie muß zu dem werden, was sie immer schon war: nämlich ein Teil einer Ganzheit.«

Im ganzen Buch von Emma Jung über den Gral finden sich Spuren und Hinweise, daß hier nicht nur eine Geschichte erzählt wird, sondern daß sie hier und heute auf die alltägliche, weibliche Erfahrung anwendbar ist. Wie kann man diese Geschichten auf die eigene Erfahrung beziehen? Als erstes müßte die Vorstellung vom Gral als einer Allegorie für den Uterus und die Vagina akzeptiert werden: dieser Becher voll Blut, die Menstruation, welche so viele zu entdeckende Geheimnisse enthält. Ein zweiter Schritt wäre, die Wirklichkeit der Gestalten als jene, dem Leben inhärente Mächte zu akzeptieren. Dies trifft insbesondere auf die von Jung als ›Animus‹ bezeichnete Erscheinung zu, womit er jene Triebkraft bezeichnet, von der die Frau in einer bestimmten Situation erfaßt wird, und die in ihren Träumen oft als Mann, dunkel, mysteriös und kriminell erscheint, oder in ihrem Empfinden als männlich gefärbte Energie erscheint. Wir haben bereits gezeigt, daß solcherart Energie häufig im Paramenstruum auftritt und die ›andere Dimension‹ der weiblichen Sexualität repräsentiert. Gewiß soll das nicht heißen, die Frau sei im Innern ein Mann; es wäre ein grundlegendes Mißverständnis. Sagen wir besser, der Animus der Frau symbolisiert die Beziehung zwischen ihrem Selbst und ihren unbekannten, inneren Territorien. Es gibt noch andere, sowohl männliche als weibliche Gestalten, aber der Animus ist gewöhnlich am aktivsten und einflußreichsten. Warum nun aber ein *Mann* in der Frau? Dem ließe sich entgegenhalten, daß das Problem der Welt ein Problem des Männlichen ist, so daß dessen Lösung in der inneren Welt in maskuliner Gestalt erscheint. Aufgrund der geschlechtlichen Polarisierung der Natur in männlich und weiblich wird das unbekannte Etwas in der Frau wahrscheinlich von einer männlichen Gestalt verkörpert. Nach Bettelheim hieße dies, daß wir als Säuglinge männlich und weiblich in einem waren, wobei beim Mädchen die männliche Komponente während der Pubertät in den Untergrund tritt. Wenn dieses Modell wahr sein sollte, dann können wir daraus schließen, daß jede Menstruation die Umstände der ersten, der Menarche in Erinnerung ruft, wodurch die in den Untergrund getretene Komponente des Selbst wieder lebendig wird. Ihre Energien sind gewöhnlich unerwünscht. Den Männern sind sie verschlossen, was ein Grund sein mag, weshalb sie sie verfluchen. Wäre nun dieser andere Teil des Selbst integriert, dann würde der Mann mit seinen Energien nicht ›besitzen‹, sondern statt dessen kooperieren wollen. Eine Frau, die eine positive Beziehung zu ihrer Periode hat und sie in geistiger oder träumerischer Form bebildert, die fähig ist, sich jeden Monat dieser anderen Seite ihres Selbst wieder anzunähern, wird vermutlich keinerlei schwerwiegende Probleme mit der Menopause haben. Möglicherweise wird dann diese andere Seite Teil der ganzen Natur der Frau, wodurch sie neue Energien erlangt. Wird jedoch dieses andere Selbst als ein zwar monatlich wiederkehrender, aber doch fremder Besucher empfunden, dann ist eine Integration ausgeschlossen. Stärker als je zuvor wird es dann zum Teufel. Vieda Skultans hat bei den von ihr untersuchten Frauen festgestellt, daß sie die Menopause als »strukturellen oder anatomischen Wechsel« betrachten. Eine siebzigjährige Frau hat ihr erzählt, daß Frauen durch die Menopause »innerlich zu Männern werden«.

Ein großes Verdienst dieser Jungianerinnen liegt möglicherweise darin, daß sie den Weg aufgezeichnet haben, über den Frauen den Kontakt zu diesem ›maskulinen‹ Prinzip herstellen und es in ihr Leben integrieren können, so daß dessen Energien nicht verloren, noch durch Verdrängung insbesondere menstruell bedingter Krankheiten verursacht werden[6].

Barbara Hannah zitiert Jung in einem wichtigen kleinen Buch mit dem Titel: *The Problem of Contact with the Animus*. Jung schreibt aus der entgegengesetzten, der männlichen Sicht. Seine Aufgabe ist es, die Beziehung zu seiner *Anima* zu suchen, seiner inneren ›weiblichen‹ Dimension, die im Wachzustand oder im Traum die Personifikation der geheimnisvollen, unbekannten Frau seiner Phantasien ist. Jung schreibt: »Ein Mann tut daher das einzig Richtige, wenn er die Figur der Anima als eine autonome Persönlichkeit auffaßt und persönliche Fragen an sie richtet.« Er fügt hinzu: »Ich meine dies als eine wirkliche Technik.«* Für die Frau bedeutet die Annäherung an ihre neue Dimension, bestimmte wichtige Unterschiede zu erkennen und Probleme anzupacken. Zuerst einmal ist ihre psychologische Struktur exakt mit der des Mannes vergleichbar in dem Sinne, daß die Beziehungen zu ihrem »unbekannten Selbst«, ihren unbekannten Reserven, ihr wahrscheinlich in persönlicher Form entgegentreten. Bei einem Mann kann dieser Kontakt über seine *Anima* hergestellt werden, bei einer Frau ist es der *Animus,* der ihr in männlicher Gestalt entgegentritt. Das Unbekannte wird immer als Widersacher (Jung) des Subjekts personifiziert. Dies geschieht nicht deshalb, weil die Frau ›wirklich‹ innerlich ein Mann ist, sondern weil ihre Beziehung zu

---

* C. G. Jung, Die Beziehungen zwischen dem Ich und dem Unbewußten, Gesammelte Werke Band 7, S. 221. (Anm. d. U.)

unentdeckten Dingen, insofern sie nicht von ihr integriert und besetzt werden, als das ›Andere‹, was sie bewußt nicht ist, personifiziert wird. In der Tat vereinigt sie wie jeder Mensch beide Prinzipien, das der Frau wie auch das des Mannes, doch wir haben gesehen, in welcher Weise ihre ›maskuline‹ Seite, durch gesellschaftliche Bedingungen beispielsweise, ihr entfremdet wird. In dem Versuch, diese Aufspaltung ihres Selbst zu beenden, wird sich das ›Andere‹ oftmals gerade in dieser Polarisation ausdrücken. Wenn die Gesellschaft ihr nun sagt, ihr größter Wunsch sei der Besitz dessen, was dem Mann gehört, dann wird das ›Andere‹ wahrscheinlich eine männliche Gestalt annehmen; wird ihr dieser ›Wunsch‹ verboten, dann nimmt das ›Andere‹ eben eine verbotene männliche Gestalt an. Ein derartiger Mechanismus scheint die Frauen fortwährend zu unterjochen. In der Tat bedeutet es ganz einfach, daß sie ihre ungenutzten Fähigkeiten mit Mut angehen müssen, und – was am allerwichtigsten ist – der schwarze Mann darf nicht zerstört, sondern muß integriert werden. Dies führt zu einem höchst wichtigen Punkt. Viele Autoren, unter ihnen auch Emma Jung, scheinen anzunehmen, daß sich das psychologische Muster der Beziehung der Frau zu ihrem Animus von dem des Mannes zu seiner Anima unterscheidet. Sie sagt zu Recht, es sei Aufgabe des Mannes, etwas von seinem Stolz zu verlieren, so wie es die Aufgabe der Frau sei, mehr Selbstvertrauen zu gewinnen. Allerdings haben wir festgestellt, daß die Jungianerinnen trotz ihrer Aufgeschlossenheit gegenüber der Symbolik von natürlichen Ereignissen doch dazu neigen, deren Wurzeln in der Außenwelt, insbesondere der psychologischen, zu übersehen. Emma Jungs Gralbuch bezeugt implizit die Macht und den Wert der Menstruation, ohne dies jedoch explizit auf die weibliche Erfahrung des monatlichen Blutvergießens und der Selbstopferung zu beziehen. Wir selbst glauben, daß dieses Beziehungsmuster bei beiden Geschlechtern identisch ist, *ausgenommen dort, wo es durch die monatliche Periode und das menstruelle Tabu verändert wird.*
Es gibt eine Vielzahl von Symbolen der inspirierenden Muse oder Anima des Mannes, doch in dem Maße, in dem die Menstruation tabuiert wird, werden auch die persönlichen Symbole der weiblichen Inspiration bzw. des Animus tabuiert. Denken wir nur an all die kitschigen Madonnenbilder, die von Männern gemalt worden sind! Wieviele Bilder gibt es dagegen von der ›anderen Seite‹ der Frau? Heathcliffe*, der mit seinem Kopf so lange gegen einen

---

* Heathcliffe, Hauptfigur in Emily Brontës Roman *Wuthering Heights* (deutsch: Sturmhöhe, Frankfurt a. M. 1938). (Anm. d. Ü.)

Baum schlägt, bis er blutet? Der verletzte König der Gralslegende, der über das unfruchtbare Ödland herrschen muß, bis ein Ritter ihn fragt, wozu der blutgefüllte Kelch dient?

Es bedeutet: wird die Quelle des Animus freigelegt, dann wirkt sie oft mit außergewöhnlicher Macht; manchmal in der Tat in aller Abscheulichkeit, da sie als Repräsentant der in der Periode enthaltenen ›anderen Dimension‹ der Weiblichkeit seit so langer Zeit geächtet wurde. Manchmal ist diese Kraft destruktiv, was Barbara Hannah am Beispiel der Besessenheit der Jeanne Fery beschrieben hat. Dies erinnert besonders an die Parabel über Besessenheit in heutiger Zeit, nämlich den Film *Der Exorzist*.

Jeanne Fery war eine Nonne, begabt und von außergewöhnlichen Fähigkeiten, die in vielen Stimmen, männlichen und weiblichen, zu ihr sprachen. Doch wie im Film wurde dies mißbraucht und zunichte gemacht durch die gewalttätige Anwendung des Exorzismus. Daraufhin wurde ihr Denken männlich, was ihr der Priester wiederum verbot und als teuflisch bezeichnete. Dann schlüpfte der Geist in die Gestalt der Maria Magdalena, doch unglücklicherweise war dieses christliche Symbol des Frauseins nicht genügend ausgeprägt, um Jeanne zu ihrer Erfüllung zu führen; sie regredierte schließlich zum Kind, und ihre überraschenden Fähigkeiten erloschen.

Es ist ein frühes Beispiel für fehlgeleitete weibliche Leistung. Barbara Hannah folgert daraus, daß Jeanne Fery besser in der Lage gewesen wäre, sich selbst zu verstehen, wenn der Priester mit dem ›teuflischen‹ Animus gesprochen hätte. Oder wie Marie-Louise von Franz in ihrem Buch *Das Weibliche im Märchen* zur Bedeutung des ›Teufels‹ schreibt: »In solch einem Fall kann die Erneuerung nur aus der Diskussion mit dem anderen Prinzip, dem Teufel oder dem Prinzip des Bösen, je nachdem, was gerade ausgeschlossen wurde, kommen«[7].

Ein anderer, höchst wichtiger Punkt ist zudem, daß die Anima-Energie nicht nur deswegen in befremdlicher Weise agiert, weil sie seit so langer Zeit geächtet war und so gewaltsam ›maskulinisiert‹ wurde, sondern auch aufgrund unserer eigenen Unvertrautheit mit instinktiven Prozessen. Die Menstruation *ist* ein solcher instinktiver Prozeß: eine natürliche Wunde, die auf natürliche Weise heilt, und die alle menschlich-natürlichen Körperprozesse mit Energie speist; – wir haben gesehen, wie radikal der physiologische Vorgang ist. Unsere Vorstellung von instinktiven Prozessen, also von Vorgängen, die gesetzmäßig und ohne unser Zutun geschehen, orientiert sich an der Tier- und Pflanzenwelt: der kreatürlichen Welt außerhalb von uns. Es ist daher kaum mehr verwunderlich, daß besonders während der Periode unsere Wahrnehmung dieser Prozesse animalische Gestalt annimmt. Jung hat geschrieben, daß in einem charakteristischen Krankheitstraum hilfreiche Tiere oder Menschen mit Tierköpfen erscheinen; es sei ein Zeichen, daß der Heilungsprozeß eingesetzt habe. Wahrscheinlich dienten die von vielen Kulturen, unter anderem der ägyptischen, dargestellten tierköpfigen Gestalten, die sogenannten theriomorphen Götter, der Beschwörung dieser hilfreichen Mächte.

Die Frauen, welche für sich Methoden der Tagträume und Traumerinnerungen entwickeln, um die in der Periode zutage tretenden neuen Territorien zu entdecken, dürfen nicht überrascht sein, wenn ihnen wie im Märchen sprechende Tiere begegnen, oder ein Mann mit einem Tierkopf, den sie nun wie im Märchen von der Schönen und der Bestie in einen richtigen Mann verwandeln müssen. Hier reift das Animalische zum Animus.

Eine unserer Bekannten halluzinierte rote Ameisen auf einem Türpfosten. Wir fragten sie, ob sie zur Zeit menstruiere, und sie bejahte. Die Ameisen, so folgerte sie, symbolisierten die geschäftigen, instinktiven Aspekte ihrer Periode, archaisch und unbewußt. Der Gedanke fesselte sie, und über ihrem Interesse verlor sie ihre Furcht: anstatt zu halluzinieren, begann sie nun zu träumen. Sie träumte von kleinen, rattenähnlichen Tieren, die ins Haus kamen; draußen, auf den Bäumen, loderte wie Feuer das leuchtendbraune Fell von Affen auf. Auch dies waren Symbole ihrer menstruellen Instinkte, nur jetzt waren sie auf einmal warmblütig und fast menschlich. War sie im Traum oder in der Phantasie imstande, mit einem dieser Tiere zu sprechen oder ihm zuzuhören? Als sie es tat, änderte sich gleichzeitig ihr gesamtes äußeres Leben. Sie war fähig eine Entscheidung zu treffen, die ihr aussichtsreichere Perspektiven eröffnete und sie in ein anderes Land führte. Ein Ethnologe würde sagen, sie habe sich einen hilfreichen animalischen Geist oder Familiar* erworben. Dieser Vorgang ist vollkommen natürlich und möglicherweise der Grund, warum Menschen sich Haustiere halten oder warum junge Mädchen aufblühen, wenn sie für Tiere zu sorgen haben: sie sorgen für eine Seite ihrer eigenen Natur.

Die heute im Westen so beliebten, heilsamen Yoga-Stellungen sind beispielsweise verschiedenen Tierhaltungen nachgeahmt und werden häufig nach ihnen benannt; das gleiche gilt für Kung

---

* Familiar, Kurzbezeichnung für Spiritus familiaris, d. h. ein zum Hausstand gehöriger, dem kundigen Beschwörer der Dämonen als persönlicher Diener zugeordneter dienstbarer Geist. (Anm. d. Ü.)

Fu-Kampfstellungen. Durch diese Disziplinen sollen instinktive Grazie, Harmonie und spontane, unreflektierte Präzision und Sorgfalt vermittelt werden. Yoga und Tanz sind gleichfalls psycho-physiologische Heilmittel bei menstruellen Störungen. Wer Yoga lernt, hat oft heftige Träume. Sie sollten niedergeschrieben und ihre Symbole zur Meditation benutzt werden, wodurch wiederum andere, häufig in einer bestimmten Reihenfolge auftretende Träume hervorgerufen werden können. Richtet sich nun die Meditation auf die Periode aus, dann können auf diese Weise Menstruationsstörungen gemeistert werden.

Für die in vielen Kulturen vorherrschenden Pubertätsriten ist die Einbeziehung eines animalischen Geistes charakteristisch. Der junge Aspirant geht in die Wildnis, baut sich eine Hütte und fastet so lange, bis er einen Traum, eine Halluzination oder Vision hat, in der ein Tier zu ihm spricht. Dieses Tier ist dann sein animalischer Verbündeter; es wird ihm immer helfen und ihn leiten, sooft er es ruft. Er braucht lediglich die Augen zu schließen und an seinen Helfer zu denken, dann wird er mutig oder gewinnt eine Erkenntnis, die ihn aus einer Sackgasse führt. Solche männlichen Riten sind oft dokumentiert worden; Schamanen haben ein strengeres, aber verwandtes Training zu bewältigen[8]. Hierbei wird nicht so recht wahrgenommen, daß das Erträumen eines Leittraumes oder der Erwerb eines animalischen Geistes zu den Besonderheiten der Schulung von *Frauen* gehörte, und daß diese Ereignisse in der Menarche gesucht und, wo sie auftraten, hochgeschätzt worden sind. Miriam van Waters nennt dafür viele Beispiele und Devereux' gründliche Untersuchung über die Mojave-Indianer bestätigt dies. Die Träume der Menarche werden hier gewöhnlich als unschätzbare Führer für das zukünftige Leben betrachtet.

Ein bestimmtes Geist-Tier kann dann für den Rest des Lebens bestimmend sein. Carmen Blacker hat aufgezeigt, daß die modernen spiritualistischen Praktiken in Japan sich in einer ungebrochenen Reihe aus den altertümlichen schamanistischen Lehren entwickelt haben. Ihrer Beschreibung nach waren die Schamanen ursprünglich Frauen; Briffault teilt diese Meinung. Die schamanistischen Kollegien haben die Menstruation mit Sicherheit nicht vernachlässigt oder gar mißachtet, denn ihre Symbole der Periode waren die zyklischen Phasen des Mondes. Möglicherweise sind die sich mittels hilfreicher Geister artikulierenden schamanistischen Praktiken der Besessenheit ursprünglich aus der Freisetzung von Energien während der Periode entstanden. Es gibt Hinweise, daß diese Geister manchmal nicht nur als Tiere, sondern auch als ungeborene Kinder erschienen, d. h. statt der Schwangerschaft stellte sich das Blut der Periode ein, und das Blut sprach mit dem Geist des nicht empfangenen Kindes. Leider entwickelten sich daraus auch Kulthandlungen, bei denen angeblich für magische Zwecke die Frucht abgetrieben wurde. In einem Menstruationskult, wo die natürlichen, bewußt angewandten Energien von Frauen genützt würden, wäre dies überflüssig. Vieda Skultans sagt, daß sich in einem walisischen Bergarbeiterdorf moderne spiritualistische Praktiken, die die Rolle der Frauen definieren und erweitern, im Zusammenhang der menstruellen Ereignisse erhalten haben. Männer dürfen dann zwar Lehrer oder Heilkundige sein, aber diese Rolle unterliegt in einem gewissen Maß weiblichen Energien, wie sie in C. G. Jungs Leben wirksam gewesen sind. Möglicherweise wurden auch die sibyllinischen Kollegien wegen des monatlichen ›Abstiegs‹ organisiert. In Kapitel V wird dies ausgeführt.

Emma Jung kommentiert in *Animus und Anima* die Widerstände beim Mann, der seinen Stolz überwinden muß, um mit den Personifikationen seiner Anima in Beziehung zu treten; bei einer Frau dagegen läge das Problem darin, Selbstvertrauen zu gewinnen. Sie schreibt: »Die Auffassung, daß das Männliche an sich wertvoller sei als das Weibliche, liegt ihr im Blut« *(sic)*. Darum sollte sie – ganz kritisch – auf das hören, was ihr der Animus sagt. Barbara Hannah beschreibt einen solchen Dialog: »Die Kunst besteht darin, dem eigenen ›Widersacher‹ eine Stimme zu verleihen, und ihm die Mittel des Ausdrucks … zur Verfügung zu stellen. Diese Methode erfordert sehr viel Übung.« Das ist richtig, doch sind erst einmal die Prämissen akzeptiert, dann zeigt sich hier eine den Frauen eigene natürliche Begabung. In der Tat ist jedes Kunstwerk das Produkt eines solchen Dialoges, und es bedeutet, daß der Künstler oder die Künstlerin die Spuren dieses Zusammentreffens so präzise zum Ausdruck bringt, daß wir es nachvollziehen können, wodurch unsere eigenen Integrationsprozesse beeinflußt werden. Einer der Schlüssel ist also die ›aktive Imagination‹, d. h. Schreiben, Lyrik, Malerei, das Aufzeichnen von Träumen und der Versuch, die eigene Phantasie zu aktivieren und kritisch anzuwenden. Die Rabbiner wußten, daß »der Traum der Deutung folgt«. Es bedeutet: wird ein Traum gedeutet, dann werden in allen weiteren Träumen noch mehr Informationen folgen. Daraus resultiert auch der sehr komische Feedback-Effekt, daß Freudianer von ihren Patienten klassische Freudsche Träume bekommen bzw. die Jungianer Jungsche Träume. Tatsache ist, daß deren psychologische Methoden lediglich *Sprachen* sind, die etwas ausdrücken, was die Traumkräfte benutzen können, im Gegensatz zur abgedroschenen Alltagssprache. Freud und Jung und alle anderen haben insofern nur Wegweiser zum Dialog mit dem Traum, dem unbekannten Selbst, entworfen. Daraus können sie keinerlei Anspruch auf objektive Wahrheit ableiten, *es sei denn den, daß ihre Systeme funktionieren*. Wer nicht in der Lage ist, für sich selbst eine Sprache zu entwickeln, für den ist ein professioneller Analytiker, der solch eine Sprache für ihn formuliert, oft hilfreich. Wir meinen aber deswegen nicht, daß er – weil er mit der Sprache umzugehen versteht – auch notwendigerweise einen besonderen Zugang zur Wahrheit hat. Wir haben im Gegenteil gesehen, daß die meisten Psychologen einen wichtigen Teil der menschlichen Erfahrung, nämlich den Menstruationszyklus, ausklammern. Doch es gibt viele Sprachen. Die Psychologie heute versucht erneut, den durch die Entfremdung von der Natur und der Frau entstandenen Störungen abzuhelfen, aber sie hat auch ein Interesse am weiteren Fortbestehen gewisser Aspekte dieser Entfremdung.

Im Reich der unbewußten Fähigkeiten, die zum Zwecke der Individuation nach Kommunikation und Integration streben, ist jede Erscheinung bedeutsam. Um sie zu verstehen, bedarf es nicht unbedingt eines speziellen Vokabulars, denn sie ist ja ein Teil der natürlichen Sprache des *eigenen Selbst*. Sie ist eine Art Körpersprache, die keinen Spezialisten braucht. Alles, was sie benötigt, ist Sensitivität, die Bereitschaft zur Veränderung und das Vertrauen in etwas, das größer ist als man selbst. Träume müssen nicht unbedingt gedeutet werden, *wichtig ist, sie zu erleben*.

Die Untersuchung über das Weibliche steckt noch in den Kinderschuhen, weil ihre Autoren und Praktiker nicht die Quelle des gefährlichen *negativen Animus*, des zerstörerischen maskulinen Geistes in den Frauen, die ihre Analysen von allen Seiten bedrängt, realisiert haben. Wo man die Menstruation verachtet, wird ein tiefer, instinktiver Prozeß in der Frau ignoriert und gehaßt: doch er wird mit seiner ganzen evolutionären Kraft zurückkehren und unser körperliches Sein weiterhin bestimmen. Darum sagen wir, daß der Teufel im Christentum eine Repräsentanz des Animus der menstruierenden Frau ist, denn die christliche Ethik hat die Frau und ihre natürlichen Mächte verteufelt. In alten Zeiten wurde Cernunnos, dieser sanft-gehörnte keltische Gott, als Symbol für bewußt gewordenes, instinktives Leben verehrt, und zum Zeichen für das bewußte Wissen um die gehörnte Gebärmutter mit ihren prächtig geschwungenen, trompetenförmigen *tubae uteri* trug er Hörner. Erst durch die aufgrund männlicher Hegemonie betriebene Verbannung dieses Lebens wurde er zum dunklen Schatten der Frau und verkam zum »entfesselten Hormon«.

Viele Jungianer sind bereit, die Gegebenheiten der Natur einzubeziehen, sofern sie den Mut dazu aufbringen. Symbole haben sowohl eine physische wie auch eine psychische Realität. Esther Harding zeigt, wie im weiblichen Traum die Mondwandlung erlebt wird, nämlich als ruhige Sequenz von Veränderungen, wobei jeder Teil sich des anderen bewußt ist. Sie zeigt, daß die Frau ihre Periode als psychologische Möglichkeit der Begegnung mit ihrem tieferen Selbst wahrnehmen kann. Leider stellt Dr. Harding diesen Vorgang nur vage mit den tatsächlichen physischen Prozessen in Verbindung; Emma Jung dagegen äußert sich höchst bestimmt zur Rolle des Animus (in *Animus und Anima*), aber auch sie verknüpft die Möglichkeiten der Begegnung mit dem Animus nicht mit den tatsächlichen physischen Rhythmen. In ihrem Buch *Die Graalslegende* schreibt sie jedoch: »In den Träumen und Phantasien auch glücklich verheirateter Frauen tritt oft eine geheimnisvoll faszinierende Männergestalt auf, ein dämonischer oder ein göttlicher Traum- oder Schattengeliebter ... Es handelt sich um einen Archetypus.« Zugleich vermutet sie, daß Frauen häufig »im geheimen mehr oder weniger bewußt die Idee hegen, daß eines ihrer Kinder, mit Vorliebe das älteste oder das jüngste, von ihm abstammen.«

Dies ist der ›andere Mann‹ der Frau, und in vielen Kulturen ist der Mond oder die Mondschlange das allegorische Bild des monatlichen Blutes. Was geschieht, wenn die Frau die Fähigkeiten dieses Geliebten als nicht auf ihren leiblichen Sohn übertragbar, sondern eher als ihr gehörig betrachtet, als ihr »göttliches Kind« und eigenes Selbst, welches sich wie der Mond im Kreislauf ihres Zyklus selbst gebiert?

Rivkah Kluger, die den Spuren der biblischen Geschichte über die Königin von Saba nachgegangen ist, sagt über sie, sie verkörpere die Weisheit Salomos, und wie die Sulamit im Hohenlied sei sie der Geist der Frau. Sie habe sich aus der ihr auferzwungenen dämonischen Rolle befreit, ohne ihre instinktive Seite zu vernachlässigen. Kluger schreibt: »Wird eine Frau durch die Verbindung mit dem Animus von der Besessenheit durch ihn befreit – d. h. *anstatt er zu sein verbindet sie ihr weibliches Empfinden mit ihm –*, dann wird sie sowohl männlicher, weil sie ihre männliche Seite akzeptiert und entfaltet, als auch weiblicher, weil der nun akzeptierte Animus ihre Weiblichkeit nicht länger unterdrückt, verzerrt oder vernichtet.« Für uns heißt dies, auch die Vielfalt der Instinkte während der Periode zu akzeptieren.

In einer salomonischen Geschichte wird erzählt, daß der König die Königin *erkannte,* als er ihr Abbild auf dem spiegelnden Boden wahrnahm; und er sah ihren Tierfuß, ihren gespaltenen Huf. Dieser, so heißt es, sei ihr aus einem Tropfen Drachenblut erwachsen. Aber war diese Spalte ein tierisches Merkmal? Wir glauben, daß Salomo weise das Blut unter ihrem Rock erkannt hat.

Rivkah Kluger nennt uns überzeugende Gründe für die Annahme, daß die Königin von Saba einst Lilith, Adams erste Frau, war, die wie die Menstruation als Dämonin verbannt wurde und in Gestalt der schwarzen Sulamit im Hohenlied wiederkehrte.

Marie-Louise von Franz zeigt uns, wieviel wir über unser vernachlässigtes Selbst aus der Sprache der Märchen und Volkssagen lernen können. Diese Märchen und Sagen sind bei begabten Erzählern spontan entstanden und sprachen eine natürliche Bildersprache. Die Grimmschen Märchen sind eine Art Göttinnenbibel, ein Buch der Erscheinungen und Phantasien, die dem inneren Erleben nachgebildet sind. »Erneuerung kann nur aus der Auseinandersetzung mit dem anderen Prinzip des Bösen oder was immer auch ausgeschlossen wurde ... entstehen. Man muß a) in die Auseinandersetzung mit dem Unbewußten eintreten und b) versprechen, daß sich das Leben in Zukunft nach neuen Richtlinien orientiert.«

Dieser »Teufel« kann zunächst als der »guten« Seite entgegengesetzt erscheinen, und er selbst und die von ihm gestellten Bedingungen als einseitig, unglaubwürdig, unrealistisch. Es könnte bedeuten: sich absondern, niedersinken und vollkommen neue Lösungen finden. Sie können als Traum, Vision oder blitzartige Erkenntnis in Tagträumen Gestalt annehmen. Die Selbsterneuerung durch die Periode vermittelt als solche bereits eine Erkenntnis, wenn sie ebenso wie vom Künstler mit Hilfe der geschulten Imagination bewußt erfahren wird. Die Entwicklung der imaginativen Fähigkeiten ist ein Geburtsrecht aller Menschen.

Die prämenstruelle Spannung kann das gesamte Spektrum von Gut und Böse, Hell und Dunkel, Liebe und Haß umfassen. Unmögliches und Mögliches rotiert mit enormer Energie und Geschwindigkeit, bis schließlich die Periode einsetzt und sich die ungeheure Spannung entlädt und alles wieder verändert. Wird dieser Vorgang nicht nur im Körper bewußt vollzogen, dann ist der monatliche Kampf nicht bloß die stetige Wiederholung einer Zwangssituation. Die Erfahrung von Wachsen, kreativem Aufruhr, die Qual der Wahl und die Lösung, die sich wie von selbst ergibt, all dies ist möglich. »Nichtstun und Abwarten« ist vielleicht das beste Mittel, das wichtigste aber ist, nichts zu fürchten.

Emma Jung hat eine Reihe von Träumen und Phantasien zur

Illustration der »Vielgestaltigkeit des Animus« aufgezeichnet. Sie spricht zwar nicht explizit von der Bedeutung der Menstruation, doch nach dem Lesen ihrer Aufzeichnungen bleibt kein Zweifel, daß die Erzählerin dieser Träume eine heilsame Beziehung zu ihrer physischen Natur gefunden hat. Die triebhafte Animus-Energie erscheint zuerst als vogelköpfiges Monstrum, dessen »Leib nur eine Blase war«, wie ein Ballon. Es verkörpert eine Energie, die »früher im Besitz jenes Mannes gewesen (war), auf den der Animus projiziert (wurde)«. Die Frau kann nun dieses Symbol als ihre eigene Kraft und ihren eigenen Besitz anerkennen. »Neben einem vogelköpfigen Unwesen erscheint eine Art Feuergeist, ein Elementarwesen, nur aus Flammen bestehend, eine unheimliche Macht, ein Sohn der ›unteren Mutter‹, hexenhaft und unheimlich.« In einem Traum wird er zu »Urgo, dem Zauberdrachen«, der ein Mädchen in seiner Gewalt hat und die »Fähigkeit (besitzt), sich nach allen Richtungen auszudehnen, so daß für das Mädchen keine Möglichkeit besteht, aus dem Bereich des Ungetüms hinauszugelangen«.

Emma Jungs Patientin phantasiert einen Tanz, der in Indien stattfindet: »Einen Tanz der Verwandlungen, wobei sie einen Schleier nach dem anderen abwerfend, in buntem Wechsel bald Tiere, bald Menschen vortäuscht ... Sie tanzt weiter und weiter, bis sie schließlich, wie eines letzten Schleiers, sich auch noch ihrer Körperhülle entledigt und als Gerippe zur Erde sinkt. Die Überreste werden begraben; aus dem Grab wächst eine Blume hervor und dieser wiederum entschwebt eine weiße Frau.« Diese Meditation bewirkt eine reale Transformation, »nicht eine bloß dargestellte. Es ist eine wichtige Funktion des Höheren, das heißt überpersönlichen Animus, daß er als wahrer Psychopompos Wandel und Verwandel der Seele leitet und begleitet.« In diesem Falle sind die »Phantasien« wahrhafte »Meditationen«, und sicheres Anzeichen für deren tatsächliche Realisierung ist der lebendige und spontane Traum.

Das Mädchen träumte von »einem geisterhaften Geliebten, der auf dem Mond wohnt und jeweils im Nachen des neuen Mondes gefahren kommt, um ein Blutopfer, das sie ihm zu geben hat, entgegenzunehmen. In der Zwischenzeit lebt das Mädchen frei als Mensch unter Menschen, wenn aber der neue Mond naht, verwandelt der Geist sie in ein reißendes Tier, und einem unwiderstehlichen Zwange folgend, muß sie auf einsame Höhen steigen und das Blutopfer darbringen. Dieses Opfer aber verwandelt den Mondgeist, so daß er selbst zur Opferschale wird, die sich verzehrt und wieder erneuert, das verrauchte Blut aber zu einem pflanzenartigen Gebilde, aus dem vielfarbige Blumen und Blätter entsprießen.« In einem anderen Traum taucht ein Mörder namens »Amandus« auf. Er erscheint wie Blaubart und lockt das Mädchen, nachdem er ihm Wein zu trinken gegeben hat, in ein unterirdisches Gemach, um es zu töten. In einem plötzlichen Liebesimpuls umarmt das Mädchen den Mörder, »der dadurch seiner Macht alsogleich vollständig beraubt wird und mit dem Versprechen, als hilfreicher Geist ihm in Zukunft zur Seite zu stehen, sich in Luft auflöst.«

Dies sind nicht etwa Märchen oder exotische Riten einer primitiven Gesellschaft, sondern die erlebten Symbole der Integration einer Frau von heute, die nur den Mut zu diesem »einsamen Blutopfer« oder »Liebesimpuls« gegenüber dieser Gestalt des erwachten, vielleicht bösen Animus brauchte, um den verleugneten Teil ihres Selbst aufs neue zu besitzen. »Der Geisteszwang des Mondbräutigams«, nämlich die menstruelle Epidemie, wurde durch das freiwillige Blutopfer, durch die »gespendete Libido« und die Anerkennung von Wert und Bedeutung des Blutes, durchbrochen. »So wird hier durch Liebe, durch das Umfangen des gefürchteten Unholds seine Macht gebrochen«; statt dessen gewinnt sie seine Hilfe.

Marie-Louise von Franz interpretiert das Grimmsche Märchen »Die drei Federn«, in dem sich eine häßliche Kröte in eine Frau verwandelt, die sich als rechtmäßige Königin des Königreiches entpuppt. Sie interpretiert diesen Vorgang, als handele es sich um einen Mann, aber wir meinen, daß ihre Worte ebenso auf eine Frau zutreffen. Sie schreibt, die Verwandlung der Kröte in eine schöne Frau bedeute praktisch, daß bei einem Mann, »wenn er den Mut und die Geduld hat, seine nächtlichen Sexualphantasien zu akzeptieren, sie auf ihren Inhalt hin prüft und ihnen erlaubt, sich fortzusetzen und zu entwickeln und sie schließlich aufschreibt (was ihre weitere Amplifikation erlaubt), sich seine Anima in vollem Licht darstellt. Wenn er gedankenverloren ›Männchen malt‹ und die in seiner Zeichnung zum Ausdruck gekommene Sexualphantasie weiterentwickelt, dann tritt häufig das ganze Problem seiner Anima in Erscheinung, doch nun weit weniger unmenschlich und kaltblütig. Mit ihr steigt die verdrängte weibliche Welt auf . . .«
Doch diese verdrängte weibliche Welt muß für den Mann wie für die Frau das Problem der Menstruation, ihres Wesens und ihrer Erscheinungsweise, mit einschließen. Niemals hätte in Vergessenheit geraten dürfen, daß die Anima menstruiert. Marie-Louise von Franz kommt zu dem Schluß, daß all die Erzählungen von Schätzen, die in diesen Psychodramen, den Märchen, aufgefunden

werden, auf die begrabene, verachtete und vernachlässigte Funktion hinweisen, die in der Natur des Menschen als verkrüppelt und häßlich erscheint. Die häßliche Hexe erschreckt den Ritter, doch er schläft mit ihr; am nächsten Morgen wacht er auf und findet die schönste Frau der Welt in seinem Bett. Es ist die vernachlässigte und mißachtete Funktion der Vier, (Empfinden, Denken, Fühlen, Intuition), die dort, wo sie wiedererlangt wird, das Leben verändert.

Die Jungianer sagen häufig, daß die Funktionen des Denkens und Fühlens in unserer Welt weitaus häufiger eingesetzt werden als die Funktionen der Intuition und der Empfindung. Eine Möglichkeit zur Wiederherstellung des Gleichgewichts ist die Hervorhebung des physiologischen Aspektes: Die Erfahrung der Blutung ist im rhythmischen Fruchtbarkeitskreislauf jeder Frau diejenige Phase, die am gründlichsten mißachtet und als »Wunde« betrachtet wird. Doch die einzige Wunde, die einzige schmerzliche Verletzung wird von jenen zugefügt, die die Menstruation verachten und fürchten. Jung schrieb einmal: »Die minderwertige Funktion . . . ist wie eine offene Wunde . . ., durch die alles eintreten kann«[9]. Er spricht auch von einer fünften Funktion, die er die »transzendente« nennt, da sie aus dem Zusammenspiel der Vier hervorgehe bzw. sie vereine.

Diese »transzendente Funktion« ist identisch mit der geschulten und kreativen Imagination. Elizabeth Sewell nennt sie die »postlogische Fähigkeit«, die den Logos befriedige und doch über ihn hinausgehe – wie jede Kunst, auch die Märchen.

Bruno Bettelheims Buch *Kinder brauchen Märchen* setzt sich ebenso wie die Arbeit von Marie-Louise von Franz mit der praktischen, integrativen Kraft der Märchen auseinander.

In einem der Kapitel untersucht er die Bedeutung des Fluches, den die »gekränkte Fee« in »Dornröschen« ausspricht. Zwölf Feen sind zur Taufe eines Kindes eingeladen worden und bringen ihre Gaben. Die dreizehnte, böse Fee jedoch wurde bei der Einladung übergangen, und so verhängt sie über das Kind einen Fluch, der besagt, daß es sich an einer Spindel (distaff)* stechen und folglich bluten wird. Der König, ihr Vater, läßt daraufhin alle Spindeln im Land entfernen, weil er die Blutung verhindern will, aber eines Tages betritt das Mädchen eine verborgene Kammer im Schloß, in der eine alte Frau spinnt; es sticht sich in den Finger und sinkt in

---

* »Der Fluch steht im Zusammenhang mit der Spindel . . ., wobei zu beachten ist, daß das englische Wort *distaff* mit der Zeit den gesamten Bereich des Weiblichen ganz allgemein bezeichnet hat.« Aus: Bruno Bettelheim, Kinder brauchen Märchen, Stuttgart 1977, S. 221. (Anm. d. Ü.)

einen tiefen Schlaf*. Alle Menschen im Schloß, alle Lebewesen schlafen fortan hundert Jahre lang. Eine hohe Dornenhecke wächst um das Schloß, bis sich eines Tages der magische Prinz mit seinem Schwert einen Weg durch das Dickicht bahnt und die Prinzessin mit einem Kuß erweckt. Bettelheim schreibt: »In der Bibel wird die Menstruation gelegentlich als ›der Fluch‹ bezeichnet, und es ist der Fluch einer Frau – der Fee –, der die Blutung verursacht.« Es wird offenkundig, daß die Blutung überhaupt kein Fluch gewesen wäre, wenn der Vater des Mädchens nicht versucht hätte, ihre Pubertät zu verhindern. Was bedeuten nun die dreizehn Feen? Das Sonnenjahr der Väter ist in zwölf Monate unterteilt, während das Jahr der Frau gemäß ihrer Erfahrung dreizehn Perioden hat, denn die durchschnittliche Länge des Menstrualzyklus beträgt 28 Tage. Dies zu vergessen, d. h. die dreizehnte Fee zu vergessen, bringt den Fluch mit sich. Bettelheim zieht daraus ein Fazit: »Die Geschichte von Dornröschen prägt jedem Kind ein, daß ein traumatisches Ereignis – wie die erste Blutung des jungen Mädchens zu Beginn der Pubertät und später beim Geschlechtsverkehr – tatsächlich die glücklichsten Folgen hat. Die Geschichte schärft ihm ein, daß man aber keine Angst davor zu haben braucht. Der ›Fluch‹ ist ein versteckter Segen.«

* »Dornröschen betont, daß auch die lange, ruhige Konzentration auf das eigene Ich notwendig ist. Während der Monate vor der ersten Menstruation und oft noch einige Zeit unmittelbar anschließend sind die jungen Mädchen passiv, machen einen verschlafenen Eindruck und ziehen sich in sich selbst zurück ... Überwältigt von ihrem Erleben der plötzlichen Blutung sinkt die Prinzessin in einen langen Schlaf, in dem sie vor allen ... vorzeitigen sexuellen Begegnungen sicher ist, geschützt von einer undurchdringlichen Dornenhecke.« Aus: Bruno Bettelheim, a.a.O., S. 214. (Anm. d. Ü.)

Kapitel IV
Menstruiert der Mond?

I

Heute sind Intellekt und Körper einander so entfremdet, daß wir beim Anblick des Mondes nur noch seine Schönheit bewundern. Doch gleichzeitig fragen wir uns, ob nicht den alten Legenden über das Zu- und Abnehmen des Mondes eine Wahrheit innewohnt, die uns und unser Schicksal beeinflußt. Bei Neumond werden wir uns insgeheim vielleicht dreimal verneigen, mit dem Geld in den Taschen klimpern, darauf hoffend, daß es bei zunehmendem Mond mehr wird. Sehen wir den Mond durch Glas, dann bangen wir vor dem Unglück, das folgen könnte. In der Tat geschieht ein Unglück, wenn wir ihn spiegelverkehrt sehen und den zunehmenden mit dem abnehmenden Mond verwechseln. Warum das so ist, wird im folgenden gezeigt.

Wir lesen in den Zeitungen von neuen Entdeckungen der Vor- und Frühgeschichte und neuen Enthüllungen über den Mond. Erst vor kurzem hat sich eine Kontroverse über die Funktion der sogenannten ›Aubrey holes‹ in Stonehenge entzündet, als Gerald Hawkins aufgrund von Computerberechnungen behauptete, dieses megalithische Monument einer von uns als primitiv bezeichneten Kultur sei ein ausgeklügeltes Computersystem zur Berechnung der Sonnen- und Mondfinsternis gewesen. Welches Interesse hatten diese ›Wilden‹ am Mond? Warum haben sie diese riesigen Steinblöcke aus Wales herangeschafft, ein Unternehmen, wozu nach Berechnungen sämtliche Arbeitskräfte dieser Gegend über einen Zeitraum von siebzig Jahren nötig gewesen waren – nur um etwas über den Mond zu erfahren? Der Vermessungskundler Alexander Thom hat nun eindeutig nachgewiesen, daß nicht nur Stonehenge, sondern noch viele andere monumentale Überreste aus der Steinzeit, mindestens 4000 Jahre v. Chr., zur Mondberechnung eingesetzt wurden. Noch älter sind sogar die von frühen Völkern in Tierknochen gemeißelten Kerben, die zur Markierung der Mondphasen mit rotem Ocker eingefärbt wurden[1].

Wem galt dieses Interesse? Aus den Mythologien der Völker entnehmen wir, daß der Mond immer und überall, in allen Zeiten und Kulturen außer unserer eigenen (*wir* schicken Apollo in

Gestalt einer Rakete und als Astronauten auf einen Mondspazier-
gang) das Zentrum eines in hohem Maße leidenschaftlichen, religiösen Interesses war. Zeit wurde wahrscheinlich in Mondphasen
oder Monaten berechnet; in unserem Kalender passen die Monate
nicht exakt ins Sonnenjahr. Gregor XIII., von dem unser heutiges
Kalendersystem stammt, hat die Monate durch eine willkürliche
numerische Aufteilung in Tage, ohne Beziehung zu den Mondereignissen festgelegt. Unser Kalender macht uns im Verhältnis
zum Mond asynchron, obgleich sich die Menschen vergangener
Jahrhunderte offenkundig darum bemüht haben, in Übereinstimmung mit ihm zu leben[2].

Warum? Welches Ereignis im menschlichen Leben entspricht den
Ereignissen des Mondes? Gibt es irgendeine Verbindung zwischen
der menschlichen Fruchtbarkeit und dem Mond? Es scheint mehr
als zufällig, wenn die meisten medizinischen Bücher die durchschnittliche Dauer des weiblichen Menstruationszyklus mit 28
Tagen angeben. Die Zahl gibt, wie Paula Weideger verdeutlicht
hat, nur einen sich aus der Zykluslänge von Tausenden von Frauen
zusammensetzenden Durchschnitt an. Sie schreibt, möglicherweise habe keine der Frauen, von denen die statistischen Berechnungen ausgehen, einen 28-Tage-Rhythmus, sondern einen 15-Tage-
Zyklus oder gar 41-Tage-Zyklus. Tatsache ist jedoch, daß bei
einer Mehrheit von Frauen sich der Zyklus um diese Zahl 28
gruppiert. Eine sehr übliche Zykluslänge liegt bei etwa vier Wochen. Die Länge des Mondzyklus von einem Neumond zum
nächsten beträgt ebenfalls vier Wochen bzw. nach dem synodischen Monat 29,53 Tage. Sogar der Name des Zyklus als *menstrueL-
ler* Zyklus leitet sich nach Auskunft der Lexika vom lateinischen
mens, mensis in der Bedeutung von Monat ab. Dort heißt es auch,
»Monat« sei gleichbedeutend mit »Mond«. Bei Partridge wird
unter dem Stichwort »Monat« auf »Maß« verwiesen. Es wird
ausgeführt, daß die Mondwechsel das historisch erste Zeitmaß
waren, das über einen Tag hinausging. Unter »Menstruation«
wird auch auf »Maß« verwiesen. In dem Absatz heißt es, »Menstruation« stamme von »Monat« und daher vom »Mond« ab.
Weiter steht dort, daß die folgenden Begriffe sich aus den Maßen,
die der Mond vollzieht, ableiten: Messung, Ausmessung, Mensur,
meßbar, Vermessung, angemessen, Dimension, Unermeßlichkeit,
Meter, Diameter, Parameter, Perimeter, Mahlzeit u. v. a.

Die Vermutung liegt nahe, daß viele unserer Gedanken dem
Mondmaß zugrundeliegen. Alle Begriffe für »Ratio« leiten sich
aus dem lateinischen »ratus« ab und bedeuten: zählen, berech-
nen, rechnen; alle Begriffe für »Verstand«: Ermahnung, geistig,

Deutung, Mahner, Warner, Manie, Mänade, automatisch, sogar ›Moneten‹ sind etymologisch mit dem lateinischen *mens* oder dem griechischen *menos* verwandt. Beide bedeuten »Verstand« *(mind)* oder »Geist« *(spirit)* und sind dem lateinischen »Mond« oder »monatlich« äquivalent. Das griechische Wort für Mond ist *mene*.

Die Griechen kannten drei Begriffe für Gebärmutter: *hustera, delphus* und *metra*. Der Begriff *metra* bezeichnet den Gebärmutterhals und den Muttermund. Bei Galenos wurde der Begriff »Mund der Gebärmutter« von *metra* kommend ins Frühlateinische mit *cervix uteri* übersetzt. Demnach ist der Zyklus der Gebärmutter das Maß des menschlichen Zyklus; sogar die Griechen nannten ihn das *meter* der Frau. Es ist dasselbe Wort, das auch für den Mondzyklus benutzt wurde. Der Gebärmutterhals oder *metra* gibt ein Zeitmaß für den menstruellen Monat durch seine Veränderungen in Farbe, Größe und Lage. Durch das Spekulum gesehen ähnelt die Zervix einer in einer Mondsichel ruhenden Kugel. Damit wollen wir sagen, daß unserer Sprache und unserem Denken eine Vorstellung von Maß oder Proportion zugrundeliegt, die ursprünglich mit der monatlichen Wiederkehr des Mondes assoziiert wurde. Viele der Begriffe, die wir als Kategorien einer rationalen Wissenschaft benutzen, sind »Mondbegriffe« (*lunatic words;* im Deutschen ist die einzige Bedeutung von *lunatic:* verrückt, wahnsinnig, geisteskrank, mondsüchtig. Anm. d. Ü.).

Möglicherweise hatten diese Vorstellungen von Maß und Verhältnis ihren Ursprung nicht nur im Verlauf des Mondes am Himmel, sondern auch in dem sich herausbildenden Rhythmus des weiblichen Zyklus. Er entwickelte sich im Laufe der Evolution und beeinflußte sowohl die Frauen selbst als auch die Menschen, mit denen sie lebten. Dies hat Spuren in der Sprache hinterlassen. Briffault schreibt, daß der Mond immer mit der Menstruation der Frau in Verbindung gebracht und oft auch für ihre Ursache gehalten wurde. Der Übergang von einer Mondphase zur nächsten war eine Zeit des Kräftesammelns und Nachdenkens. In vielen Gesellschaften war der Mond ein lebendiger Rhythmus, der beachtet und befolgt wurde. »Menstruation« bedeutet »Mondwechsel«. Deutsche Bauern nennen die Periode »Mond«; im Französischen heißt sie »le moment de la lune.« Sabbatu war der Sabbath oder die Menstruation der babylonischen Göttinnen und damit eine Tabuzeit, in der nicht gearbeitet wurde. Die Mandingo, die Susu und verschiedene Kongo-Stämme nennen die Menstruation ebenfalls »Mond«. Ein europäischer Richter an einem Gericht in Indien geriet in Verwirrung, als eine Zeugin »wegen des

Mondes« nicht erscheinen konnte. In den Werken von Aristoteles heißt es, daß Frauen bei Neumond menstruieren; im ehemaligen Britisch-Ostafrika gilt die Menstruation als vom Neumond »verursacht«. Die Papua glauben, daß der Mond mit den Mädchen geschlechtlich verkehrt und sie deshalb bluten. Die Maori nennen die Periode die »Mondkrankheit«. Eine alte Maorifrau sagte, »daß eine Frau immer zum gleichen Zeitpunkt vom Mond berührt werde«, eine andere Maori, daß der Mond der wahre oder ewige Mann aller Frauen sei und »die Ehe zwischen Mann und Frau eine Sache ohne Bedeutung«. In Feuerland nennt man den Mond »Herr der Frauen«.

Nach Briffault trifft die Bezeichnung des Mondes als des »wahren Mannes der Frauen« eine fundamentale Feststellung zur Beziehung zwischen Menstrualzyklus und Mond. Eine weitere Aussage nennt den Mond »Herr der Frauen«; er wird zum Symbol der Frau in ihren Wechseln, zur großen Mutter. Sie ist die Hauptgöttin in den Tempeln, die »Königin des Himmels«: ob als Isis, Ischtar, Demeter oder Artemis; sie hat die Attribute des Mondes. Von ihr wird gesagt, sie habe – wie die Jungfrau Maria – die Welt, Gott erschaffen. Ihr Ritus hängt eng mit dem Mond und den offensichtlich analogen Phasen des weiblichen Zyklus zusammen.

Nicht nur die Phasen selbst, sondern auch ihr jeweiliges Ende wurde aufmerksam verfolgt. Bei den nigerianischen Ibo ist der Tag des Neumondes der Sabbath und der »Tag der Frau«. Das gleiche gilt für den Kongo. Die Wembafrauen weißen ihre Gesichter, sobald der Neumond naht. Frauen auf den Aleuten haben besondere Riten und Tänze, die sie im Lichte des Vollmondes aufführen, während die Trobriander die Mondwechsel für rituelle Feste des Werbens und Sichvereinens benutzen. Briffault schreibt, daß das Beobachten des Mondverlaufs in allen entwickelten Religionen vom Nahen Osten über Ägypten bis nach Europa existiere. Aubrey berichtet, daß zu seiner Zeit im Norden Englands »die Weiber auf einem in der Erde ruhenden Stein niederknieten und den Mond anbeteten«. In Zennor, Cornwall, stehen die Überreste eines solchen Steines, der, wie die Bewohner dieser Gegend heute noch glauben, eine Frau in eine Hexe verwandelt, wenn sie wie der Mond um ihn kreist und den Mond darauf anbetet. In Irland war es Brauch, daß Frauen auf die Knie fielen und ausriefen: »Oh Mond! Verlasse uns ebenso gesund, wie du uns aufgefunden hast.« Es gibt viele vergleichbare, mit dem Mond zusammenhängende Relikte weiblicher Praktiken. Wir nennen sie »abergläubisch«, aber das Wort bedeutet eigentlich, aus einer vergangenen Religion, einem »Überglauben« stammend: Die Teufel einer jeweils herrschenden Religion sind meistens die »übriggebliebenen« Götter und Göttinnen einer historisch früheren Religion. Erich Neumann schreibt dazu in seinem Buch *Psychologie des Weiblichen*, insbesondere in dem Kapitel »Über den Mond und das matriarchale Bewußtsein«, daß die Etymologen die Bedeutung des Wortstammes »Geist« von der Bedeutung des Wortstammes »Mond« zu trennen versucht haben, obgleich beide in der Tat identisch seien[3]. So gehöre das Wort *men* (Mond) und *mensis* (Monat) zur Wurzel *ma* und zum Sanskrit *mas*. Andrerseits sei »Geist« mit der Sanskrit-Wurzel *manas,* dem griechischen *menos* und dem lateinischen *mens* verwandt. Nach Partridge bedeutet das polynesische Wort *mana* »die dem Universum innewohnende nicht-körperliche Elementarkraft«; vom Stamm her ist es mit demselben *manas* im Sanskrit verwandt, von dem er vermutet, daß es im Altertum von aus Indien kommenden Händlern eingeführt wurde. Wir haben in Kapitel II beschrieben, welches persönliche *mana* oder *charisma* eine menstruierende oder kurz vor der Menstruation stehende Frau hat. Und wir haben dort gesagt, daß diese geistige Energie Schrecken und Schmerzen verursacht, wenn sie frustriert wird.

Darüber hinausgehend haben die Griechen den Begriff *noumenon* zur Bezeichnung des Neumondes bei Festen benützt. Es ist eine Kategorie, die Kant in seiner ›Kritik der reinen Vernunft‹ gebraucht, welche die metaphysische, nicht-gegenständliche, immanente Elementarkraft hinter den Dingen meint, die wir allgemein als Phänomen bezeichnen. Kant hat in seinem patriarchalischen Denken natürlich solche weiblichen oder intuierten Dinge wie *noumena* nicht entdecken können.

Neumann sagt, daß es für die Trennung von »Geist« und »Mond« keinen erkennbaren Grund gibt. Aus der Geist-Wurzel *menos* »sproß Geist, Herz, Seele, Mut, Feuereifer; *menoinan,* an etwas denken, meditieren, wünschen; *memona,* im Sinn haben, beabsichtigen; *mainomai,* denken, aber auch in Gedanken versunken sein und rasen, wozu *mania,* Besessenheit, Raserei und *manteia,* Wahrsagung gehört«. Andere sich daraus ableitende Worte sind »Zorn«, »offenbaren«, »lernen«, »sich erinnern« und »lügen«.

Aus keinem vernünftigen Grund ist, so scheint es, diese Wurzel der Mond-Wurzel *men* (Mond) entgegengesetzt worden; *mensis,* Monat; *mas* und *ma,* messen. »Ihr entspringt ... auch *metis,* Klugheit, Weisheit; *metiesthai,* meditieren, im Sinn haben, träumen.« Die Wortbedeutung der Mond-Wurzel, die »angeblich zur Geist-Wurzel im Gegensatz steht, (wird) ebenso wie diese von der Sanskrit-Wurzel *mati-h,* Maß, Wissen abgeleitet.« Neumann folgert daraus, daß die »einheitliche archetypische Wurzel der Bedeutungen also der Mond-Geist« ist. Zwei emotionale Bewegungen gehen von ihm aus, die, wie er sagt, mit dem Unbewußten eng verbunden sind, und die – wie wir sagen – eng mit dem Menstrualzyklus und seinen beiden Polen von Eisprung und Menstruation zusammenhängen. Der Grad der Entfernung dieser beiden Pole, ihre Polarisierung zueinander, hängt von der gesellschaftlichen und individuellen Einstellung zu diesen beiden Extremen weiblicher Erfahrung ab. In Neumanns Mond-Begriffen ist sie im aktiven Ausbruch ein feuriger Geist, ist sie Zorn, Mut, Besessenheit und Raserei. Dieser Geist ist »feurige Produktivität, die zum Lügen, zu Verbrechen, zum Nachdenken, zum Wahrsagen und zur Dichtung führt«. Damit geht jedoch eine emotional ›maßvollere‹ Haltung einher, die mit den folgenden Mond-Wörtern beschrieben wird: abwarten, wünschen, meditieren, träumen, verweilen, zögern, gehorchen, und die »mit Erinnerung und Lernen verbunden ist und in Maß, Klugheit und Sinn mündet«.

Gerald Massey hat eine beachtliche Menge an Material zusammengetragen, wonach »die weibliche Natur die erste Lehrerin der Periodizität ist«. Dafür gibt Cottie Burland in dem Buch *Gefiederte Schlange und Rauchender Spiegel* ein deutliches Beispiel: die Kultur der Azteken war durch und durch patriarchalisch; die Männer waren Priester, Führer und Könige. Der bevorzugte Aspekt der Mondgöttin war der der empfangenden Gottheit, »die dem Leben der Verheirateten . . . Segen (spendete) und dem Heim Frieden und Fruchtbarkeit (brachte)«. Aber dies war nur ihr kurzlebiger dritter Aspekt, davor war sie »unzuverlässig, grausam und strahlend jung«. Dem folgte eine Phase der Zufälligkeiten (wie es vom Zufall abhängt, ob das Ei befruchtet wird; wenn es der Fall ist, steht die Frau eine Weile außerhalb des Mondzyklus), schließlich, in der vierten Phase, erwachten die feurigen Energien der Hekate, die Männer nicht besitzen, weshalb sie in ihnen auch keinen Nutzen sehen; sie wurden geächtet und gefürchtet und als Sündenbock benutzt – genauso, wie wir es heute tun.

Diese Trennung der Kultur von den weiblichen Belangen hat offenbar die Polarisierung des Fruchtbarkeitszyklus in einen nützlichen Aspekt des Eisprungs und in einen den Männern als schädlich erscheinenden Aspekt bewirkt. Indessen wurde die Analogie Mondzyklus/Frauenzyklus beibehalten und mit dem Begriff des Monats für den gesamten Lebenszyklus von Jugend, Ehe und Tod erweitert.

Dies ist nur ein kleines Beispiel für die große Bedeutung der Mondgöttin. Die Aztekenkultur hatte den schrecklichen Ritus entwickelt, wonach ein das Opfer vollziehender Priester in die

Haut eines menschlichen Opfers gekleidet wurde. Dies galt als Fruchtbarkeitsritus, bei dem er wie ein keimender Sproß aus der Hülse des Korns aus der blutenden Menschenhaut hervorbrach. Da es Männer waren, die diesen Ritus vollzogen, hat es sich möglicherweise zu einem »Psychodrama« des Blutvergießens und der Erneuerung entwickelt, das die Männer imitieren mußten, wollten sie ihren Fruchtbarkeitsritus vollführen.

Erich Neumann verfolgt in seinem Buch die Spuren dieses archetypischen Musters der »Großen Mutter«. Ihre Offenbarungen sind erkennbar mit der Mondanalogie verbunden; in der Tat sind das »Mond-Denken« und das Thema Mond im allgemeinen für alle am Weiblichen interessierten Kulturen typisch, während Bezüge auf die Sonne ein Charakteristikum des Patriarchalischen ist. Neumann sieht in der Struktur dieser Erscheinungen eine Quaternität des weiblichen Archetypus, doch in einem anderen Sinne als in dem eben zitierten Beispiel aus der aztekischen Kultur. Er sagt, daß überall, wo das Symbol des Weiblichen auftritt, es entweder als Muse hochgeschätzt oder als Mutter gefürchtet wird. Die Muse bezeichnet er als den »Wandlungscharakter« der Frau. Die Gute Mutter ist im Besitz der Mysterien von Geburt und Wachstum; »sie verkörpert die Funktionen des Gebärens und Freigebens als Basis des Wachstums und der Entwicklung«. Als ihr diametral entgegengesetzt erscheint die Konfiguration der negativen, der Furchtbaren Mutter, die festhält, verschlingt und über die Todesmysterien gebietet. So sind Demeter und Isis »Gute Mütter«, während Hekate, Kali und Gorgo »Furchtbare Mütter« verkörpern. Diese Todes- und Lebenslinie kreuzt sich mit einer seelischen oder geistigen Achse, deren einer Pol die Inspiration und deren anderer der Wahnsinn ist. Astarte, Lilith und die Zauberin Circe sind nach Neumann die Repräsentationen des niederen, negativen Pols dieses Wandlungscharakters, der Mysterien des Rausches und des Wahnsinns. Auf der positiven Seite liegen die Mysterien der Inspiration und Vision, die von Maria, Sophia und der Muse verkörpert werden. Die vier Aspekte wirken wie dynamische Strömungen oder elektromagnetische Felder, die nach Wiedergeburt und geistiger Transformation oder Wahnsinn und Tod drängen, um von der Großen Mutter wieder aufgenommen zu werden.

All diese Konfigurationen sind mit dem Mondsymbol verknüpft, und hier zeigt sich – nun in unseren Begriffen – erneut die Polarität von Eisprung und Menstruation. Die Mutter gebietet über Leben und Tod des Ovums; sie wird es entwickeln und das Kind gebären, wenn sie es kann, und sie wird auf der anderen Seite, als die Furchtbare Mutter, ihre toten Nachkommen in sich aufnehmen.

Zum Wandlungscharakter des Weiblichen gehören jedoch ebenso die Kinder des Geistes, die sie entweder als Muse austrägt oder in der Ekstase des Wahnsinns zerstört und absorbiert; durch ihre eigene Transformation verwandelt sie andere, so wie die Frau durch Schwangerschaft und Wehen die Fähigkeit zur Vaterschaft im Mann entwickelt.

All diese Aspekte sind im »Großen Kreislauf« des Weiblichen enthalten, das von jeher im Zusammenhang mit dem Mondzyklus und seinen Phasen und Gezeiten begriffen worden ist. Auch die Fruchtbarkeit der Erde wurde ihr in ähnlicher Weise durch Mond-Tiere vermittelt, welche wiederum den Mondwechsel oder den weiblichen Zyklus widerspiegeln.

Nach Mircea Eliade war die Schlange das Mond-Tier par excellence, weil sie sich durch ihre Häutung verändert, obgleich natürlich ebensoviele andere Tiere symbolische Funktionen als Mond-Familiare einnehmen wie beispielsweise Hase, Hund, Eidechse, Schwein usw. Die Schlange als Mond-Kreatur wurde oft um Hilfe angefleht. Sie windet sich spiralförmig, während der Mond um die Welt wandert; sie wirft ihre Haut ab und verändert sich, wie sich der Mond verändert. Er schreibt: »Es gibt eine Vielzahl ethnologischer Beweise, wonach die Magie vom Mond ausgeht und von ihm gespendet wird (entweder direkt oder durch die Vermittlung der Schlangen). Bei den Chinesen beispielsweise galt die Schlange als Quell aller magischen Kräfte, und die hebräischen und arabischen Sprachwurzeln für Magie lassen sich auf das Wort ›Schlange‹ zurückführen.« Und weiter: »Überall im Osten war der Glaube verbreitet, daß die Frau ihren ersten sexuellen Kontakt mit einer Schlange hat . . . Einer persischen Tradition entsprechend heißt es, daß die erste Frau, nachdem sie von der Schlange verführt worden sei, unmittelbar darauf zu menstruieren begonnen habe. Die Rabbiner sagen, die Menstruation sei die Folge der zwischen Eva und der Schlange im Garten Eden bestehenden Beziehung gewesen . . . Sicherlich trägt der Menstrualzyklus zur Erklärung der Verbreitung eines Glaubens bei, wonach der Mond der erste Gatte aller Frauen war. Die Papua sahen in der Menstruation den Beweis für die Verbindung zwischen dem Mond und den Frauen und Mädchen . . ., aber in ihrer Ikonographie stellten sie Reptilien dar, die aus ihren Genitalien hervorkriechen, was bestätigt, daß Schlangen und Mond miteinander identifiziert wurden.«

Bemerkenswerterweise erscheint das Paradies nur in frauenverachtenden Religionen als der Ort des ›Sündenfalls‹, wo die Schlange die böse Kreatur verkörpert. In der Mehrzahl aller Religionen jedoch ist der Gedanke des Paradieses als einer Enklave der Seligkeit enthalten, in der nützliche und prophetisch begabte Schlangen von Priesterinnen gehütet werden, die den Menschen die Gaben der Weisheit gewähren, sofern sie bereit sind, sie zu akzeptieren[4]. Bedeutsam ist auch, daß die Götter vergangener Religionen zu den Dämonen der nachfolgenden werden.

Bei Durchsicht allen Materials eröffnen sich Aspekte, die für jede Frau und für jeden Mann zugleich beunruhigend und ermutigend sind. Es steht fest, daß unsere Begriffe für »Geist« und »Zivilisation« sich aus Worten ableiten, die »Mond-Erfahrung« bedeuten. Aber was war diese Erfahrung? Entstammt sie der menschlichen Beobachtung des fernen Mondes oder – was wahrscheinlicher ist – der viel intimeren Erfahrung der Menschen, der intimsten menschlichen Erfahrung, nämlich der Beziehung zu Frauen und deren Wandlungen im Menstrualzyklus? Die Geschichte der Wörter – ganz abgesehen von der Symbolik – reflektiert die psychologischen Wirklichkeiten, d. h. die Geschichte unserer Beziehung zum Universum. In dieser Geschichte scheint die Wurzel-Bedeutung von »Geist«, »heiliger Geist«, »Verstand« und »Mentalität« das zu sein, »was durch die Veränderungen des Mondes und der Frauen gefördert wird«. Dies ist die psychologische Wahrheit. Kommt ihr Wahrheit zu, dann als Ganzes, also auch als physische Wahrheit. Was sagt aber die physische Wahrheit der Wissenschaft über die Rolle des Menstrualzyklus in der evolutionären Entwicklung der menschlichen Gesellschaft? *In der Zoologie ist allgemein anerkannt, daß die Entwicklung des Menstrualzyklus die Evolution der Primaten und in der Folge die der menschlichen Gesellschaft eingeleitet hat.* Wir sprechen jetzt nicht mehr nur von den Wurzeln menschlicher Entwicklung im Zeitraum von Tausenden von Jahren wie bei Stonehenge, den Riten der Naturvölker oder vom Ursprung der Worte, sondern gehen zurück in die Zeit vor vielen Millionen Jahren, als die Wesen, die in der Folge menschlich wurden, sich von anderen Warmblütlern trennten und andere Daseinsformen entwickelten.

Tatsache ist, daß die meisten Tiere in der evolutionären Reihe bis hin zu den Säugetieren besondere Brut- und Brunstzeiten haben. Nur dann setzen sie sexuelle Energie frei und zeugen Nachkommen. Zu anderen Zeiten sind die Tiere an einer Paarung nicht interessiert. Daß sie nur zu bestimmten Zeiten brünstig sind, hängt mit ihrem Östruszyklus, den die meisten der Säugetiere haben, zusammen.

Mit den Altweltaffen, Menschenaffen und Menschen trat eine enorme evolutionäre Veränderung ein, denn hier entwickelte sich der *Menstrualzyklus*, in dem mit der Blutung die Gebärmutterschleimhaut ausgeschieden wird und das Tier zu fast jedem Zeitpunkt seines Zyklus sexuell erregbar ist. Darüber hinaus ist der Menstrualzyklus kontinuierlich im Gegensatz zum Östruszyklus vieler Tiere, die ziemlich lange Latenzphasen haben, in denen überhaupt keine ovarielle Aktivität stattfindet. Ein anderer Unterschied liegt darin, daß in den meisten *Östruszyklen* während des *Eisprungs* ein wenig Blut abgeht, was wiederum ein machtvolles Paarungssignal ist. Im Menstrualzyklus wird das Blut mit der Gebärmutterschleimhaut ausgeschieden, deren Wand dadurch dünn, offen und empfänglich wird, doch auch beim Eisprung kann manchmal ebenfalls ein wenig Blut fließen. Es ist, als sei das Paarungssignal des Genitalblutes von seinem früheren Zeitpunkt, dem Eisprung, auf einen neuen Zeitpunkt, den der Menstruation, verschoben worden, wo es sehr unwahrscheinlich ist, daß Nachkommen gezeugt werden. Es scheint, daß dieser evolutionäre Schritt bedeutet, daß Sexualität nun nicht mehr ausschließlich der Reproduktion dient, weil die sexuelle Libido aus ihrer früheren ausschließlichen Verknüpfung mit dem Heranreifen des Ovums gelöst worden ist. Doch wie, fragt sich der Darwinist, kann dies der Gattung dienen, da doch die Menstruation eine »sichere« Phase ist, und Nachkommen in dieser Zeit gewöhnlich nicht entstehen? Die Antwort ist: das sexuelle Erleben ist bei den Primaten (Menschenaffen und Menschen) zu einem vorteilhaften und wichtigen Faktor für das Individuum (und daher auch für die Rasse) geworden und dient nicht nur der Fortpflanzung der Gattung. Deshalb unterscheiden sich Menschen von beinahe allen Säugetieren darin, daß menschliche Wesen fast jederzeit zum Geschlechtsverkehr bereit sind. Dies ist gemäß den jüdisch-christlichen Religionen der »Sündenfall«, die freie Wahl, die der einzelne hat. In der Bibel wurde Eva von der Schlange vor diese Wahl gestellt, die aber in vielen Kulturen als eine der höchsten Gaben galt. In diesem Zusammenhang ist bemerkenswert, daß die Bibelübersetzung vom ›Baum der Erkenntnis des Guten und Bösen‹ nicht ganz stimmt; richtiger wäre, vom ›Baum der Erkenntnis aller Dinge‹ zu sprechen[5]. Die biblischen Bäume haben ihren Ursprung in dem Mond-Baum der Babylonier und anderer Kulturen. Wie die Analogie von »Mond« und »Frau« ist dieser Mond-Baum Symbol der schöngeschwungenen Äste der Eileiter und der darin enthaltenen Frucht. Die beiden biblischen Bäume könnten sowohl der ›Baum des Lebens‹ der Gattung sein, eines Lebens, welches sich in den Nachkommen fortsetzt, und der ›Baum der Erkenntnis aller Dinge‹, von dem Adam und Eva sozusagen die menstruelle Frucht pflückten. Der biblische Gott war darüber so erzürnt, daß er sie daran hinderte, zum Baum des Lebens zu gelangen, denn damit hätten sie ihr Wissen und ihre Erkenntnis den nachfolgenden Generationen als Vermächtnis hinterlassen können. Er trennte also die beiden Bäume; er trennte den Eisprung von der Menstruation, verbannte das Frau-Sein samt der Periode und schuf die ›Übersteuerungsspirale‹ durch die Abwertung des Weiblichen und des natürlichen Zyklus. Der biblische Gott vollzog die Trennung der beiden Bäume *in unseren Köpfen*. Der biblische Mythos verdeutlicht unser Dilemma gleich einem Rätsel, das gelöst werden muß, wollen wir das Jüdisch-Christliche hinter uns lassen. Fassen wir zusammen: *Der evolutionäre Wechsel vom Östrus- zum Menstrualzyklus beinhaltet, daß die sexuelle Libido für etwas anderes als die Fortpflanzung der Gattung durch die Produktion von Nachkommen verfügbar wurde. Dieses ›andere‹ ist die Lebensqualität, die durch die gemeinsame Sexualerfahrung zwischen den Individuen geschaffen wurde. Sie entwickelte sich zu einem sexuellen Akt, der nicht mehr der bloßen Schwängerung diente. Das Auftreten des Menstrualzyklus war deshalb der Beginn der als spezifisch menschlich geltenden evolutionären Entwicklung einschließlich der Entwicklung des Denkens, der Symbolik (ein geistiges Kind ist ein symbolisches Kind), der Anerkennung und Wertschätzung des Individuums und der gesellschaftlichen Organisation.*

Dies mag unglaublich klingen, aber werfen wir einen Blick auf die wissenschaftliche Lehrmeinung. In einem Standardwerk von J. Z. Young heißt es: »Die Menschen unterscheiden sich von den meisten Säugetieren insofern, als sie kein genau definiertes sexuelles Signal während des Eisprungs kennen, obgleich verschiedene Anzeichen wie beispielsweise Temperaturänderungen feststellbar sind. Die Kopulation ist zu allen Zeiten willkommen, und dies ist eines der vielen menschlich-biologischen Merkmale der Paarformation.« »Paarformation« ist der zoologische Ausdruck für »sexuelle Zuneigung«, »Liebe«, »physische Attraktion«, »Geschlechtsverkehr« oder »Wahlverwandtschaft«. Es ist dies eine Geschichte von Liebe und Krieg. Benjamin Beck hat im Chikagoer Zoo mit Pavianen experimentiert und erneut bewiesen, daß die kontinuierliche Libido der Menschen eine evolutionäre Adaption ist, die bei den Hominiden zur Entwicklung einer sozio-ökonomischen Kooperation beigetragen hat (vgl. *New Scientist* vom 15. 11. 1973). Bei

Zubin und Money finden wir folgende Aussagen: »Die kontinuierliche Sexualität beim Menschen steht in scharfem Kontrast zur saisonalen Sexualität der meisten nicht-menschlichen Primaten. Wir kennen keine zeitlich begrenzte Sexualität . . .« Unter der Überschrift »Die Evolution der sexuellen Autonomie bei Säugetieren« schreiben sie: »Hervorragende Bedeutung hat in diesem Zusammenhang die graduelle Trennung der Triebkraft von der reproduktiven Funktion. Bei den weniger entwickelten Primaten ist die sexuelle Triebkraft auf die Brunstzeit beschränkt, in der der Eisprung stattfindet . . . Bei den höher entwickelten, nicht-menschlichen Primaten (Menschenaffen), die menstruieren, löst sich bereits die sexuelle Triebkraft von der Reproduktion . . .« Theo Lang kommt zu dem Schluß: »Der über das ganze Jahr hinweg bestehende sexuelle Trieb kann deshalb als bestimmender Faktor zur Herausbildung der menschlichen Gesellschaft angesehen werden.« Eayrs und Glass schreiben in Zuckermans *The Ovary*: »Bei den Primaten sind die sozialen Implikationen der kontinuierlich-sexuellen weiblichen Rezeptivität von beträchtlichem Interesse, weil sie eine bestimmte Struktur von Gruppenverhalten und -organisation bedingt.« Sie zitieren Zuckerman: »Die männlichen ebenso wie die weiblichen Primaten sind ständig sexuell aktiv; ihre heterosexuellen Interessen liefern die Bande, die sie in permanenter bisexueller Verbindung hält . . . Die Primatenfamilie besteht aus Mann und Frau oder Frauen und Kindern, während die Familie der niederen Säugetiere nur aus der Mutter und ihren Jungen besteht.« Eayrs und Glass weisen im weiteren darauf hin, daß die soziale Funktion einer fast gleichbleibend kontinuierlichen sexuellen Rezeptivität stabile reproduktive Strukturen fördert, an denen sowohl der Mann als auch die Frau teilhaben. Sie betonen, daß »über diese primäre, stabile Reproduktivität hinaus verfeinerte, nicht-reproduktive Organisationen entstanden sind«, das heißt die sublimierten Erscheinungsformen einer weltweiten menschlichen Kultur. Sie behaupten gleichfalls, daß aus dem Zusammenspiel der Geschlechtshormone, also dem »generalisierten hormonellen Effekt« eine Art erhöhter Wachheit des Gehirns resultiert, die in elektrischen Strömen gemessen werden kann, wie auch ein »gesteigertes exploratives Verhalten, wodurch eine Vielzahl sozialer und sexueller Kontakte möglich wird«. Sie gehen von der Annahme aus, daß sich die Menschen im Unterschied zu Tieren weitgehend von der Tyrannei der kurzen und abrupten Hormonschübe im Östruszyklus emanzipiert haben und deswegen in der Lage sind, größere und stabilere Sozialstrukturen herauszubilden.

Ähnliches schreibt Paula Weideger. Sie stellt fest, daß der Unterschied zwischen östrusbedingter Brunst und Menstruation bei Tieren nicht einfach nur darin besteht, daß einige Tiere Blutungen haben. Der große Unterschied sei die nicht auf die Zeit des Eisprungs limitierte Sexualität: »Es hat in diesem Kontext den Anschein, als sei das Sexualverhalten vom reproduktiven Potential unabhängig geworden.«

Eva pflückte die menstruelle Frucht vom Östrus-Baum. Was ist dieser Östrus-Baum? Östrus impliziert Ei. Bei den Menschen reifen die Früchte des »Ei-Baums« in etwa monatlichen Intervallen. Das macht ihn zum Mond-Baum. Viele Kulturen wie z. B. die persische, arabische, türkische, indische, assyrische und phönizische haben ihn so dargestellt. Warum war ein Apfel die Frucht, die Eva pflückte und aß? Wenn ein Apfel quer halbiert wird, dann sieht sein Kerngehäuse wie ein fünfzackiger Stern aus, wie eine Frau mit weit ausgestreckten Armen und Beinen. Ein Mann mit seinem Penis als zusätzlicher Extremität bildet in der gleichen Haltung einen sechszackigen Stern, wie der patriarchalische Davidsstern. Darum ist der Apfel ein Emblem der weiblichen Natur. Als Eva den roten Apfel vom Östrus-Baum pflückte, löste sie ihre Sexualität, ihre gesamte Pentagramm-Natur, ihre Hexennatur und -kraft vom Östrus-Baum. Sie pflückte die Menstrualfrucht und reichte sie Adam, um ihn an der bewußten Befreiung von der Brunstabhängigkeit teilnehmen zu lassen. A. E. Waite schreibt in seinem Buch *The Holy Kabbalah,* daß gemäß der rabbinischen Lehre nicht entschieden sei, ob das Pflücken der Frucht eine Gnade (weil sie uns von den Tieren unterschied) oder eine Sünde war, weil sie zu Evas ›Fluch‹ führte, d. h. zu einer gegenüber der Fortpflanzung weitgehend autonomen Sexualität.

Mary Jane Sherfey hat darauf verwiesen, daß die in der evolutionären Entwicklung aufgrund des Menstrualzyklus neu hinzugekommenen Faktoren die Folge einer Verlagerung hormonaler Steuerung sind, die wir als das »Pflücken der Menstrualfrucht« bezeichnet haben. Diese neu hinzugekommen Faktoren bestehen aus: »a) einer mehr oder weniger ausgeprägten Interöstrus- oder Zwischenbrunstsexualität und b) einer Gebärmutterentwicklung in Vorbereitung auf eine mögliche Schwangerschaft, die sich derart steigert, daß die Schwangerschaftsschleimhaut (Dezidua) nicht mehr resorbiert werden kann, gleichgültig ob eine Nidation (embryonale Einbettung) stattgefunden hat oder nicht; sie muß abgestoßen werden.« Es ist ein Vorgang vergleichbar einer Häutung, so wie sich eine Schlange in einen Zustand der Neuheit häutet oder mythisch, wie das Pflücken eines roten Apfels. In der griechischen

Mythologie erscheint dies als das Probieren und Erfahren des roten Granatapfels, dieser Uterus-gleichen Frucht mit vielen Samen. Der durch die Blutung frei werdende Eingang zur Unterwelt öffnet sich der Persephone in periodischen Abständen, wo sie mit keinem menschlichen, sondern mit ihrem inneren Gatten, Pluto, dem Gott der Reichtümer der Erde und des Körpers, vermählt wird und zu dem sie immer wieder zurückkehren muß, weil er sie selbst ist.

Sherfey gibt uns zu bedenken, daß der Menstrualzyklus für die Entwicklung androgen-empfindlicher Strukturen, welche die weibliche Potenz steigern, bedeutsam gewesen war. Von Androgenen heißt es, sie seien die hormonellen Substanzen, die maskuline Strukturen und maskulines Verhalten stimulieren. Die Embryologie heute erklärt, daß alle »Säugetierembryonen in der Frühphase ihres Lebens anatomisch weiblich sind« bis zu dem Zeitpunkt, an dem die fötalen Androgene anfangen zu zirkulieren. Es scheint, als sei das Progesteron stark androgen, und obwohl während der Periode der Progesteron- und Östrogenspiegel abrupt sinken, zirkulieren die Androgene weiterhin. Sherfey verknüpft diese Tatsachen mit der »ausgeprägten Entwicklung des klitoridalen Systems«, dem Hauterotismus der Primaten und dem sexuellen Anschwellen oder Ödem, welches gewöhnlich vor der Periode einsetzt. Im Rahmen ihrer Theorie entspräche dies der ›anderen Dimension‹ von Sexualität während der Periode, die in einer männlich-orientierten Gesellschaft nicht als natürliches Besitztum der Frau gesehen wird, nicht als der innere ›andere Mann‹ ihrer Träume und Visionen, sondern als »unnatürliches« männliches Verhalten polarisiert wird. Gewöhnlich wird die Bedeutung dieser ›anderen Dimension‹ nicht anerkannt. Gäbe es diese Anerkennung, dann wäre dieser ›Andere‹ die natürliche Projektion des männlichen Lebensgefährten der Frau, und dies wiederum würde sein Verhalten im Verlauf der evolutionären Entwicklung des männlichen Bewußtseins geformt haben, welches sich, wie wir vermuten, später als das weibliche Bewußtsein entwickelt hat.

Die Frau entwickelt in ihrem Uterus nicht nur das Männliche aus einer ursprünglich weiblichen Struktur, sondern sie integriert den Mann durch ihren Animus, ihre ›andere Dimension‹. Es ist ein komplizierter Rückkoppelungsprozeß zwischen zwei Individuen innerhalb einer sozialen Struktur, doch interessanterweise ist seit Freud immer wieder darauf verwiesen worden, daß das, was wir unter »charakteristisch männlichem Verhalten« verstehen, im Tierreich nicht vorkommt. Vielleicht wird der Menstrualzyklus auf andere Weise entwicklungsgeschichtlich wirksam. Jung hat die wechselseitige Animus-Anima-Rückkoppelung und den Prozeß der Individuation mit der Gestalt des alchemistischen Doppelpelikans beschrieben. Im Altertum galt der Pelikan als Tier, das seine Brut mit dem Blut fütterte, welches er aus seiner Brust fließen ließ. Daraus folgt: *männliches Bewußtsein hat sich erst aus der Menstrualperiode der Frau konstituiert,* ebenso wie die menschliche Sexualität. Ein weiterer Unterschied zwischen Mensch und Tier besteht in der bei den meisten Tieren vergleichsweise dickwandigen und vollkommen auf die Reproduktion abgestimmten Gebärmutter. Nach und während der Brunst verdickt sich die Gebärmutterwand, doch sie wird andrerseits auch niemals sehr dünn, da sie entweder zur Schwangerschaft oder zur Resorption ihres eigenen Wachstums dient. Die menschliche Gebärmutter ist anders. Jeden Monat wird ihre Schleimhaut, die sie für eine mögliche Schwangerschaft aufgebaut hat, ausgeschieden, wodurch die Gebärmutter zur offenen Wunde wird. Das heißt, die Gebärmutter ist so sensibel wie die Netzhaut des Auges lichtempfindlich ist. Der Uterus ist reich mit sensorischen Nerven ausgestattet, mit Geweben, deren Funktion anatomisch nicht genau bekannt ist, als ob sie einen unbewußten Teil versorgten. Besonders während der Menstruation ist die Gebärmutter hochempfindlich, wie ein exponiertes Sinnesorgan. Bei anderen, nicht zu den Primaten zählenden Tieren ist die Gebärmutter nicht so allgemein Sinnesorgan, sondern ein nur der Reproduktion dienendes Gebilde. Beim Menschen, so hat es den Anschein, hat sich die Gebärmutter zu einem für genitale Stimulation besonders empfänglichen Organ entwickelt, weshalb Geschlechtsverkehr während der Menstruation ein außergewöhnlich tiefes Erlebnis sein kann. Ohne Gewöhnung kann die empfindliche Gebärmutter mit Schmerz und Irritation reagieren; sie ist von lebhafter Empfänglichkeit für alles, was in der Frau vorgeht. Wird die Frau in dieser Phase als abstoßend und ekelerregend abgelehnt, krümmt und windet die Gebärmutter sich in Zorn und Widerwillen. Aber wenn sie zart und allmählich sexuell stimuliert wird, dann kann Liebe während der Menstruation zu einer viel tieferen Erfahrung führen als in anderen Zyklusphasen, wie z. B. zu Zeiten des Eisprungs. Doch wenn dieses Sexualerlebnis ausbleibt, ist das Bedürfnis dennoch da, und es ist, als ob sich die Gebärmutter bei dem erfolglosen Versuch eines orgasmischen Erlebens zusammenzieht: die Folge ist spasmodische Dysmenorrhoe. Der Orgasmus wirkt heilend. Bei einem menstruellen Orgasmus wird von der Zervix Blut in die Vagina abgegeben. Diese ejakulatorische Fähigkeit verleiht dem Geschlechtsverkehr eine andere Nuance. In diesem Zusammenhang ist interessant, daß bei Epiphanias ein apokryphes Evangelium erwähnt wird, wonach Eva von einem an den Genitalien blutenden Mann unterwiesen wird. Wir verstehen dies als ein durch die Menstruation gewonnenes Symbol der Selbsterfahrung zweier Liebender. Der blutende Mann ist der Mond oder Evas ›wahrer Gatte‹. Er erinnert an den König und Gralshüter, der auch an den Genitalien verwundet ist und blutet.

Weideger schreibt: »Als menstruierende Gattung sind wir frei vom Zwang eines ausschließlich durch den Eisprung sich bestimmenden Sexualverhaltens.« Richtig, vorausgesetzt, wir folgen nicht den Stammestabus, welche die Frau als Gebärmaschine verstehen. Die Menstruation wurde in dem Augenblick menschlicher Besitz, *als die Frauen lernten, nicht schwanger zu werden.* Damit richtete sich die Emanzipation der Frauen auf eine Erfahrung aus, zu der sie eine nicht nur der Reproduktion dienende Sexualität befähigte. Wie dies geschah, wissen wir nicht.

In Legenden hören wir immer wieder von Weisheit übermittelnden Zaubertränken. Es ist das *soma,* von dem es in Indien heißt, es komme vom Mond; im Griechischen ist es *lygos.* Vermutlich wurden Pflanzen, die steroide Substanzen enthalten und den menschlichen Sexualhormonen verwandt sind, als Zaubertrank zum Abort der Gebärmutterschleimhaut zubereitet. Als neue, magische Erfahrung von besonderer sexueller Sensitivität ermöglichten sie eine Art träumerischer Meditation gleich einem Abstieg ins Innere und unabhängig vom Mann. Viele Menstruationstabus der Absonderung spiegeln bis auf den heutigen Tag das Bedürfnis der Frau, in dieser Zeit mit ihrem Körper allein zu sein. Wir wissen, daß sexuelles Erleben auf den Hormonspiegel einwirkt. Möglicherweise ist jene die Menstruation hervorrufende Rückkoppelung zuerst durch Brauchtum und später durch evolutionäre Auswahl entstanden. Ist es denkbar, daß bereits das klitoridale Erleben die periodische ›Häutung‹ der Gebärmutter andeutet?

III

Angesichts der Tatsachen läßt sich vermuten, daß in jenem Stadium der Emanzipation, in dem sich die Entwicklung der Menstruation vollzog, den Frauen durch Meditation und Zaubertränke die Wirkungen der Gezeitenwechsel und des Mondes bewußt wurden. Vielleicht haben sie die Strömungen so in ihren Körpern empfunden, wie es bei allen Wünschelrutengängern der Fall ist. Vielleicht haben sie die Mond-Gezeiten dieses Milliarden Tonnen schweren Körpers gefühlt, der weniger als eine halbe Million Kilometer von der Erde entfernt über uns vorbeizieht: die Gezeitenkräfte, die bei Neumond und Sonnenfinsternissen am größten sind, wenn der Mond zwischen Sonne und Erde passiert und sich ihre Anziehungskräfte addieren (die Sonne steuert etwa dreißig Prozent zu den Gezeitenhöhepunkten bei Neu- und Vollmond bei). Vielleicht fühlten sie überall auf der Erde die spürbaren Gezeitenkräfte in ihrem Körper, der schließlich wie die Erde aus Wasser und festen Stoffen besteht; vielleicht öffneten sie sich dieser Erfahrung in einer Art Yoga. Vielleicht brachen die weiblichen Flüssigkeiten auf dem Höhepunkt der Anspannung und Sensitivität in der prämenstruellen Phase und parallel zu den Gezeitenströmen des Mondes durch ihre Membranen, und das Blut floß in Erwartung und Erregung. Wir wissen, daß es im Erdumlauf eines Monats und Jahres Gezeitenhöhepunkte gibt. Theodor Schwenk schreibt in seinem Buch *Das sensible Chaos,* daß diese Zeiten mit den alljährlichen Festen korrespondierten: »Jedes natürlich fließende Gewässer hat seine Rhythmen, welche z. B. sich an den Lauf des Tages anlehnen, aber auch solche, die im Einklang mit längeren Zeitrhythmen schwingen ... Überall, wo Flüssiges sich bewegt, geschieht dies in Rhythmen. Unzählige Rhythmen durchziehen das Naturgeschehen. Nicht allein die großen Strömungen und Gezeiten der Ozeane unterliegen den Rhythmen des Zeitlaufes; jeder See, jeder Teich, jeder Brunnen mit seinem Grundwasserspiegel hat seine Bewegungen, die mit Ebbe und Flut oder anderen Gesetzmäßigkeiten schwingen.« Daran ist nichts Mystisches, auch nicht an der Vorstellung, daß ein entwickeltes Körperbewußtsein den Menschen befähigt, diese Strömungen wahrzunehmen und auf sie zu reagieren. Vielleicht ist dies das Grundprinzip der Mond-Kugel-Meditationen, wie sie E. A. S. Butterworth in *The Tree at the Navel of the Earth* beschrieben hat: in den Körper hinabzusteigen, um die in der Natur existierenden Harmonien wahrnehmen zu können und sich an ihnen zu stärken.

In der Tat überrascht die Blindheit der Menschen heute gegenüber diesen Einflüssen, die es zweifellos gibt. Eines der Standardwerke zu diesem Thema ist Sollbergers *Biological Rhythm Research.* In diesem Buch faßt er die nachweislichen Einflüsse der großen natürlichen Rhythmen, der sogenannten »kosmischen Uhren«, auf die biologischen Organismen zusammen. Er schreibt, daß »angesichts des Schwerkrafteffektes des Mondes der Mondtag (24,8 Stunden) eine ebenso reale Zeitperiode der lebenden Organismen (ist) wie der Sonnentag«. Der Rhythmus beider verbindet sich zu einem besonderen, sich im Verlauf des Monats verändernden

Takt. Es gibt täglich zwei Gezeitenhöhepunkte; die Mondbahn und die davon abhängigen Gezeiten variieren innerhalb des Sonnentags und im Verlauf des Monats. Einmal monatlich treffen beide zusammen; sie stehen in Konjunktion. Die Mondgezeiten wirken sich auf die Erdkruste wie auch auf die Gewässer aus. Ein halber lunarer Tag von 12,4 Stunden verläuft im Takt mit dem 24-Stunden-Zyklus und bildet ungefähr eine Monats-Periode: zweimal im Monat also ist großer Rhythmuswechsel. Es wäre merkwürdig, könnte der menschliche Körper diese Gezeiten nicht empfinden, wie die Meerestiere sie spüren. Seit vielen Millionen Jahren haben wir das Salz des Meeres in unserem Blut bewahrt, seit der Zeit, als wir mit unserem eigenen Salzhaushalt im Körper aus der Gezeitenzone gekrochen sind. Viele Meerestiere schwärmen mit dem Mond aus, wie z. B. Heringe, Aale oder die berühmten Palolowürmer. Der kalifornische Ährenfisch hat seine Laichgewohnheiten so mit dem Gezeiten-Zyklus in Einklang gebracht, daß geradezu die Existenz seiner Gattung von dieser präzisen Übereinstimmung abhängt. Diese Fische laichen bei Vollmond bzw. während der Flut. Als noch Pilchards vor den Küsten Cornwalls gefischt wurden, sahen die Fischschwärme bei Flut wie ein roter Fleck im Meer aus. Beobachter, die auf den Klippen saßen, signalisierten sie den Fischerbooten. Es war, als hielten sie nach der Periode des Meeres Ausschau. Das Meer ist lichtüberflutet, wenn bei Vollmond entlang der Bermudaküste die atlantischen Leuchtkäfer sich vermehren. Sexuelle Aktivität bei Vollmond ist im Tierreich eher die Regel als die Ausnahme.

Sollberger schreibt, tatsächlich läge die menschliche Menstrualperiode von vermeintlich 28 Tagen zwischen dem siderischen Monat (innerhalb dessen der Mond zur gleichen Sternenposition zurückkehrt) von 27,5 Tagen und dem synodischen Monat (die Zeit, die er braucht, um die Sonne zwischen zwei aufeinanderfolgenden Konjunktionen zu umlaufen) von 29,5 Tagen.

Er geht nicht auf die Bedeutung dieser Tatsache ein, obgleich er anmerkt, daß die Länge mancher Säugetierzyklen mit der des Mondzyklus harmonisiert und der menschliche Sexualzyklus wohl einst ebenfalls synchron mit dem Mondzyklus verlief. Eine viel frühere, von Havelock Ellis zitierte Theorie besagt, die Menstrualperiode sei aus der Erregung und aggressiven Brautwerbung der Vollmondfeste entstanden. Diese Feste fielen mit der Jagdzeit zusammen. Ihren geographischen Ursprung, so schreibt Ellis, hätten sie in den Tropen, wo während der Hitze des Tages nicht gejagt werden konnte. Als diese Theorie entstand, war der Unterschied zwischen Menstruation und Eisprung noch unbekannt.

Malinowski hat die Bedeutung dieser Vollmondfeste im Stammesleben aufgezeigt: sie könnten sowohl den monatlichen Rhythmus gefestigt als auch in ihm seinen Ursprung gehabt haben.

Gleichermaßen vorsichtig formuliert Stollberger, daß dieses Zusammentreffen bei Vollmond wohl »eine Verbindung nahelegt«, doch der empirische Nachweis nur sehr schwer zu erbringen sei. Wo die Einflußnahme des Mondes, wie z. B. bei Tieren, unumstritten ist, wird offenbar nicht erkannt, auf welche äußere Ursache sie zurückzuführen ist, seien es Mondlicht, Gravitationsunterschiede oder andere Faktoren. Der 27-Tage-Zyklus der Sonnenlaufbahn, der ja eine Fluktuation der Sonnenstrahlung mit sich bringt, kann ebenfalls bestimmte Strukturmuster prägen. In Hunderten von Beispielen entspricht der Mondzyklus genau dem Sexualzyklus niederer Lebewesen wie beispielsweise bei Eintagsfliegen, Mücken, Algen, aber auch bei Fischen.

Beim Menschen hat es sich als ungleich schwieriger erwiesen, diese Dinge auf die eine oder andere Weise statistisch zu erfassen. Viele Komponenten nehmen auf die Mondsynchronizität Einfluß: die Länge der Mondlichtperiode, die spektrale Zusammensetzung des Lichtes, Ionisierung der Atmosphäre, atmosphärische und terrestrische Strömungen und die geographische Lage. Ist der menstruelle Rhythmus ein »genetisches Gedächtnis eines früheren Zusammenhangs mit dem Mondzyklus«, oder ist er rein zufällig entstanden?

Es gibt unendlich viele Statistiken, die erkennen lassen, daß die Menstruation häufiger bei Neu- bzw. Vollmond einsetzt als zu anderen Zeiten; doch es gibt ebensoviele Studien von Experten, die gar nichts davon halten. Also: Ob die Menstruation nun als vom Mond verursacht anzusehen ist oder nicht, sie spielte zweifellos eine Rolle in der Primatenevolution. Dies ist eine durchaus respektable, von Zoologen vertretene Ansicht. Nach Beck sind die Untersuchungen über Menschenaffen ein Beweis dafür, daß die »menschliche non-stop-Libido eine evolutionäre, die Entwicklung sozio-ökonomischer Kooperation begünstigende Adaption in der Herausbildung der Hominiden« ist. »Geistesblitze« kämen in Zeiten sexueller Rezeptivität, nicht aber beim Herannahen des Eisprungs vor. Dies wurde evident, als sich die von ihm untersuchten Mantelpaviane im nicht-kopulativen Stadium ihres Zyklus befanden. Es scheint, als sei die Vorbedingung für »Erkenntnisse« die sogenannte non-stop-Libido oder sexuelle Ausstrahlung gewesen. Interessanterweise zeigt sich diese Überlegung auch bei Freud, wenn er schreibt: »Um dieselbe Zeit, da das Sexualleben des Kindes seine erste Blüte erreicht, vom dritten bis fünften Lebensjahr, stellen sich bei ihm auch die Anfänge jener Tätigkeit ein, die man dem Wiß- oder Forschertrieb zuschreibt ... Endlich ist es unverkennbar, daß die Konzentration der Aufmerksamkeit auf eine intellektuelle Leistung und geistige Anspannung überhaupt bei vielen Jugendlichen wie reifen Personen eine sexuelle Miterregung zur Folge hat.« Es ist gleichfalls interessant, daß die jüdische Kabbala das Wort »Daath« für *Erkenntnis* benutzt, für das Wissen, das der Verbindung von Bewußtem und Unbewußtem entspringt. Zugleich wird diese Art des Wissens als tief erotische Erfahrung begriffen[6]. Ebenso interessant ist, daß wir beim Träumen, wenn wir diese Art des Körperbewußtseins durch die Kontemplation unserer Träume im REM-Schlaf erleben, gleichzeitig auch sexuell erregt werden.

Heute glaubt man, daß die Fähigkeit zu träumen ein Instinkt ist, der zur Entwicklung unserer Gattung beigetragen hat[7]. Die Menstruation führt also zur Sexualität, und die Sexualität zu Träumen und anderen inneren Erlebnissen, welche die Voraussetzung der Menschwerdung bildeten. In der Kabbala heißt es, Daath sei die Vereinigung Gottes mit seiner Braut, oder der Sabbat.

Wie wir gezeigt haben, ist die menstruelle Erfahrung sowohl in der Kulturgeschichte als auch in den Sprachen unserer modernen Kulturen mit dem Monderleben, den Phasen und Erfahrungen des Mondes verknüpft. Sprache, Mythologie und Wissenschaft beziehen sich auf die Erfahrung des Mondes und der Menstruation in Begriffen, die vermuten lassen, daß sie gemeinsam unsere Zivilisation und geistige Entwicklung begründet haben.

IV

Was uns die Wissenschaft nicht erklärt, ist die Frage, ob die Menstrualperiode der Frau mehr als rein zufällig mit den Mondphasen verbunden ist oder *verbunden werden kann*. Zweifellos sind beide Momente seit frühester Zeit und überall auf der Welt im Verständnis der Menschen miteinander verknüpft worden. Ist nun dieser Zusammenhang in irgendeinem Sinn objektiv wahr? Wenn ja, welchen Nutzen können wir daraus ziehen? Drückten die alten Religionen eine objektive wissenschaftliche Wahrheit und zugleich die psychische, subjektive Wahrheit weiblicher Erfahrung aus? Ganz gewiß waren sie Ausdruck psychologischer Wahrheiten, dann aber können sie auch weiterhin von persönlichem Nutzen für die Frauen von heute sein, die ihre weiblichen Instinkte in einer patriarchalisch-säkularisierten Welt wiederentdecken wollen.

All dies reduziert sich zu einer persönlichen Frage: Wenn ich eine Affinität zum Mond fühle, kann ich dieser Empfindung irgendeine Bedeutung beimessen oder bilde ich es mir nur ein? Wenn ich den Sog der Gezeiten in mir fühle, wenn ich spüre, daß meine Periode zu den Mondphasen in Beziehung steht und mit dem Glanz des Vollmondes und der Flut einsetzt oder aber mit der Strömung bei Neumond, wenn der Mond verdeckt ist, so daß es den Anschein hat, als käme er niemals wieder; wenn ich mich bei Vollmond ruheloser fühle als sonst, wenn ich mehr als sonst träume, wenn ich von Monden träume oder von weißen Pferden und Katzen, von Elstern, Hasen oder anderen »Mondkreaturen«, kann ich dann diesen Erscheinungen vertrauen oder bin ich »lunatic«, mondsüchtig, »verrückt«? Was bedeutet es, daß ich mich vom Mond angezogen fühle, wie kann ich diese Anziehungskraft für mein Leben nutzbar machen?

Die erste Antwort ist, daß alle, die in der einen oder anderen Weise auf den Mond reagieren, sich in guter Gesellschaft befinden: die ganze Menschheit steht von Anbeginn an fast bis auf den heutigen Tag hinter ihnen. So wie alle Menschen sich am Sonnenlicht erfreuen, darauf reagieren und seine vertraute Wirklichkeit warm auf ihrer Haut verspüren, so haben insbesondere Frauen seit frühester Zeit auf das Mondlicht reagiert. Dieser Prozeß setzte nicht erst mit den Menschen ein, auch Tiere reagieren auf den Vollmond, zum Beispiel Katzen und Hunde. Es ist, als trenne das Sonnenlicht die Gegenstände voneinander und unterscheide eines vom anderen, wie der logische Verstand, der sonnenklar zwischen Gedanke und Beobachtung trennt, während das milde Licht des Mondes gleich der Liebe oder Intuition alles vereint. Greifbares fließt ineinander, Geister und Visionen nehmen uns in Besitz, Entscheidungen und Überlegungen verschmelzen und erstehen neu in einem Licht, das eher fühlt als behauptet. Wir brauchen beides, das Licht des Tages und das Licht der Nacht. Yoga beispielsweise zielt auf die bewußte Vereinigung beider im Körper. Die Alchemisten forderten: *solve et coagula* (»löse auf und binde«). Zum Zweck der Individuation müssen wir uns gleichzeitig auflösen und binden, trennen und vereinen. Vielleicht ist das Vereinen, wie Jung andeutete, ein Charakteristikum des Weiblichen: mehr am Ganzen als am Vollkommenen interessiert zu sein, während das Prinzip des Männlichen durch seine Neigung zu trennen charakterisiert wird: es ist eher am Vollkommenen als am Ganzen interessiert. Das Mondlicht scheint den Frauen zu gehören und das Sonnenlicht den nach Perfektion strebenden Patriarchen: In einer Gesellschaft, deren Technologie Atombomben hervorbringt, die heller als tausend Sonnen strahlen, würde der unkontrollierte Einfluß des Männlichen die Welt wahrscheinlich zu einem Staubball machen wie die Sonne, gäbe es keine Nächte. Subjektive Wahrheiten wandeln sich ebenso wie sich Menschen wandeln und wie der Mond sich wandelt. Sie definieren sich nicht über die Sonne, sondern gleichen sich aus, wie der Mond seine Erscheinung dem Rhythmus der Natur anpaßt.

Die Menschen haben diese subjektiven Mondempfindungen und -fähigkeiten, ob wissenschaftlich bewiesen oder nicht, benutzt, um ihr Leben zu strukturieren und um ihre Erfahrungen in ihrem persönlichen Universum zu vertiefen. Das im Verlauf der Evolution entstandene menschliche Universum war offenbar von der Entwicklung des Menstrualzyklus abhängig. Wir haben gleichfalls festgestellt, daß die Menschen zu allen Zeiten auf den Mond reagiert haben, als verkörpere der Mond, der in den meisten Sprachen weibliche Namen hat, das Geheimnis und das Wesen dieses evolutionären Wandels: als Göttin und Schöpferin. Aber ist es tatsächlich bewiesen, daß der weibliche Zyklus dem des Mondes gleicht? *Höchstwahrscheinlich ist der Zyklus der Frau aufgrund seiner Natur mit dem des Mondes verknüpft. Aber auch wenn dies nicht so wäre, spricht vieles dafür, daß Frauen ihren Zyklus mit dem des Mondes in Beziehung bringen können, wenn sie es wollen.*

Wie Sollberger erklärt, sind die Statistiken zu oberflächlich. Wir sind vielen Aussagen, die diese Verbindung zwischen den Mondphasen und der Periode behaupten, nachgegangen. Im Mittelalter galt es als selbstverständlich, daß beide Zyklen zusammenhängen und die Frauen aufgrund ihrer Natur bei Neumond menstruieren. Auch bei Aristoteles findet sich diese Aussage. Noch früher, in Babylon, galt der Vollmond als »Sabbatu« der Mondgöttin und bedeutete, daß sie menstruiert. Diese Göttin nannten sie Ischtar. Möglicherweise haben die Priesterinnen der Ischtar alle in Übereinstimmung miteinander und mit dem Mond menstruiert. Es ist so gut wie sicher, daß die in der archaischen Zeit Griechenlands bestehenden Mond-Tempel der Hera Einrichtungen zum Studium der Mondphasen und ihrer Beziehung zu den Veränderungen des eigenen Körpers waren. Wir werden im nächsten Kapitel auf die Bedeutung des Mondlichtes für die Periode und der menstruellen Synchronizität der Priesterinnen zu sprechen kommen. Möglicherweise ist auch in den sibyllinischen Kollegien die Beobachtung gemacht worden, daß der Menstrualzyklus der Prophetinnen mit ihrer Zeit der »Besessenheit« zusammenfällt, wo sie sich in einem Zustand intensiver menstrueller Sensitivität befinden. Diese Sensitivität machten sie sich praktisch zunutze; sie verwandelten sie in eine kreative oder politische Aussage. Die Sibyllen prophezeiten einmal im Monat, und niemals wurde eine politische Entscheidung getroffen, nicht einmal im klassischen Griechenland, ohne vorher das sibyllinische Orakel befragt zu haben. Aus dem gleichen Grunde wurde Apollo, die flammende innere Sonne, möglicherweise als der Animus der blutenden Gebärmutter und ihrer Energien integriert. Er war das »geistige Feuer« und das »uterine Licht«. Ursprünglich waren alle Kollegien der Mondgöttin gewidmet, und wie Briffault, Eliade und Carmen Blacker zeigen, waren ursprünglich auch alle Schamanen Frauen. Es ist undenkbar, daß sich ihr Schamanismus nicht auf ihre menstruellen Perioden bezogen haben soll, insbesondere, da sie in ihren eigenen Aussagen die Besessenheit durch Mond-Geister erwähnen. Bei den Sibyllen kann deshalb der Dreifuß ursprünglich auch ein Spekulum gewesen sein, mit dem sie die Zervix nach ersten Anzeichen der Blutung untersuchten. Auf dieses besonders machtvolle Symbol werden wir im weiteren zurückkommen.

Wie wirksam muß ein religiöses System gewesen sein, das auf der Analogie zwischen der Menstrualperiode und den Mondphasen beharrte. Jede Frau, die sich selbst untersucht, wird sich durch die Betrachtung ihrer inneren Genitalien davon überzeugen können. Mit Hilfe eines Spekulums, eines Spiegels und einer Taschenlampe wird im Inneren etwas sichtbar, das wie ein Globus in einer Mondsichel ruht und an dem alles glänzt und strahlt. Dies ist der Muttermund, die Öffnung des Gebärmutterhalskanals, welche auf dem sie umwölbenden Gewebe ruht. Das jeweilige Aussehen der Zervix und Gebärmutter ist von der Zyklusphase abhängig, d. h. ihre Farbe, ihre Form und ihre Größe verändern sich im Laufe des Zyklus. Das erste Anzeichen der Blutung wäre dann im Zusammenhang mit rituellen Unterweisungen ein besonders heiliger innerer Moment. Gesetzt den Fall, die Periode ereignete sich durch ein bestimmtes Training, durch Yoga, Selbsthypnose, menstruellen Synchronismus oder ganz spontan bei Neumond und setzte unsichtbar bei Sonnenaufgang ein, dann würde dies eine dem schönen äußeren Ereignis entsprechende starke innere Empfindung auslösen. Andrerseits, wenn nun die Blutung im Zusammenhang mit einer Sonnenfinsternis bei Neumond einträte, dann wäre dieses Erlebnis in der Tat überwältigend und stark genug für Trance und Schamanismus. Ganz besonders wirkungsvoll wäre es, wenn die Periode gleichzeitig mit Wintersonnenwende und Neumond einsetzte. Dies war ein wichtiges griechisches Fest; es hieß »die Begegnung von Sonne und Mond«. Alle neunzehn Jahre ereignet es sich. Es ist der Augenblick, wo Mond- und Sonnenkalender im großen metonischen Zyklus einander entsprechen. Es heißt, das eigentliche Thema der Odyssee des Homer sei die nach endlosen Reisen stattfindende Begegnung dieser beiden Lichtquellen. Auch im tantrischen Yoga ist ein zentraler Gedanke der des Aufeinandertreffens von Sonne und Mond[8]. Die Vorstellung eines diese Übereinstimmung innerer und äußerer Ereignisse feiernden Ritus ist dann nur ein logischer nächster Schritt.

Es heißt, der hundsköpfige Affe der Ägypter sei deswegen heilig gewesen, weil er die Fähigkeit besaß, genau bei Neumond zu menstruieren; deswegen soll er in den Tempeln gezüchtet worden sein. McClintock zitiert eine neuere Erkenntnis, wonach Äquatorialaffen synchron mit dem Einsetzen des Neumonds menstruieren. Die drei bis vier Tage im Monat, wo der Mond nicht sichtbar ist, waren wichtige Tabu- oder Sabbat-Tage. Sie waren für weltliche Arbeit tabu, aber Zauber waren dann wirkungsvoll. Es gibt Berichte, wonach die Sibyllen den Tempelschlangen nicht nur erlaubten, in ihren Ohren zu züngeln, die so für Weissagungen gereinigt wurden, sondern ihnen auch den ersten Blutstropfen der Zervix überließen. Dieses intime und für uns fast unvorstellbare Ereignis hatte einen religiösen und wahrscheinlich schamanistischen, also kreativen Zweck. Vielleicht wurde dieser Vorgang später durch das Blutopfer am sogenannten *omphalos,* dem Nabelstein ersetzt, der unserer Ansicht nach identisch mit der Zervix der Erdmutter ist.

Im 18. Jahrhundert untersuchte der Arzt Franz Joseph Gall die Menstruation der Frau und kam zu dem Schluß, daß es zwei, jeweils bei Vollmond oder Neumond menstruierende weibliche Typen gibt. Treffen seine Beobachtungen zu, dann bewegt sich möglicherweise eine Frau während ihres Lebens von einem Gezeitenhöhepunkt zum anderen. Gall ist bekannt als Begründer der »Phrenologie«, gilt aber insbesondere in Amerika als einer der Begründer der Psycho-Neurologie.

Um die Jahrhundertwende entnahm der schwedische Wissenschaftler Svante Arrhenius aus den Zyklusstatistiken von Tausenden von Frauen die Information, daß eine eindeutige Tendenz besteht, bei Neumond zu mentruieren. Sollberger zitiert acht Untersuchungen, unter denen die Studie von Gunn et al. ganz eindeutig zu dem Ergebnis kommt, daß zwischen dem Menstrualzyklus und den Mondereignissen keinerlei kausale Beziehung besteht. Sollberger selbst ist weder von dem einen noch von dem anderen Ergebnis völlig überzeugt; er weist jedoch auf die Wocheneinteilung unseres Kalenders in Industrie und Handel hin, nach der die Aktivität am Wochenende abnimmt und montags wieder einsetzt. Er schreibt, man könne darüber spekulieren, ob dies eine Harmonisierung mit dem monatlichen Mondzyklus sei oder ein »spontaner Rhythmus, der sich durch die Harmonie des Mondzyklus ergeben hat«. Aus seiner Aufzählung der sichtbaren Auswirkungen der Mondwandlungen folgt schlüssig, daß der Mond *tatsächlich* auf biologische Vorgänge einwirkt, wie er ja auch das Wetter beeinflußt; es wäre überraschend, wenn die Menschen nicht gleichermaßen diesem Einfluß unterlägen[9].

Die überzeugendste neuere Untersuchung zu dieser Frage haben wir bei den Ärzten Esther und William Menaker gefunden. Sie zeigen, daß die durchschnittliche Zyklusdauer 29,5 Tage beträgt und mit der durchschnittlichen Länge des synodischen Monats übereinstimmt, »vorausgesetzt, die Datensammlungen früherer Forscher waren richtig«. Gleichzeitig sagen sie, daß die durchschnittliche Schwangerschaftsdauer, von der letzten Menses an gerechnet, genau 9,5 synodische Mondmonate beträgt und nicht etwa »zehn Mondmonate« von 28 Tagen, wie es die Lehrbücher schreiben. Angesichts dieser »Konstellation von Zufälligkeiten« oder um mit Jung zu sprechen »sinnvollen Koinzidenz« scheint es kleinlich, die »Verbindung zwischen diesen astronomischen und biologischen Phänomenen« zu negieren.

Da die durchschnittliche Dauer einer Schwangerschaft von der *Empfängnis* an gerechnet neun synodische Monate beträgt, ist außerdem die Wahrscheinlichkeit groß, daß ein an einem gegebenen Tag des Mondmonats empfangenes Kind am entsprechenden Tag neun Monate später geboren wird. Der allgemein angenommene Mondmonat von 28 Tagen kann dieser Berechnung nicht zugrunde gelegt werden. Nur der synodische Monat von 29,53 Tagen summiert sich exakt zu den durchschnittlich 266 Tagen einer Schwangerschaft. Die meisten Ärzte errechnen die Schwangerschaft und den voraussichtlichen Geburtstermin nach Wochen, um eine Verwirrung zu vermeiden. Dementsprechend haben die Menakers 120 000 Geburten während dreizehn Mondmonaten untersucht. Nur einige wenige Geburten entfielen auf den Tag des Neumondes. Von der Hypothese ausgehend, daß viele Frauen bei Neumond menstruieren, war dies zu erwarten. An Vollmondtagen gab es jedoch mehr Geburten, was ebenfalls der Prämisse entspräche, daß Frauen überwiegend bei Vollmond ihren Eisprung haben.

Gunn et al. bezweifeln die Signifikanz des statistischen Materials, weil beispielsweise kulturelle Faktoren wie Sonn- und Feiertage unberücksichtigt geblieben seien. Deswegen untersuchten die Menakers 250 000 Geburten an Privatklinken, wo auch an Feiertagen

Ärzte zur Verfügung standen. Aber auch hier zeigte sich, daß bei Neumond weniger Kinder zur Welt kamen als bei Vollmond. Nach einer weiteren Untersuchung von mehr als 250 000 Geburten, mit der sie feststellen wollten, ob der von ihnen beobachtete Unterschied nur zufällig war, kamen sie zu dem Ergebnis, daß der »eben beschriebene Unterschied nur mit einer Wahrscheinlichkeit von weniger als 1:10 000 als zufällig gelten kann«. Beide Studien zusammengenommen ergeben eine Wahrscheinlichkeit von 1:30 000 gegen den Zufall.

Der vierzehnte Tag oder Vollmond-Tag, von dem wir annehmen, daß dann der Eisprung stattfindet, wich in »außergewöhnlichem Maß« vom Durchschnitt bei 112 Zyklen ab. Nach allen üblichen statistischen Korrekturen, die die Gefahr der Fehlinterpretation der Daten verringern (dem interessierten Leser seien die Originalartikel empfohlen, die bemerkenswerte Diagramme enthalten und einen optischen Eindruck dieses Geburtenanstiegs bei Vollmond vermitteln), ziehen die Forscher folgendes Fazit:

Die hier vorgelegten Ergebnisse zeigen den geringen, aber statistisch bedeutsamen synodisch-lunaren (oder Sonnen-Mond-)Einfluß auf die menschliche Geburtenrate und damit wahrscheinlich auf die Konzeptionsrate, wenn nicht gar auf die Ovulationsrate. Konzeption und Ovulation kulminieren aller Wahrscheinlichkeit nach bei Vollmond oder kurz zuvor. Der Mondzyklus der Geburten ist wohl ein Prototyp des menschlichen Ovulations- und Menstruationszyklus, wobei Ovulation und Konzeption seltener bei Neumond als bei Vollmond auftreten. Mit dem Neumond verbindet sich ein Ansteigen der Menstrualblutungen. Darauf verweisen auch die von Gunn et al. durchgeführten Untersuchungen, die ergeben haben, daß sich bei Vollmond Ovulation und Konzeption erhöhen.

Diese Untersuchungen – daran muß erinnert werden – wurden in New York City erstellt, wo sich Natur und Leben voneinander am weitesten entfremdet haben. Der Mondeinfluß ist (sofern es ihn gibt) bei Städtern wahrscheinlich geringer, denn sonst müßte es auch mit weniger umfangreichen Untersuchungen gelingen, bestimmte Ergebnisse zu erzielen. Es gibt andere, weniger umfangreiche Datensammlungen, die diesen Zusammenhang nicht berücksichtigt haben. Alle Angaben aber weisen auf den synodischen Monat als auf eine Art Modul oder Zeiteinheit der menschlichen Reproduktion und des pränatalen Wachstums. Die Studien können nur eindeutige Resultate liefern, wenn die unterschiedlichen Umweltfaktoren berücksichtigt werden: ob etwa in Binnenstädten diese Rhythmen gleichermaßen wirksam sind wie in Küstenstädten. Außerdem muß untersucht werden, ob der Menstrualzyklus im Vergleich zum statistischen Durchschnitt differiert, gleich dem synodischen Monat, der um plus/minus sechs Stunden schwankt. Wäre eine Entsprechung statistisch nachweisbar, dann wäre der Beweis zwingend. Vielleicht, so mutmaßen die Menakers, richten sich alle Lebewesen nach der synodischen Mondzeit und alle Nicht-Lebewesen bzw. Prozesse wie das Schwingen eines Pendels oder atomische Vibrationen, wie sie in Atom-Uhren benutzt werden, nach der siderischen Zeit. Wir sollten jedenfalls unsere Lebensvorgänge nicht mit nicht-lebenden Uhren messen. Die Untersuchung macht deutlich, daß es eine Quantentheorie der Lebensprozesse mit »Quanten« an biologischer Zeit geben könnte; sie wäre uns nützlicher als die Quantentheorie der Atomphysik. Obgleich der Mondeinfluß im Stadtleben gering sein mag, »wurde der Verlauf des wissenschaftlichen Fortschritts oftmals von der Entdeckung kleiner Unterschiede bestimmt«. Schließlich war es die Brechung des Lichts durch weniger als $^1/_{100\,000}$ eines rechten Winkels, aus der wir entnahmen, daß Einsteins Relativitätstheorie praktisch anwendbar ist. Dies wurde übrigens während einer Sonnenfinsternis bestätigt.

Wir haben es bewußt unterlassen, näher auf die erstaunliche Arbeit des tschechischen Forschers Jonas einzugehen bzw. die Vertreter seiner »astrologischen Geburtenkontrolle« in England und Amerika zu erwähnen. Obgleich wir Frauen kennen, die diese Methode erfolgreich praktizieren, sind genauere Daten nur schwer zu erhalten, denn auch die in englischer Sprache veröffentlichten Arbeiten enthalten keine statistisch erhobenen Beweise. Nach Jonas bestimmt der im Augenblick der Geburt bestehende Winkel der Sonne zum Mond die fruchtbaren Tage. Kennt die Frau diese Konstellation, dann weiß sie, wann ihr Eisprung stattfindet. Auch das Geschlecht eines Kindes kann durch die Position der Sonne und des Mondes im Verhältnis zu diesem Winkel bestimmt werden. Seine Methode, so behauptet er, sei sicherer als die Pille. Art Rosenblum und Lea Jackson setzen sich in ihrem Buch *The Natural Birth Control Book* vor allem mit Jonas' Methode und ihren Implikationen auseinander. Sie sei wichtig, weil es mit ihrer Hilfe gelänge, die eigenen umweltbedingten und persönlichen Rhythmen zu erkennen. Ein letzthin veröffentlichter Artikel (*Guardian*, 19. 11. 1976) unterstreicht diese Bedeutung. Die Kanadierin Meredy Benson, die seit einigen Jahren diese Methode in England lehrt, schildert darin, daß sie wegen der Pille an Kopfschmerzen und Depressionen litt, bis sie nach einem Jahr praktischer Arbeit mit der »astrologischen« Methode der Geburtenkontrolle festgestellt hat: »Ich bin nicht schwanger geworden und habe mich außerdem sehr gut gefühlt. Die Methode funktioniert nicht nur, sondern sie hat mir auch geholfen, mich in Einklang mit meinem Körper zu befinden. Ich wußte, wann meine astrologisch errechneten fruchtbaren Tage einsetzten und konnte sie sogar spüren . . .« Es gibt dafür, so heißt es in dem Artikel weiter, keine wissenschaftlichen Beweise oder Theorien, nur persönliche Erfahrungen. Meredy Benson weiß, wie notwendig verläßliche Daten sind. Daß es sie noch nicht gibt, verweist auf den wohlbekannten Umstand, daß Wissenschaftler sich bis heute nicht mit der weiblichen Selbstbestimmung auseinandergesetzt haben.

Bei der üblichen, von vielen Katholiken erfolglos praktizierten »Zeitwahl«-Methode wird die Körpertemperatur gemessen, die beim Eisprung ein wenig ansteigt. Hiermit läßt sich zwar ein Rhythmus bestimmen, der die fruchtbaren Tage anzeigt, doch sehr ungenau. John Bonnar, Professor für Gynäkologie am Rotunda-Krankenhaus in Dublin, hat diese Methode verbessert. Er hat mittels eines einfachen Apparates festgestellt, daß sich während der Zeit des Eisprungs der elektrische Hautwiderstand verändert. Gewöhnlich sei die Spannung sehr gering und betrage nur wenige Millivolt, doch während des Eisprungs steige sie auf etwa ½ Volt an. Burr und Musselman planten bereits 1936 eine Untersuchung über den bio-elektrischen Effekt im Menstrualzyklus, den sie an den Zeigefingern gemessen hatten und dessen Fluktuation ziemlich exakt mit den hormonellen Schwankungen übereinstimmte. Frank Brown nimmt an, daß die Fluktuation dieser bio-elektrischen Felder durch die Schwankungen der umweltbedingten elektrischen Felder erzeugt wird, doch insgesamt steckt die Erforschung dieses Bereiches noch in den Kinderschuhen.

Was ist mit der Pille? Es wäre denkbar, daß die empfängnisverhütende Pille, obgleich der dadurch entstandene Zyklus weit vom natürlichen Zyklus abweicht, den eigenen, persönlichen Rhythmus nicht zerstört, sondern ihn gleichsam imitiert. Offenbar gibt es auch hier zur Zeit keine Grundlagenforschung. Wir haben jedoch festgestellt, daß die typischen Ovulationsträume durch den künstlich induzierten Zyklus der Pille nicht unbedingt verschwinden, obgleich die Ovulation selbst ja unterdrückt wird. Es könnte so etwas wie einen psychologischen Rhythmus geben, der durch die Pille stabilisiert oder sogar durch sie erzeugt wird, auch wenn die Frau dann weder einen Eisprung hat noch, nach Meinung einiger Ärzte, richtig menstruiert. Karen Paige hat gezeigt, daß die jeweilige Zusammensetzung der Pille den *emotionalen* Rhythmus beeinflussen kann. Also, wie auch immer diese Art der Menstruation beschaffen sein mag, die innere menstruelle Erfahrung muß nicht denaturiert sein. Vereinzelt berichten Frauen, daß sie zwar durch die Pille an zusätzlicher sexueller Sicherheit gewonnen haben, aber doch daran leiden, nicht auf natürliche Weise ihren Eisprung zu erleben und zu menstruieren. Andere Frauen, welche die Pille abgesetzt hatten, erzählten, sie hätten nachträglich herausgefunden, daß sie durch die Pille apathisiert worden waren. Eine Schlußfolgerung daraus wäre, daß bei einem als beunruhigend empfundenen, unregelmäßigen und schwankenden Zyklus die Pille zur Wiederherstellung des Selbstvertrauens beitragen kann. Ist dieses, das sexuelle Erleben intensivierende Vertrauen erst wieder hergestellt, kann sich eine Frau leichter entschließen, auch ohne die Pille über sich selbst zu bestimmen.

Die empfängnisverhütende Pille ist ihrer Wirkungsweise nach immer noch eine unbekannte Größe. Sie wurde in einer gesellschaftlichen Situation erfunden, die den Frauen den Zugang zu ihrem natürlichen Rhythmus erschwert und gleichzeitig vorgibt, ihre Selbstbestimmung damit vergrößert zu haben. In dieser Situation, die möglicherweise die Notwendigkeit der Pille geschaffen hatte, schien sie ein Schritt vorwärts. Es hat sich jedoch gezeigt, daß bei einigen Frauen nach dem Absetzen der Pille der normale Zyklus nicht mehr eintritt, noch ist sie ein Allheilmittel bei Dysmenorrhoe oder prämenstrueller Spannung. Die Auswirkungen der empfängnisverhütenden Pille auf das natürliche Wechselspiel der Hormone müssen enorm sein. Es heißt gewöhnlich, das vom Mann zur Verhütung benutzte Präservativ wirke wie wenn man »in Handschuhen Klavier spielt«; bei der Frau kann die Pille das Einstimmen ihres »Hormon-Orchesters« bewirken – aber unter einem Dirigenten ohne musikalisches Gehör.

Empfindet eine Frau eine Affinität zum Mond, sollte sie sich unbedingt näher damit befassen, da sich ihr Rhythmus in der Tat nach dem Mond oder einer anderen inneren Uhr regulieren kann. Auch ohne spezielle Kenntnisse oder besonderes Training kann sie diese Affinität aufgrund ihres intuitiven Körperbewußtseins spüren. Tatsächlich ist der Menstrualzyklus eine gute Gelegenheit, sich mit natürlichen Energien vertraut zu machen.

V

Die außergewöhnlichen Forschungen der Zoologen über die »biologischen Uhren« bei Tieren wurden bislang kaum auf die menschlichen Rhythmen übertragen. Auch an Bäumen sind elektrische Feldschwankungen festgestellt worden, die dem Einfluß des Mondes zugeschrieben werden. Nur in den sogenannten Randwissenschaften wurden diese Beobachtungen auch auf menschliche Bedingungen angewandt. Es gibt beispielsweise eine Arbeit mit dem Titel »Mond und Pflanzen«, die wie Frazers Buch *Der goldene Zweig* den Nachweis versucht, daß zu bestimmten Mondzeiten gepflückte Misteln krebsartige Wucherungen heilen können. Bei der Papierchromatographie des Mistelsaftes zeigen sich lunare Schwankungen. Frank Brown gelang zu Beginn seiner Forschungsarbeiten der Nachweis, daß Austern, die aus ihrer ursprünglichen Umgebung entfernt worden waren, sich regelmäßig entsprechend dem Gezeitenrhythmus ihrer ursprünglichen Heimat öffneten, obwohl Hunderte von Meilen dazwischen lagen. Aber allmählich paßte sich ihr Rhythmus an: »Sie öffneten sich genau dann, wenn in Evanston die Flut eingetreten wäre, hätte Evanston am Meer gelegen, d. h. in dem Augenblick, da der Mond durch den Meridian von Evanston ging«, obgleich sie sich in hermetisch verschlossenen Behältern befanden, in denen es schwerlich irgendeine Strömung geben konnte. Die Austern »sahen« den Mond mit ihrem Körper.

Dies ist keine »Rand«wissenschaft, sondern das Ergebnis seriöser Experimente. Es gibt viele Beispiele für diese »geheimnisvollen Sinne« bei Tieren, wie beispielsweise auch bei Zugvögeln, die möglicherweise den irdischen Magnetstrom spüren[10]. Frank Brown (1972) äußerte sich folgendermaßen zum Einfluß des Mondes: »In den Schwankungen der atmosphärischen elektro-magnetischen Felder sind Informationen enthalten, die den synodischen Monat betreffen . . . Die rhythmisch-physikalische Natur trägt stetig zur Steuerung der inneren Natur des Organismus bei . . . Zwischen den vom Stoffwechsel aufrechterhaltenen elektromagnetischen Feldern und jenen der geophysikalischen Natur gibt es keine klaren Grenzen.«

Die evolutionäre Entwicklung ermöglichte es den Menschen, sich aus der Abhängigkeit von der Natur zu befreien; jetzt, nachdem wir dies in gewisser Weise erreicht haben, ist es vielleicht wieder an der Zeit, daß wir uns freiwillig auf die von der Natur bedingten Rhythmen einstellen. Die Forschungen der Menakers deuten an, daß der Körper einer schwangeren Frau offenbar den vorbeiziehenden Mond »sehen« kann. Michel Gauquelins Untersuchung,

die auf der Grundlage statistischer Methoden erstellt wurde, hat
ergeben, daß der zukünftige Beruf der Menschen mit dem bei der
Geburt aufsteigenden oder kulminierenden Planten zusammenhängt: Ärzte und Wissenschaftler werden beim aufsteigenden
Mars geboren, Offiziere und Politiker beim aufsteigenden Jupiter
usw. Die Authentizität dieser Studie ist heute allgemein anerkannt,
und obgleich es für die dargestellten Phänomene keine orthodoxe
Erklärung gibt, sind sie faktisch vorhanden[11].

Giorgio Piccardi, ein bei Gauquelin zitierter Chemiker und Wissenschaftler, schrieb: »Gegenüber den kosmischen Kräften sind
wir ganz und gar machtlos. Wir können nicht verhindern, daß ein
Magnetsturm entsteht, daß sich die Sonne mit Flecken bedeckt,
daß sehr niederfrequente elektromagnetische Wellen unsere Laboratorien, unsere Häuser, unsere Fabriken und unsere Körper
durchdringen.« Doch mittels unserer Gesellschaft, unserer Sitten
und Gebräuche und der Art der Beobachtung und Aufmerksamkeit gegenüber diesen »großen Synchronisierern« schirmen wir
uns sehr wohl von diesen Einflüssen ab bzw. wählen sie aus.
Andrerseits könnten wir uns solchen ungewohnten Einflüssen
bewußt öffnen. Der unmittelbarste natürliche Rhythmus, der auf
alle wahrnehmbaren Einflüsse empfindlich reagiert, von männlicher Mißbilligung bis hin zu Reisefieber oder einer Hochzeit, ist
der Menstrualzyklus. Die Gebärmutter und ihr Nervensystem
empfängt auf so vielen unerforschten Wellenlängen derart vielfäl-
tige Informationen, daß Untersuchungen über den Zyklus mit
Sicherheit überraschende Resultate erbrächten.

Gauquelins Hypothese von der möglichen Bedeutung des lunaren
Einflusses basiert auf der Arbeit von Piccardi und anderen. Darin
heißt es, die kristalline Gitterwerkstruktur des Wassers verändere
sich analog zur Mondumlaufbahn. Dies wurde im Labor anhand
der wechselnden Dauer bestimmter chemischer Reaktionen nachgewiesen. Angesichts der Tatsache, daß wir selbst zu zwei Dritteln
aus dieser kristallinen Wasserstruktur bestehen, müßte es doch
möglich sein, uns Spuren dieser Ereignisse in unseren Körpern
bewußt zu machen. In diesem Sinne »sieht« das Wasser in unserem
Körper den Mond. Ein Wünschelrutengänger reagiert auf unterir-
dische Wasseradern, er kann sie durch die von ihnen bewirkten
winzigen Veränderungen des Magnetfeldes in seinem Körper
wahrnehmen. Der Erfolg der Wassersuche mit Hilfe der Wün-
schelrute ist eine Tatsache. Zum einen haben es Laborversuche
bewiesen, zum anderen gibt es ja professionelle Rutengänger, die
sich damit ihren Lebensunterhalt verdienen.

Einige bei Gay Gaer Luce zitierten tschechischen Forscher haben in einer Untersuchung mit 800 Mädchen herausgefunden, daß die Periode gewöhnlich zwischen vier und sechs Uhr früh einsetzt, seltener zwischen acht Uhr morgens und zwölf Uhr mittags und noch seltener am Nachmittag und frühen Abend. Diese Angaben weisen darauf hin, daß sich der normale Geburtsvorgang ähnlich reguliert. Der »Zeitgeber« und die Regelmäßigkeit der Menses kann mit dem »Zeitgeber« der Wehen und der Geburt zusammenhängen. Es wäre denkbar, daß auch die Zeitstruktur der Menstruation mit der potentiellen inneren Entspannung beim Gebären zusammenhängt.

Edmond Dewan ist gleichfalls ein bekannter Erforscher biologischer Rhythmen, der insofern eine Ausnahme bildet, als er seine Arbeit um praktische Hinweise für Frauen, die ihre Periode regulieren wollen, erweitert hat. Die Arbeit ist interessant und – wie wir herausgefunden haben – tatsächlich nützlich. Dewan begann seine Forschungsarbeit mit einem erfolgreichen Laborversuch, in dem er Meereswürmer mit Licht bestrahlte, um ihren Sexualzyklus künstlich mit dem Mondzyklus zu synchronisieren. 1965 bat er eine junge Frau, die seit langem eine unregelmäßige Periode hatte, doch während des 14., 15. und 16. Tages, in denen der Eisprung normalerweise stattfindet, bei Licht zu schlafen. Er hoffte, daß ein von den Zimmerwänden und der -decke reflektiertes indirektes Licht ähnlich dem des Mondes den Eisprung auslösen würde. In der Tat verkürzte sich der Zyklus der Frau auf 29 Tage. Eine andere Frau konnte durch die Behandlung die Zeit ihres Eisprungs durch einen leichten Schmerz in der 14. Nacht feststellen. Dewans Methode ist sehr leicht anzuwenden, und wir selbst haben in zwei Fällen von menstrueller Unregelmäßigkeit festgestellt, daß sie zum gewünschten Resultat führt. Eine unserer Testpersonen hat dazu das Licht des Vollmondes benutzt.

Dewans Arbeit wurde in einer Bostoner Klinik mit ausgezeichneten, aber nicht gleichermaßen erfolgreichen Ergebnissen wiederholt. Die Datensammlungen sind bisher zwar noch gering, aber gleichwohl sehr aufschlußreich. Wir glauben, daß dort, wo Mondreligionen existierten, dieser »Dewan-Effekt« bekannt war und angewendet wurde, nicht zuletzt aus religiösen Motiven wie auch um der praktischen Vorteile einer körperlichen Selbstkenntnis willen. Vielleicht resultierten daraus auch große geistige Kräfte der Frauen. Einen Überrest dieses Brauchtums gibt es noch in der modernen Magie. Es ist eine Zeremonie, die »den Mond herunterholen« genannt wird, und die diese praktische und wörtliche Bedeutung haben kann.

Grundsätzlich ist Licht wahrscheinlich der »wichtigste exterozeptive Signal- und Kontrollmechanismus, dem Menschen und Tiere ausgesetzt sind«. Im Labor wurde bei Versuchstieren beobachtet, daß sich der Spiegel des FSH (follikelstimulierenden Hormons) durch konstante Lichtzufuhr über den Hypothalamus und die Hypophyse erhöht und dieser »Dewan-Effekt« mit bekannten Mechanismen übereinstimmt. Seltsamerweise scheint auch die Zirbeldrüse mit beteiligt zu sein. Diese Drüse beeinflußt auch die sexuelle Entwicklung; fehlt sie, so können bereits kleine Kinder sexuelle Reife erlangen. Aus guten Gründen wurde angenommen, daß die Zirbeldrüse bei Tieren auf jahreszeitliche Lichtveränderungen reagiert und damit die reproduktive Entwicklung steuert. Interessanterweise gilt die wie ein kleiner Kiefernzapfen im Gehirn vergrabene Zirbeldrüse in der okkulten Wissenschaft als »drittes Auge«. Descartes hielt sie für den Sitz der Seele. In neuerer Zeit hat Stan Gooch behauptet, die Zirbeldrüse könne als der Augenmechanismus des älteren Teils des Gehirns betrachtet werden, welches im Vergleich zum »Neuhirn« anatomisch verschieden ist. Das Neuhirn ist eine Proliferation der Großhirnrinde, das sich beim Menschen über diese älteren Strukturen gefaltet hat. Bei einigen Eidechsen- und Vogelarten reagiert dieses Zirbeldrüsenauge auf Licht, das auf den Schädel fällt.

Gooch hält die Zirbeldrüse in der Tat für ein »drittes Auge«, das für die Umwandlung sensorischer Eingaben des Körpers in visuelle Symbole, wie wir sie aus Träumen oder Volkserzählungen kennen, verantwortlich ist. So wie unsere Augen von der Außenwelt Informationen erhalten, setzt auch unser unsichtbares drittes Auge, die Zirbeldrüse, die Informationen innerhalb des Körpers in visuelle Symbole um. Diese Behauptung stützt sich auf sorgfältig recherchierte Nachweise.

Wenn wir nun beide Vorstellungen miteinander verknüpfen, daß nämlich die Zirbeldrüse ein Auge des Körpers ist und daß sie die sexuelle Reifung reguliert, dann ergibt sich daraus die faszinierende Hypothese, wonach sexuelle Rhythmen »gesehen« werden können; überdies würden dann sexuelle Phantasien und Visionen eine objektive und verifizierbare Bedeutung bekommen. Die körperlichen Vorgänge »sehen« zu wollen kann heißen, deren Einfluß zu verstärken. Und weiter, da der Körper über viele sensorische Kanäle verfügt, deren Inhalt in der Regel unbewußt bleibt, sind möglicherweise Traum und Vision die Mittel, diese Art von Informationen bewußt zu machen. In diesem Sinne kann der Körper »sehen«, als ein Moment unter vielen anderen unterschwelligen Aspekten des Sehens, und er kann auf die Mondphasen reagieren. Vielleicht ist dies der Mechanismus, durch den sensitive Menschen wie Hellseher, Gedankenleser oder Schamanen Informationen, oder begabte Diagnostiker ihre Intuitionen bekommen. Möglicherweise könnten auch die Ereignisse im Menstruum auf diese Weise »gesehen« werden, was bedeuten würde, daß die inneren Signale des Körpers zu gewissen Zeiten im Zyklus verfügbarer wären als zu anderen. Die äußeren Sinne wie Sehen, Farbwahrnehmung, Hören und Riechen sind nachweislich während der Periode vermindert; das innere körperliche Empfindungsvermögen dagegen erhöht sich, wie wir gezeigt haben, im gleichen Maßstab. Vielleicht sollten wir lernen, diese sich besonders während der Periode in Symbolen und Bildern der »Hysterie«, Trance und tiefer Meditation ausdrückenden Informationen zu akzeptieren; möglicherweise war das der tiefere Grund für den überall zu findenden Brauch der menstruellen Isolierung, nämlich der Frau die Wahrnehmung dieser »Wahrheit« zu ermöglichen.

Zu den wissenschaftlichen Arbeiten sei angemerkt, daß japanische Forscher folgende Beobachtung gemacht haben: Wachteln, deren Köpfe mit einem grünen Pigment bemalt wurden, entwickelten sich im Gegensatz zu den Wachteln, deren Köpfe orange bemalt wurden, nicht sexuell. Rot galt immer als Farbe des Lebens, der Hure, als babylonische Farbe. Seit der Zeit, da Höhlenmenschen die Knochen der Toten mit rotem Ocker bemalten, gilt sie auch als ein Zeichen der ersehnten Wiederauferstehung.

Es ist zwar bekannt, daß Licht einen machtvollen Einfluß auf viele Stoffwechselfunktionen ausübt, doch gegenwärtig nutzen wir ihn weder bewußt noch gezielt. Richard Wurtmann, der sich mit der Erforschung der Zirbeldrüse beschäftigte, hat, so Luce, vorausgesagt: »Das Licht wird eines Tages als ebenso potent wie irgendeine Droge anerkannt sein, und seine Wellenlänge und Synchronizität werden wir bewußt einsetzen.« Wir behaupten, daß in vergangenen Zeitaltern insbesondere Frauen eben dies taten, und nicht nur in ihren Zeremonien und Psychodramen mittels rituellter Farben und Beleuchtungen, sondern ganz unmittelbar durch die Einstimmung der menschlichen Sensitivität auf den Mond, dem sie großen Einfluß auf das Sexualleben einräumten. Die Tatsachen werden, so glauben wir, heute wiederentdeckt und erneut nutzbar gemacht.

Dies könnte durch eine Art Biofeedback-Training geschehen. »Biofeedback« bezeichnet jede Technik, mit der man – sei es mit oder ohne Geräte – ein Ereignis im Körper wahrnimmt, dessen Signal üblicherweise übersehen wird, und dann ein verstärktes Signal »rückkoppelt«, um damit die Ereignisse und die Kontrolle darüber zu intensivieren*. Beim Denken oder Erleben produzieren wir vom Gehirn ausgehende geringe elektrische Ströme, die wellenförmig über die Kopfhaut jagen; in der Tat findet in unserem Körper ständig eine Art elektrischen Hautdialogs statt. Bei Streß verlaufen die Ströme anders als bei Entspannung. Mittels eines Gerätes können wir beobachten, ob unsere Haut elektrisch geladen ist, oder ob bestimmte Gedanken oder hypnagoge Bilder die Spannung vermindern. Geschieht dies, so können wir sie fortsetzen und *damit das Feldlinienmuster auf unserer Haut verstärken, das uns zur Entspannung verhilft, wodurch das Muster verstärkt wird, das uns entspannt usw.* Dies ist gemeint mit Feedback (Rückkoppelung); es ist nicht »howlback« (Übersteuerung).

Eine dieser Gehirnwellen, der sogenannte »Alpha-Rhythmus«, ist ein langsamer Rhythmus von 8 bis 13 Hz. Er entsteht, wenn die Augen geschlossen sind und der Körper entspannt ist. Wir können diesen Rhythmus nicht direkt fühlen, doch mittels eines Elektroenzephalogramms (EEG) kann er aufgezeichnet und mit Hilfe eines Verstärkers und Lautsprechers in einen Ton umgewandelt werden. Verstärkt sich dieser Ton beim Meditieren, dann wissen wir, daß wir auf dem richtigen Weg sind. Am Ende bewirkt der Ton schließlich selbst die Entspannung. Allein der Gedanke daran wird einen meßbaren Alpha-Rhythmus erzeugen, der innerlich als Entspannung und Tagtraum wahrgenommen wird, wie ein zur Meditation benutzter Mantra. Die bloße Absicht wird schließlich das Resultat produzieren.

Gleichgültig, ob unsere Gebärmutter auf natürliche Weise den Mondphasen folgt oder folgte, ist es bei Anwendung eines durch die mondhellen Nächte in den Monat eingeführten Rhythmus möglich, die Gebärmutter bei ihrer »Wahrnehmung« zu unterstützen. Wie vielleicht in früheren Zeiten kann die Wahrnehmung dieser mondhellen Nächte immer stärker werden und sich schließlich zu einem regelmäßigen Zyklus einpendeln. Darüber, daß dies nachweislich in unserer heutigen Zeit möglich ist, lassen sich auch

---

* Vgl. Elmer und Alyce Green, Biofeedback, eine neue Art zu heilen, Freiburg 1978 (Anm. d. Ü.)

Erkenntnisse über die Motive unserer Vorfahren und ihr Interesse an den Mondphasen ableiten. Wir werden dafür im nächsten Kapitel einige weitere historische Belege anführen.

Es wurde gleichfalls in heutiger Zeit nachgewiesen, daß es einen Wechselrhythmus eines elektrischen Potentials zwischen Haut und Kopf und Körper gibt, der sich mit dem menstruellen Zyklus verändert. Es ist nicht ersichtlich, warum eine Frau, sofern sie es will, nicht ihren regelmäßigen Rhythmus aufgreifen sollte, indem sie das Feedback mittels eines den Hautwiderstand messenden Monitors benützt. Dieses Gerät wird manchmal auch Relaxometer genannt. Wenn wir fühlen, daß ein solcher Wechsel einsetzt, sollten wir ihm folgen; das Instrument beobachtet und verstärkt lediglich diesen Wechsel, den wir aber bei einiger Übung mit unseren eigenen Mitteln herausfinden können, womit wir wiederum für unsere Körperrhythmen empfänglicher werden. Barbara Brown bemerkt dazu in ihrem Buch über Biofeedback: »Wenn es für Frauen überhaupt ein einfaches Mittel gäbe, eine der physiologischen, durch hormonelle Aktivität ausgelösten Begleiterscheinungen der fruchtbaren Tage zu beobachten, dann könnte die bewußte Kontrolle dieser Rhythmen möglicherweise zu einer natürlichen und vereinfachten Geburtenkontrolle führen. Diese Möglichkeit liegt gar nicht so fern, wie es auf den ersten Blick den Anschein hat.«

Eines der einfachsten Mittel, diese Veränderungen zu überwachen, ist unserer Meinung nach nicht nur die bewußtere Wahrnehmung von Körperempfindungen, sondern auch das Traumerleben. Es reflektiert und imaginiert tatsächliches Wissen: sowohl Wissen um körperliche Vorgänge wie auch Erinnerungen und geistige Eindrücke, die bis in die früheste Kindheit zurückreichen können. Diese Art des Wissens muß weiterentwickelt werden.

Es gibt noch einen einfachen Weg, diese Rhythmen mit Hilfe von bestimmten Techniken zu erforschen und zu etablieren: es sind dies Selbsthypnose, autogenes Training, Entspannungsübungen und Meditation. Manchmal wird gesagt, Meditation unterscheide sich von diesen anderen Praktiken durch den im hypnotischen Zustand eingebrachten »Befehl« bzw. Suggestion. Meditiert wird jedoch gewöhnlich *über* etwas; ob dieses Etwas ein Ton, ein Mantra oder eine Gott-Vorstellung ist – es ist immer eine gestaltende »Suggestion«. Auch vom Begriff »Hypnose« sollten wir uns nicht schrecken lassen, der manchmal Mabuse-ähnliche Zwangsvorstellungen heraufbeschwört. Darum geht es nicht. Tatsache ist, daß der Hypnotiseur lediglich eine Fähigkeit abruft, die jeder Mensch besitzt, und die ebenso vertraut wie wünschenswert ist. Es ist die Fähigkeit, einen Zustand zwischen Schlafen und Wachen herbeizuführen, wenn der Körper wohlig entspannt ist und Bilder und Symbole von selbst entstehen, wo Wörter zu Bildern und Töne zu Symbolen werden.

Jeder Mensch hat irgendwann einmal in seinem Leben diese wohltuende Erfahrung beim Einschlafen oder Aufwachen gemacht. Die so entstandenen Traumbilder werden manchmal »hypnagog« oder »hypnopomp« genannt. Hypnose selbst bedeutet einfach Schlaf, doch durch die Überspezialisierung der Anwendung haben wir uns den Zugang zu einem wichtigen Kommunikationsmittel zwischen Körper und Geist versperrt. Im hypnotisierten Zustand können die Suggestionen des Verstandes einen außergewöhnlichen Einfluß auf den Körper nehmen. Schlechte Angewohnheiten können ebenso verschwinden wie psychosomatische Beschwerden; Phobien können geheilt und ein gefährlich hoher Blutdruck gesenkt werden. In tiefer Trance ist der Mensch nicht bei Bewußtsein, aber in einem leichten bis mittleren Trancezustand, den die meisten durch Selbsthypnose erreichen können, erweitert sich das Bewußtsein um ein tiefes und wunderbares Körperempfinden. Wohl besteht dabei eine gewisse Gefahr, in tiefe Trance zu verfallen und weiterzuschlafen, aber gewöhnlich erwacht der Mensch von selbst; auf jeden Fall kann er dem suggestiv entgegensteuern. Optimalen Schutz bieten Rat und die Anleitung eines qualifizierten Hypnotherapeuten, andererseits kann eine machtvolle Suggestion auch Krankheitssymptome überdecken. Die wichtigste Vorsichtsmaßnahme ist also, auf sich selbst mindestens ebenso zu hören wie auf die Befehle. Wenn etwas nicht stimmen sollte, so muß man darauf achten und es nicht wegwünschen, sondern richtig einschätzen. Gibt es irgendwelche Anzeichen einer Krankheit, muß immer ein Arzt aufgesucht werden.

Menstruationsstörungen lassen sich in ihren vielfältigen Erscheinungsformen am besten über »hypnotische Trance« lindern. In einem Leitartikel urteilte hierzu das *British Medical Journal:* »überraschend wirksam«. Eysencks Zusammenfassung stimmt damit überein, ebenso die Krogs und Freeds. Daß Hypnose bei Dysmenorrhoe eine der besten Therapien ist, kann schwerlich überraschen. Die weibliche Körper-Geist-Einheit ist hochsensibel und die Menses ist einer ihrer signifikantesten Rhythmen. Daraus folgt, daß ein Körper und Geist verbindender Tagtraum physiologische Spuren hinterläßt. Die Bewußtwerdung über Wert und Bedeutung der Menstruation geschieht über diese Art des Halbschlafs und seine Bilder, die von hohem Symbolwert sind. Dies ist die Bedingung für eine neue Beziehung zu sich selbst.

Die Hypnose kann auch als Biofeedbackverfahren angesehen werden. Durch Entspannung und Tagträume wird der Mensch zur Erforschung und Einschätzung seiner Körperempfindungen befähigt. Jede Frau kann »ihre Wellenlänge« finden und die Lautstärke so regulieren wie sie es will, egal, was gerade gespielt wird. Diese Art der Konzentration ist am ehesten dem Streicheln und den Zärtlichkeiten eines liebenden Menschen vergleichbar, und ebenso wie ein Streicheln jeden Teil des Körpers erfassen kann, so erfaßt die Träumerei das Ganze. Wer möchte, daß die Blutung einsetzt, der wird ein machtvolles Symbol dieses Ereignisses signalisieren. Der Körper reagiert darauf – vielleicht zuerst nur ganz schwach –, indem er die Empfindung dieses Ereignisses erinnert. Der entspannte Verstand wird sie in einem positiven Feedback wahrnehmen, wodurch sich die Kraft des Symbols verstärkt, die wiederum die Empfindung verstärkt, die das Symbol verstärkt usw. Dies ist nicht länger ein »howlback«, die Spirale der Übersteuerung, die im Heulton endet, sondern eher ein »purrback«, ein wohliges Schnurren. Auf diese Art und Weise und in den ihr eigenen natürlichen Symbolen kann eine Frau alles aufgreifen, was ihr Körper braucht.

Vergangene Jahrhunderte haben möglicherweise die Mondphasen als machtvolle Verkörperung der weiblichen Zyklusphasen gedeutet, analog zum »inneren Mond« der Zervix und des Muttermundes. Es wäre eine wirkungsvolle Suggestion für einen hypnotisch herbeigeführten Traumzustand, aber warum – außer aufgrund religiöser Vorurteile – sollten wir diesen Vorgang »Hypnose« nennen? In Mondkulten hieße dieser Zustand »Meditation« oder »Gebet«. Auch wenn oft bezweifelt wird, daß es diese Mondkulte tatsächlich gegeben hat (wir gehen von ihrer Existenz aus und werden weitere Nachweise erbringen), so könnte es sie doch zweifellos heute geben: keine Frau, die in der Lage ist, Autosuggestion mit Traumzuständen und dem »Dewan-Effekt« zu verbinden, wird an funktionellen Menstruationsstörungen leiden. Oder positiv formuliert: ihre Fähigkeit zur Selbstwahrnehmung und ihre individuelle Kraft werden sich bemerkenswert steigern[12].

An dieser Stelle sei kurz auf die Analogie zur natürlichen Geburt verwiesen: Erna Wright bemerkt, daß die tiefe innere Konzentration der Frau im ersten Wehenstadium tatsächlich einem »Gebet« gleiche, welches nach Möglichkeit weder vom Arzt noch einer Krankenschwester unterbrochen werden sollte. Nach einer erlernbaren Atemtechnik werde durch ein auch als »Dissoziation« bezeichnetes Verfahren der natürliche Atmungsrhythmus wiederhergestellt. Es ist dies nichts anderes als die Konzentration auf ein kraftvolles, vertrautes geistiges Symbol – ein Reim, ein Bild oder ein Mandala, welches der Geist harmonisch aufnimmt, so daß der Körper in seiner natürlichen Weise arbeiten kann. Dem Wesen nach besteht hier kein Unterschied zu dem von uns Gesagten. Jene Frauen, die natürlich gebären wollen, entdecken den Zustand der Träumerei ganz von selbst, so wie es in weniger gehetzten Zeiten immer gewesen ist, und sie werden sich durch ihre Atemtechnik entspannen können. Wir betonen nochmals: natürliche Verfahrensweisen führen zu natürlichen Ergebnissen, gleichgültig ob es sich dabei um die Bewältigung von menstruellen Störungen oder um etwas anderes handelt. Es gibt also Methoden der natürlichen Geburt und Methoden zur sexuellen Entspannung und post-koitalen Träumerei. Dieser bewußtseinssteigernde Zustand des Tagtraums nach dem Geschlechtsverkehr ist wahrscheinlich der tiefste von allen. Die einzige Ausnahme bildet möglicherweise das zweite Wehenstadium, in dem die Frau grenzenlos suggestibel ist. Was im allgemeinen sexuelle Verzauberung genannt wird, ist oft nichts anderes als die Symbolik dieses Halbtraumzustandes.

VIII

Je geschulter und präziser die Vorstellungskraft ist, sei es durch Übung, künstlerische Verarbeitung, religiöse oder meditative Zeremonien, desto effektiver ist dieses Biofeedback oder die hypnotische Wirkung. In der Tat ist jeder Hypnotiseur auch eine Art Dichter. Der Begriff »hypnotisch« sollte jedoch vermieden werden, da er im allgemeinen für Formen betäubter oder gelähmter Ruhe steht. Unsere Gesellschaft, die diese natürlichen Methoden vernachlässigt hat, kennt dafür genausowenig adäquate Bezeichnungen wie sie ein humanes Wort für Menstruation besitzt: es gibt entweder nur den medizinischen Terminus oder negativ besetzte Worte. Anstatt von »Hypnose« sollten wir lieber von »gelenkter Traumtherapie«, von »Psychosynthese«, »Kontemplation«, »Tagtraum«, »kreativer Visualisierung«, »aktiver Imagination« oder »symbolischer Manifestation« sprechen – oder ein neues Wort prägen, das beide Begriffe von »Körper« und »Gebet« vereint, Ideen, die in unserer Epoche vollkommene und absolute Gegensätze sind: *Body-prayer,* Körpergebet.
Bernard Gindes schreibt: »Die Imagination ist der vereinheitlichende Faktor, der Glaube und Erwartung zu einer unwidersteh-

lichen Kraft zusammenschweißt ... Jedes Körperorgan scheint auf eine bestimmte vertraute Sprache zu reagieren.« In einem Abschnitt seines Buches formuliert Gindes seine Überzeugung vom Nutzen dieser Techniken bei Schmerzen oder Unregelmäßigkeiten im Zyklus, vorausgesetzt, es hat eine medizinische Untersuchung stattgefunden, die sicherstellt, daß die Hypnose nicht eine eventuelle Schwangerschaft beeinträchtigt oder eine körperliche Anomalie maskiert. Er schreibt weiter: »Manche Frauen, die frei von inneren Ängsten oder Komplexen ihre Sexualität erleben, stellen fest, daß die Periode ihre geistige Kraft und Sensitivität steigert. Sie richten ihr Leben deshalb so ein, daß sie sich in dieser Zeit weniger körperlich betätigen und statt dessen ihren stimulierten Geist zum Lesen und Schreiben, für Briefe und Studien benutzen. Eine meiner Patientinnen, eine Filmschauspielerin, memorierte während ihrer Periode ganze Drehbücher, im Gegensatz zur sonst über den ganzen Monat hinweg verteilten stückweisen Vorbereitung auf den nächsten Drehtag. Diese Möglichkeit erlaubt der Patientin nicht nur schmerzfrei zu sein, sondern auch jeden Tag im Monat zu nutzen und zu genießen.« Einer der berühmtesten, auf diesem Gebiet der Hypnose arbeitenden Ärzte ist der Amerikaner Milton H. Erickson. In einem 1960 veröffentlichten Aufsatz beschreibt er die Krankengeschichte dreier Frauen, die in Selbsthypnose bzw. autogenen Techniken geschult wurden. Es sind »drei voneinander getrennte klinische Berichte über einen vorsätzlichen und gezielten Eingriff in den Menstrualzyklus«. Zwei der drei Frauen setzten ihre hypnotischen Erfahrungen ganz bewußt für persönliche Zwecke ein. Eine der Frauen wollte ihre Periode herbeiführen, um einen Mann abzuweisen, den sie nicht mochte; die andere wollte ihre Periode unterdrücken, um als Fotomodell arbeiten zu können. Die dritte Frau wollte eine Schwangerschaft simulieren, um sich damit für ein – wie sie meinte – sexuelles Fehlverhalten zu strafen. Ihre Periode setzte in dem Augenblick ein, in dem sie meinte, sie sei genug gestraft. Es gibt in der Literatur eine Reihe von Krankengeschichten, die aufzeigen, wie Patientinnen ihre Periode benutzten, um sich selbst oder ihren Analytiker zu manipulieren. Silbermann berichtet von einer sexuell erfahrenen Frau, die ihre Periode einsetzte, um Liebhaber zu gewinnen. In Freuds ›Studien über Hysterie‹ heißt es, die Periode einer Frau hätte mittels Hypnose wie eine Uhr auf 28 Tage eingestellt werden können. Doch richtig angewendet sind Hypnosetechniken ein Weg zur Introspektion, der das Selbstvertrauen nicht ernstlich gefährdet. Auch die Psychoanalyse kennt diesen Weg: Jungs ›aktive Imagination‹ und Assagiolis ›Psychosynthese‹

basieren auf den natürlichen Fähigkeiten der hypnoiden Absencen, dem therapeutischen und selbstfördernden geistigen Nutzen befreiter Imagination. Die meisten der mit Traum und Träumerei arbeitenden psychoanalytischen Techniken lassen sich als Rückkoppelung mit traditionellen oder neu entdeckten Symbolen interpretieren. Der Analytiker erkennt ein für seine Patientin im Traum oder im frei assoziierten Material bedeutsames Image und koppelt es zurück, indem er näher darauf eingeht und es deutet. Die Psyche verarbeitet dieses Image, und sofern es bedeutsam ist, taucht es in entwickelter Form und neuer Gestalt wieder auf, wahrscheinlich begleitet von einer Erkenntnis oder einer sich aus der Situation ergebenden Entwicklung. Unter guten Bedingungen nimmt die Psyche auf, was immer ihr eine analytisch kompetente Sprache präsentiert: bei einem Freudianer wird man Freudsche Träume haben; bei einem Jungianer Jungsche Träume. Doch bis heute ist keine der weiblichen Psyche adäquate Sprache entwickelt worden, die ihre Menstruation zum Thema macht.

Hartlands Buch über medizinische Hypnose zeigt gleichfalls, wie durch hypnotische Suggestion die Blutung herbeigeführt oder gestoppt werden kann. Sie sei wirksam bei funktionellen uterinen Blutungen, bei Amenorrhoe und funktioneller Dysmenorrhoe. Insgesamt sei es unter Umständen angebracht, die Therapie von Menstruationsstörungen mit den üblichen Methoden zur Ich-Stärkung zu beginnen. Es ist ein unserer Meinung nach reichlich trockenes Buch, und wir fragen uns, in welcher Richtung ein männlicher Arzt das Ich einer Frau stärken will. Auf S. 196 schreibt der Autor, die Verfahren dienten der Wiederherstellung des Vertrauens »des Patienten« (nicht der Patientin). Im Falle einer sehr selbstbewußten Patientin könnte dies bedeuten, das Ego des Arztes konkurrierend zu stärken! Ambrose und Newbolds »Handbook« beschreibt die »Steuerung der Menstruation« mittels Hypnosemethoden und schildert die Krankengeschichten menstrueller Störungen und ihrer Heilung. Wichtig ist, daß jeder Mensch diese Methoden der gelenkten Traumtherapie durch Übung oder nach einer angemessenen Einführung seitens eines Experten selbst anwenden kann. Mit anderen Worten: jede Frau könnte normalerweise über ihren Zyklus bestimmen, vorausgesetzt, sie akzeptiert ihn als Freund. In der Tat ist nach Gerald Massey der Ausdruck »Freund der Frau« in allen Sprachen der nachweislich älteste Terminus für die Blutung. »Freundin der Göttin« heißt dann »Freundin der eigenen Gebärmutter« zu sein (alle traditionellen Göttinnennamen gehen, wie wir gezeigt haben, auf die Wurzel »Gebärmutter« oder »Vulva« zurück) und heißt zugleich, sich mit den äußeren Rhythmen und Strömungen anzufreunden, damit sie mit den eigenen übereinstimmen oder emotionell erlebt werden: Es ist ganz einfach das Bestreben, sich mit der Natur zu versöhnen, und als solches ist es weder unerhört noch unmöglich. Es ist vielmehr eine »Form des natürlichen magischen Echos«, das Inneres und Äußeres vereint.

IX

Wir wissen nicht, ob die Berichte über die weisen Frauenreligionen der Frühzeit eher den Tatsachen oder der Phantasie entsprechen; im nächsten Kapitel werden wir ihre faktische Grundlage untersuchen. Feststeht, daß sie auch als Produkt der Phantasie Gebrauchswert haben. Feststeht auch, daß die wahre Sprache der weiblichen Psyche und die innere Sprache ihrer Erfahrung vernachlässigt wurde und erneut entwickelt werden muß.

Die Fabeln der Mondkulte stellten Zusammenhänge her, die durchaus der objektiven äußeren Realität entsprochen haben könnten, wofür es Hinweise, aber keine Beweise gibt. Sicher aber ist die große Wirkung dieser Analogien: Mit diesen Mitteln kann jede Frau eine Symbolsprache finden, die ihrer Natur entspricht. Alle Anzeichen sprechen für eine besondere weibliche Wahrnehmung von äußeren Naturrhythmen. In diesem Fall ist die Frau Dolmetscherin für eine Gesellschaft, die ohne diese Rhythmen sich selbst entfremdet wäre.

In einem slawischen Märchen muß ein Erlöserprinz die ihm von der Prinzessin gestellten sechs Rätsel lösen. Das fünfte Rätsel lautet: »Ich lebte bereits vor der Erschaffung Adams. Ich ändere stetig die beiden Farben meines Kleides. Tausende von Jahren sind schon vergangen, aber ich habe mich weder in Farbe noch Gestalt verändert.«[13] Briffault schreibt, die manchmal auch mit dem Mond gleichgesetzte Jungfrau Maria sei die Schöpferin der Welt gewesen, und der heilige Alphonso stellte fest: »Dem Befehl Marias gehorchen alle, sogar Gott.« In Portugal heißt der Mond »Mutter Gottes« und in manchen Teilen Frankreichs »Notre-Dame«[14].

Angenommen, die Periode hat sich als Reaktion auf den Mondrhythmus entwickelt (wofür wir verschiedene Hinweise geliefert haben), dann heißt dies, daß der Mond die menschliche Gesellschaft durch die Evolution der Menstrualperiode geschaffen hat. Möglicherweise konnte dies nur geschehen durch die seitens der Frauen bewußte Wahrnehmung und Bejahung dieser vom Mond produzierten Empfindungen und Gezeiten: »Meine Seele preist den Herrn.« Briffault beschreibt den Mond als den Gebieter der Gebieterinnen und sagt, das erste Zeitmaß sei die Menstruation gewesen. Wenn sie dem Mond folgt, und der Gezeitenrhythmus des Mondes den menstruellen bewirkt, dann war der Mond Schöpfer bzw. Schöpferin der Welt. Doch auch wenn nachweislich der menstruelle Rhythmus nicht mit dem Mondrhythmus zusammenhinge, berührte dies nicht den Kern des Arguments, da der Mond und seine Göttinnen zu allen Zeiten und in allen Kulturen als Symbol par excellence galten, mit dessen Hilfe eine Frau die ihrer Natur eigenen Sinne vertiefen kann. Ob es dies leistet oder wieder leisten sollte, ist vom Zeugnis und der Erfahrung der heutigen Frauen abhängig. Um mit Esther Harding zu sprechen: »Wenn sie aber einsieht, daß dieses allmächtige Schicksal nicht von irgendeiner äußeren Macht, von einer unerreichbaren Mondgottheit ausgeht, sondern vielmehr der Ausdruck der wesentlichen Natur ihres eigenen Seins ist, wird sie sich ganz anders dazu einstellen. Denn der lebendige Rhythmus in ihr bestimmt ihr eigenes Leben, während ihre bewußten Wünsche und Impulse nicht notwendig mit ihren innersten Bedürfnissen übereinstimmen ... Aber für die Frau spielt jedenfalls die ›Mondgöttin‹, das ist das weibliche Prinzip in ihr, immer eine Rolle, und gewöhnlich hält die Göttin die Trümpfe in der Hand.« Paula Weideger ergänzt: »Ischtar ... Darf ich ihren Namen beschwören? Gewiß hieße es, die wirkliche Existenz der inneren Wandlungen des Empfindens anzuerkennen und gleichzeitig auch gewisse Verstandesgrenzen.« Wenn wir über den evolutionären Ursprung menschlicher Gesellschaft nachsinnen, könnten wir bis zu den ersten Tagen der Schöpfung, weit vor der Entstehung des menschlichen und tierischen Sexualzyklus, zurückgehen, als die Erde noch von einer Wolke umgeben und ihre Oberfläche von kochenden, durch die Sonne erhitzten Dämpfen bedeckt war. Es heißt, niemals hätten sich die lebensspendenden Reaktionen in den warmen Lagunen dieser »primordialen Brühe« zu Protoplasma entwickelt haben können, wenn nicht der Mond in seiner Gezeitenbahn Wolkenpfade geschaffen hätte, durch die die Strahlen die Erdoberfläche erreichen konnten. Bemerkenswerterweise ist die Erde der einzige Planet im Sonnensystem, auf dem Leben existiert; sie ist gleichfalls der einzige Planet mit einem Mond von vergleichbarer Größe, so daß sie fast wie ein Doppel-Planet erscheint. In alten Legenden wird der Mond auch »Trichter der Erde« genannt, und der Glaube war weit verbreitet, daß mit dem Verschwinden des Mondes auch jede geistige Aktivität auf Erden ein Ende hat[15].

Kapitel V
Wie weise waren unsere Vorfahren?

Freud war ein Mann von Bedeutung; jedenfalls war er ein bedeutender *Mann,* und bedeutend genug, um zuzugeben, daß alles in der Geschichte des Individuums mit der Mutter Zusammenhängende »so schwer analytisch zu erfassen, so altersgrau, schattenhaft, kaum wiederbelebbar (ist), als ob es einer besonders unerbittlichen Verdrängung erlegen wäre«. Er spricht hier in seiner 1931 geschriebenen Abhandlung über die »weibliche Sexualität«* von der Vergangenheit der Frau. Er weiß, es gibt etwas »Prä-ödipales«, etwas, das vor der Intervention des Vaters liegt, was an die Wurzel aller Erfahrung und der Evolution rührt, und daß dieser Faktor besonders »mütterlich« und zur Frau gehörig ist. Einer dieser besonderen mütterlichen Faktoren wurde von Otto Rank als ein sich auf die Geburt des Menschen und sein Leben auswirkender Einfluß verstanden: Das Geburtstrauma. Rank galt bei seinen Kollegen als psychotisch, weil er so etwas überhaupt gedacht hat. Aber auch der andere, besondere weibliche Einfluß, von dem die Wiener Ärzte, während sie redeten und schrieben, fortwährend umgeben waren, wurde von ihnen nicht beachtet: Die Wandlungen im menstruellen Zyklus.

Wie weise waren die Menschen vergangener Jahrhunderte?

Mit diesem Fragezeichen wollen wir den zahlreichen Spuren dieser »besonders unerbittlichen Verdrängung« nachgehen, mit der Männer das weibliche Erleben verfolgt und das Los der Frauen verschlimmert haben.

Die griechischen Kollegien der Hera liefern uns einige Ansatzpunkte. In der Diskussion dieser Punkte sollte nicht vergessen werden, was im vorigen Kapitel über die Mondkulte dargelegt wurde; wie wichtig die Vermutung ist, daß in allen Frauenkulten die Menstruation ein ganz bestimmter Aspekt ist, der einerseits mit der Fruchtbarkeit der Erde und andererseits mit den Mondphasen am Himmel zusammenhängt.

In vielen Teilen der Erde und der Mehrheit aller Kulturen war das Vollmondfest ein großes, sexuell stimulierendes Ereignis. Die Annahme liegt nahe, daß der Mond in der Tat für die gegenüber

---

* Sigmund Freud, Gesammelte Werke Band 14, S. 519 (Anm. d. Ü.)

seiner Lehre offenen Menschen ein sehr machtvolles »hypnotisches« Symbol darstellt. Durch Willen oder Training können Frauen es mit ihrem Menstrualzyklus in Einklang bringen. Neuere Arbeiten zeigen zudem, daß Mondlicht oder jedes andere indirekte, nächtliche Licht in der Zyklusmitte den Eisprung physiologisch stimulieren kann*. Welche Anzeichen gibt es, daß diese Fähigkeiten in der Vergangenheit tatsächlich benutzt worden sind, so wie sie künftig benutzt werden können?

Der Name »Hera« bedeutet »Gebärmutter«. Wenn, wie es manchmal heißt, »Hera« soviel wie »Gebieterin« bedeutet, dann deswegen, weil sie das Recht personifizierte, und das Recht aller Frauen war der Weg der Gebärmutter. »Thesmophoria«, das große griechische Fruchtbarkeitsfest der Frauen heißt »gesetzbringend«. Diese Gesetze umfaßten auch »die Regel« oder »den Weg aller Frauen«, den menstruellen Rhythmus. Hesiod und Homer leiten den Namen »Hera« von »Gebärmutter« ab; diese Interpretation wird durch die Tatsache gestützt, daß sie auch *panton genethla,* »der Ursprung aller Dinge« genannt wird. Der Name der großen Göttin leitet sich in fast allen Kulturen von »Gebärmutter« oder »Vulva« ab: die Göttin ist die Genetrix. Die Gebärmutter gebärt zwar, sie menstruiert aber auch. Der Göttinnenname »Astarte« oder »Astaroth« bedeutet »Gebärmutter« oder »was aus der Gebärmutter kommt«. »Pallas Athene« heißt wörtlich »Vulva-Vulva«. Der griechische Name der Göttin der Geburt ist Eileithia und bedeutet so viel wie »Flüssigkeit der Fortpflanzung«, was in diesem Kontext gleichbedeutend ist mit »Menses«, von der es heißt, aus ihr setze sich u. a. das Kind und die Milch zusammen. »Heimat« ist dem Ursprung nach die Gebärmutter einer Frau, deshalb wurden die Städte manchmal nach einer Göttin benannt. Die Hauptstadt im alten Land des Og hieß »Astaroth-Qarnaim« und bedeutete »zweigehörnte Gebärmutter«, weil die menschliche Gebärmutter mit ihren beiden Eileitern zweifach gehörnt ist. Es ist das Sinnbild der Fruchtbarkeit und des Umfassens. Das heilige Bucranium, der Stierkopf, welcher die griechischen und römischen Tempel schmückte, war ein Gebärmutteremblem. Die *Lokalität* (griechisch lokhos) ist der Ort, wo eine Frau im Kindbett liegt; das Kind und das magische lochiale Blut der Geburt wird dort hervorgebracht: das Blut des ersten Ankunftsortes des Menschen. Die Königin, die Mondgöttin ist *cwen* oder Gattin mit *quim,* sie ist *combe* oder *cwem;* die *gune* (Frau) ist Göttin, wenn sie *gana* und *jani* (Frau) mit einer *yoni* (Möse) ist. *Gens* ist sowohl Gattin und

---

* Vgl. Gay Gaer Luce, Psychologie heute, 1976, insb. »Biorhythmen« (Anm. d. Ü.)

Generation oder »großer Stamm«. Alle Menschen werden aus der Gebärmutter geboren, und ohne diesen ersten Zauber gebe es kein Bewußtsein und darum keine menschliche Religion oder sonst etwas. So bedeutet Heras Gebärmutter wörtlich *panton genethla*[1]. Das Heraion, der Tempel der Hera oder Sitz der Möse war für Jahrhunderte im alten Griechenland »das große Heiligtum des ganzen Landes, wie etwa der Tempel von Jerusalem der Tempel Israels war ... Die am Altar Opfernden müssen auch ihr Gegenüber gehabt haben«*, d. h. ein Sinnbild der Gottheit, deren Riten an diesem Ort zelebriert wurden. Auf dem christlichen Altar ist es das Kruzifix. Am Poseidon-Altar »hatten die Milesier als ihr Gegenüber das Meer in seiner unberechenbaren Beweglichkeit«. Ein Altar des Helios hatte die scheinbare Sonnenbahn als sein Gegenüber. Die Terrasse des griechischen Heraion war eine immense Kultbühne, von der aus man den Mond betrachten konnte, und Hera selbst war eine in »drei Phasen« erscheinende Gottheit. Ihr Mythos wurde später, wie bei Homer, mit ihren Launen in Verbindung gebracht, doch im eigentlichen Kultsinne bedeuteten sie den bei Neumond stattfindenden Abstieg der Hera in die Unterwelt. Hera wird manchmal mit einem Granatapfel abgebildet, jener roten Frucht voller Samen, die sie mit der Königin der Unterwelt, Persephone, verbindet.

Pausanias schreibt, die Geschichte mit dem Granatapfel sei »recht geheim«. Diese Göttinnen führten durch die Unterwelt; Prosymne ist der Neumond und Prosymnos hieß der Führer, der Dionysos in die Unterwelt geleitete, wie auch Eurydice Orpheus durch die Unterwelt führte. Prosymne war Demeters Beiname und bezeichnete die Erdmutter in ihrem Unterweltaspekt. Die Göttin Prosymne wurde im Namen des Neumondes angerufen. In Athen wurde Pallas Athene (»Vulva-Vulva«) mit dem Neumond wiedergeboren; Hera »erhob sich aus ihrem Reinigungsbad ... wieder als Jungfrau zur Hochzeit« in der gleichen Weise, wie sich die Gebärmutter nach der Menstruation mit einer neuen Schleimhaut für den nächsten Zyklus vorbereitet. Es gab eine Reinigungszeremonie der »Wäsche« der Athene; im Hera-Kult eine ähnliche Prozession »befreiter« Frauen, wo in der Zeit, die dem »niedrigsten Punkt von Heras periodischem Sein« folgte, also kurz nach Neumond, eine Holzstatue der Göttin gereinigt wurde. Möglicherweise gehörte der Tempel auf der Akropolis ursprünglich zu solch einem Kult. Hera wurde wie auch Athene in ihrem »teils gehei-

* Karl Kerényi, Zeus und Hera; Urbild des Vaters, des Gatten und der Frau, Leiden 1972, S. 94f (Anm. d. Ü.)

men, teils öffentlichen Kult ... in ihren den Mondphasen entsprechenden Wandlungen« verehrt, d. h. die Akropolis war der Vulva gewidmet. Dies ist ebenso schockierend wie die Unterstellung, daß der Ort, an dem heute in London die großartige St. Pauls-Kathedrale steht, ursprünglich ein Ort der Mondverehrung gewesen war, und daß der Name »London« im Keltischen ursprünglich »Laun-don« oder Mond-Stadt hieß. Auch hierfür gibt es Beweise[2]. Heras Drei-Phasen-Namen waren: Jungfrau oder »Pais«; »Teleia«, Gattin des Zeus und »Chera«, Witwe, nach der Trennung von Zeus. Nach überlieferten Schriften war sie als Parthenos oder Pais, »Jungfrau« und »Mädchen«, nicht ohne Mann, sondern erfreute sich an »geheimen Liebesspielen« mit ihrem Bruder-Gatten. Diese geheime Vermählung fand bei Neumond statt, wenn der Mond nicht sichtbar ist, weil er bei Zeus, dem »strahlenden Himmel« war.

Kerényi meint: »Witwenstand« im wörtlichen Sinne kann berechtigterweise bei der Gattin eines unsterblichen Gottes nicht gemeint sein, deshalb sollten wir deren Bedeutung im natürlichsten aller Sinne, als Menstruation, verstehen, insbesondere da die Römer die am Mond-Monat gemessene Periodizität ganz offen auf die junonische Natur der Frau übertrugen – *provinciam fluorum menstruorum* –, auf ihre Juno, die römische Göttin der Geburt und Ehe, die der griechischen Hera entspricht. Sie nennen sie »Iuno Fluonia« und sprechen von ihrer menstruellen Abschließung »als der Enthaltsamkeit Jupiters«, *castus Jovis,* dem »Witwenstand«, obgleich sich in dieser besonderen Zeit zweifellos »geheime Liebesspiele« vollzogen.

Daß die Periodizität der griechischen Frauen den Mondphasen entsprach oder zumindest geglaubt wurde, daß sie einander entsprachen, wird von Aristoteles, Empedokles und Diokles bestätigt. Die Periode war als »katamenia« oder monatlicher Niedergang bekannt. Kore, die verlorene Tochter Demeters, erlebte *kathodos,* den Niedergang und *anodos,* die Rückkehr. Dieses Kultereignis war Grundlage der Mysterien von Eleusis, die ursprünglich monatlich von Frauen zelebriert wurden[3]. Wir werden später auf Eleusis zurückkommen. Es existieren schöne *anodos*-Vasen, auf denen die Rückkehr der Erdmutter mittels eines Omphalos oder Geburtskegels dargestellt ist. Es ist dies die Darstellung der von Früchten und Blumen umgebenen Zervix und eines aus dem Füllhorn emporsteigenden Kindes.

Interessant ist in diesem Zusammenhang die Frage, ob die Periode beispielsweise durch Training synchronisiert wurde, so daß in einer bestimmten Stadt alle Hochzeiten an einem definitiv vorherbestimmten Datum stattfinden konnten. Der Ritus verlangte, daß alle Bräute *parthenos,* jungfräulich waren, was nicht notwendigerweise hieß, ohne sexuelle Erfahrung zu sein, sondern das Ende der Periode bezeichnete, an dem sie sich aus dem Reinigungsbad des Neumondes erhoben und wieder jungfräulich wurden. In der Tat war die ursprüngliche Bedeutung von »Jungfrau«[4]: »die Frau, die sich selbst gehört« (und nicht irgendeinem Mann); im menstruellen Sinn bezeichnete es eine Frau, die sich erneuert hat, d. h. nicht schwanger und deshalb dem Kindergebären nicht verpflichtet ist. Folglich stammt aller Wahrscheinlichkeit nach das Wort »alte Jungfer« *(spinster)* nicht aus der Vorstellung, die unverheiratete Frau spinne und drehe Wolle zum Zeitvertreib, sondern daß sie sich wie der Mond durch ihre Lebensmonate dreht und bewegt. Dieses Mondsymbol des Spinnens findet sich in fast allen Kulturen, wo Kleider gewebt werden, schreibt Eliade. Wenn die Frau schwanger ist, spinnt sie das innere Gewand ihres Seelenhemdes; das äußere Gewand spinnt sie als ein Zeichen ihres Vermögens, schwanger zu werden und ihrer Fähigkeit, ihre Mitgift zu weben. Die Homerische Penelope spinnt in Odysseus' Abwesenheit »wie der Mond«. Der Tempel der Hera Chera in Stymphalos lag wahrscheinlich am Wasser, wo eine das Ende der Periode ankündende Badezeremonie ausgeführt werden konnte. Hera »erhob sich aus ihrem Reinigungsbad wieder als Jungfrau zur Hochzeit«, sagt Kerényi.

Der Hochzeitsmonat war der Gamelion, welcher ungefähr unserem Januar entspricht. Es ist der Monat, der vorwärts in die Zukunft und rückwärts in die Vergangenheit blickt; es ist der Monat des Tores. Der Gamelion wurde ursprünglich nach dem Datum des Neumondes bestimmt; das Fest hieß Gamelia und war der Hera der Hochzeiten geweiht. In dieser Zeit gehörte Zeus der Hera (und nicht etwa Hera dem Zeus), deshalb veränderte sich sein Name: Aus Zeus wurde »Heraios«.

Die Hochzeitsriten und -zeremonien wurden »hieros gamos« genannt. Dieser Terminus ist auf den Begriff der »heiligen Hochzeit«, der Vereinigung von Göttern, abgewertet worden, obgleich er ursprünglich nicht diese Bedeutung hatte. Er bezeichnete vielmehr eine Hochzeit zwischen Menschen, die durch die Befolgung der Mondriten der Hera geheiligt wurde. Die dunkle Mondzeit der Frauen verband sich nur einmal jährlich mit dem Sonnenjahr, der wichtigsten und größten Zeiteinheit des griechischen Mannes. Bei Ausgrabungen im argivischen Heraion sind insbesondere zwei Göttinnenfiguren gefunden worden: die Mondsichelfigurine, welche mit der jungfräulichen Göttin der Menstruation, ihrer Macht über die Unterwelt, ihren »Launen« und ihrem *agon* oder Kampf in der Dunkelheit der Unterwelt (von diesem Wort stammt unsere »Agonie«) in Verbindung gebracht wurde; und die Vollmondstatue, welche physische Fruchtbarkeit, Eisprung und Schwangerschaft symbolisierte. Kerényi schreibt zusammenfassend, es sei im Material selbst enthalten, »daß man in ihm die Zeugen einer prähistorischen Mondreligion erblickt, die gleichsam ein Grundriß, *mit weiblich-menschlichem Gehalt gefüllt,* zur Hera-Religion wurde«.

Wir haben auch Hinweise über die Praxis der freiwilligen Isolierung während der Menstruation gefunden als etwas, das gelernt werden kann und wichtig ist. Es gibt sogar Berichte über eine legendäre prähistorische Pflanze, die Frauen zum Herbeiführen ihrer Menstruation und der damit verbundenen Erfahrungen benutzt haben; sie hieß *lygos* und blühte in drei Farben am Fluß Imbrasos, auch »Parthenios« genannt, und auf der Insel »Parthenia«, deren anderer Name »Anthemoussa«, »reich an Blumen« war. Mit *lygos* war eine »höchst archaische Erfahrung« verbunden; sie zügelte den sexuellen Trieb, stimulierte aber auch die *katamenia* der Frauen. Aus Lygoszweigen wurden beim großen Herbstfest der Frauen, den Thesmophoria, eine Art Laube gebaut. An diesem Fest durften Männer nicht teilnehmen, obgleich vieles dafür spricht, daß sie in Frauengewändern zugelassen wurden. Die Thesmophoria dauerte drei Tage. Der erste hieß kathodos und anodos; es war der Tag, an dem die Frauen in die Höhlen hinabstiegen, in denen zu Beginn des Sommers Schweinekadaver geworfen worden waren. Sie holten deren Überreste hervor und mischten sie mit der Saat, die sie am dritten Tag auf die Felder streuten. Wahrscheinlich ist der Ursprung dieses Festes ein besonderes menstruelles Mysterium. Die Frauen, die auch, wie es bei manchen Experten heißt, den Ackerbau erfunden haben, taten dies, weil nur sie das Geheimnis der Fruchtbarkeit des Saatkornes kannten. Das lag daran, daß die Frauen ursprünglich die Saat mit ihrem Menstruationsblut, dem bestmöglichen Dünger, vermischt hatten. Da die Männer kein magisches Blut besaßen, konnten sie nicht, wie die Frauen, Getreide anbauen, geschweige denn gebären. Zweifellos haben die Männer schließlich den Fruchtbarkeitszauber des Menstruationsblutes entdeckt und versucht, aus ihren eigenen Genitalien magisches Blut zu gewinnen.

Wir vermuten, daß der Fruchtbarkeitszauber des Menstrualblutes hier nicht aufgehört hat. Uterines Blut könnte ein sehr wirksamer »Köder« zum Auslegen von Geruchsspuren bei der Jagd gewesen sein. Jägerinnen könnten ihr machtvoll-magisches Blut als Spur benutzt haben, vielleicht als Bündel mit geheimem Inhalt, das sie in einem Hinterhalt auslegten. Nichteingeweihte Jäger waren darin den Frauen unterlegen. Artemis, die Göttin des Neumondes, war auch die Schutzpatronin der Jagd.

Dies kann der Ursprung des Emblems gewesen sein, wie es Gertrud Levy in *The Gate of Horn* am Beispiel des Bündels der In-Anna beschreibt. Sie zeigt uns, daß die Gegenwart der Göttin mittels eines an einen in der Hütte befindlichen Holzpflock geknoteten Schals oder einer Bandage bekannt gemacht wurde. Wenn nun dieser »heilige Knoten« tatsächlich der gleiche Gürtel gewesen war, an dem die Frauen ihre Binden befestigten, die das »magische« Blut ihrer Menstruation auffingen, dann wäre seine Sichtbarmachung das Zeichen ihrer nicht-menstruellen Zeit, wenn sie fruchtbar und »neuerlich jungfräulich« waren. Zu anderen Zeiten wäre es um ihre Hüften geschlungen. Einige Autoren, u. a. Gerald Massey, behaupten sogar, der »Lebensschlüssel« oder das geschlungene Ankh-Kreuz der Ägypter leite sich hiervon ab. Heute wird das Frauenzeichen als persönlicher Schmuck getragen, gilt aber auch als »Strumpfband« der Hexen. Hargrave Jennings vertritt in seinem Buch *Die Rosenkreuzer* eine amüsante These, daß nämlich der berühmte »Hosenbandorden«, eine besondere Auszeichnung für englische Ritter, erfunden wurde, weil die Königin einmal beim Tanzen ihre Menstruationsbinde verlor. Die unsicher gewordenen Tanzpartner lachten darüber, aber der König hob das ganze Ding auf, band es sich um seinen Schenkel (›Schenkel‹ oder ›Lende‹ ist ein biblischer Euphemismus für ›Penis‹) und sagte, sie sollten den Ort seiner Herkunft, den Schoß, ehren; dafür wolle er einen hohen Ritterorden stiften. Jennings schreibt, das Motto des Hosenbandordens »Honi soit qui mal y pense« bedeutete ursprünglich »Yoni soit qui mal y pense«. Dies ist nicht ganz abwegig, weil sich das Wort »Königin« aus dem Sankritwort *jani* ableitet. Die ganze Geschichte basiert vermutlich eher auf einem rituellen Psychodrama als auf einem historischen Ereignis. Francis King bemerkt dazu in *Sexuality, Magic and Perversions,* es sei eine alberne Geschichte – wir halten sie für eine ausgezeichnete Parabel.

Möglicherweise könnte der Östruszyklus bei wilden Tieren verkürzt würden, wenn sie mit hormonreichem Menstrualblut gefüttert wurden, so daß ihre Paarungszeit früher und damit häufiger einsetzte, wie bei Haustieren, deren Wert ja auch ihre Fruchtbarkeit ist. Es wäre interessant, hier sozusagen als Übung in spekulativer Archäologie durch ein Experiment herauszufinden, inwieweit dies zutrifft. Wenn es tatsächlich stimmt, dann können wir davon ausgehen, daß dies das Mittel war, mit dem *Frauen* in den Anfängen der menschlichen Kultur Tiere domestiziert haben. Bei Tieren in der Gefangenschaft verkürzt sich jedenfalls der Brunstzyklus. Um auf die Thesmophoria zurückzukommen: die Pflanze *lygos,* die in der griechischen Medizin den Ruf hatte, die Menses herbeizuführen, wurde zum Bau einer Laube oder Hütte zur menstruellen Isolierung benutzt. »Die Thesmophoria war nichts anderes als die zum jährlichen Fest erhobene Periode der griechischen Frauen«, bemerkt Kerényi. Offenbar haben sich bei den Griechen wie in unzähligen anderen Kulturen die Frauen zu dieser Zeit zurückgezogen, jeden Geschlechtsverkehr mit Männern gemieden und meditiert; manchmal mit Hilfe eines rituellen Blutvergießens und Tieropfers. Die Frau gilt in dieser Zeit als tabu, und in vielen Kulturen gibt es Erzählungen, in denen der Mond, der als weiblich vorgestellt wird, sich aus dem gleichen Grund wie die anderen Frauen zurückzieht, d. h. um zu menstruieren. Wie wir wissen, glaubten die Griechen an die Fähigkeit der Frauen, in diesen Tagen und unabhängig von den Männern die Fruchtbarkeit der Erde zu fördern. Zu diesem Zweck sind die Riten erfunden worden. Vielleicht vermitteln sie den Frauen zusätzlich zu ihrer eigenen Weiblichkeit die Sicherheit, die sie brauchten, um sich zurückziehen zu können und um sich gleichzeitig mit der Erneuerung der Erde und ihrer Fruchtbarkeit von neuem zu empfinden. Durch ihre Isolierung, befreit von unmittelbaren Sorgen, konnte die Energie wieder nach innen fließen.

Ebenso wiederholen die Riten des Blutopfers vermutlich in äußerer und sichtbarer Gestalt die ausschließlich den Frauen vorbehaltenen Fruchtbarkeitsgeheimnisse des menstruellen Blutvergießens: die Opfertiere symbolisieren die Gebärmutter und ihre Fruchtbarkeitsinstinkte, die der Periode geopfert werden. Dieses sich im Inneren vollziehende Opfer erzeugt die Erneuerung, das ist die Funktion des Opfers. Das Opfertier des Thesmophoriafestes wie auch der eleusischen Mysterien war das Schwein. Es ist ein Uterus-Tier und ein Mond–Tier und gehört zu einer langen Reihe anderer heiliger Tiere, wie z. B. Schlange oder Stier, die seit dem Mesolithikum mit dem Mondopfer und der Erneuerung in Zusammenhang gebracht werden. Die Beständigkeit dieser Gleichsetzung ist bemerkenswert und wurde vielfach bezeugt. Wir vermuten, daß diese Riten, was immer ihre Funktion in Brauch und Tabu sein mochte, auch eine innere Bedeutung als »Psychodramen« hatten, die auf dem natürlichen Menstrualopfer basierte. Vielleicht geschah es aus einer Laune der Großzügigkeit heraus oder vielleicht war es der Wunsch nach männlicher Begleitung, der die Frauen veranlaßte, Männer zu diesen Riten zuzulassen oder sich Riten auszudenken, an denen Männer teilnehmen konnten, wo es »symbolische Wunden« bei den Männern gab oder Tierdarstellungen, denen ein Tier- (oder Menschen-)opfer folgte. Neumann mutmaßt in seinem Buch *Die Große Mutter,* daß deren Nutzen für den Mann darin bestanden habe, eine Art von Identität mit der Frau oder mit seiner eigenen weiblichen Seite, der Anima, herzustellen. Kerényi stimmt dem bei; er schreibt: »Demeter ... war eine mythologische Gestalt, in die der Mensch, der sich der *anderen* (Persephone) nähern wollte, leicht eintreten konnte. Daß ebendies, eine Art Selbstidentifikation mit der Göttin ... erwartet wurde, beweist ... der homerische Demeter-Hymnus ... Die Mysteriengottheit ... hieß ... die zwei Gottheiten ... und die ganze Welt wußte, daß es zwei *Göttinnen* waren.« Wie wir gesehen haben, kann eine Störung dieser inneren gegengeschlechtlichen Beziehung die Wurzel verschiedener Formen von Wahnsinn sein. Wir haben gleichfalls gesehen, daß »es keinen blutlosen Mythos von Bestand gibt«; es scheint, als habe das geheime Blutvergießen der Frauen Aggression und Furchtsamkeit in den Männern entstehen lassen. Ein Anzeichen hierfür ist, daß Gesellschaften, die menstruelle Tabus errichten, zugleich auch die aggressiv-furchtsamsten sind. Das Vergießen von Blut setzt offensichtlich große Kräfte frei. Schließen solche Psychodramen Geburtsimitationen und Zeremonien der Wiedergeburt Erwachsener mit ein, dann wird die Präsenz von menstruellem oder sonstigem Blut zu einer vollständigeren Anamnese oder therapeutischen Erinnerung führen. Diese abstrakte Terminologie muß in die Erregung der Jagd, des Todes und des Auferstehens übertragen werden. Vielleicht steckt heute in der Neigung zum »Pseudo-Selbstmord« der Impuls, diese bedeutungsvollen Riten der Selbstentwicklung wiederzuentdecken. Bei Homer verwandelte die Göttin Circe Männer in Schweine, und als Odysseus Circe bat, sie wieder zurückzuverwandeln, »erhoben sie sich göttlicher als zuvor«. Das Schwein war nicht nur wegen seiner enormen Fruchtbarkeit ein Symbol des Lebens, sondern auch, weil es alles erneuert, d. h. jeden Abfall, einschließlich Dung, frißt, und schließlich, weil jeder Teil des Schweins in der häuslichen Ökonomie verwertbar ist. Es wird u. U. auch seine Ferkel fressen, so wie die Erde ihre Frucht wieder zu sich holt. »Aber diese unbewußten Elemente«, schreibt Joseph Campbell, »ruhen nicht nur untätig in der Psyche. Als ungenutzte Potentiale sind sie mit einer gewissen Bereitschaft zum aktiven, kompensatorischen Gegenspiel zur bewußten Einstellung ausgestattet, so daß jedesmal, wenn ein bewußtes Nachlassen der Anspannung einsetzt, . . . die freigesetzten verfügbaren Energien zurückkommen und in die ruhenden Zentren möglicher Erfahrung und Entwicklung fließen.« Daß eine solche Erfahrung wie das Träumen ein stark erotisches Element enthält, sagt Campbell nicht. Ebenso wie im Yoga der Anstieg der Rückenmarksenergie und das Öffnen der »Blumen-Zentren« eine besondere und geheime Lust ist, so sind es diese Reisen ins Innere, wenn sie jene Zentren der inneren Kraft berühren und das Gefühl eines »geheimen Liebesspiels« aufkommen lassen. Es ist die gleiche Erfahrung, wie sie Sheila Kitzinger im Zusammenhang des natürlichen Gebärens beschrieben hat, und die Verzückung der heiligen Theresa zeugt von einer solchen Reise zu einem dieser Zentren: ihr Schoß war durchbohrt von einem von Engeln getragenen glühenden Speer. Ouspensky sagt, jede wahre »übersinnliche« Erfahrung sei von einem starken erotischen Empfinden begleitet; sexuelles Empfinden ist Lust, Lust ist sexuelles Empfinden.

In der menstruellen Isolation der griechischen Frau während ihrer *katamenia* oder Witwenschaft, so heißt es, habe es eine Art »geheimer Liebesspiele« gegeben. Es könnte ein Synonym für intensive, von rituellen erotischen Erfahrungen begleitete Selbstversenkung sein, die in dieser inneren Welt der Abschließung mehr der »anderen« Dimension der Sexualität zugehörig ist. Es kann ebenso das Liebesspiel unter Frauen bezeichnet haben bzw. die gegengeschlechtliche Identifikation, von der es heißt, sie sei ein Teil des Hexenglaubens gewesen. Sie wurde mit einem Zauberstab vollzogen, den sie zum Masturbieren benutzten und der darum magische Kraft besaß. Morton Smith meint, es gebe möglicherweise eine homoerotische Komponente der Initiation einiger vertrauter Jünger Jesu. Frauen können diese Initiation untereinander mit den Mitgliedern der eigenen Schwesternschaft vollzogen haben oder mit dem »anderen Gatten«, dem in der Unterwelt angetroffenen und aufgefundenen dunklen Selbst, dem Freund und Liebenden. Cecil Williamson berichtet von den Frauenhäusern bei Hexen in Zimbabwe, in denen sich das Abbild eines Gottes befindet, der als Phallus das Horn eines Tieres hat. Sie praktizieren sexuelle Meditation während der Periode durch den Beischlaf mit diesem Gott[5]. Es könnte aber auch eine visionäre Begegnung mit halb-menschlichen Instinkten sein, die danach streben, ihre Energien zum Nutzen der Menschen zu transformieren. Ein Beispiel dafür wäre der Eber der Venus mit seinen halbmondförmigen Hauern. Wir werden im weiteren darauf zurückkommen, denn wir glauben, daß sie auf die subjektive Erfahrung des Menstrualzyklus anwendbar und deshalb so mächtig sind, weil sie die neue Macht geistig verarbeiten und nutzen, die den Menschen durch den evolutionären Schritt zum Menstrualzyklus gegeben wurde.

Überall finden wir Zeichen der Geißelung und des Fesselns. Der große Mythos der babylonischen Ischtar bestand in ihrem Abstieg in die Unterwelt. Bei den sieben aufeinanderfolgenden Toren zur Hölle legte die Göttin nach und nach ihre Gewänder und ihren Schmuck ab, so daß sie schließlich nackt wie an ihrem ersten Tag Erischkigal, der Königin der Unterwelt, entgegentrat. Die Königin befahl dem Dämon Namtar, Ischtar zu fesseln und zu peinigen. Die Erde aber wurde durch die Abwesenheit Ischtars unwirtlich. Deshalb befahlen die Götter dem Sendboten Asuschunamir (»der Strahlende«) einzuschreiten und Ischtar zu befreien. Der Plagegeist wurde nun zum Freund und besprühte Ischtar mit dem Wasser des Lebens, dann geleitete er sie durch die sieben Tore zurück, wo ihr ihre Gewänder und ihr Schmuck ausgehändigt wurden. Sie kam »göttlicher denn je zuvor« wieder zur Welt. Dieser Mythos wurde von der modernen Magie als Psychodrama oder Wiedergeburt übernommen, und ähnliche Psychodramen werden auch in der psychiatrischen Gruppenarbeit angewandt: »Gebären« und Psychosynthese. Bei den Griechen wurden die Fesseln der Göttin aus *lygos* gefertigt, jener Pflanze, welche die *katamenia* stimulierte. In der ganzen Welt gibt es vergleichbare Menarchezeremonien des Fesselns und Befreiens. Hera wurde ebenso gefesselt wie Artemis, die in Sparta »Orthia« hieß, »sie, die erregt« und »Lygodesma«, »sie, die mit Lygos-Wieden gefesselt ist«. Die Gelehrten hat dieser Brauch nach eigenem Eingeständnis verwirrt; sein Grundprinzip aber besteht in der Strukturierung und Wertschätzung der menstruellen Erfahrung. Jede Frau kennt dieses Peinigende und Fesselnde, den Abstieg und die Wiederkehr, kathodos und anodos, die anfänglich schmerzhafte Initiation in die Mysterien des inneren Universums eines triebhaft-blühenden Lebens, ihre andere Sexualität, ihre Blutschwelle ins Leben, ihre Dornenkrone und ihre monatliche »Auferstehung«.

Was geschieht aber, wenn Frauen sich zusammentun und schwesterlich verbünden? Es hat immer in der Geschichte mit dem Mond- und dem Menstrualzyklus assoziierte, kenntnisreiche Frauengesellschaften gegeben, wie z. B. in Griechenland. In anderen jedoch nur noch grausame Relikte, wie sie bei Frazer beschrieben werden, wo die menstruelle Absonderung Jahre der Gefangenschaft in Dunkelheit und Holzkäfigen bedeutete.

So wurden die griechischen Frauen Gebieterinnen über sich selbst (obgleich sich dies auch in der griechischen Geschichte zur bloßen Reminiszenz entwickelt hat). Wir haben, so hoffen wir, einen

Eindruck von der Macht des Mond-Emblems vermitteln können, unabhängig davon, ob der Körper nun zu der Überzeugung gelangt, daß der Mond und die Gezeiten von ihm unmittelbar wahrgenommen und beantwortet werden. Die innere Entwicklung wird eintreten, wenn dieses lunare Wissen systematisiert, die eigene Identifikation mit natürlichen Vorgängen transparent und durch lebendige Geschichten und wirkliche »Psychodramen« bewußt gemacht wird.

Gibt es jedoch auch heute Anzeichen dafür, daß Frauengemeinschaften den menstruellen Puls in Übereinstimmung mit der ihnen eigenen geistigen und sexuellen Macht erneut herausarbeiten können? Eine Nonne hat behauptet, ihr Kloster sei ein »Kraftwerk des Gebets«. Kommt darin eine körperlich-sinnliche Komponente zum Ausdruck, sogar in einem Kloster?

Im Leben amerikanischer Feministinnen spielt die »consciousness-raising group« (im Deutschen kurz »cr-Gruppe« oder Selbsterfahrungsgruppe, Anm. d. Ü.) eine große Rolle, in deren Mittelpunkt manchmal der Besuch einer medizinisch versierten Feministin oder einer Krankenschwester steht. Ihr Anliegen ist es, den Frauen mehr über sich selbst aus der Sicht der weiblichen Erfahrung und nicht aus der der vorherrschenden männlichen Stereotype zu vermitteln. Mit ihren Helferinnen bildet sie eine Diskussionsgruppe, in der zeitweise auch Männer willkommen sind. Diskutiert werden einerseits die sozialen und gesellschaftlichen Rechte der Frau, andererseits Vorgänge und Funktionen im gesamten reproduktiven System.

Es gibt jedoch ein Treffen, bei dem Männer nicht zugelassen sind, dann nämlich, wenn der Gebrauch des Spekulums gezeigt wird. Das Spekulum ist ein einfaches Instrument zur Dehnung der Vagina, mit dem jede Frau mittels eines Spiegels ihre Zervix betrachten kann. Auf diese Weise kann sie selbst, unabhängig von ärztlichen Untersuchungen, Veränderungen an ihrer Zervix feststellen und überwachen. In unserer Gruppe waren viele Frauen, die erzählten, daß sie mit Ärzten schlechte Erfahrungen gemacht haben, weil sie wie ein Stück Holz behandelt wurden oder mit einem nicht vorgewärmten, metallenen Spekulum untersucht wurden, das so eisig wie der »Teufelspenis« gewesen sein muß, von dem in Hexenprozessen berichtet wird.

Nach der Demonstration durften die Männer wieder hereinkommen. Wen sollte es überraschen, daß unter den Frauen ein spürbares Gefühl von Schwesterlichkeit entstanden war. Es lag wie ein Parfum in der Luft, wie eine freundschaftliche Verschwörung. Sie hatten sich gegenseitig untersucht und durch das Spekulum den

Geburtskegel der Gebärmutter betrachtet, dessen Öffnung wie die Pupille eines Auges aussieht. Dieser Kegel befindet sich am Ende des zylindrischen vaginalen Gewölbes und sieht aus wie eine in einem sichelförmigen Mond ruhende Kugel, wie »der alte Mond in den Armen des neuen Mondes«.

Dieser Geburtskegel wurde in der Antike oft als natürlich-heiliges Objekt dargestellt. Es war weitverbreitet und findet sich auf Ornamenten, in der Architektur und Töpferei wieder, aber die männliche »Wissen«schaft hat *vergessen,* was es repräsentiert und nennt es »omphalos« oder »Nabel«; damit lenkt sie absichtlich von seinem ausschließlich den Frauen vorbehaltenen Besitz ab, ohne jedoch direkt zu lügen: es ist der »Nabel«, der Ort, wo wir alle geboren wurden. Manchmal wurde er auch als Penis Gottes oder Phallus bezeichnet, aber es ist immer genauestens feststellbar, wann Männer dieses heilige Objekt besetzt haben, denn ein Penis hat eine Harnröhre und ein Vorhautbändchen, eine Art Falte zum Bedecken der Eichel, die auf wenigen der sogenannten Omphaloi zu sehen ist. Der in Elephanta verehrte Penis des Schiwa sieht nicht, den Fotografien nach zu urteilen, wie ein Penis aus, sondern eher wie eine Zervix oder ein Geburtskegel. In einer Kultur, in der die Vaterschaft keine Rolle spielt, wäre vielmehr sie das natürliche Objekt der Verehrung, und nicht der Penis.[6] Als nun die Väter die Vorherrschaft errangen, wurden die einst verehrten Kultobjekte umfunktioniert, ebenso, wie die Väter des Christentums, die die heidnischen Kultstätten der einheimischen Göttinnen übernommen und aus ihnen männliche Heilige gemacht haben. Jede Frau, die mit einem Spekulum umgehen kann, wird selbst sehen, was wir meinen. Männern sei empfohlen, einen der »consciousness-raising«-Filme über den Gebrauch des Spekulums anzusehen; sie werden dann zweifellos merken, wie sehr die gelehrten Bücher, welche die berühmten Kulte des Altertums vom »Welt-Nabel« oder Omphalos, wie beispielsweise das Delphische Orakel (delphus ist eines der griechischen Worte für Gebärmutter) illustriert und diskutiert haben, sich einer männlich-zweideutigen Sprache zur Bezeichnung eines natürlichen Frauenkultes bedienen. Die emotionale Motivation zur Beobachtung des äußeren Mondes gründet mit Sicherheit in der Kenntnis des einem inneren Mond ähnelnden Geburtskegels.

Das Einauge als Sinnbild der Göttin ist in den Kulturen des Altertums weit verbreitet und könnte seinen Ursprung in der Ähnlichkeit mit der ›inneren‹ Vagina haben. Das gleiche gilt für die rätselhaften Kelchmarkierungen auf den steinzeitlichen, konisch geformten Monumenten. Silbury Hill in Wiltshire ist ein riesiger konischer, aus der Steinzeit stammender Erdwall, ähnlich einem Geburtskegel. Alle heiligen Berge haben gewöhnlich diese stumpfe Kegelform; sie galten als Stätte, wo das Irdische auf die andere Welt trifft. Dies kann im wörtlichen Sinne bedeuten: die »andere Welt« oder der Ort der Menschwerdung, an dem jeder von der einzelnen Zelle zum Fötus und dann zum menschlichen Baby die Stadien der Schwangerschaft durchläuft. Jeder Mensch gelangt durch den Geburtskegel oder die »Achse des Universums« zur Welt. In den symbolischen Darstellungen befindet sich neben dem heiligen Berg ein von Schlangen bewohnter Weltenbaum und eine Wasserquelle. Die Schamanin darf einen solchen Baum besteigen, um dort die Götter zu treffen. Interessanterweise ist das Os oder die Öffnung der Zervix (Muttermund) mit einer komplizierten, verzweigten Falte ausgekleidet, die auch *arbor vitae* oder Lebensbaum genannt wird. Wir denken jedoch, daß der »Baum« sich vielmehr auf die Früchte tragenden Ovarien bezieht, wie sie in Darstellungen vom Mondbaum zum Ausdruck kommen, wo der Mondbaum Vollmondkugeln oder gar menschliche Köpfe an seinen Ästen trägt. Ähnliche Symbole sind auf antiken, aus der Zeit um 4000 v. Chr. stammenden zylindrischen Siegeln in Mesopotamien gefunden worden, wie auch auf Siegeln, Münzen und Reliefs in Palästina, Syrien und Zypern.

Häufig stand der Geburtskegel im Zentrum der Kulte, z. B. in Griechenland, wo er mit einem Netz oder einer Tunika bedeckt wurde, doch bis heute hat man ihm nicht diese ihm eigene Bedeutung zugestanden. Jane Harrison verweist auf die Ähnlichkeit zwischen dem Geburtskegel und den alten Grabhügeln, was wir als Wiederkehr der Toten in der Erwartung ihrer Auferstehung durch die Zervix der Erdmutter interpretieren könnten. Knochen wurden häufig mit rotem Ocker bemalt. Unserer Meinung nach symbolisierte dies das lochiale Blut, den Wöchnerinnenfluß. Das hinduistische »Yoni-Lingam«*, aus dem mittels Blut oder Milch *puja* gewonnen wird, gilt als »innere« Vagina. Das »Lingam« hat gewöhnlich weder eine Harnröhre noch ein Vorhautbändchen.

Natürlich fehlen uns die »Beweise« für das Gesagte, doch ist die Fülle der Zeugnisse zu überwältigend und das Symbol zu evident, um sich dem zu widersetzen. Das keltische Kreuz hat einen zentralen Kegel. Vier weitere Kegel sind an den Kreuzarmen so befestigt, daß sie durch den Einfall des Sonnenlichts die jeweilige

---

* Yoni, die Vulva, im tantrischen Ritual kann es jedes Symbol sein, das die weiblichen Geschlechtsorgane darstellt.
Lingam, Sanskrit Phallus, Symbol der Zeugungskraft (Anm. d. Ü.)

Mondphase anzeigen. In Leroi-Gourhans Buch *The Art of Prehistoric Man in Western Europe* ist oft die Rede von dieser rätselhaften Steinzeitsprache. Viele der in die Höhlenwände eingeritzten Zeichen können als Vulva-Symbole verstanden werden. Eine auf einem Stab eingekerbte rätselhafte Figur könnte als Auge der Unterwelt verstanden werden, das in einer sexuellen Vision einen Bär-Totem sieht; ein Erleben, das wir den Liebenden der Steinzeit nicht recht abstreiten können, insbesondere, wenn keine andere Erklärung für die Gravur vorliegt. Ein Stab ist dann ein Zauberstab. Einige Autoren haben diese Symbole als »fliegende Untertassen« interpretiert. Jung schreibt, es sei weniger bedeutsam, ob es nun diese fliegenden Untertassen *gebe,* wichtig sei, daß Menschen sie offenkundig *sähen.* Wir meinen allerdings, daß die fraglichen Markierungen – es sind Kreise mit einem erhabenen konischen Zentrum – viel eher der »inneren« Vagina, der Quelle allen Lebens, ähneln. Die Visionen von fliegenden Untertassen können sehr wohl eine projizierte Halluzination dieser archetypischen Erscheinung der »Wiederkehr des Weiblichen« sein.

Alexander Marshack argumentiert, die Kerben in den aus dem älteren Paläolithikum stammenden Rentierknochen seien Mondberechnungen. Peter Lancaster Brown schreibt ergänzend: »Die menschliche und tierische Geburt muß für Steinzeitmenschen ein großes Mysterium gewesen sein. Die Venusbilder können daher eine Widerspiegelung des biologischen Wunders der Geburt sein. Weder kann es der Beobachtung entgangen sein, daß der Mond- und Menstrualzyklus der Frauen ähnlich lang ist, noch ist von der Hand zu weisen, daß die Venusstatuetten Geburt und Wiedergeburt symbolisierende Relikte von Fruchtbarkeitskulten sind. Diese Mond- und Sonnenriten wurden immer ausgeprägter und spielten im neolithischen Kultus eine große Rolle.« Janowsky et al. schreiben: »Möglicherweise waren die Frauen im Pleistozän ebenso wie andere Primaten und weibliche Säugetiere auf einen eher jahreszeitlich bedingten als monatlichen Zyklus ausgerichtet. Vielleicht hat sich die Menstruation erst durch verbesserte Lebensbedingungen in der Regelmäßigkeit und Häufigkeit entwickeln können, wie wir sie heute kennen.« Die subjektive Seite dieses Entwicklungsprozesses ist unserer Meinung nach ebenso wichtig. Der evolutionäre Prozeß kann sehr wohl auch durch besonders emotional oder »hypnotisch« wirkende Riten und Psychodramen gefördert worden sein, ebenso wie ein Arzt heute bei seinen unter spärlichen oder unregelmäßigen Blutungen leidenden Patientinnen mittels hypnotisch erzielter Entspannung und Suggestion einen machtvollen uterinen Rhythmus einleiten kann; oder wie es Dewan mittels indirekten Lichts gelang, den Eisprung zu stimulieren und den Rhythmus zu regulieren. Die gleiche Funktion kann das Vollmondfest gehabt haben, das zeitlich mit der Zyklusmitte der Frauen zusammentraf und so den Eisprung stimuliert hat. Daß eine entsprechende Synchronisation möglich und in neueren Zeiten beobachtet worden ist, werden wir kurz zeigen. Der Altertumsforscher Peter Lancaster Brown schreibt in diesem Zusammenhang: »Ob sich beim homo sapiens ein biologisches Rudiment eines Mond-Gezeiten-Rhythmus noch aus seinen entfernten Vorfahren, den Fischen, erhalten hat, läßt sich nur mutmaßen . . . Es scheint mehr als ein bloßer Zufall, daß der weibliche Menstrualzyklus gewöhnlich dem monatlichen Intervall des Mondzyklus folgt. Es ist jedoch richtig, daß sich heute diese menstruelle Grenze zu beiden Seiten des Intervalls erweitert hat (im Extrem von 20 bis zu 120 Tagen), und der weibliche Zyklus als solcher nicht länger den Mondphasen folgt, aber dies entkräftet nicht die Wahrscheinlichkeit seines evolutionären, zeitstrukturierten Ursprungs.« Die Griechen glaubten, der Fruchtbarkeitszyklus folge den Mondphasen bzw. könne diesen folgen, und entsprechend feierten sie ihre Feste und ihre Gruppenhochzeiten. Es kann natürlich ebensogut auch nur ein symbolischer Ritus gewesen sein, aber es gibt dem widersprechende Anzeichen. Die Ursprünge der griechischen, bis in die Steinzeit zurückreichenden Kultur mit ihren großen Mutter-Göttinnen sind von verschiedenen Gelehrten dargestellt worden.

Die Symbolik des Einauges wurde ebenso oft beschrieben. Interessanterweise taucht in der himmlischen Vision der letzten Wirklichkeit am Ende von Dantes *Göttlicher Komödie* eine derartige Gestalt mit einem Auge auf:

»Denn in der tiefen, klaren Wesenheit
Des hohen Lichts erschienen mir drei Kreise,
Die, gleichfarbig, von gleichem Umfang waren.
Wie sich zwei Regenbogen ineinander
Zu spiegeln scheinen . . .«*

Diese schöne Versinnbildlichung vereinigt in sich die Idee des ersten, fesselnden Blicks der Mutter, die kabbalistische Vorstellung von der Brechung des reinen Gott-Lichtes in den unterschiedlichen Farben der Schöpfung, und die Quelle allen Lebens aus dem Gebärmutterzentrum, das ebenso oder gar wahrnehmen-

* XXIII Gesang 115; im englischen Original heißt es, Iris werde gewöhnlich – wie auch hier – mit ›Regenbogen‹ übersetzt. (Anm. d. Ü.)

der ist als das Auge. Es gibt ein taoistisches Sinnbild, das ihm geradezu verwandt scheint: es besteht aus drei emaillierten Farben, die Erde, Wasser und Himmel symbolisieren. Erica Jong schildert in ihrem Buch *Angst vorm Fliegen* einen witzigen Traum, in dem ihr Pessar zur Kontaktlinse und ihre Zervix zum Auge wird. Odysseus durchbohrte das Einauge des Riesen Polyphem und verwandelte es in einen geblendeten Gral voll Blut, in dem der erhitzte Pfahl brodelte. Er mußte den Riesen blenden, um aus der Mutterhöhle zu entkommen und gab sich selbst den Namen ›Niemand‹. Auf ähnliche Weise zwang er die Göttin Circe, seinen Gefährten ihre Menschengestalt zurückzugeben. Joseph Campbell glaubt, diese Fahrten bedeuteten die Suche des männlichen Geistes nach einer funktionierenden Beziehung zur Macht des Weiblichen. Am Ende steht Odysseus vor Penelopes Bett, das aus einem großen, lebenden Baum besteht.

Kehren wir zur in schwesterlichen Gemeinschaften möglichen menstruellen Synchronizität zurück, diesem »Kraftwerk« des »Körper-Gebets«, das durch ein gemeinschaftliches Leben verstärkt wird. Neuere Arbeiten zeigen, daß dies nicht nur möglich, sondern tatsächlich häufig der Fall ist. Martha McClintock hat in einem in der Zeitschrift *Nature* veröffentlichten wichtigen Artikel nachgewiesen, daß sich Frauen, die zusammenleben, einen gemeinsamen Menstrualrhythmus erarbeiten können. Der eigene Zyklus paßt sich dem der Freundin oder Kollegin an, so daß sie zur gleichen Zeit menstruieren und den Eisprung bekommen, wie es bei den Frauenkollegien der Sibyllen oder bei Frauen, die sich auf die Gruppenhochzeiten im Gamelion vorbereiteten, der Fall gewesen sein könnte. Es würde uns überraschen, wenn dies nicht in allen Frauengemeinschaften geschähe: ob es sich um mittelalterliche Klöster, um Schwesternheime, den Christlichen Verein Junger Frauen, die nigerianische Devil's Bush Society oder um ein Kollegium von sibyllinischen Dichterinnen im alten Griechenland handelte. McClintock schreibt, sowohl die unmittelbaren als auch die anekdotischen Beobachtungen ließen vermuten, daß der Menstrualzyklus durch soziale Gruppierungen beeinflußt wird. In ausschließlich weiblichen Lebensgemeinschaften, wo Schwestern, Mütter oder Töchter zusammenleben, sei menstruelle Synchronizität häufig zu beobachten. Sie zitiert das Beispiel von sieben Rettungsschwimmerinnen, deren Zyklus nach drei gemeinsam verbrachten Sommermonaten zeitlich übereinstimmte. Ebenso könne ein anovulatorischer Zyklus bei Studentinnen nicht nur durch die dem Collegeleben inhärente Unreife, sondern ebenso durch diesen »zwischenmenschlichen Faktor« bedingt sein.

McClintock untersuchte 135 Frauen mit ähnlichen Lebensgewohnheiten, sich wiederholenden Streßperioden und jahreszeitlichen Veränderungen der Nahrung. Sie stieß auf eine deutliche menstruelle Synchronisation, die sich nach vier Monaten bei den Frauen eingependelt hatte. Sie zitiert Dewans These, wonach die Menstrualzyklen der Äquatorialaffen deshalb synchron verlaufen, weil sie phasengebunden mit dem Mond seien. Sie hat untersucht, ob die Synchronisation die Folge eines allgemein erlebten Hell-Dunkel-Wechsels ist, hat dann aber herausgefunden, daß »Zimmergenossinnen« in dieser Umgebung weniger synchronisiert waren als »engste Freundinnen«. Weder war es die Gegenwart von Männern am Wochenende noch das Bewußtsein, daß ihre Freundinnen menstruierten; es lag vielmehr an der von den Frauen gemeinsam verbrachten Zeit, die diesen Effekt der menstruellen Synchronisation hatte.

Dieses komplizierte Zusammenspiel verschiedener Faktoren würde, bewußt angewendet, sicherlich die menstruelle Synchronie steigern. Die Untersuchung hat gezeigt, daß es Umweltfaktoren geben muß, auf die diese Frauen reagieren, ohne sich dessen bewußt zu sein. McClintock vermutet, einer der Mechanismen könne durch Pheromone bedingt sein. Pheromone sind chemische Substanzen, die in kleinen Mengen vom Körper abgesondert werden, und die gewöhnlich vollkommen unbewußt die Physis beeinflussen. Sie sind ebenso potent wie die im Blut zirkulierenden chemischen Boten, die den Menstrualzyklus kontrollieren: die Hormone oder »inneren chemischen Boten«. Pheromone sind auch als »äußere chemische Boten« oder ECMs (External Chemical Messengers, Anm. d. Ü.) bekannt, und alle Anzeichen sprechen dafür, daß sie den Menstrualzyklus und andere Körperprozesse durch äußerliche Übertragung beeinflussen können. Die Luft, die wir atmen, transportiert Informationen, die wir gewöhnlich nicht bewußt wahrnehmen, die aber unser Körper wahrnimmt. Die durch Pheromone ausgelösten Mechanismen wurden im Labor oft schon demonstriert, möglicherweise weil es einfacher ist, diese Substanzen zu identifizieren als die komplizierten Unterschall-, ionischen, elektromagnetischen oder Gravitationseinflüsse, denen unsere Körper ausgesetzt sind, zu isolieren. Sehr wahrscheinlich »sehen« wir sie in symbolischer Form, interpretieren sie in Riten und Geschichten oder nehmen sie in unseren Träumen wahr.

In diesem Zusammenhang sei eine Theorie zur Genese von Schizophrenien erwähnt. Ein Schizophrener ist ein Mensch, dessen »primitive« Sinne einschließlich seines Geruchssinnes höchst geschärft sind. Seine Krankheit resultiert aus dem schneidenden

Widerspruch zwischen dem, was Menschen ihm gegenüber als wahr bezeichnen und dem, was er an ihnen als wahr riecht. Eine umgangssprachliche Bezeichnung für Intuition ist, jemand habe »einen besonderen Riecher«. Jedes Tier besitzt diese Art von Sensitivität, auch Haustiere, z. B. Hunde. Es hat sich herausgestellt, daß die Tiernase auch mikroskopisch verdünnte Substanzen unterscheiden kann, d. h. eine Hundenase kann über 500mal mehr Informationen wahrnehmen als die menschliche. Freud glaubte, mit dem aufrechten Gang, dem Wechsel vom Vierbeiner zum Zweibeiner, sei bei gleichzeitiger Steigerung des Sehvermögens dieser Sinn verschwunden oder verdrängt worden. Die machtvollen, vom Geruchssinn wahrgenommenen sexuellen Signale scheinen verloren. Es hat sich herausgestellt, daß Babies sowohl auf die Körpersprache und -bewegung der Mutter als auch auf ihr »Parfum«, ihren Körpergeruch reagieren. Was könnte natürlicher sein? Wir wissen, daß der Hauch eines Parfums, der sich mit einer vergangenen Romanze verbindet, tief aus unserer Erinnerung wieder aufsteigen kann. Wir wissen, daß uns Rauchen beruhigt, aber auch, daß wir damit geruchsunempfindlicher werden; und schließlich wissen wir, daß Parfums eine Art zwischenmenschlicher Sexualsprache sind. Möglicherweise mindern auch Beruhigungsmittel den Geruchssinn. Es hat sich herausgestellt, daß die Geruchsempfindlichkeit während des Menstrualzyklus schwankt. Zur Zeit des Eisprungs ist die Geruchsempfindlichkeit am größten, wenn vielleicht auch der Wunsch, schwanger zu werden, am größten ist; am geringsten ist sie während der Menstruation, wenn vielleicht der Wunsch besteht, sich nach innen zu wenden. Möglicherweise liegt darin einer der Gründe der menstruellen Isolierung, nämlich nicht durch aufdringliche männliche Gerüche gestört zu werden[7].

In der tantrischen Kunst des Liebens werden Parfums bewußt angewandt, um die innere sexuelle Reaktion zu verändern und neu zu definieren. Bemerkenswert ist der »Duft des Seins« und der »Geruch der Heiligkeit«; ein indianisches Sprichwort besagt: »Der Duft einer Blume reist mit dem Wind, aber der Geruch der Heiligkeit treibt gegen den Wind.« Die durch Pheromone erzeugten »geruchlichen Brunstrufe« bei Nachtfaltern treiben meilenweit in der Luft und ziehen von überall her Freier an. Es ist eine Sprache, die auch Parfumhersteller und Tantriker kennen. Die tantrischen Frauen ölen ihre Hände mit Jasmin, ihre Wangen und Brüste mit Patschuli, ihr Haar mit Nardenöl, ihre Vulva mit Moschus, ihre Schenkel mit Sandelholz und ihre Füße mit Safran[8]. Es ist Teil ihrer Körpersprache, die sie in ihren Tempeln oder

Gemeinschaften zum Zwecke der zermoniellen sexuellen Vereinigung oder Maithuna erlernen. Jeder Teil des Körpers hat seine eigene Sprache.

Mit diesen im Westen so gut wie unbekannten Körpersprachen verbindet sich im Tantrismus die Wertschätzung und Beachtung der menstruellen Kraft. Wir werden des weiteren darauf zurückkommen, weil diese aus dem Altertum stammende Praxis auch heute noch besteht und sie sich mit der besonderen Sensitivität der Menstruationszeit auseinandersetzt. Es gibt also Bereiche des sinnlichen Erlebens, die wir mit unserem kulturell erworbenen Mißtrauen gegenüber den Sinnen unterdrückt anstatt erforscht haben. Wie können diese Sinne erweitert werden? Wußten die Alten, wie dies geschieht?

Seit langem ist bekannt, daß im Zustand von »Hysterie« oder auch »Hypnose« die sinnliche Reaktionsfähigkeit außerordentlich groß ist. Möglicherweise ist das, was wir »Hysterie« nennen, die Verdrängung eines sich auf natürliche Weise erweiternden Körperbewußtseins, und vielleicht ist »Besessenheit« oder »Schamanismus« identisch mit den Ausdrucksformen der »Hysterie«, die gleichsam in einer Art und Weise kontrolliert und erweitert werden, daß die Informationen der Sinne praktisch verwendet werden.

Nicht einmal in der klassischen Ära fällten die Griechen politische Entscheidungen, ohne vorher die Pythia oder ihr durch eine Priesterin bekundetes Orakel zu befragen. Jung legte in seiner Doktorarbeit dar, daß »okkulte Phänomene« bei einem hysterischen Menschen auf einen Zustand von Sinneserregung zurückzuführen sind, die, wie er schätzte, fünfzigmal höher ist als normal. Eliade und de Martino sagen, Schamanen oder Medizinmänner seien im Zustand der Besessenheit in der Lage, reale Veränderungen in der äußeren Umgebung festzustellen. So könnten Wetterwechsel und Wandergewohnheiten »gesehen« und Krankheiten entdeckt und geheilt werden. Möglicherweise wird diese ihre Sensitivität durch Pheromone und andere körpersprachliche Momente bedingt, ebenso wie ein Psychiater oder Arzt einen bestimmten Ausdruck lesen oder eine Atmosphäre fühlen kann. Wir haben bereits Behauptungen zitiert, wonach der Schamanismus ursprünglich eine weibliche, sich mit Mond- bzw. Menstrualkulten verbindende Praxis war. Ironischerweise tauchte diese Aussage in neuerer Zeit erstmals wieder in den Freudschen ›Studien über Hysterie‹ auf. Freud und sein Kollege Breuer wiesen nach, daß die körperlichen Symptome der Hysterie eine bedeutungsvolle Sprache sprechen und einen Konflikt oder eine unangenehme Erinnerung zum Ausdruck bringen. Gelänge es, diese Informationen durch »Hypnose« oder andere Techniken bewußt zu machen und zu verbalisieren, dann verschwände die Notwendigkeit des Ausdrucks-in-der-Krankheit. Das Wort »Hysterie« leitet sich etymologisch aus einem der griechischen Termini für »Gebärmutter« (hustera) ab und bezeichnete eine Göttin. Die Gebärmutter, so hieß es, wandere durch den Körper und verursache Hysterie. Selbstverständlich kann Körperbewußtsein (wie jedes Moment von Aufmerksamkeit oder Beachtung) von einem Punkt zum anderen springen, doch kann es sich auch auf jeden beliebigen Körperteil konzentrieren, so wie durch Gedächtnistraining eine Vielzahl spezifischer Fakten erinnert werden können. »Hysterie« könnte demnach ein Pejorativum für »Gebärmutterbewußtsein« sein, insbesondere in einer jegliches Körperbewußtsein negierenden Kultur. Viele der magischen, religiösen und Yoga-Disziplinen konzentrieren sich auf die Idee der Wiedergeburt, die Retrospektion und Verarbeitung von Traumata, einschließlich des Geburtstraumas. R. D. Laing verfolgte gleichfalls diese Gedanken anhand eigener Erfahrung, und die Symbolik seiner Phobien und Träume führte ihn bis zu den Lebensbedingungen im Uterus zurück, die er »ein Bett blutroter Wonne oder ein Schlachtfeld« nannte. Sie seien, so schreibt er, »die ursprüngliche Schablone für alles Aufgenommene . . .«.*

Daß die Verarbeitung solcher Traumata neue Lebensenergie freisetzt und das eigene Bewußtsein verändert, dieser Schlußfolgerung ist schwerlich zu widerstehen. Dunkel und anonym gebliebene Erlebnisse könnten vom Körper durchleuchtet werden, als könne der ganze Körper *sehen*. Die Hindus sagen, die Sinne seien einer vom anderen aus dem ursprünglichen einen, alle in sich vereinigenden Sinn abgespalten worden. Doch in Momenten großer emotionaler Bewegung können wir Berührungen sehen und Gerüche hören. Viele literarische Werke sind ausgesprochen »synästhetisch«, und in einem intensiven künstlerischen Erlebnis kann man gar die Melodie einer gemalten Landschaft hören oder die Struktur von Musik berühren. Auch in den Darstellungen mystischer Erlebnisse kommen in den Licht- und Farbenfluten im Körper und den Sinnen vergleichbare Phänomene zum Ausdruck. Sehr wahrscheinlich entspricht dies unserem fötalen Erleben im Mutterleib, das unser wachsendes Bewußtsein angehalten wird zu vergessen. Der »Pfauenschwanz« und die »blumenbekränzte Yoni« sind vermutlich die Regenbogenhaut und die Erleuchtungen des großen Werkes der Alchemie und des tantrischen Joga.

---

* Ronald D. Laing, Die Tatsachen des Lebens, Köln 1978, S. 47f. (Anm. d. Ü.)

Stan Gooch erschließt uns aus den Erkenntnissen der Wissenschaft die Überlegung, daß das Bewußtsein im Schlaf von der großen, gewundenen Rinde des Neuhirns durch die es kreuzenden spiegelverkehrten Nervenbahnen ins Stammhirn reist, in dem jene Symbole und Energien gespeichert sind, die in der Folklore zum Ausdruck kommen und von denen wir annehmen, daß sie genealogisch und symbolisch das Körperbewußtsein repräsentieren. Träume, so wurde gesagt, sind eine Wiederholung des genetischen Codes. Denken wir an Hypnos, den geflügelten Führer und griechischen Gott des Schlafes; erinnern wir uns auch der großen, im Mittelpunkt von Festlichkeiten stehenden Leitgestalten der keltischen Mythologie, dem vielen mediterranen Völkern heiligen Symbol des gehörnten Bucraniums, und des gehörnten Gottes der Kelten und Hexen, und fragen wir uns, ob der umherirrende und umherreisende Orpheus nicht gleich dem Symbol der Mondsichel oder des weiblichen Unterleibs mit seinen Eileitern das natürliche Symbol für Weissagungen ist: die bewußte Bewältigung und Wandlung des Ich-Bewußtseins durch ein transformierendes, stärkeres Bewußtsein. Der kühle, distanzierte Beobachter bezeichnet diese »Gebärmuttererinnerung« als »Hysterie«, »Besessenheit« oder »Die Mutter«.

Eines der in der seltsam negativen Art der westlichen Wissenschaft identifizierten Pheromone der lutealen Phase des Zyklus reduziert offensichtlich das männliche Verlangen. Dieser Untersuchung zufolge sind Männer in dieser Zeit weniger erektionsfähig. Möglicherweise ist es eine Form von Anpassung, da sich in dieser Phase die Gebärmutterschleimhaut auf die mögliche Einnistung eines befruchteten Eis vorbereitet; es wird angenommen, daß männliche Belästigung diesen Prozeß beeinträchtigt. Auch könnte dieser Vorgang zu prämenstrueller sexueller Spannung und »Hexenhaftigkeit« beitragen. Im nächsten Kapitel werden wir auf die Vorstellung der Hexe als der menstruierenden Frau näher eingehen. Doch soviel sei gesagt: es ist denkbar, daß dieser durch Pheromone ausgelöste Effekt zur Entstehung von Hexenfabeln beigetragen hat, in denen es heißt, die Hexen nähmen den Männern ihre Potenz. Eine solche Fabel wäre ein Tribut an die sexuelle Kraft der Frau, die zudem durch die Furcht der Männer davor im negativen Sinn übertrieben würde. Die Angst muß fallen, damit diese Dinge als Attribut der weiblichen Persönlichkeit, jedes mit seinem eigenen besonderen Nutzen, bewußt wahrgenommen werden können. Dieser durch Pheromone ausgelöste Effekt – sie sind nur eines der identifizierbaren Momente aus einer komplexen Reihe anderer Faktoren – könnte durch sein plötzliches Entstehen und Verschwinden ebenso wie auch das Eintreten der Periode die emotionalen Beziehungen in der Familie tiefgreifend beeinflussen.

Ein Pejorativ für Periode ist »Schweinerei«, doch jetzt erscheint diese Bezeichnung in einem anderen Licht: das Schwein ist das »Uterus-Tier« der Erde. In den eleusischen Mysterien verkörperte das Schwein den Teil des Dramas, in dem die Erdmutter Demeter ihre verlorene Tochter Persephone sucht, sie schließlich findet und sich mit ihr wiedervereint.

Es ist der Augenblick ihrer »heuresis« oder »Glückseligkeit«, in dem ein aus hell lodernden Flammen (= Muttermundöffnung) emporsteigender junger Gott geboren wird: »Brimo hat Brimos geboren!«

Diese Mysterien prägten das griechische Leben über mehr als 1500 Jahre und viele der bedeutendsten Griechen waren Eingeweihte. Die Mysterien waren so geheim, daß Eingeweihte, wenn sie ihr Wesen andeuteten, dafür getötet wurden. Sie bestanden zwar bis in die christliche Zeit hinein, wurden aber nicht mehr zelebriert und verschwanden nach und nach mit dem Aufschwung der neuen Religion. Als Eleusis noch sein eigenes Münzgeld prägen durfte, wählten sie das Schwein als Symbol der Mysterien. George Thomson sagt, sie seien, als Fruchtbarkeitsmysterien der alten menstruierenden Göttinnen, ursprünglich monatlich zelebriert worden[9].

Was in Eleusis wirklich geschah, ist bis heute nicht aufgeklärt. Was immer es auch war, sicher ist, daß die Eingeweihten bewußtseinserweiternde Erfahrungen machten, die sie veränderten. Außenstehenden mochte dieses Fluten des Körperbewußtseins wie Wahn oder Hysterie erscheinen; den Eingeweihten war es wie ein Pfingstfest, an dem die Apostel betrunken schienen, feurige Flammen auf den Köpfen trugen und in Zungen redeten (ein jeder in der Sprache des Gegenübers) gleich einer pfingstlichen Universalsprache. Solche Kommikationsformen können, wenn sie respektiert und studiert werden, nicht nur Lust, sondern auch Wissen und Versöhnung schenken. In den Freudschen Krankengeschichten wird beschrieben, wie hysterisches Stammeln in freier Assoziation zur Entdeckung von verdrängten Wünschen führte und deren Bewußtmachen die Krankheit der Frau heilte. Neumann schreibt in seinem Buch *Ursprungsgeschichte des Bewußtseins:* »Das große aphroditische Fest von Argos, bei dem Frauen als Männer und Männer als Frauen auftraten, hieß nach den mit ihm verbundenen Schweineopfern Hysteria.«* Neumann zitiert Hastings, der

* Vgl. E. Neumann, a. a. O., S. 101 (Anm. d. Ü.)

schreibt: »Im Zelebrieren dieser Jahrestage steigerten sich die Priesterinnen der Aphrodite in einen Zustand wilder Ekstase; der Terminus Hysterie wird mit emotionaler Verwirrung gleichgesetzt und mit Orgien in Verbindung gebracht ... Das Wort Hysterie wurde jedoch im gleichen Sinne wie Aphrodisia benutzt, d. h. als Synonym für die Feste der Göttin.« Das mittelalterliche Europa feierte »seine« Orgie in Gestalt der Hexenverfolgungen, die wie eine menstruelle Seuche die Lande überschwemmte; sie ist Thema unseres 7. Kapitels. Es ist interessant, wie Frank Lake in seinem Buch *Clinical Theology* die Typologie der Hysterie am Beispiel Maria Magdalenas darstellt. Wie wir bereits gesagt haben, verkörpert sie im christlichen Mythos die andere Seite des Frauseins. Doch wir haben auch gesehen, daß die Auflösung jener durch unterdrückte Informationen produzierten Phänomene tatsächlich bewußtseinssteigernd wirkt, was wahrscheinlich Ziel und Zweck solcher Riten und Zeremonien der »Besessenheit« war. Der Eingeweihte ist von der Natur besessen, und nur durch sie ist wahre Harmonie möglich. Vielleicht gelang es den Menschen durch andere Visionen, die Auswirkung jener anonymen Kraft ihrer Kindheit, die der Menstruation, zu erkennen; vielleicht sahen sie in ihr ein dem Tod und der Wiedergeburt des Mondes und der Jahreszeiten vergleichbares Leitmotiv der natürlichen Rhythmen. Möglicherweise erweckten die Zeremonien in den Männern und Frauen die Erinnerung an die traumatische Bluttaufe der Geburt, den Schmerz des Geborenwerdens, der das Menschenkind von der natürlichen *heuresis* des Schoßes trennt, gleich dem Engel »mit dem bloßen hauenden Schwert. Vielleicht sahen sie ihr »Geborenwerden« im Licht der Gebärmutter; vielleicht gelang es dem Mann, auf diese Weise zu verstehen, was eine Frau *ist,* so wie der Frau durch den Menarcheritus (der, wie Thomson glaubt, der Anfang der Mysterien war) gezeigt wird, daß sie nun zu sein beginnt, was ihre Mutter war, und daß es ein Wiederkennen oder gar eine »heuresis« gibt.

Männer und Frauen haben das Wissen und die Macht, Tod und Wiedergeburt zu empfinden, weil sie einst ungeboren waren und an das Überschreiten dieser Schwelle erinnern. Einmal erfolgreich zu Leben gekommen, scheint es keinerlei Grund zu geben, warum sie jemals sterben sollten. Eine der eleusischen Hymnen lobpreist die Kenntnis der Eingeweihten, wenn alle anderen Schattengestalten nach dem Tod ohne Leben oder Bewußtsein sind. Kerényi spricht von der »Vision in ›den Abgrund des Kerns‹ ... Jedes Weizenkorn und jede Kore (Mädchen) enthält in sich all seine Nachkommen – eine unendliche Reihe von Müttern und Töchtern in einer Person ... und betreffend des Einsetzens des Dramas gegen das diskursive Wissen, gibt es einen großen Unterschied zwischen der Kenntnis einer Sache und der Kenntnis *im Sein*.«

Wenn die unseren Körper bestimmenden Rhythmen mit denen der großen Himmelsfeste identisch sind, dann empfinden wir beides als Ganzes und erkennen uns als einen Teil der Natur. Wurde Stonehenge darum für einen Mondcomputer gehalten? Waren »Hysteria« und »Aphrodisia« nicht jene Feste, die das Wissen zelebrierten, daß das, was am Himmel passiert, ich zutiefst im Inneren meines Körpers verspüre? Den Sonnenaufgang während der Wintersonnenwende bei Neumond zu beobachten, und den Fluß des Blutes zu empfinden, der die Zukunft allen Lebens bedeutet, so wie der Sonnenaufgang während der Wintersonnenwende das wiederkehrende Leben signalisiert, wäre eine ehrfurchtgebietende Erfahrung. Die Flut der Poesie setzte ein, und das Leben fände in seiner eigenen Sprache zu sich selbst zurück, gleich der Sonnenfinsternis (wie sie in Stonehenge vorausgesagt werden konnte), wo der Mond, der die Sonne beschattet, plötzlich strahlend gold gehörnt erscheint, wie ein Tier, wie der Rumpf eines Licht-Schiffes oder wie ein strahlender Gral, der ein dunkles Getränk enthält. Der Lichthof der Sonne kann wie das Weiße eines enorm großen Auges aussehen, und das Schattenrund des Mondes, der die Sonne bedeckt, wie eine große, erweiterte Pupille. Doch diese Erscheinung erschreckt die Schamanin nicht: sie fühlt die Flut des Körperbewußtseins auf sich einströmen; sie hat in ihrem Inneren die strahlende dunkle Sonne gesehen und die Finsternis vorausgesagt.

Die großartige nicht-christliche Legende des Mittelalters beschreibt die Suche nach dem Gral. Die christlichen Ritter von König Artus' Tafelrunde wurden von der Vision des Kelches heimgesucht, der beim letzten Abendmahl benutzt worden war, und der das Blut des Gekreuzigten enthielt. Nur der reine, unbefleckte Ritter Parzival durfte die Gralsburg betreten. Dort traf er den an den Genitalien verstümmelten Fischerkönig, der seine Zeit in der Erwartung der Frage verbrachte, die das Ödland wieder zum Erblühen bringen sollte. Parzival beobachtete die Prozession der Ritter und Jungfrauen, die den Speer hereintrugen. Von dessen Spitze tropfte unentwegt Blut in den Gralskelch, und Parzifal war wie vom Blitz getroffen; er war sprachlos, nicht neugierig genug, und stellte nicht die Frage, die das Ödland hätte erlösen können. Die Prozession kam und ging – und die Gralsburg verschwand; Parzifal hatte versagt. Die schreckliche Tatsache ist nämlich, daß die Frage ganz einfach gewesen wäre: »Wem dient dieser Kelch?«

Wozu dient dieser Kelch, der das Blut enthält? Es ist offenkundig, welche Bedeutung er in einer Gesellschaft hat, die ihre in der weiblichen Erfahrung liegenden Wurzeln vergessen hat. Der Gral ist das begrabene weibliche Geheimnis. Und die Frage, die niemand beantwortet, ist: »Warum blutet eine Frau?« Wofür dient dieser Kelch voll Blut, dieser »Nabel« voll Wein? Die christlichen Ritter versuchten gottesfürchtig zu sein, doch unter Umgehung des weiblichen Prinzips, aber die Erkenntnis suchte sie in dieser Vision heim.

Bereits vor dem Christentum war diese Erkenntnis vorhanden, nämlich im keltischen Kessel der Mondgöttin Cerridwen, der die mütterliche, alles hervorbringende Frau symbolisierte[10]. Im *Parzival* des Wolfram von Eschenbach finden sich einige Hinweise, wonach das Blut nicht nur das der Geschlechtlichkeit ist, sondern der ganze Ritus überhaupt scheint an die Sonne- und Mondrhythmen gebunden: »Plötzlich flog ... eine Tür auf, und ein Knappe trat ein, der einen blutigen Speer in der Hand hielt. Von der Spitze der Waffe tropfte das Blut herab ... Abermals öffnete sich die Tür, doch nun traten acht Edelfrauen ein. Vier trugen Lichter in ihren Händen, während die anderen vier mühelos einen kostbaren Stein emporhoben, der von Sonnenstrahlen durchdrungen schien, und dessen Name sich von seinem Glanz ableitete. Wiederum traten zwei wunderschön gekleidete Edelfrauen ein, die trugen in ihren Händen zwei silberne, halbmondförmige Messer ... Ihnen folgte die Königin, und ihr Gesicht erstrahlte so sehr, daß jedermann glaubte, der neue Tag sei hereingebrochen ...«[11] Welch ein erstaunliches Bild der glückselig strahlenden Königin! Ist die Prozession nicht dem Herausprudeln des Blutes bei Sonnenfinsternis vergleichbar, so wie wir es oben beschrieben haben? Dieses weiße Silber der Messer ist wie die beiden schlanken Mondsicheln, wie die Hauer oder Hörner der Mondtiere, die – wie Eliade anmerkt – die ganze Mondumlaufbahn symbolisieren.

Emma Jung erwähnt in ihrem Buch *Die Graalslegende aus psychologischer Sicht,* daß die mittelalterliche Alchemie sich ständig bemühte, einen kostbaren, roten, blutschwitzenden Stein herzustellen, der die Welt zu Gold verwandeln soll. Jungs Verdienst bestand darin, diese mittelalterliche »Phantasie« mit der modernen Psychologie zu verbinden und aufzuzeigen, wie mächtig und bedeutsam diese Phantasie auch heute noch ist. In den Legenden taucht der Gral manchmal auch als Stein auf. Vermutlich ist der Mond dieser kostbare, blutschwitzende Stein, ist zugleich innerer Mond, nämlich die Gebärmutter, und äußerer Mond, dem der innere verwandt ist, sei es durch einen ihnen innewohnenden gleichen

Rhythmus oder als offenkundige Analogie. Emma Jung schreibt: »Die Seele ist ein Lebensgeist und wohnt im Blut . . . Gerald Dorn beschreibt die Arkansubstanz der Alchemisten als ›rosafarbenes gesegnetes Blut‹ . . . Die Alchemisten nannten den Stein beseelt, weil er bei den letzten Operationen vermöge der Kraft dieses vornehmsten feurigen Mysteriums eine dunkle (obscurus) und rote Flüssigkeit, gleich wie Blut, aus ihrer Materie und ihrem Gefäß tropfenweise ausschwitzte‹.« Kommt nicht darin die männliche Ambivalenz gegenüber des im menstruellen Zyklus wiedergeborenen oder sich verändernden Geistes der Sexualität zum Vorschein? Emma Jung jedenfalls interpretiert das Blut als ein vergeistigtes Symbol, obwohl sie die Suche nach dem alchemistischen Stein der Weisen mit der des Grals vergleicht und in beiden den nämlichen Prozeß erkennt. Sie bezieht dieses Blut überhaupt nicht auf das im konkreten Leben einer Frau stattfindende Ereignis, sondern betrachtet es lediglich als eine rein geistige, körperlose Kraft ohne konkrete Bedeutung.

Jean Markales Forschungsergebnisse in *Women of the Celts* sind dem natürlichen Leben sehr viel näher. Auch er beschreibt die Legende vom magischen Blutstropfen, der sich in einen reißenden Strom verwandelt, und er sagt ganz richtig, »daß der Gralskelch der Uterus der Mondgöttin ist . . . Aber da der Fischerkönig an seinen Genitalien verwundet wurde, ist das Land des Grals öde und unfruchtbar . . . Diese einfache Gleichsetzung mit dem mütterlichen Schoß ist ein überzeugendes Argument für die Weiblichkeit des Grals.«

Aber sogar Markale umgeht die Tatsache, daß Frauen menstruieren, und daß die Menstruation für Frauen und Mütter bedeutsam ist. Vielleicht wird das Ödland erblühen, wenn die Männer an den Frauen Anteil nehmen.

Wenn wir diese Bücher lesen, ohne dabei die einfachen Tatsachen der weiblichen Physiologie zu vergessen, dann ist die Augenfälligkeit dieser kulturellen, christlichen bzw. männlichen Ambivalenz in der Tat erstaunlich.

Statt den Grund dafür zu suchen, wollen wir lieber die drei berühmten Gralsrätsel lösen, um so das Geheimnis zu lüften, welches keines ist, weil es jeder ohnehin kennt. Das erste lautet: »Wem dient dieser Gral?«

Und die Antwort wäre: »Er dient der Menschheit, denn ohne ihn hätte sie sich nicht entwickeln können.«

Das zweite Rätsel geht so: »Die Welt ist im Gral, und der Gral ist in der Welt: Was ist der Gral?«

Zu antworten wäre: »Die Welt unterliegt dem Einfluß des Mond-

Grals, und die Frauen reagieren in ihren Perioden auf seinen Einfluß. Wenn sie menstruieren, haben sie ›den Mond heruntergeholt‹; sie sind der Gral, der durch die Welt zieht.«

Zu ergänzen wäre, daß jede Frau aus einer Gebärmutter geboren wurde, die sie wiederum selbst besitzt.

Das letzte Rätsel bezieht sich auf die Gralsburg: »Wo ist die Gralsburg, die von Wasser umgeben, zugleich überall und doch unsichtbar ist?«

Die richtige Antwort wäre, auf den Bauch oder Schoß einer Frau zu zeigen. Es ist der von wäßrigen Ausscheidungen umgebene Geburtskegel, der in allen Frauen als Zervix existiert. Im Altertum hätte man vielleicht auch auf den kegelförmigen, heiligen Hele-Stein des nahen Mond-Computer-Tempels verweisen können; »Frau Holle« oder Hele war die germanische Tod-Leben-, Leben-Tod-Göttin.

Gibt es heute noch eine Tradition, in der sich diese Praktiken des Altertums erhalten haben? Ja, im Tantrismus. Er ist eine aus dem Altertum überlieferte Yoga-Praxis und ein Moment, den schönen Dingen des Lebens affirmativ, d. h. nicht im Wege der Negation oder Askese gegenüberzutreten. Eine ihrer zahlreichen Mysterien ist *Maithuna* oder der heilige Geschlechtsverkehr, durch den das eigene Körperbewußtsein und alle verstandesmäßigen und spirituellen Wahrnehmungen stimuliert werden, die wiederum Visionen und Tagträume nach sich ziehen. Philip Rawson schreibt in seinem Buch *Tantra, der indische Kult der Ekstase:* »Der kraftvollste sexuelle Ritus des Nachvollzuges der Einheit verlangt die Vereinigung mit dem weiblichen Partner während der Menstruation, da dann die ›rote‹ sexuelle Energie auf dem Höhepunkt ist . . . Das Hindu-Tantra kultiviert Aktivitäten, die besonders auf die Erregung der Libido abzielen, die sie ihr widmen und dafür sorgen, daß der Geist nicht einer bloßen Phantasie nachgibt . . . Alle konkreten Genüsse und Symbole sollen schlummernde Energien freisetzen . . ., (die), einmal erregt, für Rituale, für Meditation und Yoga . . . eingesetzt werden. Der Altar ist die Vagina der weiblichen Begleiterin, die menstruieren sollte, so daß ihre eigenen vitalen Energien an einen Punkt gelangen, der als ihr gefährlicher Höhepunkt gedacht wird.«

Die Tantriker nennen diese Energien »die rote Göttin« oder »Dakini«; sie ist die Inspirierende, die Muse.

Leider ist die Erforschung dieser Dinge in den Bereich der als destruktiv geltenden schwarzen Magie verbannt worden.

Das Maithuna kann für den Mann und seine Partnerin, wenn sie nicht auf intensivstes Erleben oder auf die Erneuerung vorbereitet sind, tatsächlich destruktiv sein. In der Magie jedoch ist die Sexualität gewöhnlich nicht dem Maithuna, der gegenseitigen Lust oder Erleuchtung gewidmet, sondern ist häufig eine bloß vorsätzliche, gewollte Handlung, die auf den Erwerb eines besonderen Nutzens zielt. Doch auch dann wäre sie wirkungsvoll und sogar verzeihlich, da sie es erlaubt, Fragen nach der eigenen sexuellen Träumerei zu stellen bzw. Wünsche zu formulieren, die in Form von Vorstellungen oder Symbolen beantwortet werden. Generell ist die Blutung die Zeit par excellence für kreative Kontemplation, die nicht nur der Person des Partners gilt. Es ist allein die Kälte der magischen Praxis, die zerstörerisch ist, nicht die Ekstase oder die Leidenschaft.

Nach Kenneth Grants Untersuchung über sexuelle Magie ist die »rote Substanz aus weiblicher Quelle das primäre Menstruum der magischen Energie«; sie ist auch der destruktive Aspekt der lunaren oder schwarzen Magie. Die Substanz stamme von der Hure, der scharlachroten Frau, die zugleich die Göttin Kali sei. C. D. Daly schrieb in einem faszinierenden Artikel zum Menstruationskult der schwarzen Göttin Kali, daß ihr zerstörerischer Aspekt ihre große evolutionäre Kraft sei, mehr noch aber aus der Furcht der Männer resultiere. Zu gegebener Zeit, so schreibt er, wenn die abschreckende Kali so geliebt wird, wie sie es verdient, wird sie ihre über Jahrhunderte hinweg geduldig verborgen gehaltene Schönheit enthüllen. Aleister Crowley sagt in *The Scarlet Woman:* ». . . das beste Blut kommt monatlich vom Mond.« Es sei in den Huren, den »süß duftenden Frauen«, den *Suvasinis* des Tempels. Während der Periode sei der »Kelch« oder »Becher« der Frau mit einer besonderen Energie, dem *Kalas* gefüllt, die sich durch den Beischlaf zu einer seherischen oder magischen Kraft verwandeln könne: sie sei »das Tor der Sonne« (Babalon).

Die männlichen und weiblichen Sekrete sind die alchemistischen Substanzen, welche die Initiationswandlungen vereinten. Es sind dies »das Blut des Löwen« und »das Glutin des Adlers«. Grant zitiert Gerald Masseys Beschreibung eines dem Hindu-Tantra vergleichbaren gnostischen Ritus, wo ein Becher voll Wein in Blut verwandelt und rot wird (es ist ein »Wunder«, welches sich allmonatlich vollzieht), so daß Charis, die Erretterin, »glauben soll, sie ströme ihr eigenes Blut in den Becher aus . . . Die Gnade der Charis fließt in jene, die von ihrem Becher gekostet haben.«

Der Gnostiker Markus übergab »den Frauen Gefäße, welche die Charis in Person und Gegenwart verkörperten. Die Frauen segneten ihr Gefäß und die von ihnen selbst erzeugten Ströme der Charis ergossen sich darin.«

Es läßt sich nicht feststellen, ob das hormonreiche Menstruum als physiologisch wirksames Heilmittel benutzt wurde, oder ob es sich hierbei um ein reines Sakrament handelte. Ein altes Hausmittel besagt jedoch: »Um die Menses zum Versiegen zu bringen. Nimm ein: pulverisiertes Mensesblut, und trage ein Hemd, welches mit Menschenblut beschmiert ist.« Dies klingt wie eine primitive Art der Östrogeneigentherapie. Vermutlich haben Relikte solcher nicht-christlichen Praktiken zu jener den Hexen zugeschriebenen Form von »Kannibalismus« und »Kinderfressen« geführt. Es heißt, sie gebrauchten eine Materie, aus der das Fleisch des Kindes entsteht.

Massey schreibt in seinem Buch *The Natural Genesis*, diesem Kult sei »das Blut der Charis vorausgegangen. Es hätte keine Doktrin der Reinigung durch das Blut Christi geben können, wenn es nicht bereits die Reinigung durch das Blut der Charis gegeben hätte. Der männliche Messias oder das Wort Gottes wäre nicht im Blutgewand erschienen, wäre das Blut nicht die weibliche Manifestation des Wortes und der Weisheit gewesen.« Massey schreibt weiter: »Darüber hinaus ist über den Geschlechtswandel die typische Mysterie zur bedeutungslosen Mystifikation geworden.«

Wir haben gesagt, daß der Geschlechtswandel und die Übernahme der weiblichen Mysterien die Entwicklung männlichen Bewußtseins positiv beeinflußt. Wenn es sich aber von den grundlegenden Realitäten des Weiblichen *abtrennt,* wird es negativ. »Der geweihte Becher der Charis und der Hindu Sakteya hat seinen natürlichen Ursprung in der höchst mystischen Natur des weiblichen Logos.« Wie Crowley schreibt, »›sieht‹ der Schoß die Dinge im Lichte ihrer physiologischen Entstehung«. Er gleicht dem Auge Seths oder dem Auge des ›blinden‹ Horus, der im Dunkel dieser Unterwelt sehen kann. Die ringförmige totale Sonnenfinsternis ist als das »Auge des Horus« bekannt. Grant schreibt, der *Vinum sabbati* (Sabbatwein) der Hexen sei das »mystische Ausströmen der ewigjungfräulichen Hure . . .« Kenneth Grant zeigt auch, wie die Zahl *Fünf,* die in der medizinischen Literatur nach wie vor als durchschnittliche Dauer der Blutung angesehen wird, entstanden ist:

»Die Fünf war lange vor der stellaren Sieben oder der lunaren 28 die wichtigste Zahl der Frau in ihrer Funktion als Schöpferin. Fünf Tage lang versank sie in Dunkelheit und Finsternis, und von ihr stammt die Sintflut, die der primitive Mensch richtig als jene Substanz identifizierte, aus der das Fleisch und Blut der Nachkommen entsteht. Das Blut galt als flüssiges Fleisch und die Zahl Fünf drückte die Heiratsfähigkeit, die Nubilität der Frau aus. Sie entstammt der archetypischen *Nobilität,* denn die einzig bekannte

Abstammung war die aus dem Blut der Mutter. Die Rolle des Mannes beim Zeugungsprozeß war zu dieser Zeit unbekannt. Die fünftägige Finsternis war das Siegel der weiblichen, den scharlachroten Mantel der Natur tragenden Nobilität, die eine unbestrittene Form ihrer Souveränität rubrizierte. Als Erneuerin des Lebens auf der Erde wurde sie der Himmelsgöttin gleich, die sich selbst durch die Himmelszyklen, durch die Auferstehung und Wiederkehr des äußerste Vollkommenheit zwischen Himmel und Höllen symbolisierenden Ganzen erneuerte. Die Zahl Fünf wurde so zum autoritativen Siegel in der Welt des Geistes. Es ist im Pentagramm oder Fünfstern verkörpert und wird von Magiern heute noch benutzt, um in Kontakt zu außerirdischen Wesen zu kommen und sie zu beherrschen. Der Ursprung des magischen Pentagramms kann so bis zu den ersten, durch Beobachtung entstandenen Naturerkenntnissen zurückverfolgt werden.«

Durch diese Aussage bekommt John Donnes wunderschönes Gedicht *The Primrose* (Die Primel) eine unerwartete neue Bedeutung: Wissen schmälert nicht ein wahres Geheimnis, und wie der Dichter Gerard Manley Hopkins sagte, ist ein Geheimnis für die meisten Menschen »eine interessante Ungewißheit«, doch er meinte »eine unbegreifliche Gewißheit ... Je klarer die Formulierung, desto größer das Interesse«. Wir bezweifeln jedoch, daß die Frau als Trägerin und Übermittlerin der evolutionären Kräfte sich wünscht, »allemal zufrieden« zu sein.

Die Primel hat – wie sollte es anders sein – fünf Blütenblätter:

Live Primrose! then and thrive
With thy true number five;
And Women, whom this flower doth represent,
With this mysterious number be content.

Leb und gedeih, du Primel
Mit fünf, deiner wahren Zahl
Laß Frauen, deren Blum du bist
Zufrieden sein allemal.*

* Freie Versübertragung von Eva Bornemann (Anm. d. Ü.)

Kapitel VI
Hexen: Neun Millionen Menstrualmorde

I

Was ist eine Hexe? Eine Frau mit ungewöhnlichen Kräften. Diese Kräfte sind gut oder böse, sie können zum Fluch oder zum Segen gereichen. Sie reitet auf einem Besenstiel zum Hexensabbat, hat sexuellen Verkehr mit überirdischen Wesen und steht unter dem Schutz animalischer Familiare. Sie verehrt die Mondgöttin und übt ihre Zauberkunst im Kreise von dreizehn Personen, unter denen auch Männer sein können, aus. Für sie gilt der englische Spruch: »fair is foul and foul is fair«, was soviel heißt wie ›das Schöne ist häßlich und das Häßliche ist schön‹. Sie beschäftigt sich also damit, gewöhnliche, normale Gedanken und Vorstellungen ins Gegenteil zu kehren.

Wir wollen im folgenden eine Reihe von Phänomenen aufzählen, die den besonderen Kräften, Zauberformeln und Beschwörungen der Hexen zugeschrieben wurden: Obstbäume, ganze Gärten und Felder mit reifem Getreide faulen oder verdorren; Pferde, die von Hexen auf ihrem Weg zum Hexensabbat fast zu Tode geritten werden, nennt man in England »hag-ridden« (hag = Hexe, Anm. d. Ü.). Hexen schicken Alpträume; Hexen verursachen Totgeburten bei Stuten; Kühe geben keine Milch mehr. Eine Hexe hat die Macht, einen Bauern so zu verfluchen, daß seine Kühe fortan keine Milch mehr produzieren. Als sogenannte Hexenprobe galt, eine Frau vor eine Kanne voll frischer Milch zu stellen; wird die Milch sauer, so ist sie eine Hexe. Will sie Sahne zu Butter verarbeiten, so gelingt es ihr nicht.

Hexen, so glaubte man, verursachen Stürme, indem sie ihr Haar schütteln oder kämmen. Sie konnten, wenn sie wollten, eine Dürre hereinbrechen lassen, andererseits galten sie auch als Regenmacherinnen: durch Peitschen der Wasseroberfläche oder Urinieren bringen sie Regen. Im Wasser gingen sie nicht unter. Sie verschwanden zu ihren wilden Orgien, auf denen sie sich einen Liebhaber mit extremen sexuellen Fähigkeiten suchten, und ließen ihre Ehemänner mit einem Besenstiel oder einem Bündel alter Kleider im Bett zurück. Eine Hexe ist eine Frau, die vom Mann in dem Glauben geheiratet wird, sie sei ein schönes, junges Mädchen. Plötzlich jedoch verwandelt sie sich in ein furchterregendes, abstoßendes Geschöpf, in eine alte, häßliche Frau, in einen Fuchs oder eine Schlange. Noch heute ruft der Gedanke an Hexen ein prickelndes, aus Erregung und Entsetzen gemischtes Gefühl hervor. Magie oder Hexerei zählt wie bestimmte Vorstellungen von Gespenstern oder von Sexualität zu den Bereichen, die ein unerschöpfliches Interesse finden.

In diesem Kapitel wollen wir eine Reihe von Mißverständnissen beseitigen und zeigen, daß die sogenannte Zauberei oder Magie ein natürliches Interesse aller Frauen ist. Wir wollen klassifizieren, was Magie für Hexen bedeutet, und was sie für Männer bedeutet, die sich vor Hexen fürchten. Wir wollen dazu Material aus historischen Berichten, Legenden und zeitgenössischen Untersuchungen heranziehen. Am Ende des Kapitels wird, wie wir hoffen, klar werden, daß Magie etwas Natürliches ist, daß sie nicht nur für Frauen, sondern auch für Männer wichtig ist, und schließlich, daß Kirche und Staat über Jahrhunderte hinweg eine bedeutsame natürliche, menschliche Fähigkeit unterdrückt haben.

Zusammenfassend sei gesagt: Magie ist eine natürliche Kunst der Frau. In ihr drückt sich die subjektive Erfahrung des Menstrualzyklus aus. Sie gibt dem Zyklus Namen und läßt die Frau im Zusammenhang mit ihm aktiv werden. Mit Hilfe der Magie konnten die Frauen ihren Zyklus strukturieren und erkennen. Aufgrund dieser besonderen, weiblichen Realität, in der die Frauen sich selbst verwirklichen und ihre wahren Kräfte entfalten konnten, wurden sie immer wieder von Männern, die die Macht der Frauen fürchteten, beschimpft und mißhandelt. Daher unsere Überschrift: *Neun Millionen Menstrualmorde*. Schätzungsweise sind im Mittelalter neun Millionen Frauen als Hexen verbrannt worden.

Es waren Frauen, die ihre natürliche Fähigkeiten angewandt und ausgelebt haben, sei es als Hebamme, in der Hypnose und Wundheilung, als Wünschelrutengängerin, in der Traumdeutung oder in ihrer sexuellen Erfüllung. Sie wurden verfolgt und verbrannt, weil die christliche Kirche jener Zeit, die als höchstes Dogma die männliche Dreieinigkeit verehrte, nur Männern Macht und Lebenstüchtigkeit zugestehen wollte.

Diese Verfolgung der Frau hat noch kein Ende gefunden: wir werden bei Thomas Szasz zeigen, welche sprachliche und methodische Parallele zwischen der mittelalterlichen Hexenverfolgung, dem heutigen medizinischen Jargon und den diagnostischen und therapeutischen Mitteln moderner psychiatrischer Kliniken besteht. Auch dort werden Frauen aufgrund von Beurteilungen männlicher Psychiater, die auf eine männlich orientierte Psychologie fixiert sind, eingesperrt und erniedrigt. Diese Ärzte sind blind gegenüber den spezifisch weiblichen Prozessen.

Wir schreiben dies am Samstag, dem 1. November, an Allerheiligen. Der Vorabend ist einer von vier großen Sabbat-Tagen, der am 31. Oktober gefeiert wird. Die anderen Sabbat-Tage sind Mariä Lichtmeß (Candlemas) am 2. Februar, Walpurgisnacht am 30. April und Petri Kettenfeier, das frühere Erntefest, am 1. August.

Bei uns wird heute kaum Notiz von dem allwöchentlichen »Sabbat-Tag«, dem Sonntag oder Tag der Ruhe genommen, obgleich er nach wie vor im Kalender besonders hervorgehoben wird. Wir nehmen allenfalls noch Notiz von dem Abend vor Allerheiligen. Gestern abend strahlte das Fernsehen unbedeutende, nichtssagende Ausschnitte aus Gespenstergeschichten aus. Der Film mit dem Titel »Verabredung mit Danton« nahm das Haus, »in dem es in England am meisten spukt«, für sich in Anspruch. In früheren Zeiten, als der keltische Kalender noch Gültigkeit hatte, wurde dieser Vorabend (Hallowe'en) als großer, öffentlicher Festtag zu Ehren des »sterbenden Jahres« begangen. Es gab große Freudenfeuer, und unter freiem Himmel wurde ein Festessen bereitet, um die Menschen zu wärmen, die meilenweit anreisten, um an dem Fest, auf dem auch getanzt und gespielt wurde, teilzunehmen.

Die Walpurgisnacht wird in Cornwall in einem der wenigen, noch existierenden Rituale als Drama, das den Tod und die lustvolle Wiederauferstehung zum Thema hat, gefeiert. In diesem Ritual wird der wiederkehrende Sommer begrüßt. Der große 'Oss tanzt in den Straßen von Padstow. Er ist ein Wesen, in dem Pferd und Reiter eins sind; vor ihm marschieren sein »Quälgeist« und sein Zeremonienmeister, und alle jungen Leute folgen dem 'Oss, dem Tänzer in der Maske Gottes, den sie mit »my dear« anreden. Hier wird einer der großen Sabbat-Tage feierlich begangen, aber das ist eine Ausnahme. Abgesehen von den zunehmend amerikanisierten Hallowe'en-Feiern und dem krampfhaften Feiern oder Ignorieren des Sonntags (mit Ausnahme der jüdisch-orthodoxen Gemeinden, die den Samstag (Sabbat) immer noch halten) wird der Sabbat in diesem Land nicht mehr gefeiert.

Wären wir jedoch Hexen, dann würden wir wie in vergangenen Jahrhunderten das Sterben und Wiedererstehen des Jahres feiern und unsere großen und kleinen Sabbat-Tage einhalten. Die »kleinen Sabbat-Tage« sind die Vierteljahrstage, die Sonnenfeiern bei Sommer- oder Wintersonnenwende und die Tag- und Nachtgleiche im Frühjahr und Herbst. Es heißt, diese früher öffentlich begangenen Feiertage seien in England nach dem Bauernaufstand von 1381 langsam ausgestorben, aber wann sie entstanden sind, und wie lange sie vor diesem Datum bereits gefeiert wurden, ist ungewiß. Möglicherweise hatten viele neolithische Monumente wie Stonehenge und Avebury die Funktion, diese Feiertage anhand der Sonnen- und Mondbahn zu bestimmen und festzulegen. Wir verlieren also durch unsere Geringschätzung eine Erfahrung, eine Erlebnismöglichkeit, die viele Namen hat; einer davon ist ›Sabbat‹. Wo kommt der Name her? Vielleicht entdecken wir anhand der Bedeutung des Namens, was eigentlich an diesen »Sabbat-Tagen« gefeiert wurde. Eine weitere offene Frage ist jene, die sich alle Ethnologen gestellt haben, doch die bisher noch nirgendwo befriedigend beantwortet wurde: Was sind die Gründe für den bei allen Völkern und zu allen Zeiten verbreiteten Hexenglauben? Wie kommt es, daß dieser Glaube überall in der Welt so auffallend ähnlich ist? Und schließlich: Was ist Magie?

II

> *O she looked out of the window,*
> *As white as any milk;*
> *But he looked into the window,*
> *As black as any silk,*
>
> *Hulloa, hulloa, hulloa, hulloa, you coal black smith!*
> *O what is your silly song?*
> *You shall never change my maiden name*
> *That I have kept so long;*
> *I'd rather die a maid, yes, but then she said,*
> *And be buried all in my grave,*
> *That I'd have such a nasty, husky, dusky, musty, fusky,*
> *Coal black smith*
> *A maiden I will die.*
>
> *Then she became a duck,*
> *A duck all on the stream;*
> *And he became a water dog,*
> *And fetched her back again.*
>
> *Then she became a hare,*
> *A hare all on the plain,*
> *And he became a greyhound dog,*
> *And fetched her back again.*

Then she became a fly,
A fly all in the air;
And he became a spider,
And fetched her to his lair.

Sie sah aus dem Fenster,
  Sie war so weiß wie Kreide;
Er aber sah ins Fenster,
  Er war so schwarz wie Seide,

Hallo, hallo, du schwarzer Schmied!
  Was ist dein dummes Lied?
Niemals wirst du den Namen ändern,
  Den ich so lang getragen hab;
Als Jungfrau will ich sterben, ja
  Ich nehm ihn mit ins Grab;
Will lieber in Keuschheit sterben,
  Als ihn von dir zu erben.

Dann wurde sie zur Ente,
  Zur Ente ganz in dem Bach;
Er aber wurde zum Wasserhund
  Und schwamm ihr eilig nach.

Dann wurde sie zum Hasen,
  Zum Hasen ganz allein,
Er aber wurde zum Windspiel
  Und fing sie wieder ein.

Dann wurde sie zur Fliege,
  Zur Fliege kühn in der Luft;
Er aber wurde zur Spinne,
  Und fing sie, der elende Schuft.*

Robert Graves hält dieses Gedicht für eine der wenigen überlieferten Hexenliturgien. In seinem Buch *The White Goddess* schreibt er, eine Hexe aus Northumberland namens Anne Armstrong habe diese Verse bei einem Sabbat mit einem dramatischen Tanz begleitet, in dem sie die Stimmen und das Verhalten von Tieren nachahmte.
Dieses Psychodrama war eine heilige Feier zum Ablauf der Jahres-

* Freie Versübertragung Eva Bornemann (Anm. d. Ü.)

zeiten. So verkörperte der Hase die herbstlichen Hetzjagden und das Wasser den winterlichen Regen.

Graves rekonstruiert andere, in diesem Zusammenhang entstandene Gesänge. In einigen Versionen erscheint die Frau als Verfolgerin, die in ihrer gewaltigen Fruchtbarkeit den schwerfälligen Mann bedrängt, um die Welt mit ihren Kindern neu zu bevölkern. Nach Graves ist die Magie eine sich selbst reproduzierende Fruchtbarkeitsreligion. Deren Mittelpunkt sei die große Erdmutter, die vom Urbeginn der Menschheit an, lange vor der Steinzeit, unsere Geschicke lenke und deren Riten wir zu unserem eigenen Schaden vernachlässigten.

Dem steht eine ganz andere Sicht der Magie gegenüber, wonach es niemals einen organisierten Hexenkult gegeben hat. Dieser Position liegt die Auffassung zugrunde, daß die großen Hexenverfolgungen des Mittelalters, in denen wahrscheinlich bis zu *neun Millionen* Menschen den Tod fanden, das Ergebnis politischer Bestrebungen der Kirche gewesen waren. Ziel dieser Bestrebungen sei es gewesen, Sündenböcke zu schaffen, um die Verantwortung für Katastrophen wie Hungersnöte und Seuchen auf andere abwälzen zu können. Norman Cohn vertritt in seinem Buch *Europe's Inner Demons* diese Meinung wie auch der Historiker Hugh Trevor-Roper, der erklärt, es habe niemals Hexen gegeben.

Dieser Auffassung zufolge sind die Hexenjagden des Mittelalters den Judenverfolgungen durch die Nationalsozialisten vergleichbar. Sämtliche unerwünschten menschlichen Eigenschaften kristallisierten sich nach 1933 in dem Begriff »Jude«, und die »Säuberungsaktionen« im »Reich« sollten die Illusion erwecken, die »Volksgemeinschaft« sei nun geläutert und für alle Aufgaben gerüstet. Der gemeinsame Feind vereinte die Verfolger. Besonders auffallend am Antisemitismus früherer Zeiten ist die Behauptung, daß bei den Juden nicht nur die Frauen, sondern auch die Männer menstruierten. Was die Nazis in ihrer Lügenpropaganda gegen Juden vorbrachten, war ein von Furcht, Haß und politischen Zweckmäßigkeitserwägungen geprägtes Zerrbild. Aber daraus ziehen wir doch noch lange nicht den Schluß, es habe niemals wirklich Juden gegeben.

Ebenso sind die Hinweise auf die Existenz von Frauenvereinigungen (Weiberbünde), die sich zur Feier der »weiblichen Mysterien« versammelten, viel zu überzeugend, um sie auf die eben beschriebene Weise zu negieren. Es hat auch immer Männervereinigungen (Männerbünde) gegeben, auch in den christlichen oder jüdischen Religionen, die sich zur Feier der männlichen Mysterien trafen[1].

Was waren die Bacchanalien oder Thesmophoria im antiken Griechenland anderes als organisiertes »Hexenwesen«? Die überwiegend durch Männer bestimmten Wissenschaften wie Ethnologie und Geschichtsforschung haben uns Berichte über Frauengesellschaften überliefert, die höchstens auf Hörensagen beruhen, doch es gibt eine Vielzahl verläßlicher Hinweise auf die weltweite Existenz von Weiberbünden.

Zentrales Merkmal von Männergesellschaften ist die mit Beginn der Pubertät einsetzende Einweihung in die Geschlechterrolle; in Frauengesellschaften dagegen vollzieht sich die Initiation mit dem Einsetzen der ersten Menstruation. Es waren zumeist männliche Ethnologen, die jene Gesellschaften erforschten, und da die zeremonielle Vollziehung des Menarcheritus den Frauen vorbehalten war, ist es kaum überraschend, daß Eliade in seinem Buch *Mythen, Träume, Mysterien* schreibt: »Die Mysterien der Frau sind weniger eingehend erforscht worden, und so ist unsere Kenntnis des Inhalts noch recht mangelhaft.« Miriam van Waters jedoch gelingt es, die bereits 1910 vorliegenden umfangreichen Erkenntnisse im weiblichen Sinne zu analysieren: wie wichtig in manchen Kulturen die Träume der Menarche sind, oder die Fähigkeit zur Weissagung, die mit dem ersten Menstruationsblut einsetzen kann, oder der Erwerb eines Schutzgeistes in der Menarche.

Auch Edwin Ardener schreibt in der Festschrift für die bedeutende zeitgenössische Anthropologin A. I. Richards: »Das Frauenproblem ist von den Sozialanthropologen nicht gelöst worden . . . In der Ethnographie haben Frauen offenkundig gegenüber den von Männern entwickelten Modellen ein gewisses Vorurteil . . . Lévi-Strauss bezeugte die Wahrheit all dieser Denkmodelle, als er in den Frauen bloße Tauschobjekte sah, die rätselhafterweise und ganz unangemessen den Mund aufmachten . . . ein Modell, bei dem Frauen und Natur Außenseiter der Männergesellschaft sind . . . (sein) Unvermögen, die Hälfte der Bevölkerung in seine Gesamtanalyse mit einzubeziehen . . . was fehlt, ist das weibliche Modell der Welt (bzw.) . . . ein männliches Modell des Universums, in dem die weibliche Gebärfähigkeit nicht der männlichen Kontrolle unterliegt . . . Gewöhnlich werden Männer mit diesem Problem konfrontiert, und weil ihr *Menschheits*modell auf dem Bild des *Mannes* basiert, werden ihre Gegensätze *Frau* und *Nicht-Menschheit* (Wüste) so ambivalent plaziert . . . Daher die Aspekte von Heiligkeit und Beschmutzung.«[2]

Diese Erklärung zu akzeptieren, hieße demnach, mit dem Begriff »Hexe« einen bestimmten Aspekt der Frau zu verbinden. Wenn wir also sagen, es hat niemals Hexen gegeben, dann wäre das so, als würden wir sagen, »wir wünschten, es hätte niemals *Frauen* gegeben«. Und wenn wir behaupten, »es hat niemals Hexengesellschaften gegeben«, so sagen wir damit, »es hat niemals Frauengesellschaften gegeben«.

Damit sagen wir noch nicht, die Kirche habe im Mittelalter eine »Hexengesellschaft« verfolgt; wir wollen lediglich die Tatsache festhalten, daß sie Frauen verfolgte. Savramis (um nur einen jener Autoren zu nennen, die dem eben Gesagten zustimmen) weist in seinem hervorragend betitelten Buch *The Satanizing of Women* (deutsch: *Religion und Sexualität*) darauf hin, daß die christlich-westliche Welt die Frauen mit der Sünde identifizierte. Sie galten als »Vorposten der Hölle«, als »furchtbarer Wurm im Herzen des Mannes« und als des »Teufels Pforte«. Die Hexenjäger verstanden sich als »Vertreter einer Theologie, welche die Sexualität verteufelt, die Frauen mit der Sexualität gleichsetzt und die deshalb versuchen, das weibliche Geschlecht zu vernichten, in der Hoffnung, daß dadurch die ›böse‹ Sexualität zugunsten einer von Männern beherrschten ›christlichen‹ Welt verschwinden würde«. Das zur Anleitung und Durchführung von Hexenprozessen geschriebene berüchtigte Handbuch der Inquisitoren hieß *Hexenhammer* oder *Malleus Maleficarum*. Nach Savramis unterscheidet es sich von anderen Werken über Ketzerei darin, daß es »einseitig und ausschließlich die Verfolgung und Vernichtung des ganzen weiblichen Geschlechtes proklamierte«.

Im Jahre 1484 wurden zwei Dominikanermönche, Heinrich Krämer und Jakob Sprenger, durch eine Bulle von Papst Innozenz VIII. autorisiert, den *Malleus Maleficarum* zu schreiben, eines der berüchtigtsten Instrumente zur Verfolgung einer Klasse, das je erdacht worden ist. Diese Klasse waren die Frauen, und das Instrument war jenes Handbuch, das festlegte, was Hexen taten, wie sie es angeblich taten, wie sie zu verhören und wie sie zu verurteilen seien.

Auch wenn die Zahlen nur schwer korrekt zu belegen sind, kann man sagen, daß dieses Buch, vom Datum der päpstlichen Bulle an bis zum Ende des 17. Jahrhunderts, für neun Millionen Tote verantwortlich war. Die Verurteilten – wir sprechen hier grundsätzlich nur vom europäischen Kontinent – wurden wegen Hexerei verbrannt. Unter ihnen befanden sich auch einige Männer, aber die Verfolgung konzentrierte sich hauptsächlich auf Frauen. Die Anzahl ermordeter Frauen entsprach im Vergleich zu der der Männer etwa einem Verhältnis von 100:1.

Der von diesen beiden Mönchen geschriebene *Malleus* richtete sich ausdrücklich gegen Frauen. Sie galten als die Geschöpfe Gottes, die mehr als andere dieser unheilbaren Krankheit und Sünde der Hexerei verfielen. Dem *Malleus* zufolge besaßen die Frauen gewisse Charaktereigenschaften, die sie besonders anfällig machten: »Und das erste ist, daß sie leichtgläubiger sind . . . Der zweite Grund ist, daß die Frauen von Natur aus leichter zu beeindrucken sind und eher bereit, die Einwirkung eines körperlosen Geistes zu empfangen . . . Der dritte Grund ist, daß sie lose Zungen haben und unfähig sind, vor anderen Frauen diese Dinge, die sie durch böse Künste wissen, geheim zu halten . . . Da sie an Geist und Körper schwach sind, ist es kein Wunder, daß sie leicht unter den Einfluß der Hexerei geraten.« Männer sind natürlich vom Glück begünstigt, denn Jesus starb, »um das männliche Geschlecht vor einem so großen Verbrechen wie der Hexerei zu bewahren«.

Schließlich geschieht »alle Hexerei aus fleischlicher Begierde, die bei Frauen unersättlich ist . . . Drei Dinge sind nicht zu sättigen, und das vierte, spricht nicht: Es ist genug – dies ist der Mund der Gebärmutter«. Wenn nun der Muttermund das Satanische der Hexe ist, dann ist es klar, daß die den Hexen zugeschriebenen Kräfte jene sind, die seit ewigen Zeiten auf die natürlichen, monatlichen Funktionen dieses Teufels, auf die menstruierende Vagina, zurückgeführt werden.

III

In dieser Reaktionsform steckt ein uns wohlvertrautes Muster: es gibt eine schreckliche Seuche – die Männer wissen nicht viel darüber, doch sie fürchten und verfolgen sie. Die »Gefahr« geht von dem aus, was Frauen »hexenhaft«, ja geheimnisvoll macht. Sie tun gemeinsam Dinge, die sich die Männer nicht erklären können. Diese unerklärlichen Verhaltensweisen und Handlungen haben irgend etwas mit Sex zu tun. Sie können eine tagsüber treue (Ehe-)Frau in eine unheimliche Reiterin der Nacht verwandeln. Männer versuchen, sich diesen Erscheinungen zu entziehen oder sie beiseite zu schieben; sie bezeichnen sie entweder als Ketzerei und versuchen intellektuelle Begründungen für ihre Ausmerzung zu finden, oder sie stellen es als eine Art Wahn dar. Die aufgrund dieser »Annahmen« im Mittelalter ermordeten neun Millionen Frauen erinnern fatal an die heutige »Diagnose« von: »90%-aller-Frauen-leiden-an-Dysmenorrhoe«; die heutigen Zahlen entsprechen der des Mittelalters zwar in keiner Weise, doch wir nähern uns ihr. Die Verfolgung dauert auch in der Gegenwart noch an. Die populäre amerikanische Zeitschrift *Redbook*[3] schrieb, manche

Frauen seien »Einmal-im-Monat-Hexen« und etwa sechsunddreißig von vierzig Millionen Amerikanerinnen entsprächen dieser Beschreibung. Die Zeitschrift *Time* berichtete 1956 in einem Artikel, Dr. Erle Henrickson und seine Kollegen unterschieden zwischen »Teilzeit-Hexen« 1., 2. und 3. Grades; die letzten sollten »an ihren problematischen Tagen so lange gemieden werden, bis sie erfolgreich behandelt worden sind«. Hier heißt die Therapie nicht, auf dem Scheiterhaufen zu verbrennen, sondern die »türkisblaue Wunderpille«, ein quecksilberhaltiges Diuretikum, zu schlucken[4]. Es ist wohl purer Zufall, daß auf den heutigen Hexensabbaten drei Initiationsstufen zelebriert werden.

An dieser Stelle wird der Zusammenhang zwischen den von Männern gefürchteten und gehaßten charakteristisch weiblichen Merkmalen und der Magie klar. Ebenso wird deutlich, daß *witchcraft* (Hexenkunst) mit *womancraft* (Frauenkunst) gleichzusetzen ist. Die Frage also, ob die Hexen im Mittelalter in Gruppen organisiert waren und politische Macht besaßen, verliert damit an Bedeutung. Es ist sehr gut möglich, daß sich Frauen in entsprechenden Bewegungen organisiert haben, so wie sie sich – wie wir in den letzten beiden Kapiteln gezeigt haben – in der Frühgeschichte zusammengeschlossen haben; den Erkenntnissen der Ethnologie zufolge trifft das heute noch zu.

Im Mittelalter machte es kaum einen Unterschied, ob jemand organisiert oder unorganisiert von der Norm abwich. Jede Frau war bereits aufgrund ihres Geschlechts eine Ketzerin. Ein Hauptanhaltspunkt für ihre Abweichung war die von Männern als magisch empfundene Menstruation und die Produktion von magischem Blut. Auch in einer die Frau als Geschlechtswesen negierenden Gesellschaft kann sich die Persönlichkeit der Frau während ihrer Menstruation wandeln: aufgrund der ›Übersteuerung‹ kann sie in der Aufwallung instinktiver, unwillkürlicher Gefühlsreaktionen die unmittelbare Wahrheit ausdrücken; sie kann in eine hysterische Trance verfallen, in der sie Elemente und Bruchstücke von Träumen, Halluzinationen und Wunschvorstellungen hervorsprudelt, ähnlich den erzwungenen »Hexengeständnissen«, deren Inhalte möglicherweise doch auf eine organisierte Religion schließen lassen. Ein Anhaltspunkt dafür ist, daß Hexenjäger oftmals Frauen aus vorwiegend sexuell motivierter Neugierde wegen ihres Traumlebens und den darin enthaltenen Visionen verfolgten. In der Tat kann die Praxis des sogenannten Hexenkitzels, bei dem durch Nadelstiche nach unempfindlichen Körperstellen gesucht wurde, als eine der frühesten Demonstrationen von hysterischen Symptomen gesehen werden. Ihnen galt Freuds erste Studie. Es wurde angenommen, daß Frauen sich mit geschnitzten Stöcken masturbieren oder andere »verrückte« Dinge unternehmen, wie beispielsweise sich zum gemeinsamen Ekstase-Erlebnis treffen, oder mittels Körpersprache und dramatisierten Selbstdarstellungen ihr Unbehagen an der Gesellschaft artikulieren und abreagieren. Vieda Skultans hat diese letztgenannte Erscheinung am Beispiel einer spiritistischen Gemeinde aus einer walisischen Arbeitersiedlung aufgezeigt. Wir betonen noch einmal: wenn man die Tatsachen so interpretiert, dann waren die Tempel der Hera, wie wir sie im letzten Kapitel beschrieben haben, eine der frühesten, organisierten Hexengemeinschaften, von denen wir Kenntnis haben. Cohn weicht dem wahren Sachverhalt aus, wenn er alle Geständnisse über Sabbate, wilde Nachtritte, über magische, von Bocksgestalten oder Katern geleitete Zeremonien oder über animalische Transformationsprozesse als »Phantasie« bezeichnet. Wir wissen, daß überall in der Welt solche »Phantasien« in Totem-Tänzen und Schamanismus ausagiert wurden, und daß diese Kulte und Rituale eine gesellschaftlich bestimmte, positive Funktion hatten. Wir wissen gleichfalls aus der Dokumentation der Psychoanalyse, daß archetypische Phantasien in den Visionen, Träumen und Tagträumen heutiger Menschen, die nichts über die Anthropologie der Magie wissen, auftreten. Darum scheint es sinnvoll, diese Zeremonien und Riten als Vergegenständlichung und Ausdruck innerer Ereignisse zu verstehen. Die Beschreibung von Riten, die Menschen unter der Folter abgepreßt wurden, sind entweder Bekenntnisse zu diesen Riten oder es sind Phantasien, die erst durch die Folter hervorgerufen wurden, sei es in schamanistischer Ekstase oder im Wunsch, dem Inquisitor zu geben, was ihn befriedigt.

Wir haben im letzten Kapitel gesehen, welchen Nutzen eine Frau aus dem »Studium« an einer der Mond-»Hochschulen« der Hera ziehen konnte. Es bedeutete, Einfluß auf die Regelmäßigkeit des Zyklus zu nehmen, die durch ihn hervorgerufenen Gefühle und Fähigkeiten zu erkennen, die Wandlungen, denen eine Frau unterliegt ebenso zu kennen wie ihre Empfänglichkeit für Suggestionen (die im *Malleus* ›Leichtgläubigkeit‹ und ›leichter beeindruckbare Natur‹ hießen), die zu Hypnose, Selbsthypnose und Yoga-Kontrolle führt. Sie erkennt und erfühlt ihre Empfindungen beim Eisprung, d. h. sie registriert bewußter ihre fruchtbaren Perioden und deren Symbolik (welche, wie wir im Kapitel ›Animus, Animal, Anima‹ gezeigt haben, die Erscheinung einer männlichen Gestalt in ihrem Unbewußten, ihren dämonischen Hexen-Geliebten mit einschließt); sie weiß um ihre gesteigerten sexuellen Bedürfnisse und Fähigkeiten in dieser Phase, insbesondere um ihre autoerotische Fähigkeit, und der fliegende Besenstiel oder Godemiché, der sie zum Sabbat des Seelenfriedens bringt, wird ihr durch Bezug auf ihre eigene Sexualität verständlich, denn sie benutzt ihn als Mittel zur Selbsterkenntnis (Liebe deinen Nächten *wie dich selbst*).

Die Absolventin einer dieser »Hochschulen« wäre demnach eine kenntnisreiche und kluge Frau. Sie wäre im vollen Besitz ihrer weiblichen Kräfte, und sie wäre sich der Wandlungen während der Periode voll bewußt. Sie wüßte Bescheid über Tiere und Pflanzen, sie hätte ihre tiefgehenden Beziehungen zur animalischen Welt erforscht, beispielsweise durch das Erlebnis eines Totem-Traumes, in dem ein Tier erscheint, welches in einem Traum des Prämenstruums zu ihr spricht. Dieses Tier wäre Sprachrohr all ihrer Instinkte. Sie würde um die männliche Seite ihrer Persönlichkeit, ihren inneren Geliebten, wissen. Diesem ›Anderen‹ wäre sie in einem erotischen Traum begegnet, und auf diese Weise würde sie erfahren, daß der von ihr in der wirklichen Welt geliebte Mann dieses Symbol für sie tragen und es aus Liebe zu ihr in sich selbst entwickeln würde. Durch ihr Traum-Yoga und die Symbolisierung ihrer Wandlungen im Mond, verfügte sie über eine tiefe Kenntnis ihrer körperlichen Veränderungen und Fähigkeiten, und käme die Zeit, in der sie schwanger wird, dann hätte sie aufgrund ihrer Kenntnisse und Erfahrungen eine bessere Möglichkeit als andere Frauen, diese Zeit sorgenlos und schmerzfrei zu verbringen. Dieses Wissen ermöglichte es ihr, als Hebamme tätig zu werden und Kenntnisse weiterzuvermitteln. Wer weiß denn, welche übersinnlichen und telepathischen Kräfte in der menschlichen Natur angelegt und von uns in einer Zeit des wissenschaftlichen Skeptizismus vernachlässigt worden sind, die durch diese Studien hätten erweckt werden können?

Die von der Wissenschaft nicht zu erklärende Fähigkeit des Wünschelrutengängers kann sich sehr wohl aufgrund der Studien über den Gezeitenwandel, dem alle Dinge unterworfen sind, und der vom Mond und der Sonne bewirkt wird, entwickelt haben. Möglicherweise ist dies nur eine Phantasie aus der Vergangenheit, doch es könnte gleichwohl ein Symbol für die Zukunft sein.

Die beiden Autoren des berüchtigten *Malleus* wollten also insbesondere das weibliche Wissen um den Einfluß der Gezeiten auf den menschlichen Körper, um die Bedeutung der Vorgänge bei der Menstruation und ganz allgemein um weibliche Dinge ausmerzen. Die Hexenverfolgung stand in der Tradition der gleichen Tabus, die Frauen zu allen Zeiten aufgezwungen worden sind. Der mittelalterliche Hexenpogrom war höchstwahrscheinlich eine einzige riesige Tabuierung der Menstruation. Wie sonderbar und makaber mutet es an, daß die Hexenverfolger trotz aller sonst angewandten Hinrichtungsmethoden ein Gesetz immer einhielten, nämlich: »Du sollst nicht das Blut einer Hexe vergießen.« Warum? Im Blut der Frau, so meinte man, lag ihre Macht. Dies galt nach Frazer auch für königliches Blut.

Wie sonderbar die Tatsache, daß dieses Wissen um den Mond und seinen Einfluß, wie es an den »Hochschulen« der Hera gelehrt und vermittelt wurde, über die Jahrhunderte hinweg immer wieder deutlich erkennbar wird, nämlich überall dort, wo sich Frauen fragen, wie ihre mit der Menstruation eintretenden inneren Veränderungen mit denen des Mondes und der Gezeiten zusammenhängen. Dieses Wissen ist nicht mit dem männlichen Wissen zu vergleichen, das sich mühsam erst im Laufe der Generationen entwickelt und endgültig verloren gehen kann, wenn die so eroberte Kontinuität unterbrochen wird. Weibliches Wissen wird immer verfügbar, sobald die Frauen in ihr Inneres schauen, sich selbst vertrauen und sich nicht scheuen, sich mit der Göttin und dem, was sie verkörpert, zu identifizieren. Es sind jene Kräfte, die sie (die Frauen) bewegen, und die stärker sind als ihr eigenes Selbst. Sie müssen bereit sein, mehr durch sich selbst als durch Männer zu lernen, die ihre ›Leichtgläubigkeit‹, ihre Offenheit und ›Beeindruckbarkeit‹ eingebüßt haben. Es ist jene Fähigkeit, die den Frauen ermöglicht, alle Ereignisse und Mitteilungen tief im Innern wahrzunehmen. Wehe den Frauen, wenn das, was sie von Männern lernen, nicht der Wahrheit entspricht! Ganz offenkundig ist es ein Vorteil, wenn es eine starke Tradition erlernter weiblicher Kenntnisse gibt, die von Frau zu Frau weitergegeben werden. Aber gerade die Tabuierung der Menstruation ist durch die Macht der patriarchalischen Männer, die als »Selbstbeherrschung« (eine im *Malleus* absichtlich zweideutige, den Männern zugeschriebene Qualität) bezeichnen, was in Wirklichkeit Kastrationsangst ist, so umfassend geworden, daß heute nicht einmal mehr die Mütter innerhalb ihrer Familie eine Hochschätzung der Periode vermitteln können.

Solange dieses Wissen vertraut und tradierbar war, solange blühten vermutlich auch das Hexenwesen und die rituellen Feste, die der subjektiven Erfahrung der weiblichen Natur entstammen. Das wiederum trieb den Mann zur Nachahmung, zur Eifersucht auf diese Fähigkeit der Frauen und schließlich zu ihrer Verfolgung. Thomas Szasz gibt in seinem Buch *Die Fabrikation des Wahnsinns* eine zugleich beeindruckende und deprimierende Schilderung dieses männlichen Typus geistiger Blindheit, welcher die weiblichen Gemeinschaften wegen der in ihnen angesammelten bzw. ausgeübten Kenntnisse und Fertigkeiten existentiell bedrohte: so wird klar, daß die »guten Hexen« geradezu aufgrund ihrer eigenen Darstellung vom Nutzen der von ihnen entwickelten Heilkünste am grausamsten verfolgt wurden. Michelet schreibt dazu in seinem Buch *Die Hexe:* »Die Kirche erklärte im 14. Jahrhundert, daß, wenn eine Frau *ohne studiert zu haben* zu kurieren wagt, sie eine Hexe ist und sterben muß.« Szasz fügt hinzu: »Aber die weise Frau hatte ›studiert‹. Allerdings war ihr Lehrmeister die Natur, nicht die Evangelien! Im Zeitalter der Religion bedeutete ›studiert zu sein‹ gelernt zu haben, was die Kirche als die wahren Grundsätze und richtigen Praktiken der verschiedenen Disziplinen definierte und lehrte – genau wie es heute bedeutet, daß man als ›Studierter‹ gelernt hat, was die Wissenschaft als wahr und richtig definiert.«

Im Mittelalter waren es die armen Leute, die ausgebeuteten Klassen, denen die Hexe beistand, und ihre Verfolgung war auch teilweise Resultat ihrer klassenkämpferischen Gesinnung: »Allein die mächtigen Führer sollen ›Kenntnisse erlangen‹ und sich auf diesem Weg bereichern; wenn der gemeine Mann das gleiche tun will, wird er als selbstsüchtig getadelt, als einer, der nur auf seinen ›eigenen Gewinn‹ bedacht ist und gegen das ›Gesetz Gottes‹ verstößt . . . Mit der heuchlerischen Rhetorik des selbstlosen Kollektivismus erklären die Behörden, daß der Besitz von Kenntnissen, Wissen und Reichtümern nur für das ›Reich‹ rechtens sein kann, der einzelne damit jedoch einen Diebstahl, eine Sünde wider Gott und ein Verbrechen an der Gesellschaft begehen würde« (Thomas Szasz).

Szasz' *Fabrikation des Wahnsinns* bemüht sich zu zeigen, wie ganze Bevölkerungsschichten der Verfolgung zum Opfer fielen: »Erst wurden sie bestraft für das, *was sie taten*«, und schließlich, nach einer Gesetzesänderung, wurden sie »bestraft für das, *was sie waren*« (Szasz). Oder: »Gib einem Hund einen schlechten Ruf, und dann häng ihn auf!« Er weist darauf hin, daß wir ungeheure Produktivkräfte verschleudern, wenn wir jene diskriminieren, die ›anders‹ sind als die herrschende Klasse. Der Gedanke der geistigen Erkrankung sei ein Mythos, der zu dieser Art der Diskriminierung führe. Hexen erschienen deswegen als böse, weil die Verfolger des Bösen ihre Verfolgungen ebenso rechtfertigen mußten wie die heutigen Psychiater, die ihren Beruf legitimierten, indem sie Menschen ausfindig machen, die ihrer Behandlung bedürfen.

Wir haben gezeigt, um nur ein Beispiel zu nennen, daß C. G. Jung seine Erkenntnisse den Äußerungen »verrückter« Menschen verdankte, die er in verständlicher Form übersetzte. Sogar seine erste medizinische Praxis verdankte er einer Frau, die sich selbst, ohne seine Intervention oder gar seinen Willen, von ihrer hysterischen Paralyse heilte. Er lernte fortwährend von den inspirierten Äußerungen »verrückter« Frauen, die deswegen isoliert und eingesperrt wurden. Ganz ähnlich aber lernten im Altertum die Griechen von ihren sibyllinischen Orakeln oder Pythias. Ohne die Befragung des Orakels unternahmen die Griechen weder im privaten noch politischen Leben auch nur irgendeinen Schritt; gleichzeitig jedoch haben die Griechen die Frauen verachtet und abgelehnt. Es ist nicht bekannt, wie diese prophetischen Frauengemeinschaften entstanden sind, aber es könnte durchaus so gewesen sein, daß sie ähnlich den Schülerinnen der Hera-Kollegien unterrichtet wurden, da das besondere Merkmal der Orakel die durch Besessenheit inspirierte Rede war. Zusätzlich lohnt es festzuhalten, daß die Orakel monatlich verkündet wurden.

Überall in der Geschichte finden wir Schilderungen über die Maßnahmen der Frauen, sich selbst zu verwirklichen und der Gemeinschaft zu dienen; obwohl diese Aktivitäten regelmäßig und zumeist durch äußere Einflüsse zum Scheitern gebracht wurden, kehrten sie jedoch in schöner Regelmäßigkeit wieder, sei es in Gestalt von Orakeln, Hexen oder der Jungschen Psychologie. Dieser sich durch die ganze Geschichte hindurchziehenden Wiederkehr liegen die großen Invarianten der weiblichen Natur zugrunde. Die Frauen tragen die erste, die ursprüngliche Magie in sich. Ohne sie gäbe es keine Menschen, die magische Fähigkeiten besitzen. In ihrem Zyklus pulsiert eine Natur, die rhythmisch erstirbt, um im Blut und durch den Abstieg in die Unterwelt wiedergeboren zu werden. Dieser Prozeß ist überall auf der Welt in Mythen und Ritualen dargestellt worden, wenngleich auch oftmals in mythologischen Verkehrungen, in denen der Mann der blutende und wiederauferstehende Held (Hero) ist, und nicht die Frau, die Heldin, die Hera.

Diese Mythen mögen ein Geschenk der Frau an den Mann sein, um ihm zu zeigen, wie es sich zu opfern und zu erneuern gilt; er aber hat die Gebende vergessen.

Es gibt verschiedene Anhaltspunkte, wonach sich gerade im Mittelalter weibliches Wissen besonders verbreitet hat und darum so besonders verfolgt wurde. Norman Cohn bestreitet in seinem Buch *Europe's Inner Demons,* daß es irgendeine Form der organisierten Hexenreligion gegeben habe, aber seine Begründung bleibt auf eine seltsame Art wenig überzeugend. Der Grund dafür liegt unserer Meinung nach hauptsächlich darin, daß er sich selbst nicht eingestehen will und kann, daß die große Verbreitung des Hexenglaubens eine *reale* Basis hatte, unabhängig davon, ob dies einen organisatorischen Niederschlag fand oder nicht. Von dieser Position aus scheint er unfähig, überhaupt irgend etwas von der Natur der Frau zu verstehen.

Thomas Szasz kommt der Realität einerseits durch seinen Beruf als Mediziner und andererseits durch die Aufbereitung einer Vielzahl von Quellen viel näher: »Es liegt im Wesen der menschlichen Bindung des leidenden Bauern an die vertrauenswürdige Zauberin begründet, daß der Guten Hexe starke Heilkräfte zuwachsen: Sie ist die Vorläuferin, die Mutter des mesmerischen Heilers, des Hypnotiseurs, und des (Privat-)Psychiaters. Da die Zauberin, Magierin und Quacksalberin in einer Person zudem mit allerlei Kräuterextrakten experimentiert, lernt sie so manches hochwirksame pharmakologische Mittel kennen. Sie weiß auf diesem Gebiet so viel, daß Paracelsus, der als einer der größten Ärzte seiner Zeit gilt, 1527 seine offizielle Pharmakopö verbrennt und erklärt, er habe ›alles, was er wisse, von den Zauberinnen gelernt‹.«

IV

Wir sollen unserer Beschreibung der charakteristischen Hexenmerkmale noch jene hinzufügen, die sich in der Volkskunst und in den Geschichtsbüchern finden: »Als der Teufel sich zum erstenmal einer zukünftigen Hexe näherte, war er aus Fleisch und Blut. Manchmal nahm er die Gestalt eines Tieres an . . . Fast immer erschien er in Augenblicken großen Kummers . . . Eine Hexe war in der Lage, das *Maleficium* auszuführen, z. B. konnte sie ihren Nachbarn mit okkulten Mitteln schaden . . . Sie konnte Krankheiten ausbrechen lassen oder den Geist verwirren, sie konnte Unfälle herbeiführen oder den Tod von Mann, Frau und Kind. Sie konnte eine Ehe verhexen, indem sie Sterilität und Fehlgeburten bei der Frau, oder Impotenz beim Mann hervorrief. Sie konnte das Vieh erkranken oder sterben lassen und Hagelstürme oder Unwetter, die die Ernte vernichten, verursachen.«

Dies ist eine bei Cohn zitierte, aus historischer Quelle überlieferte Hexenbeschreibung. Weiter heißt es: »Geschieht es, daß sie sich einem Weinfaß nähert, wird der Wein, und wenn er noch so frisch ist, augenblicklich sauer; berührt sie den Weizen auf dem Felde, so wird er verdorren und keine Früchte tragen . . . Auch die Gräser, mit denen sie in Berührung kommt, werden daran zugrunde gehen; die Kräuter und Schößlinge im Garten werden eingehen, allein wenn sie an ihnen vorbeigeht; wie von einem Pesthauch werden sie ergriffen und verdorren. Sitzt sie auf oder unter einem Baum . . . werden die Früchte herunterfallen. Auch wenn sie in einen Spiegel blickt, wird der Glanz allein durch ihren bloßen Anblick matt und stumpf. Fällt ihr Blick auf ein Schwert, ein Messer oder ein anderes scharfes Werkzeug, und sei es noch so glänzend, so wird es dunkel, wie auch die Farbe des Elfenbeins. Die Bienen im Bienenkorb sterben. Eisen, Stahl und auch Messing rosten und verströmen einen durchdringenden, ekelhaften und vergifteten Gestank, sobald sie nur die Hand darauf legt.«

Wurde so eine Hexe beschrieben? Vielleicht, denn die Beschreibung geschieht in der gleichen Form, in der in Plinius' *Natural History* die Mächte des Bösen einer menstruierenden Frau dargestellt werden: »Schwerlich kann es ein scheußlicheres Ding geben«, schreibt er, »als ihren Ausfluß und ihren Fluch.«

Diese einfache Beobachtung einer analogen Beschreibung von übelbeleumdeter Magie und Menstrualtabu löst eine alte Streitfrage der Ethnologie. Margaret Mead z. B. hat gesagt: »Die Figur der Hexe, die mit erschreckender Gleichförmigkeit in der ganzen Welt anzutreffen ist, bei Zivilisierten wie bei Unzivilisierten, in den fernen Winkeln des Dschungels wie auf den Kreuzwegen Europas, ist eine Frau, die auf einem Besenstiel oder einem abgeschälten Zweig davonreitet und ihre leere Haut bei ihrem Gatten läßt, um vorzutäuschen, sie sei noch da. Es ist nicht ohne Bedeutung, daß wir kein solch ständig wiederkehrendes Bild vom Mann haben, der magisches Unheil anrichtet. Zauberer, Zauber-Doktor und schwarzer Magier erscheinen und verschwinden in der Geschichte und in verschiedenen Kulturen. Die Hexe bleibt als ein so tief verwurzeltes Symbol, daß sie selbst der Entthronung durch die kraftvollste kulturelle Phantasie zu widerstehen scheint«[*]. Die beste Erklärung für die überall fortdauernde Realität und Bedeutung der Magie ist zugleich auch die einfachste. Sie klärt das Geheimnis auf, das keines ist: nur weil es so naheliegend ist, und weil niemand es der Mühe wert findet, darauf einen Blick zu verschwenden, bleibt es ein Geheimnis. Das Symbol der Hexe überdauert deshalb so hartnäckig und beständig, weil es den transformierenden Menstruationszyklus bezeichnet. Dieses Symbol tritt deshalb überall auf der Welt in Erscheinung, weil die Frauen überall in der Welt vertreten sind. Gebe es sie nicht, gebe es keine Menschen. Das Symbol der Hexe ist uralt, weil die Men-

---

[*] Margaret Mead, Mann und Weib, Reinbek 1958, S. 183 (Anm. d. Ü.)

struation so alt wie Eva ist. Sie gilt als böse, weil die Männer die Macht der Frauen fürchten. In dieser Furcht gründen die Angst-vorstellungen der Männer: vom Besitz ihrer Fruchtbarkeit als der ursprünglichen Magie der Menschenschöpfung über die Kastra-tionsangst vor der blutenden Vagina, von der es heißt, sie könne einen Penis ebenso verschlingen, wie sie das jeden Monat mög-liche Baby verschlinge (dies erklärt auch, warum Hexen kleine Kinder zerstückelt haben sollen).

Dieses propagandistische Gerücht setzte mit der zoroastrischen Lehre ein, bis es schließlich zur eifersüchtigen Furcht vor den sexuellen, geistigen und spirituellen Fähigkeiten einer reifen Frau wurde, die in voller Übereinstimmung mit dem Bewußtsein ihres Körpers lebt[5].

Weniger verängstigten Männern wurde möglicherweise gar er-laubt, auf ihrem Kopf die Teufelshörner zu tragen; dies sowohl zur Kennzeichnung als auch zur Auszeichnung des sexuellen Mannes, der im Besitz eines bestimmten »Wissens–um–die–gehörnte–Ge-bärmutter« ist.

Heute sagt man von einem (Ehe-)Mann, er habe Hörner aufgesetzt bekommen (= ›seine‹ Frau habe ihn ›betrogen‹); wenn dieses Zeichen einmal bedeutet hat, daß der Mann, der es trägt, die Frau nicht (wie in der Ehe) als sein Besitztum betrachtet und als Gebärmaschine behandelt, sondern als Persönlichkeit mit eigenen, wechselnden sexuellen Bedürfnissen, die vielleicht mehr als einen Partner verlangen, dann kennzeichnet sein Bedeutungswandel wahrlich einen traurigen Verfall.

Stimmen unsere Vermutungen, dann wird sich dies durch das historische Quellenmaterial verifizieren lassen. Die gewöhnlich von Historikern herangezogenen Materialien sind Dokumente der berüchtigten Hexenprozesse im Mittelalter. Ungeachtet dessen, ob sie möglicherweise nur die Phantasien der Inquisitoren über Weib-lichkeit widerspiegeln, oder ob sie tatsächlich Geständnisse von Mitgliedern eines weiblichen Hexenkultes enthalten, sollten sie doch die Wahrheit eines jeden dieser beiden wissenschaftlichen Standpunkte belegen. Norman Cohn nennt dies eine »Stereoty-pe«. Wir haben bereits über das von Mary Brown Parlee als »stereotyp« bezeichnete maskuline Bild des Menstruationszyklus gesprochen, in dessen Zusammenhang Forscher sich oft die Frage gestellt haben, welche *negativen* Auswirkungen der Zyklus haben könnte, niemals aber nach seinen möglichen *positiven* Folgen ge-forscht haben.

Als Hexe wurde gewöhnlich jede Frau angesehen, die durch einen Pakt oder einen Vertrag an den Teufel gebunden war. »Wascht mir Euren

Teufel«, befahl die schwarze Sklavenmutter ihrer Tochter*, und sie meinte: »Wascht mir Eure Fotze.« Die Ifaluk-Frau singt vom »Teufel« unter ihrem Rock. Bei Tertullian heißt es, die Frau sei »Janua diaboli«, die »Pforte des Teufels«. Der Pakt mit dem Teufel wird gemeinhin mit Blut besiegelt. Wenn das Menstrualblut ausströmt, so bedeutet dies, daß ein Pakt geschlossen ist: die Frau ist ihrer Weiblichkeit verpflichtet. Lehnt sie ihr Geschlecht ab, dann ist sie dem Teufel verfallen. Verachtet ihr Mann alles Weibliche, dann ist sie mit dem Teufel der Sexualität im Bunde. So gesehen könnte man vom Teufel – dem gefallenen Engel – als einem Symbol der weiblichen Sexualität sprechen, der sie von innen heraus defloriert.

»Bei psychotischen Patientinnen sind die Menstruationsstörungen besonders gravierend, und viele Krankheitssymptome können klarer erkannt werden . . . Nun hatte der Teufel als Bestrafung für ihre Sünden Besitz von ihr ergriffen. Er war in ihr und würde wahrscheinlich an irgendeiner Stelle wieder aus ihr herauskommen . . . In der Nacht zum Sonntag war sie noch ruheloser und schien besonders wegen des hellen Mondlichtes – es war Vollmond – in Angst zu sein. Alle zwanzig Minuten sprach sie mit dem Teufel; zuerst benutzte sie ihre eigene Stimme und dann eine, die vermutlich die seine darstellen sollte . . .«

Dies waren Zeichen einer Menstruationsstörung, die sich bei einer von Mary Chadwicks Patientinnen bis in die Menopause hinein fortsetzten. Daß ein im Mond lebender Gebieter aller Frauen von ihnen während den Menses Besitz ergreift, ist ein instinktiver und universeller Analogieschluß. »Es gibt eine Vielzahl ethnologischer Belege dafür, daß Magie eine durch die Macht des Mondes beeinflußte Kraft ist«, sagt Eliade in seinem Buch *Patterns in Comparative Religion,* und schreibt weiter: »Der Mond ist sowohl Quelle aller Fruchtbarkeit als auch Regulativ des menstruellen Zyklus.« »Die Frau kann ihren Zauber nur bei Neumond, einmal im Monat ausüben«, schreibt Briffault über die Tataren. In Indien kann die Magie nur bei Mondschein praktiziert werden, weil der Mond »die Ursache der Zeit ist, so wie er die Ursache der Menstruation ist.« »Der Mond ist der wahre Gatte aller Frauen«, sagen die Maori, und die Papua schreiben die Periode den Umarmungen durch den Mond zu. Hat ein jüdischer Mann Geschlechtsverkehr mit seiner Frau, umarmt er sie im »Mond« oder im »Grund« (Yesod). Die australischen Ureinwohner sagen, daß der Mond das Recht auf alle Frauen beanspruche.

* Aus: André Schwartz-Bart, Die Mulattin Solitude, Wien 1976, S. 131 (Anm. d. Ü.)

Hekate ist die Mondgöttin und besondere Schutzpatronin der Hexen. Im heutigen Ghana wurde die Bedeutung »Mond« und »Magie« im selben Wort ausgedrückt. Auf den Shetland-Inseln legen sich die Hexen ins Mondlicht, um ihre Macht zu stärken. Wir haben bereits den zeitgenössischen Forscher Dewan zitiert, der erklärt hat, daß der Menstrualzyklus einer Frau durch indirektes Licht oder Mondlicht reguliert werden kann.

Entblößt eine Frau ihren Unterleib vor dem Mond, wenn er »gehörnt« ist, dann, so glaubte man in der Bretagne, werde sie wahrscheinlich schwanger. Auf Abbildungen trägt der Teufel oftmals Hörner; sie könnten einerseits den weiblichen Schoß, andererseits aber auch die Mondsichel im ersten und letzten Viertel der Mondphasen symbolisieren. Osiris war möglicherweise ein Mondgott, doch in Mendes wurde er als Bock verehrt: die traditionelle Gestalt des Teufels der Hexensabbate.

Es gibt eine altägyptische Liturgie, in der Osiris als zunehmend und jeden Monat ins Haus kommend, aber auch als abnehmend dargestellt wird. Die Osiris-Legende handelt vom Opfer und der Zerstückelung. Das Wort *witch* Hexe ist nach Partridge dem Ausdruck »schlaue Opfernde« nah verwandt. Betrachtet man gut gezeichnete anatomische Bilder der Gebärmutter, so erkennt man einen nach vorn gebeugten Ziegenbock mit prachtvoll geschwungenen Hörnern, den Eileitern. Experten sagen, daß diese Hörner »propriocepted«, d. h. innerlich, durch körpereigene Wahrnehmungen gefühlt werden können. Die Menstruation, in der die gehörnte Gebärmutter zur »weisen Wunde« wird, weil die Schleimhaut abgestoßen und die Gebärmutterwand dann roh wird, kann »gehörnte« oder »geflügelte« Rückenschmerzen verursachen. Sie (die Menstruation) hinterläßt auf den Menstruationsbinden durch das Blut die Zeichen ihres neuerlichen Kontraktes.

Oftmals wird der Bock auch mit einer brennenden Kerze zwischen den Hörnern dargestellt. Diese Kerze kann den phallusähnlichen Schaft bezeichnen – die Klitoris –, die für die andere Dimension der weiblichen Sexualität während der Menstruation steht. Es ist die Klitoris, auf deren Stimulation sie während der Periode nicht verzichten kann, und die ihr ein Gefühl von sexueller Identität in dieser Zeit gibt. Durch klitoridale Stimulation kann Dysmenorrhoe geheilt werden, denn dadurch wird die Gebärmutter zu orgasmischen Kontraktionen veranlaßt, so daß Blut in die Vagina gepumpt oder ›ejakuliert‹ wird.

Der Pakt mit dem Teufel besteht demnach aus diesen Empfindungen, die samt ihrer heilenden oder unheilvollen Folgen – je nach Standpunkt des Betrachters – mit jedem Monat oder jedem

»Mond« wiederkehren. Männer schockiert diese spezifisch weibliche Fähigkeit und macht sie eifersüchtig auf den »Teufel«, die Potenz der Frau. Die Papua sagen, daß die Umarmungen des Mondgottes immer die Eifersucht des Ehemannes erregt haben. Plinius schreibt: »Wenn diese weibliche Kraft zum Vorschein kommt, sobald der Mond oder die Sonne im Schwinden sind, dann wird sie heillosen Schaden anrichten; gar noch größeren, wenn Neumond herrscht. In solchen Zeiten bringt der Geschlechtsverkehr Tod und Krankheit über den Mann.« Neuere Arbeiten über Steinkreise wie Stonehenge weisen nach, daß sie als Urzeitcomputer zur Vorhersage dieser Zeiten der Dunkelheit dienten. Ist das etwa keine Magie? Auf den Orkney-Inseln gelten die steinzeitlichen Monumente auch heute noch als »Mondtempel«, und Frauen, die heiraten wollen, suchen sie auf und beten dort zum Mond.

Der Mond gilt also aufgrund einer auf der ganzen Welt verbreiteten, instinktiven Analogiebildung, die in der weiblichen Physis zu gründen scheint, zum einen als Quell der Menstruation, zum anderen als Quell der magischen Kraft. Van Waters schildert, wie die erste Menstruation in anderen Kulturen oftmals als besonders geeigneter Zeitpunkt zur Erschaffung besonderer Gottheiten betrachtet wurde. Die Saibaifrauen von der Torresstraße beispielsweise glauben, daß der Mond sie umarmt, und daß sein Hof ihr Blut ist. Auch Männer können durch sorgfältiges Studium der Mondpraktiken zu Hexen werden: bei den südafrikanischen Thonga trinkt der männliche Anwärter auf die Stammesmacht das Blut eines heiligen Opfers; dadurch wird er *thwaza*. Es ist das gleiche Wort, mit dem die Thonga die *Erneuerung des Mondes* bezeichnen. In den Weden, den heiligen Schriften der Brahmanen, wird die Schönheit einer Frau als vom Mond verliehen betrachtet, d. h. sie verändert ihr Aussehen, wird schöner oder häßlicher je nach dem Teil ihrer menstruellen Persönlichkeit, der in ihr gerade dominiert. Sie wird noch schöner, wenn sie das Fleisch des Mondhasen verzehrt. Der »Hase« ist ein in der Volkskunst häufig erwähntes Hexentier. Besonders bekannt ist die Geschichte eines Jägers, der einen Hasen anschießt und seiner Blutspur folgt, bis er an eine Hütte gelangt, in der er eine aus einer Wunde blutende Frau findet. Der »Hase« ist, wie uns Layard zeigt, ein weltweites Symbol der Periode und verkörpert gleichzeitig das »willige Opfer« bzw. »bewußte Opfer«, was von Partridge offenbar als Ursprung des Wortes *witch* angesehen wird. »Hasen-« oder »Babyfett«, d. h. hormonreiches Menstrualblut, soll zur Herstellung von Hexensalben mit Drogen wie Hyoscyamin oder Belladonna vermischt worden sein. Wird der Körper damit eingerieben, so lösen sie angeblich sexuelle Empfindungen und jenen Schwebezustand aus, der als »Fliegen« halluziniert wird. In Verbindung mit den »Flugsalben« soll häufig auch ein Besenstiel, der wohl als Godemiché diente, benutzt worden sein. Dies alles soll ein ekstatisches Trance-Erleben bewirkt haben. Die Häsin ist außerordentlich fruchtbar und zählt zu den wenigen Säugetieren, die zur »vielfachen Leibesfrucht« fähig sind, d. h. sie kann viele Junge auf einmal zur Welt bringen, doch in harten Zeiten kann ihre Gebärmutter den Fötus auch resorbieren. Ihre »März-Verrücktheit« ist wie der jahreszeitlich bestimmte Schamanismus nichts anderes als ein ekstatisches Sexspiel.

Ein anderer Bestandteil der Hexensalbe soll Ruß gewesen sein; möglicherweise eine Metapher für Menstrualblut (wie in dem alten Witz, wo es heißt: »Ich kenne eine Hure, die so viel raucht, daß sie jeden Monat statt ihrer Periode eine Rußschicht bekommt«).

Jedenfalls gibt es die Auffassung, daß das Auftragen von Lehm oder Schlamm auf die Haut, der dann in einer Zeremonie der Erneuerung wieder abgewaschen wird, nicht nur in Hexenriten, sondern auch in weiblichen Menstrualinitiationen praktiziert wurde. Mittels dieser Riten wird die Novizin von einem ekstatischen, trance-artigen Zustand der Besessenheit ergriffen, und die von ihr vollführten Handlungen und Reden werden von der Versammlung und der Priesterin als Instruktion angesehen und ernstgenommen.

Voodoo beispielsweise ist eine haitische Religion, die parallel zum offiziellen Katholizismus auf der Insel ausgeübt wird, sozusagen als Spiegelbild des Christentums. Ähnlich mag das Verhältnis von Magie und Kirche im Mittelalter gewesen sein. Im Voodoo-Kult stehen Trance-Erfahrung und Weissagung, vermittelt durch geläuterte, weise Stammesvorfahren, im Mittelpunkt der Zusammenkünfte. Für therapeutische Zwecke werden »Traummänner« und »Traumfrauen« geschaffen: die Voodoo-Riten enthalten Techniken zur spirituellen Erzeugung dieser gottgleichen Traumgeliebten, sozusagen als Ausgangsmaterial für sexuelle Phantasien. Dies kommt den »Incubi« (männlichen Dämonen) und »Succubi« (weiblichen Dämonen) der mittelalterlichen Magie sehr nahe. Die menstruierende Frau gilt im Voodoo als eine besondere Quelle magischer Kraft; sie neigt zur Besessenheit durch »loups-garous« oder Werwölfe, d. h. zu animistischen Projektionen und Obsessionen.

Es heißt, Hexen vollführten ihre Riten oftmals nackt und nur bei

Mondlicht. Genau das aber findet sich im Schamanismus oder den bewußt, aus praktischen, psychologischen oder gesellschaftlichen Gründen herbeigeführten Trance-Zuständen wieder. Die biblischen Propheten erscheinen in neuem Licht, wenn man sie als nackt tanzende Schamanen begreift, die die Heilige Schrift illustrieren: »Und er zog auch seine Kleider aus, und weissagte auch vor Samuel, und fiel bloß nieder den ganzen Tag und die ganze Nacht. Daher spricht man: Ist Saul auch unter den Propheten?« (1. Samuel, 19.24). Nacktheit und Weissagung gehören zusammen, sagt Butterworth: »Wir sehen, daß die Vertreibung Adams und Evas aus dem Paradies wahrscheinlich darum geschah, weil sie schamanistische Praktiken kultivierten, mittels derer sie sich in einen Zustand versetzten, der ihnen bewußtseinserweiternde, ekstatische Visionen erlaubte. Dieser Vorgang heißt in der Bibel ›das Essen vom Baum des Lebens‹ oder ›der Baum der Erkenntnis des Guten und Bösen‹. Als ihrer beider Augen aufgetan wurden und sie gewahr wurden, daß sie nackt waren, erkannten Adam und Eva auch, daß sie Propheten waren, Menschen also mit eigener Macht und geheiligten Funktionen.«

Dies mußte jede Gottheit verärgern, die auf einem autoritären und hierarchischen Gesetz aufbaut, und jede Kirche, die sich wie die mittelalterliche christliche Kirche aus der repressiven Auslegung der biblischen Legende entwickelt hat.

Wir haben gezeigt, daß die Menstruation als jener evolutionäre Schritt und »Sündenfall« betrachtet werden kann, aus dem die Menschheit sich entwickelt hat. Vieles deutet darauf hin, daß die ersten Schamanen Frauen waren. Von ihnen erlernten die Männer die Techniken der Ekstase, möglicherweise zuerst in modifizierter Form, weil sie nicht wie bei den Frauen ihrer Natur entsprachen, bis sie sie ihnen schließlich, die weiblichen Ursprünge mißachtend, einfach stahlen. Wenn die Frauen tatsächlich die ursprünglichen Schamanen waren, und sie dem Mond und seinen Kräften vertrauten, dann folgt daraus, daß sie auch dem monatlichen, durch die Menstrualperiode herbeigeführten Abstieg in die Unterwelt des Körperbewußtseins Vertrauen entgegenbrachten. Dieser Apfel wurde Adam angeboten. Ein Aspekt dieser von uns beschriebenen Zusammenhänge könnte das Wirken des Animus und seiner animalischen Gestalten als Verkörperung der »anderen Dimension« der Weiblichkeit sein. Natürlich muß dies den Männern als magisch und verderblich erscheinen, insbesondere, da sie nicht über jene Fähigkeiten verfügen, die es ihnen erlaubten, in irgendeiner Form daran teilzunehmen. Aber das ist das Wesen der weiblichen Erfahrung. Aus ihr erwächst die wirkliche Magie insofern, als sie erregende Bilder hervorruft, und die brachliegenden Energien der menschlichen Persönlichkeit zur Entfaltung bringen. Magie ist die spielerische Methode, das innere Bewußtsein zu erforschen.

Viele Frauen, die als Hexen ermordet wurden, waren alt, da »der Teufel sich an trockenen Orten aufhält«. Natürlich ist die Menstruation nur eine der spezifisch weiblichen Erfahrungen. Es ist bekannt, daß das Menstrualblut als Heilmittel benutzt wurde, beispielsweise um Frauen in der Menopause zu helfen. War das die sogenannte »Hexensalbe«? Empfohlen wurde auch das Tragen eines mit frischem Menstrualblut getränkten Hemdes. Die in der Menopause auftretenden Probleme und Störungen können nicht nur zyklische Formen annehmen; sie können auch Ausdruck der im Laufe eines Lebens angestauten negativen menstruellen Erfahrungen sein, die möglicherweise durch Hexenrituale gelindert wurden.

Die einzige Zeit, in der eine Frau nicht zur Hexe werden konnte, war während einer Schwangerschaft (obgleich die Erfahrung zeigt, daß sich ein den Menses ähnlicher Rhythmus durch die ganze Schwangerschaft hindurchzieht). Natürliche Weisheit anzuwenden ist immer von Nutzen, ob die Frauen nun mit »Kindern des Fleisches« oder »Kindern des Geistes« schwanger gehen. Bei den modernen »psychoprophylaktischen« Geburtshilfemethoden spielen Trance und »Dissoziations«-Techniken eine große Rolle. Über andere Stadien weiblicher Entwicklung heißt es – wir zitieren hierzu Elizabeth Douvan –: »Bei Mädchen kündigt sich die Geschlechtsreife mit der Menarche an. In dieser Entwicklungsphase entstehen eine Reihe primitiver, mit Verletzungen, Wunden und Ausscheidungen assoziierter Phantasien. Hierin manifestiert sich das Wesen des sogenannten Primärprozesses – das ist der lebendige, konkrete, imaginative, prälogische Denkprozeß, der in Träumen und in der Dichtung wiederkehrt.«

Welche Bedeutung solch einem Prozeß beigemessen wird, hängt davon ab, welchen Stellenwert wir den natürlichen, spontanen Aktivitäten des Geistes einräumen. Es kommt darauf an, wie wir den Diskurs mit Symbolen und Bildern bewerten, und welches Erkenntnisinteresse wir an der Welt der Natur haben. Der Eintritt in die weibliche Sphäre bedeutet die tiefe Durchdringung aller subjektiven Körpererfahrungen. Sie sind unser kollektives Erbe, unsere Blutsverwandtschaft. Doch der weibliche Körper ist zu tieferen Wahrnehmungen fähig als der männliche. Aus Angst und Furcht haben die Männer die Flucht vor der Körperlichkeit angetreten und statt einer tiefen, radikalen Subjektivität eine hohe, radikale Objektivität, die das Universum erforscht, entwickelt.

Doch es gibt auch ein Universum in uns, und die Tatsachen dieser Welt sind so real und wirksam wie die des äußeren Universums.

Was sagt die moderne Psychologie über die »Pakte mit dem Teufel«? Freud gab der Psyche ein positiv bestimmtes »Es«, gleich dem von Hexen liebkosten »Es«, dem Hinterteil des Sabbat-Teufels. Auch Jung war der Ansicht, daß Freud dem »Schatten«* oder dem »Es« des modernen Menschen in beispielhafter Weise eine Anatomie verliehen hat: in Jungs Terminologie ist der Schatten der wohltätige Teufel. Der in einen roten Umhang gekleidete, mit einem »Pferdefuß« und Hörnern versehene Mephisto ist wie all jene, die mit dem Attribut »Stinkender« belegt werden (als verbreiteten sie die Pheromone der Menstruation), solch ein Jungscher »Schatten«. Der Umgang mit diesem »Schatten« verhalf der Faustschen Seele zur Entfaltung. Freud selbst wußte, wie Bakan zeigt, »daß der Pakt mit dem Teufel in Wirklichkeit ein Pakt mit dem Über-Ich (oder Gewissen) ist, der zwar nicht direkt den Menschen dazu verhilft, an die Elemente des Unbewußten zu gelangen, der aber indirekt Hemmungen abbaut«, mit anderen Worten, der ermöglicht, daß die Natur zu ihrem Recht kommt. Bei Eliot findet sich dieser Gedanke in der Beschreibung des Wesens der »Inspiration« wieder: Es sei, als ob hier etwas, was als Barriere der Inspiration entgegenstand, entfernt worden, eher als daß etwas Neues entstanden sei. Dieser Vorgang ist dann in der Tat als natürliche Magie zu bezeichnen.

Freud sagte in seinen *Vorlesungen zur Einführung in die Psychoanalyse* ganz offen, wer etwas über das Wesen der Frauen erfahren wolle, der müsse die Dichter befragen. Warum nicht die Frauen selbst? Oder die Dichterinnen? Wie unser Zitat von Elizabeth Douvain verdeutlicht, besteht zwischen der Erst-Menstruation und der Dichtung eine bemerkenswerte Affinität. Allerdings nur, wenn wir dies akzeptieren. Die Hexen taten es vielleicht. Alles weist darauf hin.

Bei Plinius wird den Frauen noch eine andere Kraft zugeschrieben,

---

* Schatten, nach C. G. Jung der inferiore Teil der Persönlichkeit. Die Summe aller persönlichen und kollektiven psychischen Dispositionen, die infolge ihrer Unvereinbarkeit mit der bewußt gewählten Lebensform nicht gelebt werden und sich zu einer relativ autonomen Teilpersönlichkeit mit konträren Tendenzen zusammenschließen (im Unbewußten). Der Schatten verhält sich zum Bewußtsein kompensatorisch, seine Wirkung kann darum ebensogut negativ wie positiv sein. Als Traumfigur hat der Schatten das gleiche Geschlecht wie der Träumer. Als Teil des persönlichen Unbewußten gehört der Schatten zum Ich; aber als Archetypus des »Widersachers« zum kollektiven Unbewußten. Vgl. Aniela Jaffé, Erinnerungen, Träume, Gedanken von C. G. Jung, a. a. O., S. 414 (Anm. d. Ü.).

es ist der sogenannte böse Blick. Mit unserem heutigen Vokabular haben wir bereits die medizinischen Auswirkungen der »menstruellen Epidemie« beschrieben, daß beispielsweise die menstruierende Frau als Bösewicht(in) isoliert wurde, weil aufgrund der Unkenntnis über ihre Kräfte angenommen wurde, sie übe einen teuflischen Einfluß aus. Auch die Perser schrieben einst der menstruierenden Frau einen bösen Blick zu: »Ein so gewaltiger Bösewicht . . . ist die Menstruation . . . daß sie, wo ein anderer Bösewicht machtlos ist, schon mit einem bloßen Blick niederstreckt.«

Dieser Bösewicht und Teufel wird (bei Cohn) von seinen Widersachern als ein den Sabbat beherrschendes »monströses Wesen« beschrieben, »halb Mann, halb Bock: ein abscheulicher schwarzer Mann mit riesigen Hörnern, einem Ziegenbart und Bocksbeinen; manchmal hat er an Stelle von Händen und Füßen auch Vogelkrallen. Er saß auf einem hohen Thron aus Ebenholz: Licht strömte aus seinen Hörnern, und Flammen loderten aus seinen riesigen Augen empor. Sein Gesichtsausdruck war düster, seine Stimme mißtönend und grauenvoll anzuhören.« Ein Jungianer würde diese Beschreibung als perfektes Abbild eines negativen Animus deuten. Wenn dies die Darstellung eines Mönches ist, dann ist sie vielleicht stark durch ganz reale Erinnerungen an die Atmosphäre seines Elternhauses bestimmt, z. B. an Phasen, in denen seine Mutter oder seine Schwestern unter prämenstruellen Spannungen litten; vielleicht entschied er sich aufgrund dieser befremdenden Erfahrung für die nicht-menstruierende Mutter Kirche, obgleich auch der verwundete Jesus blutet und wiederaufersteht.

Zusammenfassend sei gesagt: nach Norman Cohn besaßen die Hexen die folgenden übernatürlichen Wesensmerkmale: den Pakt mit dem Teufel; einen Familiar als Geist und Vertrauten; die Angewohnheit, zu Sabbaten zu reiten oder zu fliegen; die Macht, rätselhafte Krankheiten und sonstiges Unglück zu verursachen; Babies zu töten und zu verspeisen. Wir interpretieren dies so: der Blutpakt wird mit dem dunklen Animus-Teufel, der Menstruation, besiegelt und der Familiar ist das Tiersymbol eines theriomorphen Instinktes*, das »Fliegen« der Hexen kennzeichnet ihre Sabbat-Sexualität und das »Maleficium« die menstruelle Seuche; aus dem Menstrualblut wird fälschlicherweise ein »abgegangenes Baby«.

Ein anderes, weniger großes Problem, das den Hexenexperten dennoch Kopfzerbrechen bereitet, ist die *Bedeutung* des Wortes

* Vgl. E. Neumann, Die Große Mutter, a. a. O., S. 140, 307: Über den Theriomorphismus (Anm. d. Ü.)

»Sabbat« oder »Sabbath«. Esther Harding und Briffault schreiben, ursprünglich habe der »Sabbat« als gefahrvoller (Voll-)Mond-Tag als Ruhephase gegolten, in der die babylonische Göttin menstruiert; in anderen Kulturen war es die Neumondphase, die als Zeit der menstruellen Isolierung angesehen wurde. Cohn verfolgt mit Nachdruck die Idee der Hexenzusammenkünfte, denn »ohne den Begriff des Hexensabbats hätte die Hexenjagd niemals derart massive Ausmaße erreichen können«.

Seltsamerweise wurde die Herkunft des Wortes »Sabbat« trotz seiner offenkundigen Bedeutung kaum erforscht. Margaret Murray zählt zu den bekanntesten Autorinnen, die sich mit dem Hexenkult befaßt haben. Obwohl ihre zentrale These auf dem Verständnis von ihm als einer alten und universellen Religion beruht – weshalb sie von Cohn kritisiert wurde –, hat auch sie dieses Wort nicht näher untersucht. Sie schreibt in ihrem Buch *Witch-Cult in Western Europe:* »Die Herkunft des Wortes ›Sabbat‹ in diesem Zusammenhang ist unbekannt. Es hat offenkundig nichts mit der Zahl sieben zu tun, ebensowenig wie mit der jüdischen Feier. Möglicherweise ist es eine Ableitung von *s'ébattre,* sich belustigen; eine sehr plastische Beschreibung für die Ausgelassenheit der Zusammenkünfte.« Lucy Mair folgt diesem Argument in ihrem Buch *Magie im schwarzen Erdteil:* »Das Hexenritual wurde nicht, wie die meisten Autoren annehmen, in beleidigender Anspielung auf den jüdischen Kult Sabbath genannt. Das Wort stammt von *s'ébattre* = fröhlich sein.«

»Sabbath« bedeutet Göttin. Es ist der Name einer Göttin. Er bezeichnet diese Göttin und das ihr Eigene, d. h. er bezeichnet das Weibliche an sich. Im jüdisch-orthodoxen Gesetz bedeutet der Beischlaf, daß die Schechina, der weibliche Geist Gottes, in das Haus herabsteigt und dort wohnt. Ein anderer Name für Schechina ist »Sabbath«. Während sie dort wohnt, dürfen keine typisch männlichen Dinge unternommen werden: es dürfen keine Geschäfte getätigt, keine eigenwilligen Handlungen unternommen, keine materiellen Ziele verfolgt werden. Darum ist der Sabbath heilig. Es ist nicht nur ein Tag der Ruhe, sondern zugleich ein Tag der Träumerei und Imagination, und von besonderer Qualität, denn nach der orthodoxen jüdischen Tradition liebt ein Mann seine Frau *Freitag abends.* Deshalb ist der Samstag der postkoitalen Nachglut gewidmet, in der sich die Besinnlichkeit erst richtig entfalten kann, und die nicht durch materielle Dinge gestört werden darf. Es ist ein Tag der Liebe, der Poesie, der inneren Entdeckungen. Dies ist der Sabbath, der geheiligte Tag der Göttin und der Liebe. Diese religiöse Art des Liebens ist gleichzeitig ein Schutz gegen den Mechanismus des

»Ruck zuck, danke sehr . . .«, dieser letzten Perversion und Entfremdung von Menschlichkeit. Durch die Träumerei und Phantasie entfalten sich die guten Dinge, die Beziehung und tiefe zwischenmenschliche Wahrnehmung, es entfalten sich die freien Gedanken und Empfindungen in dieser Atmosphäre der Wärme und des Verstehens, welche die Liebe bringen sollte und bringt. Darum wird sie als eine heilige Sache betrachtet, die darüber hinaus auch den Zauber der Erschaffung eines Menschen beinhaltet. Der Sabbath ist so gesehen ein sehr sinnvolles und praktisches Gesetz. Unglücklicherweise hat sich die Welt von der Liebe zwischen Frauen und Männern abgewandt und sich mehr an dem monomanen männlichen Willen orientiert, wodurch der Sabbath nach und nach zur bloßen Form erstarrte, obgleich es doch Aspekte gibt, in denen seine orthodoxe Befolgung auch die Bedeutung für die Empfindungen offenkundig macht.

Die traurige Vertreibung des weiblichen Geistes Gottes, der Schechina, der Gebieterin, Königin oder Schutzgöttin in der jüdischen Geschichte, wird in Raphael Patais maßgeblichen Buch *The Hebrew Goddess* geschildert. Dieser Titel ist, so könnte man meinen, überraschend, da nur wenige Menschen zu wissen scheinen, daß die Juden auch eine weibliche Gottheit verehrt haben: »Sie nahm die Gestalt einer göttlichen Königin oder Braut an, die jeden Freitag bei Einbruch der Dunkelheit die Menschen aufsuchte, um ihnen am heiligen Sabbath Freude und Glück zu bringen.«

Leider verschwand diese Göttin in der Unterwelt. Möglicherweise erstand sie von neuem in der Gnosis und den Hexenkulten, denn wo immer eine Religion zelebriert wurde, deren Inhalt die gleichwertige Liebe zwischen Männern und Frauen war, kehrte sie wie von selbst zurück. Dies geschah besonders dort, wo die durch den Mond bestimmten Abfolgen von Sexualität und Fruchtbarkeit als religiöse, dem menstruellen Zustand geweihte Feste im Namen der Mondgöttin vollzogen wurden. In Babylonien war es ursprünglich am Sabbatu, dem monatlichen Ruhetag der Ischtar. Die Geschichte der westlichen Welt wurde in den letzten 2500 Jahren von einer, bzw. verschiedenen, männlich geprägten Religionen beeinflußt: hier ist Gott der *Mann,* der das Allerhöchste und -heiligste verkörpert. Doch dort, wo gegen dieses männliche Monopol heiliger Dinge revoltiert wurde, trat die Göttin erneut in Erscheinung. Unserer Meinung nach sind die Hexensabbate bzw. die Göttin der Hexen Ausdruck solcher Revolten.

Die jüdische Göttin als die ursprüngliche Göttin der Babylonier begab sich in den Untergrund. In der jüdischen Tradition wird sie in der Kabbala gefeiert. Dem orthodoxen Juden, der in seinem

Bewußtsein von der Vorherrschaft des Mannes ausgeht, ist die Kabbala ein Dorn im Auge; den jüdischen Schriftgelehrten in der Diaspora jedoch war sie eine beständige Quelle der Weisheit. Auf ihr fußen die meisten der neuzeitlichen magischen Disziplinen, wie beispielsweise auch die berühmteste der magischen Logen, die sogenannte *Golden Dawn*, der auch der große Dichter Yeats angehörte. Heute gehört Crowleys Magie, die ihre Hauptanregung aus den Kenntnissen der *Golden Dawn* und einem altägyptischen Ritual schöpfte, zur bedeutendsten Richtung, die von vielen neueren Hexenkulten aufgenommen und weiterentwickelt wird, wie z. B. von Alex Sanders, einem der bemerkenswertesten Hexenmeister der Neuzeit.

Über die jüdische Göttin heißt es im Buch Sohar, dem Hauptbuch der Kabbala: »(Am Sabbath) ist alles eins und vollkommen, da die Matronit dem König nahe ist und sie ein Leib werden. Darum ist dieser Tag gesegnet.« Wir haben gesehen, wie sehr dagegen die Christen alle mit der Sexualität verbundenen Dinge verketzerten und verfolgten; d. h. sie verfolgten ständig die (Sexualität der) Frauen. Im Christentum waren und sind die religiösen Praktiken der geschlechtlichen Liebe verdammenswert.

Im Judentum ist der Sabbat der wöchentliche Tag der weiblichen Gottheit. Der biblische Name *Shabbat* bezeichnet den siebten Tag der Woche und scheint (nach Patai und Harding) eindeutig mit dem akkadischen *Shabbattu* oder *Shapattu*, dem Vollmondfest, in Verbindung zu stehen. Vermutlich feierte dieses Fest die geschlechtliche Liebe als Voraussetzung bzw. Garanten des Familien- und Stammeslebens, d. h. es feierte den Eisprung. Menstruierte die Göttin, dann war die Frau unten auf der Erde fruchtbar. Möglicherweise war dies eine spätere oder auch allgemeinverständliche Kultentwicklung.

Die Bezeichnung und Ehrung des Sabbats ist vor allem auf die jüdische Religion zurückzuführen; seinen Ursprung jedoch hat er im *Shabbattu*, dem Vollmondfest, *das die Menstruation der großen Göttin zelebrierte*.

Esther Harding zeigt diesen Ursprung in ihrem Buch *Frauen-Mysterien* gleichfalls auf: »Ebenso glaubte man, daß Istar, die babylonische Mondgöttin, bei Vollmond menstruiere, wenn man den ›Shabbattu‹ oder schlimmen Tag (Tag des Unheils) der Istar beging. Das Wort Shabbattu oder Sabbattu kommt von sa–bat und bedeutet ›Herzruhe‹; es ist der Ruhetag, den der Mond sich nimmt, wenn er voll ist, denn zu der Zeit nimmt er weder zu noch ab. An diesem Tag, dem direkten Vorläufer des Sabbat, galt es für unheilvoll, irgendeine Arbeit zu verrichten, oder gekochtes Fleisch zu genießen, oder eine Reise anzutreten. Dies sind die Dinge, die der menstruierenden Frau verboten sind. An dem Tag, an dem der Mond menstruierte, war jedermann, ob Mann ob Frau, ähnlichen Einschränkungen unterworfen, denn das Tabu der menstruierenden Frau lag auf allen. Ursprünglich wurde der Sabbat nur einmal im Monat begangen, nach verschiedenen Berichten entweder bei Vollmond oder bei Neumond, aber später feierte man sowohl den neuen wie den vollen Mond und noch später jedes Viertel der Mondphasen.«

Esther Harding stimmt auch der Ansicht zu, daß diese Art der menstruellen Feier der großen Mondgöttin im Orient immer noch beobachtet werden kann: »In Indien glaubte man, daß die Muttergöttin regelmäßig menstruiert. Zu diesen Zeiten werden die Statuen der Göttin verborgen und blutbefleckte Tücher werden gezeigt zum Beweis, daß sie ihr Unwohlsein gehabt hat. Diese Tücher sind sehr begehrt als ›Medizin‹ für die meisten Krankheiten.«

Im klassischen Griechenland ist dem am ehesten das Fest der Menstruation der Athene vergleichbar, deren »Wäsche« zuerst monatlich und später, als die Bedeutung dieser Zeremonie verlorengegangen war, jährlich gewaschen werden mußte. Wie nachhaltig diese Bedeutung verloren ging, zeigt sich an der Betrachtungsweise moderner Gelehrter, die diese Zeremonie zwar beschreiben, doch in ihr weder die Feier der Menstruation, noch die Bedeutung des Wortes »Wäsche« erkennen können.

Cohn schreibt, das Wort »Sabbath« stamme »natürlich aus dem Judentum, das traditionell als Quintessenz des Anti-Christlichen und traditionell als Teufelsglaube galt«. Aber mittlerweile haben wir erkennen können, was dieses Wort als Synonym für Teufelsverehrung bzw. spirituelle Sexualität bedeutet. Nach Raphael Patai ist das Wort »Sabbath« *der Name der Göttin, die die Gefährtin des jüdischen Gottes ist.* Auch im tantrischen Hinduismus mit seiner Betonung des sexuellen Erlebens und des Visionären hat der Gott Schiwa eine Gemahlin – Schakti – (die, wenn sie menstruiert, rote Göttin oder *Dakini* heißt), so wie Jehovah seine Geliebte Sabbath oder Schechina zur Seite hat. Der »Sabbat« der Juden wurde nach Patai im Laufe der Zeit zu einem sinnentleerten Brauch, weil dessen wahre Bedeutung vergessen wurde. »Bis auf den heutigen Tag wird die Göttin in jedem jüdischen Tempel oder in jeder Synagoge in den Freitagabendgebeten mit den Worten willkommen geheißen: ›Komm, Braut‹, obgleich der alte Gruß seit langem seine mystische Bedeutung verloren hat und als ein rein poetischer Ausdruck, dessen Herkunft ungewiß ist, betrachtet wird.«

Aber sowohl Herkunft als auch Bedeutung sind klar. Freitag

abend, am Vorabend des Sabbat, kommt der Mann mit seiner Frau zusammen, und die Schechina Gottes erfüllt das Haus mit ihrer Aura. Der Sabbat selbst, der Samstag, wird heilig gehalten; keine männlichen Geschäfte oder Arbeiten dürfen verrichtet werden, weil diese Zeit dem Erlebnis der heiligen Nachglut der Göttin der geschlechtlichen Liebe vorbehalten ist. In diesem Abendrot, das dem »Tag der Liebe« folgt, enthüllen sich die göttlichen Dinge; die Tantriker nennen dies Maithuna. Was liegt näher, als diesen Begriff, der einen tantrischen Ritus der Lebensfreude und Vollkommenheit bezeichnet, und der den Namen der Göttin trägt, auch auf jene Riten zu beziehen, denen die »fleischlich-sinnliche« Erkenntnis der Frauen zugrunde liegt. Dieser Ausdruck der »fleischlich-sinnlichen« Erkenntnis bezeichnet im Hebräischen das Wesen jeglicher Erkenntnis. Sie glaubten – zu Recht –, daß es keine wahre Erkenntnis ohne Sinnlichkeit gibt. In der Kabbala verkörpert dies die Sefira *Daath*. Es ist eine der wirklich tragischen Entwicklungen in der europäischen Kulturgeschichte, daß diese Erkenntnis zur gewaltsamen Ausmerzung und Verfolgung der zu Ehren einer weiblichen Gottheit vollzogenen Riten angewandt wurde; diese Kultfeste wurden entweder gehaßt, weil sie unter Frauen existierten, oder sie wurden gefürchtet, weil sie eines Tages existieren könnten.

Daß in bestimmten jüdischen Gemeinwesen jene Riten hochentwickelt waren, ist unbestritten. Gershom Scholem beschreibt in seinem Buch *Zur Kabbala und ihrer Symbolik* die jüdische Hochzeitszeremonie mit dem Apfel:

> »*Dies hier ist das Mahl des Feldes der heiligen Äpfel . . .*
> *Ich sing in Hymnen*
> *vom Gang zu den Toren*
> *des Feldes der Äpfel . . .*
>
> *Ihr Gatte umarmt sie*
> *in ihrem Grund*
> *schenkt ihr Erfüllung*
> *preßt aus alle Kräfte . . .*«

Dies ist der Sabbat, seine Braut, jener Tag, an dem das Licht des himmlischen Universums in die profane Welt der anderen sechs Tage eintritt.

Dieser Apfelbaum, von dem auch beim Sündenfall gegessen wurde, dieser alte Mondbaum *Jessod* (Yesod) oder weibliche Grund war jener Baum, von dem Adam und Eva aßen, um menschlich zu werden. Es ist der gleiche Baum, der auch im Hohenlied Salomons auftaucht, wo der Liebende mit seiner Sulamit, der schwarzen Schwester, die Ehe vollzieht[6].

Diese schwarze Schwester war in früheren Zeiten identisch mit Lilith, der dämonischen Göttin der Menstruation und Masturbation. Es hieß, daß durch den Beischlaf mit ihr teuflische Geistgestalten gezeugt würden, und daß sie das Kind in der Wiege als Zeichen der Vernachlässigung der menstruellen Seite der Mutter quälte. Aber nicht immer wurde sie, die die Menstruation verkörpert, so wie ihre Schwester Eva den Eisprung symbolisiert, durch männliches Unverständnis in ihrer Bedeutung unterdrückt.

Wir haben ihr Hohelied am Anfang des Buches gehört; wir können ihre Reisen zurückverfolgen, auf denen sie, die einen Tierfuß hat, zur von Salomon dem Weisen innig geliebten schwarzen Königin von Saba wird; oder wie sie zur Göttin Schakti wird, die aus Freude über die Schöpfung vor dem Herrgott tanzte. Ihre Reisen führten sie weiter über die Kulte der schwarzen Madonna und die Riten des Hexensabbats bis in unsere Zeit, wo ihre Kraft und ihre Liebe nur darauf warten, erkannt und akzeptiert zu werden. »Schwarz« heißt soviel wie »unbekannt«. Robert Graves schreibt hierzu: »Die schwarze Göttin ist bisher nur mehr Symbol für einen kleinen Hoffnungsschimmer ... Sie verspricht neue, friedliche Bande zwischen Mann und Frau entsprechend einer letzten Wirklichkeit der Liebe, in der die patriarchalischen Eheschranken fallen ... Sie wird den Mann zu jenem sicheren Instinkt der Liebe zurückführen, den er lange Zeit zuvor durch seinen geistigen Hochmut eingebüßt hat.«

Ian Serraillier hat in lebhaften Versen eine lebendige, kleine Geschichte erzählt. Sie heißt: »Angenommen, du triffst eine Hexe« und findet sich in Helen Hokes Buch *Spooks, Spooks, Spooks*. Die Hexe heißt hier Grimblegrum. Der Name erinnert an eine freundschaftlich-liebevolle Bezeichnung der Mutter, wie man ihn ähnlich im privaten Umgang, wenn sie in einer ihrer monatlichen Stimmungen ist, erfindet. Die Ballade ist für 11- oder 12jährige Kinder geschrieben. Roland und Miranda befinden sich zusammengeschnürt in Grimblegrums Sack, wie Zwillinge im Körper einer Mutter. Roland ist ein sanfter und verträumter Junge und musikalisch wie ein Vogel. Er singt in der Dunkelheit des Sackes. Miranda ist schlagfertiger, und ihr Verstand arbeitet geschäftig wie ein Bienenschwarm in der »Honigzeit«. Als sie im Hexenhaus ankommen, werden die Kinder aus dem Sack geschüttelt und fallen auf den Boden, der kalt und glatt wie Gletschereis ist. Roland bricht mit seinen großen Stiefeln ein, doch zugleich gelingt es Miranda, auf die Hexe zuzuspringen und ihr den Zauberstab aus der Tasche zu reißen.

Jetzt hat Miranda die Oberhand. Zuerst schwenkt sie den Zauberstab und verwandelt das »Knusperhaus« in einen »die Wolken widerspiegelnden See«, auf dem sie und Roland als zwei Schwäne schwimmen, während die böse Hexe im Wasser ertrinkt. Diese beschauliche Lösung ist jedoch nicht von Dauer; die Hexe taucht wieder aus dem Wasser auf (traditionell heißt es ja, Hexen erkenne man daran, daß sie im Wasser nicht untergehen) und durchbricht die ruhige, glatte Oberfläche des Sees. Grimblegrum kann aber nicht schwimmen, doch sie wird von einer Krähe gerettet, die sie aus dem Wasser zieht und auf ihren Flügeln nach Hause trägt. Dort wird sie, und das wissen die Kinder, sich trocknen, ihre Sieben-Meilen-Stiefel anziehen und ihnen folgen. Mit Hilfe dieser Stiefel kann sie die Kinder, wo immer sie sich auch befinden, wieder einfangen. Doch den fliegenden Schwanenkindern gelingt es gerade noch, vor dem ihnen durch die Lüfte folgenden Geschnatter der Hexe zu fliehen. Fast sind sie verloren, doch es gibt noch eine Rettung: die magische Verwandlung, die sie in Sicherheit bringen wird. Miranda weiß Rat:

»Ich werde zur Rose, purpurn und rot
in einem stachligen Busch,
und du, lieber Roland, so ist mein Gebot,
wirst die Flöte spielen, dein Instrument
ein Zauberstab für uns.«

Sie verwandeln sich in letzter Sekunde, denn gerade berührt das Hexenschiff den Boden neben ihnen. Die Rose erstaunt und fasziniert die alte Frau:

»Oh herrlichste, blutigste Rose!
Dich hab ich gesucht mein Leben lang,
da ich dich gefunden wird mir bang.«

»Sie starrt wie gebannt auf die herrlichste,
die blutigste aller Rosen –
um mit schniefender Nase und gierigen Augen
den Duft ganz und gar in sich einzusaugen.«

Sie fragt den Flötenspieler, den verkleideten Roland (dessen Name »berühmtes Land« bedeutet, Mirandas Name dagegen »bewundernswert«), ob sie die Rose pflücken dürfe. »Gewiß«, antwortet der Pfeifer, doch während die Hexe ahnungslos nach der Rose greift, spielt er seine Flöte, deren Töne sie zwingen, im Kreis herumzutanzen. Sie tanzt solange, bis ihre Kleider ganz zerrissen sind und sie an den Dornen der Rosenhecke hängenbleibt. Als sie sich nicht mehr rühren kann, wischt Roland »den Schweiß sich vom Gesicht.

> *Dann berührte er sanft*
> *mit der Flöte die Rose.*
> *Heraus sprang Miranda*
> *und wieder zu Boden.«**

Sie eilen nach Hause, und die alte Hexe, die in der Hecke gefangen ist, wird von einem vorbeiziehenden Kuhhirten mit einem Streichholz in Flammen gesetzt und verbrannt.

Was uns an dieser bezaubernden Geschichte besonders auffällt, ist die »herrlichste, blutigste Rose« und jene schöne, magische Flöte, welche die Empfindungen der geschlechtlichen Bewußtwerdung während der Pubertät symbolisieren. Die junge Hexe Miranda ist solange auf die alte Hexe eifersüchtig, bis sie die magische Kraft, ihre Sexualität, erwirbt, mit der sie sie bezwingen kann. Die Eifersucht wird harmlos abgeleitet; der »Streit« wird lediglich in dem Märchen ausgetragen, alle lachen, und die Beziehung zur eigenen realen Mutter bleibt unberührt.

Unserer Ansicht nach haben solche Märchen eine äußerst nützliche Funktion, gerade weil sie auf ganz behutsame Weise die Menschen mit ähnlichen Ereignissen, auf die sie im realen Leben stoßen werden, vertraut machen. Hier werden sie in symbolischer Form dargestellt, wie die Ereignisse eines Initiationsritus, die Gelächter, Witz und Freude als Reaktionen nicht ausschließen. Sie machen voller Optimismus deutlich, daß der Weg aus einer schwierigen Situation mittels unkonventioneller, aber vollkommen adäquater Gedanken geschehen kann. Auden hat einmal bemerkt, daß die Grimmschen Märchen neben der Bibel zu den unersetzlichen Wegweisern durchs Leben gehören. Vielleicht ist in ihnen die Form aufbewahrt, die die »Bibel der Göttin« eines Tages annehmen kann.

---

* Freie Versübertragung von Eva Bornemann (Anm. d. Ü.)

Kapitel VII
Draculas Spiegel

»Wenn jedoch Vampire und andere lebende Tote in einen Spiegel blicken, sehen sie kein Spiegelbild. Dieser Test ist in der Tat eine Möglichkeit, Vampire zu erkennen. Haben Vampire vielleicht deshalb kein Spiegelbild, *weil sie selbst dieses Spiegelbild sind?*«

Stan Gooch, *Total Man*

Der Horrorfilm zählt zu jenen Genres der Filmindustrie, die die Kassen füllen. In England, der Heimat des wohl zur Zeit berühmtesten »Draculas«, Christopher Lee, hat die Hammer-Filmproduktion viel zur Expansion dieser Filme beigetragen. Sie produzierte beispielsweise: *Frankenstein and the Monster from Hell; Demons of the Mind; The Satanic Rites of Dracula* (deutscher Titel: *Dracula braucht frisches Blut*, 1973); *Blood from the Mummy's Tomb; Vampire Circus* (deutscher Titel: *Circus der Vampire*, 1971/72); *Twins of Evil; Countess Dracula* (deutscher Titel: *Comtesse des Grauens*, 1970); *Creatures the World Forgot* (deutscher Titel: *Sex vor sechs Millionen Jahren*, 1970); *Lust for a Vampire* (deutscher Titel: *Nur Vampire küssen blutig*, 1970); *The Vampire Lovers; Taste the Blood of Dracula* (deutscher Titel: *Wie schmeckt das Blut von Dracula*, 1969); *Dracula Has Risen from the Grave* (deutscher Titel: *Draculas Rückkehr*, 1968); *The Vengeance of She: Frankenstein Created Woman* (deutscher Titel: *Frankenstein schuf ein Weib*, 1965); *The Reptile* (deutscher Titel: *Das schwarze Reptil*, 1967); *Dracula, Prince of Darkness* (deutscher Titel: *Blut für Dracula*, 1966); *Hysteria; The Secret of Blood Island* (deutscher Titel: *Geheimnis der Blutinsel*, 1965); *Kiss of the Vampire; The Pirates of Blood River; The Two Faces of Dr. Jekyll* (deutscher Titel: *Schlag zwölf in London*, 1960); *The Brides of Dracula* (deutscher Titel: *Dracula und seine Bräute*, 1960)*.

Dies ist nur eine Auswahl aus einer ganzen Reihe ähnlicher Filme, doch allein deren Titelgebung zeigt schon, daß die Untersuchung dessen, was wir bis jetzt in diesem Buch behandelt haben, sich lohnt.

---

* Alle deutschen Filmtitel aus: Filme 1965–1970, Köln 1971; Filme 1971–1976, Köln 1977 (Anm. d. Ü.)

Warum bezahlen so viele Menschen so viel Geld, um diese von führenden Filmkritikern als gruseligen Unsinn bezeichneten Filme sehen zu können? Warum fühlen sich Millionen von Menschen vom Dracula-Mythos angezogen, oder von anderen Mythen, die in prachtvollen (*gorgeous*) und im wahrsten Sinne des Worte »blutigen« (*gore-geous*)* Farben in diesen Filmen erzählt werden?

Es sind nicht lediglich Erzählungen vom blutsaugenden, wieder zum Leben erweckten Grafen Dracula oder Baron Frankenstein, der auf der Basis seiner »Wissenschaft« Leichenteile zusammennäht und sie zum Leben erweckt, sondern es sind auf Zelluloid gebannte Märchen, deren Charakteristikum Terror und Blutvergießen ist. Es scheint wirklich so, daß die Horrorfilme die Grimmschen Märchen unserer Tage sind.

Wir glauben, daß Menschen sich diese Filme deswegen ansehen, weil die Erzählung innere Vorgänge illustriert bzw. auch auslöst, die ihnen auf andere Weise nicht zugänglich sind. Das *Schaudern* (*frisson*), das diese Filme erzeugen, ähnelt jener Empfindung eines feierlichen Schreckens, der sich in Gelächter oder irgendeiner verrückten Reaktion Erleichterung verschafft. Dort, wo das Innere sich nach außen kehrt, wo das wahre Gesicht des Monsters erscheint, und wo das Gift und Galle sprühende Herz des Kritikers plötzlich scharlachrote Tropfen verspritzt, läßt sich etwas beobachten, das normalerweise verborgen ist und sich hier nun hemmungslos enthüllt. Es kann jedoch sein, daß die Enthüllung nur eine andere Form des Versteckens ist. Man hat ein Zauberkunststück erlebt, das bestimmte Emotionen befriedigen soll. Auch die Römer töteten Gladiatoren, um die Aufmerksamkeit der Bevölkerung von drohenden Kriegsgefahren abzulenken.

In der Erwartung empfindet man den »Horror« gewöhnlich schlimmer, als er dann tatsächlich ist. Er hat etwas Unwirkliches an sich – oder etwas Distanziertes. Die meisten dieser Filme sind sogenannte Ausstattungsfilme; sie spielen in der Vergangenheit, in historischen Kostümen. Was aber geschieht im Innern des alten, dunklen Hauses, wer steckt hinter der einschmeichelnden Maske des meisterlichen Wachsfigurenmachers? Ist es nicht etwas, das wir wirklich kennen sollten, und das Menschen, die selbst verschreckt und verängstigt sind, uns vorenthalten wollen, weil sie es für zu erschreckend halten und für nicht mitteilbar, außer in Form von kitschigen Filmen?

W. H. Auden schreibt, Kriminalromane erzeugten solch ein kaltes Schaudern. In einem Essay seiner Sammlung *Des Färbers Hand* mit

---

* gore = geronnenes Blut (Anm. d. Ü.)

dem Titel »Das verbrecherische Pfarrhaus« sagt er, dem Krimi-Fan gehe es darum, seiner Phantasie einen Zustand der »Unschuld« wiederzugeben. Diese Unschuld sei die vorgeschlechtliche Liebe. »Die treibende Kraft hinter diesem Wunschtraum ist das Gefühl der Schuld, dessen Quelle dem Träumer unbekannt ist.« Einen Mörder zu wählen und ihn dann der Justiz auszuliefern sei ein Weg, sich dieses Schuldgefühls zu entledigen und die Unschuld wiederherzustellen: diese Mörderin – nicht wir – hat durch ihre Tat Blut vergossen, darum sind wir unbefleckt und ohne Schuld. Auden sagt damit nichts anderes, als daß Kriminalromane gleich einer inoffiziellen Sekte eine rituelle und magische Funktion haben. Sie suggerieren dem Leser Angstgefühle, welche die offizielle Kirche unterdrückt und verdrängt, mit Ausnahme der »Horrorgeschichte« vom Jesusmord, von dem die Christen jedoch behaupten, daß sie die Lösung bereits gefunden hätten. Vermutlich erfüllen die Horrorfilme, die wahrscheinlich von mehr Menschen gesehen wurden als je die Bibel gelesen haben, eine den Kriminalromanen zumindest ähnliche Funktion. Freud schrieb in einem Essay, »die Ur-Phantasie« stelle »jene Stufe des Erschreckens dar, die uns zu etwas lang Bekanntem und ehemals sehr Vertrautem zurückführt«.

Von allen Horrorfilmen war *Der Exorzist* einer der größten Kassenschlager in der Filmgeschichte. Allein in London lief er gleichzeitig in drei großen Kinos, und die Vorstellungen waren fast immer ausverkauft. Er wurde in der ganzen Welt gezeigt; Millionen von Menschen haben ihn gesehen. Von Filmkritikern wurde er durchgängig verrissen, und von der Kanzel herab wurde er ebenso verurteilt wie in den Kirchenspalten der Zeitungen. Es gab Berichte über Zwischenfälle im Publikum, wonach Zuschauer offenbar durch den Film ausgelöste traumatische Neurosen bekamen. Die englische Zeitschrift *Psychology Today* zitierte in ihrer Novemberausgabe 1975 einen gewissen Dr. Bozzuto, der sagte, nicht die Darstellung der Gewalt im »Exorzisten« produziere diese Neurosen, sondern die »Schilderung der unkontrollierbaren Kräfte im Menschen, die durch äußere Anstöße entfesselt werden können, und die man nicht mehr beeinflussen kann«.

Der Film erzählt die Geschichte eines jungen Mädchens aus unserer Zeit namens Regan, die von Dämonen beherrscht ist. Sie ist die Tochter einer unbedeutenden Filmschauspielerin, Chris MacNeil, die vom Vater des Kindes geschieden ist. Es treten große Spannungen auf, die sich auch auf das Haushälterehepaar und eine junge Frau namens Sharon, die als Sekretärin beschäftigt ist, auswirken. Chris, die Mutter, streitet sich am Telefon dauernd mit ihrem ehemaligen Mann, der weit weg ist. Sie steckt außerdem gerade in den Dreharbeiten zu einem Film über die Studentenbewegung.

Parallel zu dieser Hauptstory verläuft ein Unterthema: ein bekannter Exorzist, Pater Merrin, gräbt die Ruinen von Ninive aus. Mitten unter den ausgegrabenen Statuetten erscheint ihm plötzlich der geflügelte Dämon Pazuzu. Er ist ein alter Feind, doch der Pater scheint sich in das Schicksal einer bevorstehenden Kraftprobe ergeben zu haben, obwohl der letzte von ihm ausgeübte Exorzismus ihn hat schrecklich altern lassen. Auf dem Weg von den Ruinen zurück in die Straßen der Stadt wird er beinahe von einer alten Frau in einer schwarzen Kutsche überfahren, die ganz plötzlich im Bild erscheint und wieder verschwindet. Daneben gibt es einen jungen Jesuiten, Pater Karras, der später, beim letzten Exorzismus, Pater Merrin assistiert.

Während dieser Ereignisse malt die zwölfjährige Regan im Keller des Hauses Bilder von geflügelten Löwen und formt kleine Tonfiguren, die dem Dämon Pazuzu von Ninive ähneln. Aus dem Dachgeschoß dringen seltsame Geräusche wie von hin- und herjagenden Ratten, doch die von Butler Karl aufgestellten Fallen sind immer leer. Die Mutter, Chris, nimmt eine Kerze und geht ins Dachgeschoß; das Licht flackert geheimnisvoll auf und verlischt dann. Regan beschwert sich, sie könne nicht einschlafen, weil sich ihr Bett hin und her bewege.

Regan hat mit ihrem Ouija-Brett gespielt, und mit dessen Hilfe entsteht der Kontakt zwischen ihr und einem Captain Howdy, einem grobschlächtigen Geist, der bezweifelt, daß – wie es im Film heißt – ihre Mutter *wirklich* hübsch ist. Der Captain drückt seine Zweifel im Beisein von Chris, der Mutter aus, indem er durch Regan, die wie ein Bauchredner erscheint, spricht.

Die Filmschauspielerin Chris gibt eine Party. Ihr Regisseur, Burk Dennings, und ein Renommiergast, ein richtiger Astronaut, nehmen ebenfalls teil. Die kleine Regan erscheint plötzlich im Nachthemd im Zimmer, pinkelt ausgiebig auf den Teppich und prophezeit den Tod des Astronauten: »Du wirst da oben sterben«, sagt sie. Alle sind schockiert.

Diese Aufregungen und Regans fortwährende Unruhe veranlassen die Mutter, mit ihr zum Arzt zu gehen, der ihr Beruhigungsmittel verschreibt und sie erschreckenden medizinischen Tests unterzieht. Im ersten Drehbuchentwurf, der in Buchform zusammen mit dem Filmscript veröffentlicht wurde, erzählt Captain Howdy dem Mädchen etwas, was sie bereits vermutet hatte: daß nämlich ihr Vater fortging, weil er sie, seine Tochter, nicht besonders lieb hatte. Der Arzt diagnostiziert auch, daß Regans wackelndes Bett die Folge einer »hyperkinetischen Verhaltensstörung« sei. Als er gebeten wird, dies zu erklären, sagt der Arzt, es handele sich um eine »Nervenstörung, die häufig in der frühen Adoleszenz zu beobachten ist«, und daß das Mädchen in dieser Form auf die durch die Scheidung entstandene Depression »über-reagiere«.

Trotz der erniedrigenden und schockierenden medizinischen Tests und der großen Dosis an Beruhigungsmitteln geht es Regan immer schlechter. Die Möbel des Schlafzimmers bewegen sich geheimnisvoll im Raum und bedrohen die Mutter, während das Bett ununterbrochen schwankt. Plötzlich tritt eine neue Entwicklung ein. Regans Hals schwillt an, und mit knurrender Stimme schreit sie den sie besuchenden Arzt an: »Bleib mir vom Hals, die Sau gehört mir! Fick mich! Fick mich!« Regan ist besessen.

Trotz aller Heilungsversuche der Ärzte hat sich in Regan eine eigene, wollüstige Persönlichkeit abgespalten, die alle möglichen sexuellen Obszönitäten von sich gibt und vollkommen unkontrollierbar ist. Die Persönlichkeit des kleinen Mädchens verschwindet immer wieder unter dieser dämonischen Fassade, und ihr Körper wird zum Schlachtfeld zweier Seelen. Regan erbricht unglaubliche Mengen einer grünen Substanz und ihr Körper ist voller Wunden, die wie von selbst entstehen und dann wieder verschwinden. Auch in der Umgebung sind diese Vorgänge zu spüren. Die katholische Kirche der Stadt wird entweiht, indem eine Marienstatue wie eine Hure bemalt und ein riesiger Phallus an ihrem Schoß befestigt worden ist. Der Filmregisseur Burk Dennings wird zerschmettert auf dem Zufahrtsweg des Hauses aufgefunden. Es sieht aus, als sei er die Treppe zur Straße herabgestürzt, doch zuletzt wurde seine Stimme aus Regans Zimmer gehört. Es stellt sich heraus, daß Regans Dämon mit seinen übernatürlichen Kräften den armen Betrunkenen aus dem hochgelegenen Fenster des Kinderzimmers geworfen und ihm zusätzlich den Kopf ganz von vorne nach hinten verdreht hat. Ein schmieriger Polizeiinspektor wird mißtrauisch; ein Schmalspurpsychiater wird herbeigerufen. Er versucht, das besessene Mädchen zu hypnotisieren, aber statt dessen werden seine Hoden durch die dämonische Faust von Regans anderem Ego zerquetscht.

Nachdem alle Ärzte versagt haben, beantragt der priesterliche Psychiater Karras beim Bischof den Exorzismus, und der alte Experte für Teufelsaustreibungen, Pater Merrin, wird herbeigerufen. Auch die Beschwörungen des Priesters können den Dämon nicht unter Kontrolle bringen; er schwebt, erbricht, schreit, verflucht und konfrontiert die Priester mit ihnen bekannten Personen, wie z. B. mit Karras' alter Mutter, die kurz vorher an einem Gehirnödem gestorben ist. Die Luft wird eiskalt und der Exorzist Merrin setzt die Zeremonien fort. Er spricht den Dämon als »alte Schlange« an, doch als Dank für seine Bemühungen wird er nur unflätig beschimpft und mit Erbrochenem überschüttet. Schließlich stirbt der alte Exorzist aufgrund einer Herzschwäche an den Strapazen. Karras findet ihn tot neben dem Bett des Mädchens auf. Entsetzt über den Tod seines Lehrers vergißt Karras alle Regeln der Psychiatrie und schlägt wie besinnungslos auf seine im Bett liegende Patientin ein. Er fordert den Dämon auf: »Nimm mich, fahr in mich!« Der Dämon gehorcht, und für einen Augenblick sieht der Zuschauer das völlig entstellte Gesicht des Paters, wie er sich dem jungen Mädchen, die jetzt von ihrer Besessenheit befreit ist, nähert. Sie ist ganz blaß und vor Schreck wie erstarrt. Als Kinobesucher denkt man an diesem Punkt, daß der Priester das Mädchen jetzt vergewaltigen will. Plötzlich jedoch erinnert sich Pater Karras an sein ursprüngliches Vorhaben und stürzt sich aus dem Fenster. Mit ihm verschwindet der Dämon.

In den letzten Szenen ist die Rekonvaleszentin Regan bereits vollkommen geheilt und hat all die aufregenden Ereignisse vergessen.

Der ganze Film ist so hart, daß er schwerlich ohne Emotionen zu betrachten ist, und obgleich wir regelrecht darum kämpften, uns nicht überwältigen zu lassen, waren wir auch beim zweiten Mal, als wir den Film sahen, zutiefst betroffen. Nicht aus Angst oder Entsetzen, wie es der Film wohl beabsichtigt, auch nicht aus Mitleid oder Ekel; es war Heiterkeit, die uns »erschütterte«. Wir fühlten uns, wie im übrigen viele der anderen Zuschauer auch, in dieser Schlacht um den Körper und die Seele des kleinen Mädchens irgendwie auf der Seite des Dämons. Die Zuschauer feuerten den dämonischen Geist bei seinen »Heldentaten« regelrecht an, als wären sie in einem Boxkampf-Film. Sie waren auf der Seite der neuen Kräfte, die dem Mädchen im Kampf gegen die etablierten Autoritäten von Medizin und Kirche zugewachsen waren. Wir sind nicht sicher, ob der Film diese Reaktion bezwecken wollte, obgleich zweifellos jede Reaktion gleich welcher Art willkommen war.

Was vielleicht als Horror-Element gedacht war, sprach die Instinkte des Publikums positiv an, nicht aus unterschwelligem Sadismus, sondern aus einer Art Lust an der Subversion gegenüber bestimmten Autoritäten.

Diese doppelte Reaktion veranlaßte uns, den Film genauer zu untersuchen. Von Bedeutung war erstens, daß die Story nicht klar und geradlinig erzählt wird. Was war es denn, was die Menschen so positiv erregte? Der Film spielt in der Gegenwart, und allein schon deshalb war eine Distanzierung wie gegenüber reinen Kostümfilmen nicht möglich. Vom Bild her war er viel besser gemacht als ein durchschnittlicher Horrorfilm, und so hätte er eigentlich jeden Zuschauer »entsetzen« müssen. Den Berichten zufolge waren einige der Zuschauer wohl auch schockiert, wir haben allerdings keine solchen Reaktionen gesehen. Die Menschen müssen etwas an diesem Film als unterhaltend empfunden haben, der nur scheinbar die Hölle oder Dämonen schildert. In den Zeitungen wurde er einstimmig als ein böser Film über Böses rezensiert. Ein bekannter Kritiker warnte seine Leser gar davor, sich näher mit der Materie der dämonischen Besessenheit zu befassen, aber er hatte wohl einen anderen Film gesehen als wir und unsere Mit-Kinobesucher in Falmouth und London. Wir wollten versuchen, uns über die Elemente klar zu werden, mit denen sich dieser Film spielerisch auseinandersetzt, anstatt wie die meisten Presseberichte vorschnell zu unterstellen, daß das Publikum die Kinos füllte, weil es sich selbst besudeln wollte.

Einer unserer Freunde, ein griechischer Zypriot, nahm seine Mutter bei ihrem ersten Englandbesuch mit in den »Exorzist«. Er hoffte, sie damit schockieren zu können, aber sie war vollkommen ungerührt. Sie sagte, sie könne die ganze Aufregung nicht verstehen, da sich kleine Mädchen in Zypern immer so verhielten. Dies war der erste, deutlich faßbare Anhaltspunkt: Regan befindet sich in der Pubertät und damit in einem Spannungszustand. Zusätzlich ist die Mutter vom Vater geschieden, der Vater hat das Haus verlassen, die Mutter streitet sich fortwährend am Telefon mit ihm, und selbst Mutter und Tochter haben ein nur oberflächlich gutes Verhältnis zueinander, weshalb auch Regans unsichtbarer Spielkamerad, Captain Howdy, einen ganz bestimmten Verdacht über Chris' Verhalten und »Schönheit« äußert. Es gibt eine Menge kleiner Sticheleien zwischen Mutter und Tochter wie zwischen guten Freunden, doch diese Liebe ist oberflächlich, und bereits lange Zeit vor Regans Besessenheit ist die Atmosphäre im Haus gereizt und gespannt gewesen.

Wer oder was überkommt Regan dann? Der Dämon, der von ihr Besitz ergreift, ist sexuell enthemmt und schreit immer: »Fick mich! Fick mich!« Unter den Kritikern verursachte dann vor allem die Szene, in der Regan mit einem Kruzifix masturbiert, große Aufregung. Wir zitieren aus dem Script: »Chris rennt ins Zimmer, aber hält abrupt an, als sie Regan auf ihrem heftig schaukelnden Bett sitzen sieht, die Beine gespreizt, mit einem blutbefleckten Kruzifix und ganz offensichtlich gegen ihren Willen masturbierend. Gesichtsausdruck und Sprache wechseln mit den Stimmen, die durch ihren Mund sprechen ... Der Dämon/Regan zieht Chris' Kopf herunter und drückt ihr Gesicht wollüstig gegen ihr blutverschmiertes Becken, hebt dann Chris' Kopf und versetzt ihr einen Hieb vor die Brust.«

Was ist denn das für Blut, das die Tochter auf die Wange ihrer scheinheiligen Mutter schmiert? Hat sie so heftig masturbiert, daß sie sich selbst dabei verletzte? Ist es das Blut ihres Hymen? Oder ist es das Blut ihrer ersten Periode?

Kinsey hat nachgewiesen, daß eine Frau, auch wenn sie sonst nicht masturbiert, dies während ihrer Periode tun wird. Während dieser Zeit ist die Klitoris besonders empfindlich und reizbar. Wenn nun das Menstrualblut als »Augenblick der Wahrheit« mit seiner ganzen sexuellen Gewalt das Mädchen überkommt und die »hyperkinetische Verhaltensstörung« als Reaktion auf den miesen Job der Mutter, die Scheidung der Eltern, Regans eigene Eifersucht auf die Flirtversuche ihrer Mutter mit dem Filmregisseur hervorruft, dann ist dies die den natürlichen Vorgängen angemessene Betrachtungsweise für das Blut in dieser Szene. An diesem Vorgang ist nichts Unwirkliches; unlängst berichteten Zeitungen von einem Fall, wo ein geistig zurückgebliebenes Mädchen sterilisiert wurde, weil die Eltern offensichtlich befürchteten, sie könnten ihre Tochter mit dem Einsetzen der Periode nicht mehr kontrollieren.

Aber wie sind die okkulten Phänomene und die Besessenheit als solche zu beurteilen? In einem Standardwerk, *Possession* von T. K. Oesterreich, heißt es: »In der Psyche entwickelt sich eine Art sekundäres System der Persönlichkeit, welches ein Eigenleben entwickelt. Das Subjekt verliert die Kontrolle über viele seiner körperlichen und geistigen Funktionen, und dieser Teil der Persönlichkeit ist es, der die besitzergreifende Rolle eines Dämonen spielt.« Weiter heißt es: »Obgleich uns häufig bestimmte natürliche Körper- und Geisteszustände als fremdartig und widersprüchlich erscheinen, so daß wir sie zurückweisen, gibt es sie doch. Sie sind ein Teil unserer selbst und verlangen in irgendeiner Weise nach Ausdruck.«

Unser sexuelles Sein, insbesondere wenn wir unverhofft mit ihm konfrontiert werden, ist einer jener Zustände, die uns sozusagen überfallen. Das kann ohne Vorwarnung geschehen: das Tabu, das die Menstruation umgibt, ist so stark und das Thema so nachhaltig verdrängt worden, daß eine Mutter nicht den Mut besitzt, ihre Tochter über den zu erwartenden Blutfluß und die damit einsetzenden neuen Empfindungen aufzuklären. Aufgrund von Rivalitätsgefühlen der Mutter oder aus Zärtlichkeit gegenüber der Tochter kann es gar geschehen, daß die bevorstehende erste Periode der Tochter und die damit verbundenen Probleme regelrecht verdrängt werden. In der Schule kursieren unter den Mädchen natürlich Gerüchte über das, was sie erwartet, doch der Schock kann in dieser für die Heranwachsende so gefühlsintensiven Zeit immer noch sehr groß sein. Das Mädchen kann glauben, sich verletzt zu haben, besonders wenn es masturbiert. Ein bekannter Geistlicher gründete eine Telefonseelsorge für verzweifelte Menschen, nachdem sich bei einer Untersuchung über den Selbstmord eines jungen Mädchens herausstellte, daß sie sich umgebracht hatte, weil sie glaubte, ihre erste Periode sei ein Anzeichen von Geschlechtskrankheit.

C. G. Jungs erste klinische Studie, seine Dissertation, befaßt sich mit diesem Thema[1]. Er bezeichnete die »Besessenheit« als »somnambule« Symptome. Er untersuchte verschiedene Fälle ähnlich dem Regans, und stellte fest, daß sich in der besessenen Person ein neuer Charakter bildet, der als Durchbruchsversuch einer zukünftigen Persönlichkeit anzusehen ist: »Wie bekannt, sind somnambule Erscheinungen gerade in der Pubertätszeit sehr häufig.« Vielleicht, so drückt er sich aus, »ist es nicht undenkbar, daß derartige Doppelbewußtseinserscheinungen nichts anderes als Charakterbildungen sind . . ., die infolge besonderer Schwierigkeiten (ungünstige äußere Verhältnisse, psychopathische Disposition des Nervensystems etc.) mit eigentümlichen Störungen des Bewußtseins verknüpft sind . . . Unter Umständen erhalten die Somnambulismen gerade in Anbetracht der dem zukünftigen Charakter sich entgegenstellenden Schwierigkeiten eine eminent teleologische Bedeutung, indem sie dem sonst unfehlbar unterliegenden Individuum die Mittel zum Siege verleihen. Ich denke hier vor allem an Jeanne d'Arc . . .«*, deren »Stimmen« im 15. Jahrhundert Frankreich zum Sieg über England führten. Nach Jung können die sogenannten okkulten Phänomene dramatisierte, abgespaltene Teile des Traum-Ichs sein, ebenso wie Nachrichten, die durch »Tischrücken« zweifelsfrei übermittelt werden können. Das Ouija-Brett im »Exorzist« kann der »vorläufige Ausdruck der gedanklichen Triebkräfte« in dieser neuen Persönlichkeit des Mädchens Regan sein. Jung spricht auch von der »überschwenglichen Phantasie, die für die Pubertät charakteristisch ist. Es ist die weibliche Vorahnung des Sexualempfindens.«

Stones klassische psychologische Studie zeigte, daß das einzig meßbare Unterscheidungsmerkmal zwischen bereits menstruie-

---

* C. G. Jung, Psychiatrische Studien, Ges. Werke Bd. 1, Olten 1978, S. 88 (Anm. d. Ü.)

renden und noch nicht menstruierenden Mädchen die größere Fähigkeit der ersten zum Tagträumen war. In schwierigen Situationen oder unter extremen Bedingungen können, das ist allgemein bekannt, Phantasien leicht dramatische Formen annehmen. Helene Deutsch[2] zitiert einen ähnlich bemerkenswerten Fall: Ein vierzehnjähriges Mädchen erlitt am zweiten Tag ihrer ersten Menstruation einen psychotischen Schub und wurde in eine Wiener Klinik gebracht. Ihr Gesicht war über und über mit roter Schminke bedeckt, ihr Haar verwildert, und sie tanzte und lachte. Wiederholt hob sie ihren Rock hoch und gebrauchte obszöne Ausdrücke. Sie sagte immer wieder »Politik« (im Original deutsch, Anm. d. Ü.), und die Analyse ergab, daß sie dieses Wort aus zwei anderen Worten zusammensetzte: »Polizei« und »dick«. Helene Deutsch interpretiert nun, Polizei habe mit Prostitution zu tun, denn im Heimatland des Mädchens werde die Prostitution polizeilich überwacht. Für das Mädchen sei alles, was damit zusammenhänge, ein gefürchteter und verbotener Gedanke; vermutlich aber auch ein verlockender. »Dick« bedeute hier »dick werden« in der Schwangerschaft: »Man kann sich kaum eine plastischere Darstellung der psychischen Ängste bei einem Mädchen in der Pubertät vorstellen ... Die erste Menstruation spielte wiederum die Rolle des ›Agent provocateur‹, indem sie sichtlich eine Überbelastung des psychischen Haushalts und eine Überschreitung der psychischen Toleranzgrenze mit sich brachte«*.

Wir haben vom Fest der *Hysteria* gesprochen und von seiner ernstzunehmenden psychologischen Funktion im Altertum; diese wildzerzauste, tanzende, rougebedeckte Mänade des 20. Jahrhunderts hatte für sich selbst neu entdeckt, was in vergangenen Zeiten einmal feierlich als Beginn ihrer neuen, geschlechtlichen Persönlichkeit zelebriert wurde. Für sie gibt es keine Feste – nur Ärzte. Laing[3] schildert in seinem Buch *Die Tatsachen des Lebens* die Geschichte eines vierzehnjährigen Mädchens, das wegen Schizophrenie in eine Klinik gebracht wird, nur weil sie lieber auf eine Wand starrte als fernzusehen, weil sie nicht essen wollte, was der Rest der Familie aß, also abnahm; weil sie sich mit kaltem Wasser und nicht mit heißem wusch, wie sonst jeder im Haus. Laing weist darauf hin, daß dieses Mädchen das Verhalten eines Menschen zeigte, der sich auf eine Meditation vorbereitet. Sie war dabei, sich nach innen zu wenden, wie ein Yogi: »In manchen Kreisen wird es Meditation genannt – man entspannt sich innerlich, kommt zur

---

* Helene Deutsch, Die Psychologie des Weiblichen, Bern 1948, Band I, Menstruation, S. 163 (Anm. d. Ü.)

Ruhe, leert seinen Kopf. Es scheint mir eine der natürlichen Funktionen, wie das Schlafen, Träumen, Wachen, Anteilnehmen an der Umwelt . . . wie das Einatmen und Ausatmen, Systole und Diastole, Öffnen und Schließen . . . Sie war auf ein natürliches Hilfsmittel gestoßen, das sie aus ihrer eigenen Subkultur heraus entwickelt hatte. Vielleicht gab es in der Stadt einen fähigen Meditationslehrer (jemand, der viele *Jahre* lang eine Wand oder irgend etwas anderes angestarrt hat) . . . Anstatt darin aber einen möglichen Weg für eine vorübergehende Flucht zu sehen (in manchen Situationen ist es am besten zu fliehen), einen helfenden Ausweg (der verzweifelt und aus berechtigten Gründen gebraucht wurde), wird es als das Hauptsyndrom einer schizophrenen Krankheit eingestuft«*.

Die durch die Meditation einsetzende Beruhigung und Ruhigstellung des Geistes, das Entrücktsein, ist ein Weg, um mit außergewöhnlichen Bedingungen fertigzuwerden und in einen Trancezustand zu gelangen; im Gegensatz zur Meditation der Yogis, dem Zazen oder Samadhi**, steht der erregte und hyperaktive Zustand im Schamanismus. Zu ihm gehört die Verzückung, in der eine Situation im Tanz ausagiert oder in Trance dramatisiert wird. Alle sehen dabei zu und richten sich, wenn es notwendig ist, nach den Aussagen des Vorgeführten. Werden diese beiden Reaktionsformen von ihrem Bedeutungs- und Funktionsgehalt getrennt, dann gelten sie als Wahnsinn; als schizoide oder deviante Symptombildungen, als pathologisches, wahnsinniges oder hysterisches Verhalten der Person, deren Bedürfnis nach Ausdruck oder tiefer Wahrnehmung so groß ist, daß es sie zu einem unkontrollierbaren Verhalten zwingt.

Wir sind der Meinung, daß diese Energien einen Nährboden finden und als Verhalten in einen sozialen Kontext integriert werden müssen, um ihre Bedeutungsinhalte voll entfalten zu können. Paradox ist, daß wir, obwohl wir diese Merkmale als Wahnsinn bezeichnen, indirekt daraus Nutzen ziehen, denn Ärzte wie Freud und Jung hätten ohne das Zeugnis ihrer verrückten Patientinnen nicht so tiefen Einblick in die menschliche Natur erhalten. Hinzugefügt sei, daß es tatsächlich auch Dispositionen zum unergiebigen Wahnsinn gibt, sogar in Kulturen, die den Schamanismus anerkennen.

Nochmals: was bedeutet Schamanismus? Ein Schamane ist ein

* Ronald D. Laing, Die Tatsachen des Lebens, Köln 1978, S. 93–94 (Anm. d. Ü.).
** Samadhi, das Endresultat und die Krönung aller spiritueller Anstrengungen und Übungen des yogischen Asketen. Gemeint ist die Vereinigung, die Totalität, die völlige Konzentration im Geist (Anm. d. Ü.)

Medizinmann (oder Medium). eine Person, die im Trancezustand mit anderen Unter- oder Über-Personen kommunizieren kann, die innere Abenteuer erleben kann, die in Form einer von ihm mitgeteilten Erzählung oder eines Dramas gesellschaftliche oder für die jeweiligen Zuschauer auch individuelle Relevanz haben. Die Fähigkeit, sich in Trance zu versetzen und Informationen zu erhalten, die durch eine gespaltene oder dissoziierte Persönlichkeit zum Ausdruck gebracht wird, ist ein Talent, das in vielen Kulturen hochentwickelt ist. Märchen beispielsweise können Relikte dieser Art sein. Auch die biblischen »Propheten« waren mit Sicherheit Schamanen. Die Darstellung von kreativen Prozessen, ob wissenschaftlichen oder künstlerischen, geschieht oft in einem an magische Praktiken erinnernden Vokabular, wie z. B. bei hypnoiden Absencen, Lösungen, die sich im Traum mitteilen oder visionären Erlebnissen.

Wie wird ein Mensch zum Schamanen? Bei den Mojave-Indianerinnen, schreibt George Devereux, ist es die Zeit der ersten Menstruation, in der die Fähigkeit einer Schamanin zuerst zum Ausdruck kommt. Carmen Blacker, Briffault und Eliade sind der Ansicht, daß alle Schamanen ursprünglich Frauen waren. Welche »Fähigkeiten« drücken sich aber aus? Nach Jung sind es die Fähigkeiten zur »unbewußten Mehrleistung« und zu »einer primären, dem Bewußtsein um ein mehrfaches überlegenen Empfänglichkeit des Unbewußten«. Wir »wissen« weit mehr, als wir zu wissen glauben, und der Schamanismus ist eine Technik, wiederzuerlangen, was wir – der Konvention zufolge – an sich nicht wissen sollen. Bei den Mojave »sind die Träume eines Mädchens zur Zeit ihrer ersten Menses von besonderer Bedeutung. Sie wird aufgefordert, alle Details dieser Träume in Erinnerung zu behalten, um sie einem älteren Menschen erzählen zu können, damit man dann ihr künftiges Leben voraussagen kann.«

Das Mädchen Regan versucht, seine tiefen Empfindungen in den Vogel-Dämon-Figuren und in ihren Zeichnungen des Löwen, der mit seinen Flügeln gewaltige Energien symbolisiert, darzustellen; vielleicht hat sie die »geflügelten« Schmerzen der herannahenden Periode empfunden, bevor die »Besessenheit« in ihrer vollen schamanistischen Dramatisierung hervorbricht. Miriam van Waters, die die Kultbräuche vieler Völker untersucht hat, berichtet, daß viele Mädchen bei ihrer ersten Blutung mit übernatürlichen Wesen »vermählt« werden, und daß »die zu Schamaninnen auserkorenen Frauen ihre religiöse und medizinische Funktion während ihrer Pubertät erwerben, wenn ihnen die Ansprache besonderer Gottheiten oder Schutzgeister zuteil wird«. In dieser Zeit verfügen sie über so große Macht, daß sie, wenn sie von bestimmten Katastrophen träumen, lebendig verbrannt werden. Den Mojave-Mädchen wird erzählt, daß alles, was sie in dieser Zeit tun, für ihre Zukunft von Bedeutung sein wird; ähnliches sagt Jung über seine europäischen Patientinnen.

Unsere Film-Regan ist offenkundig eine begabte Schamanin. Kein Wunder, daß die Medizin und die Kirche um die Seele dieser heranwachsenden »weisen Frau« kämpfen. Whisnant und Zegans schreiben, »die Entritualisierung der Menarche in der amerikanischen Kultur, die diesem Ereignis nur wenig Bedeutung beimißt . . . kann sich auf die weibliche Identitätsbildung nachteilig auswirken . . .« Die im Zusammenhang ihrer Untersuchung erstellten Befragungen »warfen ein bezeichnendes Licht auf die vorherrschende kulturelle Sicht der Menstruation als einer ›Krankheit‹, die am besten ignoriert wird«.

Nachdem Regan ihrer Mutter die Wangen mit Menstruationsblut beschmiert hat, ist es ihr allerdings nicht mehr möglich, die Tatsache, daß ihre Tochter menstruiert, zu ignorieren. *Der Exorzist* scheint also eine Allegorie auf die Wiederkehr dieser verdrängten und deritualisierten Kräfte zu sein.

Die erste Reaktion der Ärzte auf Regans ›Störungen‹ ist die Verabreichung von Beruhigungsmitteln. Es hat sich herausgestellt, daß Beruhigungsmittel bei fortgesetzter Einnahme die Aggressivität in Wirklichkeit noch steigern, wahrscheinlich weil sie die Traumtätigkeit verhindern und die sexuelle Libido blockieren. Regans ›Störung‹ durchbricht jedoch die Nebelwand der Drogen: als Folge davon wird sie dann der Tortur medizinischer Tests unterworfen. Es werden beispielsweise Arteriogramme angefertigt, und schließlich wird sie zum Opfer der ›psychiatrischen Inquisition‹. Die Kameraführung im Film betont zusätzlich das quasi-menschliche Wesen und die in der Tat dämonische Erscheinungsform der diagnostischen Maschinerie, deren Apparaturen sich wie große, glänzende Insekten über den Körper des entsetzten Mädchens niederbeugen, um ihn zu untersuchen. Regan ist von der »alten Schlange« der Menstruation gebissen worden. Crawley zeigt in seinem Buch *Mystic Rose,* daß diese Versinnbildlichung des von der Mondschlange Gebissenwerdens in vielen Kulturen zur Erklärung des Menstrualblutes herangezogen wird; Eliade und Briffault stimmen damit überein. Wie tief jedoch auch die Röntgenstrahlen in Regan eindrangen, sie konnten eine derartige Schlange nicht finden. Filmisch umgesetzt hätten die Röntgenstrahlen eine schlangenförmige Wellenbewegung anzeigen müssen, aber niemand hätte diese Darstellung für wesentlich erachtet.

Regan entwickelt in sich eine abgespaltene Persönlichkeit: den Dämon und Propheten, der seine Sexualität nicht unterdrücken kann; er will die »Sau« besitzen und gefickt werden. Er enthüllt Pater Karras' Schuldgefühle über den Tod seiner Mutter, indem er in ihrer Stimme vom verhexten Krankenbett aus zu ihm spricht, und ebenso in der Stimme eines Bettlers, den der Priester einmal in seinem Bestreben, die U-Bahn zu erreichen, nicht beachtet hat.

Warum nennt der teuflische Geist sich zu Beginn Captain Howdy? Im weiteren Verlauf des Films, als er einmal nach seinem Namen gefragt wird, buchstabiert er ihn verschlüsselt. Karras nahm dies auf Tonband auf und ließ das Band zurücklaufen. Der Name war: *nowonmai (= I am no-one), ich bin niemand.* Etwas ähnliches zitiert Jung im Fall einer Patientin, deren Sub-Persönlichkeitsteil sich in rückwärts Gesprochenem äußerte; danach befragt, wer sie sei, antwortete sie: »Niemand.«

Aber was bedeutet Howdy? Es klingt wie ein freundlicher Gruß oder wie eine vertraute Redensart: Besuch vom Captain. Bezieht sich das Unbewußte Regans auf eine plötzliche Eingebung, auf ein unverhofft auftauchendes Wissen des lateinischen *hodie,* »heute«? Könnte es bedeuten: »Heute ist der Tag meiner Periode«, oder benutzt es Formen der Traumsprache, in der Howdy aussagen könnte: »how to die«, wie zu sterben ist, um wieder von neuem zu wachsen bzw. erwachsen zu werden. Vielleicht wäre es ihrer eifersüchtigen Mutter lieber, wenn sie immer das kleine Mädchen bliebe: »Du Luder, du bist zu jung!« Dies wäre ein Ausdruck ihrer eifersüchtigen Reaktion auf die Periode der Tochter, begleitet von einer Ohrfeige, wäre der Dämon ihr nicht zuvorgekommen. *Der Exorzist* ist insofern eine Tragödie, als in ihm Medizin und Kirche über die Frau triumphieren. Regan weiß am Schluß nichts mehr von ihren Erfahrungen: sie wirkt unverändert, doch wahrscheinlich, wenn der Film endet, steht sie noch immer unter dem Einfluß der Drogen. Eine Injektion mit Beruhigungsmitteln ist die erste medizinische »Hilfe«, die sie bekommt, und die »Filmärzte« zeigen sich überrascht, daß sogar eine hohe Dosis an Drogen den Manifestationen nichts anhaben kann.

Was bedeutet die »Sau«?

Regan gelingt es, die traditionellen Symbole und Stimmen der Ahnen aus der Tiefe emporzuholen und ihnen zum Druchbruch zu verhelfen. Der Begriff »Sauerei« ist im Deutschen ein Slangwort für die Periode. Aber wie die Schlange ist die Sau ein aus alter Zeit stammendes, ehemals heiliges Symbol. Erich Neumann schreibt in seinem Buch *Ursprungsgeschichte des Bewußtseins:* »Die Linie läßt sich an der auf einem Schwein mit exhibitionistisch gespreizten

Beinen sitzenden Isis über Kreta und Vorderasien nach Griechenland verfolgen.« König Minos von Kreta wurde von einem
Schwein gesäugt. Die weiblichen Genitalien werden im Griechischen und Lateinischen mit dem Wort »Schwein« bezeichnet; die
meisten Göttinnennamen leiteten sich ihrer Natur gemäß von der
Wörtern oder Symbolen für »Vulva« oder »Gebärmutter« ab.
Auch die Kauriemuschel als Sinnbild der Vulva wurde als
»Schwein« bezeichnet. Das Schwein selbst ist ja ein außergewöhnlich fruchtbares Tier; außerdem kann jeder Teil des Tieres, wenn
es geopfert wird, zur Herstellung von Kleidung, zur Nahrung
usw. verwendet werden. In mageren Jahren frißt das Schwein
seine Ferkel, die auf diese Weise dahin zurückkehren, wo sie
hergekommen sind, d. h. es steigert seine Fruchtbarkeit auch
durch sich selbst. Das Schwein ist ein Attribut der Demeter in
ihrer Gestalt als Baubo. Als Baubo heiterte sie mit ihrem »obszö-
nen« Tanz die trauernde Göttin (sich selbst) auf, und brachte sie
zum Lachen. Dieser Vorgang erscheint sogar in den »großen
Mysterien von Eleusis«.
Der Name des Dämons im *Exorzist* ist »Pazuzu«: eine Mischung
aus Mensch, Löwe und Adler. Ein Dämon dieses Namens und
Aussehens ist auf einem bronzenen Amulett im Louvre zu sehen.
Er gilt als Hüter des Lebensbaumes oder als Unglücksbringer.
»Ziza« ist einer der Namen der Isis, und der altägyptische Kult
spricht vom Geist des verstümmelten Osiris, der ins Haus
kommt und wieder geht. Nach Massey bezeichnet dies das
Kommen und Gehen des Menstrualblutes. Der Ausdruck »Isis
reitet die Sau« bedeutet im mystischen oder visionären Sprach-
gebrauch, sie läßt ihren Fruchtbarkeitstrieben freien Lauf; gleich-
zeitig meint dies auch ihre sogenannte »Schweinerei«, ihre
Menstruation. Ein entsprechend bildhafter, aber säkularisierter
Ausdruck unserer Tage für Menstruation ist die englische
Redewendung »auf dem Fetzen reiten«.
Im Film gibt es eine Szene, in der Pazuzu, mit gespreizten Flügeln
und einem riesigen Phallus ausgestattet, wie die »entweihte« Marienstatue in der Kirche, am verhexten Bett im Dunst der eisigen
Luft emporsteigt. Es scheint, als habe Regan ihre Sub-Persönlich-
keit oder anders ausgedrückt, ihre Besessenheit ausgegrenzt, und
als »sähe« sie, während sie ihre Klitoris stimuliert, ihr Es in Gestalt
des phallischen, mit gespreizten Flügeln zum »Start« bereiten
Schoßes (anatomisch: *ligamenta lata*), ähnlich wie Jung es in seinem
frühen Traum getan hat. Es entspricht den sexuellen Symbolen der
Hexen, dem Besenstiel und dem bocksköpfigen Gebärmutter-
Mann ebenso wie der »Entweihung« einer Jungfrau. Regan aber

werden diese Phantasien durch die panischen Reaktionen der Familie, Ärzte und Exorzisten geradezu verboten. Sie ist bereit, die Rolle des »Teufels« einer anderen Person zu geben, da sie sich als wohlerzogenes junges Mädchen solchen Energien nicht überlassen darf. Sie muß ihre sexuellen Projektionen, ihren Animus, an den Erstbesten, der darauf reagiert, verschenken. Und es ist tatsächlich eine Tragödie. Wer ist es denn, der diese Frau ihrer Sexualität beraubt, wer verkörpert denn alle Dogmen, Normen und Autoritäten: ein dem Zölibat unterworfener Priester, der, als er den sexuellen Dämon und dessen Lebensenergie in sich spürt, die seine »Zunft« zu unterdrücken sucht, keinen anderen Ausweg weiß, als sich aus dem Fenster zu stürzen und Selbstmord zu verüben! Er, der nicht weiß, was er mit dem Ding zwischen seinen Beinen, seinem »Teufel«, anfangen soll. Das heranwachsende Mädchen bleibt nicht zuletzt deshalb ohne Partner zurück, weil sie mit ihrer magischen Selbstdarstellung alles riskiert hat. In dieser (Film-) Welt der Priester und autoritären Ärzte ist kein Platz für eine ihrer selbst bewußte, entwickelte Frau.

Seltsamerweise kann das Wort »Teufel« ebenso von »Brücke« abgeleitet werden wie der Papsttitel »Pontifex Maximus«. Vermutlich bezeichnet hier die »Brücke« nicht nur jene zwischen dieser und der nächsten Welt, sondern auch die natürliche, sexuelle, zwischenmenschliche Brücke, den Penis.

Einige der Bilder im Film sind unvergeßlich, nicht wegen der Aggressivität, die sie enthalten, oder des Ekels, den sie erregen, sondern aufgrund ihres Stellenwertes im Film. Es gibt das Erbrechen, das wie jede große Anspannung, wie Krämpfe oder Hyperaktivität eine Begleiterscheinung von prämenstrueller Spannung sein kann. Im Film wird Regans Erbrechen kontrapunktisch zu Bildern einer feierlichen Messe gesetzt. Schwarzgekleidete Priester bereiten unter Geflüster und Gemurmel ein Abendmahl vor. Es scheint, als seien sie in die Rolle der Frauen geschlüpft. Regan reagiert darauf mit starkem Erbrechen, so als wolle sie sagen, das Mahl sei in jeder Beziehung *ungenießbar*. Vielleicht dringt darum jene Bewegung aus den Tiefen an die Oberfläche, weil die kleinen weißen Oblaten, die Hostien, aus den *selenoi* oder Mondkuchen der Frauenriten hervorgegangen sind, die bei Raphael Patai erwähnt werden, und weil die Messe ein Blut-Mysterium ist. Regans schamanistischer Kommentar hierzu ist, mit dem Bild des blutenden Christus zu masturbieren, als wolle sie sagen: »Hat nicht eine Frau bereits lange vor Christus, sich opfernd, geblutet?« Gewisse gnostische Häretiker vertraten gleichfalls diese Ansicht. In einer anderen Szene schwebt Regan über ihrem Bett, als sei sie an ein unsichtbares Kreuz genagelt; ihre Augen sind verdreht, und das Weiße wird wie zwei Vollmonde sichtbar. Die Priester versuchen mit Beten und Singen, sie aus ihrer Offenbarung zu holen: »Die Macht Jesu Christi bezwingt Dich! Die Macht Jesu Christi bezwingt Dich!« Doch sie bezwingt eben nicht. Dieses großartige Traumbild sinkt zum ungläubigen Erstaunen dieser lächerlich gewalttätigen Männer, die in ihren langen Kutten schwitzend und von Erbrochenem bedeckt diesen Vorgang beobachten, aufgrund eigener Entscheidung ins Bett zurück. Unablässig brechen an Regans Körper Wunden auf und verheilen wieder, als ob ihre Haut die lange Abfolge von »weisen Wunden«, die sie mit jeder neu einsetzenden Menstruation entweder zu erdulden oder zu genießen haben wird, gleichsam programmatisch aufzeigen wollte. Ihre Kehle schwillt an, um der Stimme ihrer weiblichen Macht genügend Resonanz zu verschaffen. Nach Theo Lang nimmt der Hals aufgrund einer gesteigerten Schilddrüsenfunktion während der ersten Periode an Umfang zu. Bei Dodds findet sich die Bemerkung, daß dieses Merkmal für einen sich in dionysischer Ekstase befindlichen Menschen charakteristisch sei. Dies könne an den Vasen-Darstellungen von Mänaden im Britischen Museum beobachtet werden. Dodds erklärt, die geschwollene Kehle und der zurückgeworfene Kopf sei immer und überall »ein charakteristisches Merkmal einer bestimmten Form von religiöser Hysterie (gewesen), die bei den Griechen mit dem Zerstückeln von Tieren, die als Blutopfer dargebracht wurden, verbunden war«. Er zitiert die Beschreibung eines hysterischen Zustands, wo »der Kopf der Patientin von einer Seite zur anderen oder weit nach hinten über einer geschwollenen und hervortretenden Kehle zurückgeworfen wurde«. In der Medizin wird die subjektive Empfindung einer aufgrund von Hysterie anschwellenden Kehle als *globus hystericus* bezeichnet. Dessen psychologische Bedeutung könnte so viel heißen wie »unausgesprochene Worte«. Regan dreht Burk Dennings, dem betrunkenen Geliebten ihrer Mutter, den Kopf auf den Rücken, und auf dem Höhepunkt des Exorzismus-Rituals dreht sie ihren eigenen Kopf um 360 Grad herum, ohne sich dabei zu verletzen. Ist dies die durch Körpersprache dargestellte Grenzüberschreitung, die der doppelgesichtige *Janus bifrons* symbolisiert und als Schutzpatron heiligt? Ist diese Figur ein Zeichen für die Notwendigkeit, sich bewußt zu machen, woher man kommt und wohin man geht? Sind dies die zwei Gesichter des Teufels, ein oberes und ein unteres, die in zwei Sprachen, einer äußeren und einer inneren, sprechen? Ist es eine Rückkehr zur frühen Kindheit, sind es vielleicht die energischen Bemühungen eines Kindes, das seinen Kopf nicht drehen kann, um die hinter ihm vorbeigehende Mutter zu beobachten? Kommt darin die Wiedergeburt zum Ausdruck, das »Geborenwerden« als Frau, wobei der Kopf gleichsam wie bei der Geburt eingehüllt in den Geruch und die Empfindung des Geburtsblutes rotierend durch den Geburtskanal vorwärtsgeschoben wird? Welche Bedeutung ihm auch zukommt: im Film wirkte dieses ehemals sakrale Symbol bestürzend. Man kann es auch an alten Brunnen und Taufbecken entdecken, wie z. B. an der dreiköpfigen Figur der Mawnan-Smith-Quelle in der Nähe von Falmouth in Cornwall. Janus, der Torwächter, verkörpert durch seinen Namen unseren Monat »Januar«, der als Tor am Beginn jedes neuen Jahres steht. Sein Name lautete ursprünglich »Dianus«, denn er war der Bruder-Gatte der Diana, wie Osiris der Bruder-Gatte der Isis war; Zwilling und Liebhaber zugleich. Dieser Teufel erschien anderen Epochen und Völkern in besserem Licht als uns, obgleich sich auch heute, z. B. bei Arthur Koestler, der Gedanke »Janusgesichtiger Holons« findet, der eine neue, holistische Biologie begründete.

Noch einmal: all dies sind Interpretationen, Mutmaßungen. Sharon, die junge Sekretärin (die gemeinsam mit Regan, vor deren Besessenheit, auf einem Spaziergang einen mysteriösen und gutaussehenden »Mann auf einem grauen Pferd« getroffen hatte), zieht dem jungen Mädchen in dem eiskalten Zimmer die Schlafanzugjacke von ihrem ausgezehrten Körper und zeigt dem unwissenden Priester-Psychiater die sich in senkrechten Striemen auf der Bauchdecke abzeichnenden Worte: HILF MIR; aus dem Schoß der Schamanin dringt nach außen auf ihre Haut diese letzte, flehentliche Bitte an den Priester.

Als medizinische Anmerkung sei hinzugefügt, daß die Striemenbildung mit dem prämenstruellen Ödem zunimmt. Doch auch an Regans aufgedunsenem Gesicht zeigt sich die exzessive Schwellung. Eine ganz andere auffällige Besonderheit ist der sehr unamerikanische Vorname Regan – der Rufname ist »rags« (Lumpen, Binden). Im *Oxford Dictionary of Christian Names* wird er nicht aufgeführt, gleichwohl wird er den meisten Menschen bereits einmal begegnet sein: in Shakespeares Drama ›König Lear‹ ist es der Name einer seiner schurkischen Töchter, die gemeinsam mit ihrer Schwester Goneril ihren Vater entmachtet. Es ist, als versuchten die Frauen in diesem Drama, von neuem die matriarchalische Gesellschaftsordnung zu errichten. Am Schluß siegt aber das männliche Königtum. Regans Sterbensworte sind, sie wolle wohl auf die gegen sie erhobene Anklage antworten, doch sie sei leidend und könne nicht »aus vollem Herzen« antworten.

Diese Filme sind wie schamanistische Träume von Menschen, die voller Angst und Schrecken den Verdacht mit sich herumtragen, daß die Welt besser sein könnte, wäre unser Bewußtsein nicht so beschränkt und feige. Unsere Hypothese ist, daß alle Menschen etwas verschweigen und fürchten, was allen ihren Versuchen zum Trotz immer wiederkehrt. Abschließend sei gesagt: Es ist wichtig, allgemein zu akzeptieren, daß überall, an allen Orten, monatlich Blut vergossen wird. Die Periode der Frau kann etwa mit den synodischen Mondphasen übereinstimmen; bei der einzelnen Frau kann die Blutung jeden Monat während der gleichen Mondphase einsetzen. Es gibt also ein Ereignis, das anscheinend in Mondintervallen eintritt, und das gewöhnlich mit den Gezeiten des Mondes in Verbindung gebracht wird. Es ist eine monatliche Dualität, die sich am Himmel deutlich widerspiegelt. Es ist wichtig, allgemein zu akzeptieren, daß vor dem monatlichen »Blutvergießen« die Lebensgeister der Frauen nachlassen und sie seltsamen Launen und Träumen ebenso unterworfen sein können wie Depressionen oder auch plötzlichen, aggressiven Energieausbrüchen. Ihre Persönlichkeit scheint sich in diesem Stadium zu ändern; sie können unter so großen prämenstruellen Spannungen leiden, daß ihr Verhalten im Vergleich befremdlich erscheint. Ehemänner und andere Familienmitglieder reagieren empfindlich auf diese Veränderungen und können sogar deswegen erkranken. Alte Probleme aus der Kindheit können wieder aufbrechen; die sexuellen Empfindungen können sich in dieser Phase sowohl bei Männern als auch bei Frauen verändern. Wenn das Blut schließlich austritt, kann das einhergehen mit Empfindungen von großer Erleichterung und Freude, besonders wenn der Menstrualfluß reichlich ist. Weil dieser Vorgang mit einem Schleier des Geheimnisvollen umgeben ist, scheint dieses Blut auf mysteriöse Weise aufzutreten, und es kann geschehen, daß wir ihm unvermutet und voller Erschrecken begegnen, sei es auf der Toilette oder beim Blick in den Abfallbehälter. Der Geruch des Blutes kann sexuell erregend, aber auch hemmend sein. Was wir mit dem ersten Atemzug unseres Lebens aufnehmen, ist der Geruch des Blutes. Die Sexualität der Frau kann aufgrund der besonderen Empfindlichkeit der Gebärmutter und der sehr geringen Empfängniswahrscheinlichkeit während der Periode eine andere Qualität annehmen. Diese Sexualität erscheint dem allgemeinen Verständnis nach als mehr »männlich« denn »weiblich«. Die Zeit der Menstruation ist häufig eine Phase des »Sich-nach-Innen-Wendens«, in der Erinnerungen lebendig werden und man den Ungeheuern und Engeln des inneren Geistes begegnet.

Akzeptieren wir endlich diese Fakten, die jede Frau aus eigener Erfahrung kennt, und die auch jeder Mann, der mit einer Frau zusammenlebt, gleich ob im Verhältnis Mutter und Sohn oder als Frau und Mann, kennt. Akzeptieren wir auch, daß diese Dinge einen wichtigen Teil der weiblichen Persönlichkeit ausmachen und bedeutsame Augenblicke, Manifestationen verdrängter Mächte sind, über die in einer Gesellschaft, die von Männern beherrscht wird, weder gesprochen noch geschrieben wird. Diese Gesellschaft, die in der ihrer selbst bewußten Frau eine gefährliche Konkurrentin sieht, versucht die Macht der Frauen zu unterdrükken und so zu tun, als hätte sie niemals existiert. Akzeptieren wir weiterhin, daß die Kraft der Phantasie in ihrem Drang nach Ganzheit immer und überall danach strebt, einer geheimen Sache Ausdruck zu verleihen. Wird sie verdrängt, so entstehen unerträgliche Ängste und monströse Selbstdarstellungen. Gerade weil diese geheime Sache nach einem Ausdruck in irgendeiner Form verlangt, die ihrer Entwicklung förderlich ist – auch dies ein menschlicher Instinkt –, sollten diese einfachen Zugeständnisse gemacht werden. Viele der Geschichten, die wir »Horrorfilme« nennen, und die Millionen von uns kennen, werden dann eine tiefere und eindringlichere Bedeutung enthüllen, als ihre melodramatische Oberfläche erkennen läßt.

Wir wollen vor dem Hintergrund dieser Überlegungen einen bekannten Film mit dem vielversprechenden Titel *The Blood Beast Terror* (Tigon 1967) (deutscher Titel: Das Blutbiest, 1969) analysieren. Er spielt in England um 1840. Zwei Männer sterben nach einem Überfall durch einige mysteriöse Angreifer, die Blut aus ihren Körpern saugten, doch noch so viel übrig lassen, daß die Körper der Toten über und über damit bedeckt sind. »Passen Sie auf Ihre Kleidung auf«, warnt der Inspektor, »die Leichen schwimmen in Blut.«

Der einzige Zeuge dieses Überfalls sagt aus, er habe einen Flügelschlag gehört und dann etwas Flatterndes in die Nacht verschwinden sehen. Er hat den Verstand verloren; man sieht, wie er in seinem pittoresken 19. Jahrhundert-Bett im Irrenhaus immer nur schreit: »Die Motte, die Motte!« Der Inspektor beachtet den Mann nicht, der so viel gesehen hat, daß sein Verstand keine andere Äußerungsform finden kann, und er ignoriert ebenso die Tatsache, daß ganz in der Nähe ein bekannter Zoologe wohnt, der Experte für Motten ist, und der sich insbesondere mit großen, fremdländischen Motten beschäftigt hat. Der Zoologe heißt Professor Mallinger und wird von dem ausgezeichneten Schauspieler Robert Flemyng gespielt. Der seltsame Nachname ist dem Wort »malingerer« (= Simulant, Drückeberger) bemerkenswert ähnlich, mit dem gefühllose Menschen eine Frau bezeichnen, die wegen Menstruationsschmerzen im Bett bleiben muß.

Der Professor, der auch eine Tochter hat, gibt für seine Studenten manchmal Abendgesellschaften. An einem dieser Abende führen die Studenten ein selbstverfaßtes Melodrama auf, sozusagen ein Spiel im Spiel, in dem ein verrückter Arzt mittels Elektrizität Tote wiederbelebt. Er bevorzugt »frische« Leichen, die von angeheuerten Grabräubern selbst »produziert« werden, um Zeit zu sparen. Ein elektrisches Gerät mit einem großen Zeiger mißt die elektrische Spannung. Ein breiter roter Bereich auf der Skala signalisiert »Gefahr«.

Den Höhepunkt erreicht das »Drama« in der Szene, in der die Tochter des Schauspieler-Arztes (dargestellt von Miss Mallinger), die das bedauernswerte Opfer eines Eisenbahnunglücks wurde, aus vielen Wunden blutend hereingebracht wird. Die Galvanisation ist erfolgreich, doch die Maschine leitet zuviel Energie in die Tochter; die Nadel bewegt sich im Gefahrenbereich, das ehemals tote Mädchen erhebt sich und erdrosselt ihren (Schauspieler-)Vater, der sie mit Hilfe seiner elektrischen Maschine neu gezeugt hat. Daraufhin stirbt sie wieder, so daß die Bühne mit Toten förmlich übersät ist. Aber, wie das Spiel im Spiel in ›Hamlet‹, gibt die studentische Theateraufführung Robert Flemyng alias Professor Mallinger einen entscheidenden Hinweis für seine eigenen Experimente. Er hört sehr genau zu, als vom Galvanismus die Rede ist: Vielleicht wird auch ihm diese Neuentdeckung weiterhelfen können.

In der Zwischenzeit hat die Tochter ihr bluttriefendes Kostüm gegen ein frisches Kleid eingetauscht und macht einen Spaziergang mit einem jungen Mann, der erst vor kurzem mit einer Sendung Motten für Mallinger aus Afrika eingetroffen ist. Der Vollmond schaukelt durch die schwarzen Wolken, und die Mottenfrau schlägt wieder zu. Wir erkennen, daß die Professorentochter »das Blutbiest« ist.

Auch der Inspektor kommt dahinter, von Peter Cushing mit seinen feinen intellektuellen Zügen gespielt, – doch zu spät! Er eilt zu dem nun verlassenen Anwesen und findet nur noch einen Haufen Menschenknochen vor. Der Doktor und seine allmonatlich in eine Motte verwandelte Tochter sind geflohen. Sind dies die Skelette der Menschen, die die Tochter während ihrer Metamorphosen verspeist hat? Oder sind es die Hüllen ihres einmal im Monat zurückbleibenden Inneren? Vielleicht muß sie, wenn sie sich vom Mädchen zur Motte wandelt, die ihr Skelett ja außen hat, diese inneren Knochen abwerfen. Sie muß mit Sicherheit ihr Inneres nach außen kehren.

Hier kommen wir zu der Vermutung, daß es sich bei dem Mädchen um eine erschreckende Mischung aus Mensch und Tier handeln könnte. Möglicherweise ist es dem Professor gelungen, die Motteneier mit seinem eigenen Samen zu befruchten. Oder vielleicht hat ihn in seiner Kindheit die Aufregung und Furcht vor der Periode der Mutter zum Onanieren verleitet, und die flatternden und blumigen Empfindungen, die er dabei hatte, waren wie das Auf und Ab von Mottenflügeln, aber von einer Motte, die Blut braucht. Ernest Jones schreibt in seinem Buch *On the Nightmare,* daß in Alpträumen Samen gleich Blut ist. Wenn der Knabe onaniert, fühlt er sich besser, und zugleich geht seine Mutter erneuert aus der menstruellen Isolierung hervor, wie ihre eigene Tochter aussehend, um Jahre verjüngt. In dieser Traumlogik gründet die Verantwortung des Knaben. Er muß onanieren, um mit seinem Samen die Mutter zu erneuern. Tatsächlich wird sie seine Tochter. Aber wie vollzieht sich seine eigene Erneuerung? Wir werden sehen.

Der ruchlose Professor und sein fragwürdiger Nachwuchs sind in ein noch einsamer gelegenes und noch prächtigeres Haus in Sussex gezogen. Durch Zufall verbringen Inspektor Cushing und seine pubertierende Tochter ihre Ferien in dieser Gegend. Die Männer in diesem Film sind entschlossen, ohne Frauen zurechtzukommen – mit Ausnahme ihrer Töchter. Das Mottenmädchen – es ist wieder Vollmond – trinkt das Blut eines hübschen jungen Gärtners. Aber auch der Professor hat etwas vor, und zwar mit der etwa zwölfjährigen Tochter des Inspektors. Er entführt sie, um ihr Blut zu entnehmen. Ihr erstes Blut soll eine große, geflügelte Kreatur nähren, die im Keller des Hauses mit dem Kopf nach unten in einem spinnwebenartigen Kokon hängt. Dieses Spinngewebe muß mit Blut getränkt werden, damit die Teufels-Motte leben kann.

Diese Animus-Motte ähnelt von der Gestalt her dem Professor Mallinger/Flemyng. Er scheint seinen eigenen Doppelgänger als Gefährten für seine Tochter produzieren zu wollen. Er führt der Puppe knisternde elektrische Energie zu, doch im letzten Moment bekommt er selbst Angst vor der nahen Offenbarung, und anstatt sein Experiment zu vollenden, wirft er eine brennende Öllampe auf seine eigene, sich transformierende Puppe. Das Öl entzündet sich, und sie verbrennt. Anstatt sich voll zu entfalten, verzehrt sie sich im Feuer. Es ist ein trauriger Augenblick. Die Göttin Psyche beging einen ähnlichen Fehler, als sie sich erhob, um ihren Liebhaber zu betrachten, den sie für eine Schlange hielt, doch sie sah, daß es Amor war. Heißes Öl tropfte von ihrer Lampe auf seine Schulter, er erwachte und flog auf seinen Flügeln davon.

Dr. Mallingers Tat veranlaßt seine enttäuschte Tochter, sich vor unseren Augen aus Wut zu verwandeln. Die Motte, die sie jetzt ist, stürzt sich auf den Vater und läßt sich das Blut des Professors schmecken. Die Tochter des Inspektors liegt währenddessen immer noch gefesselt auf dem Bluttransfuionstisch, doch sie wird befreit und aus dem brennenden Haus gebracht; es stellt sich heraus, daß sie nicht mehr als eine symbolische Blutmenge verloren hat. Der Inspektor entzündet im Garten ein riesiges Freudenfeuer, das die große Motte anzieht. Mit dem Feuer spielend, versengt sie ihre Flügel und fällt tot zu Boden.

Dieser Film muß aufgrund einer entsetzlichen Angst vor den menstruell bedingten Veränderungen im Verhalten einer Frau und aus großer Furcht vor Blut entstanden sein. Der Professor versucht seine Angst zu zügeln, indem er das Blut und sein Sperma für »wissenschaftliche« oder »magische« Zwecke benutzt. Liebessäfte werden zu wissenschaftlichen Reagenzien. Er versucht aus eigener Kraft zur Moth-er (Mutter; moth = Motte, Anm. d. Ü.) zu werden, gleich dem Film-Frankenstein, der mit wissenschaftlicher Methodik aus toten Körpern und galvanisierenden sexuellen Blitzen, ohne »Zutun« der Frauen, Menschen erzeugen will. Wie amüsant und zutreffend zugleich ist doch sein Name: »Barren« Frankenstein*. Seine »wissenschaftliche« Theorie basiert auf der aristotelischen Doktrin, wonach Babies aus dem Menstrualblut der Frau und dem Sperma des Mannes gezeugt werden, denn wohin sonst verschwindet das monatliche Blut während einer Schwangerschaft? Es war der alte Traum der Alchemisten und Magier, aus Menstrualblut und ihrem eigenen Samen »Homunculi« aus der Retorte zu erschaffen, um so dem lästigen Zwang, Zuneigung zu einem Menschen fassen zu müssen, der nur im entferntesten einer Mutter ähnelt, zu entgehen. Manchmal gelingt es gar, wie in Goethes ›Faust‹, wo ein begabter und prophetischer Homunculus aus seiner Phiole heraus weissagt, daß, wer zu den Müttern komme, sich niemals fürchten müsse. Er besteigt den Proteus-Delphin, um ins ewige Gewässer getragen zu werden, wo er sich regt »nach ewigen Normen, durch tausend, abertausend Formen«. Die Phiole, Gebärmutter-Gefäß, zerschellt an Galateas Muschelthron, und die Meere erstrahlen in einem erotisierenden Licht. Es heißt, dadurch sei das Meer der Wiedergeburt des

---

* barren = unfruchtbar, trocken, tot (Anm. d. Ü.)

Menschlichen geweiht. In Somerset Maughams fiktiver Biographie des Aleister Crowley verfolgen die selbsternannten Verwalter der Rechtschaffenheit den Magier und zerbrechen seine furchterregenden Gefäße. Doch die im letzten Moment einsetzende Angst vor den eigenen Taten macht jeweils den Erfolg dieser Versuche zunichte. Marlowes Faustus wird von Dämonen in Stücke gerissen; ein ähnliches Gefühl kann die prämenstruelle Spannung hervorrufen.

Dieses Mysterium symbolisiert die Wiederentdeckung der Macht und der positiven Eigenschaften des Menstrualblutes, und mit seiner Hilfe stellt sich das eigene Selbst wieder her. Vermischt sich das Blut mit dem Samen, wie beim Geschlechtsverkehr während der Periode, dann wird in gewisser Weise ein Homunculus erzeugt: ein neues Selbst. Wir werden neu erschaffen im Liebesakt, wir erschaffen uns gegenseitig neu. Ein positiver Aspekt dieser neuerlichen Erstehung könnte für eine Frau, die ihre Periode ablehnt, die Erfahrung sein, daß in dieser Zeit ihre Sinne und ihre erotische Sensibilität eine andere, aber gleichwohl gültige Aussage machen. Geistig würde daraus dann ein gütiger Animus entstehen. Möglicherweise ist dies auch der Kern des Osiris-Mythos, der von Zerstückelung und Wiederkehr handelt, sowie vieler anderer, ähnlicher Mythen. Sie wären somit Wegweiser und Symbole dieser magischen Erneuerung, und vielleicht sind die Mythen ja auch aus den Träumen und Visionen nach dem Liebesakt hervorgegangen. Die Tantriker jedenfalls erklären, daß die Kraft der Imagination aus dem Beischlaf während der »verbotenen Zeit«, der Periode entstünde.

Etwas von dieser Vorstellung klingt bei dem Frauenliebhaber Goethe an; dem homosexuellen Maugham jedoch ist dieser Gedanke schrecklich. C. D. Daly behauptet, männliche Homosexualität wurzele oftmals in der Furcht vor der Macht der Mutter und ihren Wandlungen während der Periode, wenn das Kind die sogenannte weibliche Passivität übernimmt und behält. Faust wird schließlich durch einen himmlischen Regen aus blutroten Rosenblättern vor der Verdammnis bewahrt; den spöttisch-hämischen Mephisto (der die himmlischen Chorknaben bewundert) verbrennen sie wie Feuer, doch der geläuterten Faustschen Seele gestatten sie, zum Himmel aufzufahren. Bei Apulejus, der die Legende von Amor und Psyche erzählt, die wir oben erwähnten, erscheint der Held in Gestalt eines goldenen Esels, bis er die Vision von der aus den Wellen emporsteigenden Isis, der Göttin der Wandlungen, hat. Isis befiehlt dem Esel, von dem Blumengebinde der roten Rosen zu fressen, das ein Priester während der Prozession zur Feier ihrer

Mysterien getragen hat. Er gehorcht und erhebt sich »göttlicher als zuvor«.

Für unseren Filmprofessor gibt es nur den »Trost«, ausgesaugt und verbrannt zu werden. Das Blut fließt trotzdem weiter, weil es nun einmal fließen muß, und ständig werden mit Polizeiwagen bluttriefende Leichen fortgeschafft. Diesen jungen Männern wird ihr Blut wie ihre Jugend von der mysteriösen Mondmotte ausgesaugt. Sie sind der endgültigen Kastration und Detumeszenz unterzogen worden und liegen nun bei Vollmond erschöpft und blutleer herum, bedeckt mit dem Blut, das die Frau nicht braucht. Jener Mann aber, der den Ursprung dieser Plage im Sinne der Psychiatrie des 19. Jahrhunderts erkannt hat, wird nicht verstanden. Wie der Mann, der seine Mutter nackt sieht, ist er ein Verrückter, ein Mondsüchtiger, und kann nichts weiter sagen als »Moth(er) . . . Moth(er) . . .« Es ist die einzige Silbe, die aus seiner geschwollenen Kehle dringt. Er wird so lange leiden, bis er auf einen Arzt trifft, der seine Botschaft versteht, und der, wie Faust, zu den Müttern hinabgestiegen ist. Hysterie bezeichnete man früher auch als »Mutter«. Groddeck war der Überzeugung, daß er seine späteren Erkenntnisse als Arzt einem frühen Kindheitserlebnis, einem gemeinsamen Bad mit seiner menstruierenden Mutter, verdankte. Er sah »das Schwarz, das Weiß und das Rot«; die Schamhaare, die weiße Haut und das rote Menstrualblut, und fürchtete sich nicht davor. Dies erinnert an die bei Stephens beschriebenen aggressionsfreien Gesellschaften, die auch kein Tabu der Menstruation kennen.

In der Story des Films verwandelt sich die Frau in ein merkwürdig flatterndes Geschöpf aus Blut, das fliegen und aus der Dunkelheit hervorschießen kann, ähnlich dem blutigen Muttermund, wenn der Zeitpunkt gekommen ist, wo die Menstrualperiode mit einem mottenartigen Flattern in der Vagina und voll sexueller Empfindsamkeit in der »Stunde des Mondes« einsetzt. Bei Freud taucht einmal eine »unheimliche Motte« auf, die einem seiner Patienten wie das Öffnen und Schließen von Frauenbeinen erschien. So etwas überfordert das männliche Wesen, denn der Mann versucht, diese Dinge selbst zu bestimmen, besonders wenn er mit Kindheitserinnerungen in Konflikt gerät, in denen seine Mutter, unter der Ignoranz und dem ihr von den Vätern vermittelten Schuldgefühl leidend, eine ähnliche Herausforderung für ihn dargestellt hat.

War der alte Mond-Professor Mallinger unter seiner Maske kontrollierten Terrors – die von Flemyng dargestellte beherrschte Haltung sollte wahrscheinlich der Filmfigur eine Aura wissenschaftlicher Redlichkeit verleihen – der innere »Auslöser«, der der

Inspektorentochter in einem Keller des Terrors Blut entzogen hat, als die Zeit ihrer Menses gekommen war, wie der andere, innere »Gatte«, der durch den Stich einer spitzen Nadel ihre Blutung verursachte? War es ein Alptraum der Menarche, der irgendwann einmal von einer Tochter anderen Familienmitgliedern mitgeteilt und von jenen weitererzählt wurde, bis er Jahre später, als mystische Phantasie oder Alptraum von Männern aufgegriffen und in Form von Horrorfilmen, die diese ihre innersten Ängste ausdrükken, neu in Bilder umgesetzt wurde? Es mag ihre Angst mildern, wenn sie sich selbst diese Phantasiebilder vorführen, und andere Menschen dazu bringen, sie zu akzeptieren, indem sie Geld bezahlen, um sie im Kino sehen zu können. Solche Filme mobilisieren beim Kinopublikum die Kräfte des Unbewußten, jene, die gerade symbolisch durch die Polizeiaktion unter Aufsicht des Inspektors gebändigt werden, indem er unter Einsatz seines Verstandes seinen Sündenbock auserwählt und vernichtet. Danach fühlen sich alle gleich besser – bis die Mond-Motte des Blutes genau einen Monat später und am gleichen Ort wieder zuschlägt.

Diese versteckte Aussage über die Menstruation taucht hin und wieder auf der Filmleinwand auf. Sie ist wie der spiegelnde Schild des Perseus, in dem die Gorgo aus sicherer Distanz betrachtet und dadurch gebannt werden kann. Gebannt vor allem deswegen, weil die Filme dieses Genres (des Horrorfilms) gewöhnlich schlecht und klischeehaft sind, und weil ihr Grundmotiv vom Bewußtsein nicht erkannt wird. Einige der großen Filmemacher jedoch haben die rein kommerziell orientierte und stereotype Machart der meisten Horrorfilme transzendiert. Roman Polanski zeigte mit seinem *Tanz der Vampire* einen komischen, homosexuellen »Vampir-Zirkus«, in dem er eine ganze Generation verderbter und degenerierter Vampirmenschen vorführte. Dies alles war so schlüssig, komisch und gut konstruiert, daß der Film keine Lücken für unaussprechliche Geheimnisse offen ließ. Sein nächster Film war *Rosemary's Baby*. Hier schwängert der Teufel eine amerikanische Hausfrau mit dem Anti-Christ. Es ist einer der wenigen Filme, in dem sich die weibliche Hauptfigur ihrer Periode ganz explizit bewußt ist. Mia Farrow in der Rolle der Rosemary malt Kreise in den Kalender, um ihren Mann auf ihre »fruchtbaren« Tage hinzuweisen. Der hat sich jedoch inzwischen einem Zirkel von Teufelsanbetern angeschlossen, und statt seiner kommt zur »vorgemerkten Zeit« ein schuppiger Teufel mit Katzenaugen zu ihr. Das Ergebnis ist ein Kind des Teufels, das als ein Erlöser der Welt gilt. Polanski drehte auch den Film *Ekel,* in dem der Verstand eines einsamen Mädchens sich in Blut und Zerstückelung auflöst. Danach gab es

Roger Vadims *Blut und Rosen* und *Et Mourir de Plaisir* (1960), ebenfalls ein Vampirfilm, in dem das weiße Kleid einer Direktorengattin sich unverhofft blutrot verfärbt.

Offensichtlich werden diese Kräfte und Vorgänge von den Filmemachern jedoch weitgehend unbewußt übermittelt, auch wenn vielleicht die großen, aus dem Altertum überlieferten Sinnbilder ihnen als gedankliche Vehikel dienten. Als Beispiel sei nur der Film *Die Gorgo* (Hammerproduktion, 1964) genannt. Hier verwandelt sich die bezaubernde Barbara Shelley allmonatlich in die Gestalt einer älteren Frau, die eine Schlangenkrone trägt, und die jeden, der sie ansieht, in eine Steinsäule verwandelt. Zuerst nimmt das Opfer etwas eigenartig Beängstigendes in der Atmosphäre wahr, z. B. während eines Spaziergangs in seinem Garten: man stelle sich vor, die betreffende Person geht zu einem kleinen Wasserbecken und schaut auf die glatte Oberfläche des Wassers, in der sich der Vollmond spiegelt. Plötzlich fällt ein Schatten auf das Spiegelbild, das Opfer dreht sich herum, um zu sehen, woher der Schatten kommt, erhascht gerade noch einen flüchtigen Blick auf das Gorgonenhaupt und sinkt versteinert zu Boden. Daß die auf diese Weise Verstorbenen nicht ohne Aufsehen zu erregen beerdigt werden können, versteht sich von selbst. Der berühmte Professor, von Christopher Lee diesmal auf der richtigen Seite des Gesetzes stehend und nicht als Bösewicht gespielt, erfährt von dieser Epidemie des »Versteinertwerdens«, die sich in der abgelegenen Ortschaft Vandorf ausgebreitet hat: Er erkennt sofort Wesen und Ursache dieser Heimsuchung. Barbara Shelley, wie eine alte Frau mit dem Kopf voller Lockenwickel (der Schlangenperücke), erinnert, wenn sie in dem Spukschloß auf einem mit einem roten Kissen ausgestatteten Thron sitzt, an C. G. Jungs Kindheitstraum. Der Held schlägt dem Ungeheuer mit einem Hieb den Kopf ab, danach bleibt nur der blutende Leichnam des schönen Mädchens zurück. Die Heimsuchung ist damit gebannt.

Freud schrieb 1922 einen kurzen Artikel über das »Haupt der Medusa«. Darin heißt es, das Moment des Versteinerns beim Anblick des Medusenhauptes lasse sich als Erektion des durch die weiblichen Genitalien sexuell erregten Penis interpretieren, der aber kalt wie Stein sei, weil der Betrachter den Anblick des weiblichen, nach Freud einem kastrierten Penis überaus ähnelnden Genitals, fürchte. Obwohl Freud dies nicht sagt, muß die Auswirkung auf die Psyche noch größer sein, wenn diese offensichtliche Wunde wie am Ende des Films auch noch blutet.

C. D. Daly geht in seinen zahlreichen Schriften noch einige Schritte weiter. Er schreibt, die Kastrationsangst werde besonders durch die menstruierende Vagina verursacht, die wie eine Wunde oder ein Mund voller Zähne, der einen Penis abgebissen hat *(Vagina dentata)*, blutet. Vor allem aber werde die Erinnerung und Erfahrung mit der menstruierenden Mutter wachgerufen, woraus diese Mischung aus sexueller Erregung und tiefer Furcht entstanden sei. Daly schreibt, Freud habe zu Unrecht angenommen, der Vater sei die Quelle der Kastrationsangst; vielmehr sei die Menstruation der Mutter der Kern des Ödipuskomplexes. In ihm spiegele sich die große Macht der Mutter in dieser Zeit, die mit allen Mitteln, bis hin zum Menstruations- und Inzesttabu, von der patriarchalischen Zivilisation unter Kontrolle gebracht werden soll.

Das Haupt der Gorgo Medusa war für die Griechen und Römer ein sehr bedeutsames Emblem. Offenbar leitet sich das Wort »Gorgone« direkt von dem Ausdruck: »Der Mond in seinem schrecklichen Anblick« ab. »Medusa« bedeutet dagegen »Gebieterin«. Erich Neumann schreibt: »Die Macht der Großen Mutter ist für das Bewußtsein viel zu überwältigend, um sie direkt anzugehen.« Nach Slater beschreibt dies den mythenbildenden Prozeß, und das erschreckende und doch auch faszinierende Haupt der Medusa repräsentierte die Genitalien der Mutter. In der Mythologie entsteht aus dem bei der Enthauptung vergossenen Blut der Gorgo das geflügelte Pferd Pegasus, das Symbol der dichterischen Inspiration. Es kann das Sinnbild des von der mysteriösen Faszination befreiten Helden sein, gleich dem goldenen Esel bei Apulejus, der durch die Gnade der göttlichen Rosen seine Menschlichkeit wiedererlangt. Perseus benutzte das eroberte Medusenhaupt, um seine Feinde zu versteinern, und schließlich nahm es seinen Platz ein als Mittelrelief oder *omphalos* auf dem Schild der weisen Athene. Unserer Ansicht nach symbolisiert es hier die »innere« Vagina bzw. die Zervix. Es war als Gorgoneion bekannt und wurde zum Schutzamulett: »Nicht immer hatte es ein schreckliches Gesicht, sondern manchmal war es im Tode schön.« Im Museum von Bath gibt es ein großes Gorgoneion, das wie eine strahlende, bärtige Sonne aussieht, voller Leben und Stärke. Wir haben weiter oben die durch den Mond verursachte Sonnenfinsternis erwähnt: Rauchglas beispielsweise enthüllt den Strahlenkranz der Sonne, der sich wie Schlangenlocken um sie windet. Dieses Gorgoneion gehörte zu den Resten der römischen Tempel der Minerva in Bath, jener römischen Göttin, die der griechischen Athene entsprach. In Athen war diese Göttin Zentrum des Menstrualkultes der Frauen. Dem Kultbrauch entsprechend wurde »ihre Wäsche gewaschen«, d. h. ihre Monatsbinden. Baylay erzählt die alte Geschichte von der Mondprinzessin, die Freude schenkt oder durch ihren Blick, der wie Eis ist, erstarren macht. Campbell schreibt, die Gorgo repräsentiere Mutter Natur, und je mehr sie unterdrückt werde, desto erschreckender werde ihr Gorgoneion.

Ein merkwürdiger Zufall will es, daß die Gorgone, die im Film Megäre heißt, von der Schauspielerin Barbara Shelley gespielt wird. Der Dichter Shelley schrieb ein durch starke Assoziationen an die Menstruation geprägtes Gedicht über das Haupt der Gorgo:

> »Yet it is less the horror than the grace,
> Which turns the gazer's spirit into stone . . .
> A woman's countenance, with serpent-locks,
> Gazing in death on Heaven from those wet rocks.«

> »Doch ist's nicht Schrecken, sondern Gnade,
> Die des Beschauers Geist zu Stein erstarren läßt . . .
> Das Antlitz einer Frau, mit Schlangenlocken,
> Blickt himmelwärts im Tod von diesen Felsenbrocken.«*

Interessanterweise ist der Name Megäre gar kein Gorgonenname, sondern der Name einer der Furien oder Erinnyen, die nach Hesiod aus der Erde, von Blutstropfen des kastrierten Uranos befruchtet, geboren wurden. Sie treten als Rächerinnen insbesondere des Muttermordes und anderer Verbrechen gegen die Blutsbande auf. In der gleichen Weise, in der sich Perseus die Macht der Gorgo aneignet, werden in Aischylos' Tragödie *Die Eumeniden* die Furien oder Erinnyen durch Athene gezwungen, ihre rächende Funktion aufzugeben und sich in örtliche Göttinnen und gütige Eumeniden zu verwandeln.

Ähnliches geschieht in unserem Film, wo unter Anleitung des weisen Professors (Christopher Lee) das Gorgonenhaupt (Barbara Shelley) abgeschlagen wird; er will dadurch seine besten Studenten vor der Gefahr des Versteinerns durch die mysteriöse monatliche »Besessenheit« der Frau schützen. Ähnlich lehrt der alte Philosoph Apollonius bei Keats seinen Schüler Lycius den Haß gegen die liebende Schlangen-Frau Lamia (die »Verschlingerin«, Anm. d. Ü.). Lycius, durch den Konflikt zerstört, möglicherweise aber auch durch Lamias »Todeshauch«, stirbt an seinem Hochzeitsfest. Was bedeuten die Schlangen auf dem Gorgonenhaupt? A. P. H. Scott[4] weist darauf hin, daß während einer Sonnenfinsternis (in der

---

* Freie Versübertragung von Eva Bornemann (Anm. d. Ü.)

nach Plinius die Menstruation der Frauen als besonders gefährlich galt) der Schatten des Mondes aufgrund der Brechung durch die Erdatmosphäre wie sich windende Schlangen erscheint. Der solare Strahlenkranz (Korona) kann während einer Sonnenfinsternis durch ein geschwärztes Glas beobachtet werden, wobei man den Eindruck hat, daß er sich gleich einer Schlangenkrone um den Mondschatten herumwindet. Wir wissen jedoch auch, daß bestimmte Kulturen die Menstruation als ein durch den Biß des Schlangengottes ausgelöstes Mond-Ereignis betrachteten. Der Mond streift sein Selbst ab und erneuert sich, so wie die Schlange ihre Haut abstreift oder die sexuell sensible, wellenförmige Gebärmutterwand sich nach einem Wellenkamm im Menstrualzyklus regeneriert: Die Frau erneuert durch den Blutfluß ihr sexuelles Selbst, so wie die Schlange ihre Haut abstreift. Die wogenden Wasser der Meere im Auf und Ab der Gezeiten ähneln schwimmenden Schlangen; einen intensiven vaginalen Orgasmus erlebt der Mann durch seinen Penis wie ein Meer voll solcher sich windender Schlangen, ein Meer, das natürlich den Gezeiten der Monatsperiode unterworfen ist. Wenn die Menstruation außerdem die mit dem Geburterlebnis verbundenen Erinnerungen und Phantasien mit großer Eindringlichkeit und verstärkten Symbolen weckt, dann windet sich in diesen Visionen die Nabelschnur wie eine Schlange, und die Zervix wogt in Erwartung der ersten Wehen über dem Kopf des Babys, das geboren werden soll. Ein Baby lebt in der Fruchtblase des Mutterbauches in einer kontinuierlich wellenförmigen Bewegung, bis es schließlich in eine ungewohnte »Bewegungslosigkeit« und ein ungewohntes Licht hineingeboren wird. Es wird von der sich in wellenförmigen Bewegungen zusammenziehenden Zervix sozusagen gekrönt, ähnlich auch von den sich schlangengleich bewegenden Teilen des Beckenbodens. Diese Vorstellung des »Gekröntwerdens« findet sich bei bestimmten afrikanischen Stämmen in dem Ritus wieder, in dem sie ihren heranwachsenden Mitgliedern für die Wiedergeburt durch Beschneidung hohe Kragen aus Pferdehaar umlegen, so daß sie wie ein Baby unmittelbar nach der »Krönung« aussehen. Die Furcht vor den schlangenartigen weiblichen Genitalien kann zu dem von Freud als Verdrängungsschub bezeichneten Phänomen führen. Damit ist ein Umstand gemeint, der vom faktischen Ursprung der Furcht ablenkt und statt dessen dem Kopf eine gefährlich giftige Schlangenkrone überstülpt, um von den weiblichen Genitalien abzulenken. Alles in allem ist die Gorgo eine mächtige Hüterin der zutiefst weiblichen Erfahrung – sie versteinert »die Männer, die zuviel erkennen«. Partridge schreibt, das

Wort »wife« (Frau) leite sich aus dem Wort »wave« (Welle) ab.

Aus dem trauten Heim der Familie wird *A Haunted House of Horror* (1969), wenn darin eine ruhelose und gereizte Frau wohnt, deren weise »Wunde« nicht beachtet wird, die sich selbst und ihr Verhalten gegenüber anderen im Laufe ihres Zyklus verändert und wie ein großes Schiff in ihrem Kielwasser den Wandel nach sich zieht. Sollten wir den Horrorfilmen als unseren sozusagen öffentlichen Träumen nicht die gleiche Aufmerksamkeit widmen wie unseren privaten? Zugegeben, vieles in ihrem Inhalt mutet sadistisch an, und es wäre möglich, daß sich darin unsere gesellschaftlichen Verhältnisse, die sadistisch und aggressiv sind, widerspiegeln. Nach Stephens ist die Aggression mit der Tabuierung der Menstruation verknüpft, und C. D. Daly schreibt, jegliche Form von Sadismus wurzele im Menstruationstrauma. Wenn unsere Gesellschaft tatsächlich nicht aus sich selbst heraus aggressiv und sadistisch ist, dann doch zumindest teilweise aufgrund dieser durch männliche Dominanz entstandenen Verdrängungen. Wenn, wie Daly vermutet, der Sadismus, der Wunsch also nach Blutvergießen oder nach lustvollem und willentlichem Zufügen von Schmerzen, im Menstruationstrauma und -tabu wurzelt, dann deshalb, weil die weibliche Rolle und die weiblichen Eigenschaften mißverstanden und vernachlässigt werden.

In Träumen wird die Frau manchmal durch das Haus symbolisiert, das sie liebt und einrichtet, und in dem sie ihre Wandlungen z. B. im Kochen oder Schmücken zum Ausdruck bringt. Das Haus ist der Körper der Frau. In dem Film – oder Traum – *The Haunted House of Horror* werden in einem bestimmten Haus immer wieder verstümmelte Leichen aufgefunden. Der Täter ist unbekannt, doch eine Gruppe Jugendlicher geht auf der Suche nach Abenteuer und Nervenkitzel wiederholt in dieses Haus hinein; fasziniert und zugleich verängstigt, versuchen sie den geheimnisvollen Täter durch Spott aus der Reserve zu locken und ihn so zu einem weiteren blutigen Mord zu provozieren. Ein neuer Mord würde ihre halb-unschuldige Suche nach Abenteuer befriedigen.

Auf dem Höhepunkt der Spannung wird der Täter entlarvt: es ist ein junger Mann, der als Kind in dem Keller dieses Hauses eingesperrt wurde, und dessen einziger Trost das kalte Licht des Mondes war. Diese Kindheitserfahrung bewirkte bei ihm den Zwang, bei Mondlicht Blut zu vergießen. Er tut es wieder, gerade als die Polizei am Ort des Geschehens eintrifft. In einem letzten, ekelhaften Mord sticht er in die Genitalien eines der Jugendlichen, so daß an der Stelle des Penis eine blutende, kastrierte Wunde klafft. Als sein Opfer fällt, blutet es auch aus dem Mund. Der

Mörder zerhackt dessen Glieder, schneidet sie in Stücke, als sei es ein sterbender Gott, der nach seiner Lebensblüte zerstückelt und in den Feldern begraben wird, um ihre Fruchtbarkeit wiederherzustellen.

Der Film endet damit, daß der jugendliche Mörder durch den dunklen Garten des Spukhauses rennt, bekleidet mit einem wehenden Hemd, das an eine abgestreifte Haut oder eine blutgetränkte Kapuze erinnert; der Vollmond scheint über ihm, und die Kamera schwenkt auf die silberne Sichel in seiner Hand, das lange und blutige Messer.

Lassen wir das blutige Messer in Gedanken zusammenschrumpfen und ergänzen wir es durch die komplementäre zunehmende Sichel; setzen wir dann die scharfen Messer wie weiße Reißzähne in den blutverschmierten Mund von Dracula, dem Prinzen der Finsternis, dann steht das große, überragende Symbol des Horrorfilms, der Animus der Menstruation vor uns; es ist zugleich der populärste aller Leinwandmythen.

Welch ein Schaudern erfaßt uns, wenn Dracula heimlich den Deckel seines Sarges öffnet, die sichelförmigen Zähne entblößt und sich erhebt, um in der Nacht junge Frauen zu jagen und zu beißen, so daß ihr Blut wie in ohnmächtiger Befriedigung fließt. Mit welchem Mut stellt sich der weise Dr. van Helsing dem zischenden Monster entgegen, in der Hand ein strahlend helles Christuskreuz, das dem Vampir sein Zeichen einbrennt. Welche Überheblichkeit legt der berühmteste aller Vampire, Christopher Lee, an den Tag, wenn er, an seinem Halbmondprofil zu erkennen, die dunklen Nachtstufen hinauf- und hinabgleitet, eingehüllt in seinen dunklen, blutrot gefütterten Umhang. Wie schauerlich eindrucksvoll, wenn er die Zähne fletscht, diesen Mund voller bluttriefender Mondhauer, wenn er in orgasmischen Zuckungen stirbt und der spitze Pfahl blutig in ihn eindringt und in seinem Herzen stecken bleibt wie ein großer erigierter Phallus, gleich dem blutigen Speer der Gralslegende. Wie ergreifend schön zerbröckelt er unter dem direkten Licht der Sonnenstrahlen zu staubigem Rot und Purpur, wie es mit Träumen geschieht; wie faszinierend, wenn sein Gesichtsausdruck im Moment des Todes wie ein Löwengesicht mit einer Staubmähne, zornig funkelnden Auges in sich zusammenfällt, bis schließlich nur die Asche und die (unbeschädigten) Zähne übrigbleiben, die von seinen Jüngern eingesammelt werden, damit seine Auferstehung durch die Beimischung frischen Blutes von neuem (im nächsten Film) gelinge. Wie kurzlebig ist doch van Helsings geistiger Triumph, als der Wind die Asche hinwegbläst, oder der schnellfließende Fluß des Lebens den

Vampir im Eis versinken läßt, denn bereits beim nächsten Vollmond werden Dracula und seine drei Gefährtinnen auferstehen und von neuem junge Frauen erschrecken!

Die Legende von Dracula wurde Ende des 19. Jahrhunderts von dem rotbärtigen Rechtsanwalt Bram Stoker verfaßt, dem späteren Manager des großen Schauspielers Henry Irving. Stoker war mit der schönen, von Oscar Wilde bewunderten Florence Balcombe verheiratet, die aber auch nach Aussagen von Experten frigide wie eine Statue gewesen sein muß. Es ist anzunehmen, daß eine Frau mit unbefriedigendem Sexualleben sehr große Menstruationsbeschwerden hat. War sie es, die Stoker unbewußt und instinktiv auf jene Spur lenkte, aus der sich dann ein Mythos von so gewaltiger Macht entwickelte; war es die Wildheit einer frustrierten, blutenden Frau, die vor Energie und verdrängter Sexualität fast auseinanderbricht? Es wäre denkbar. Das Symbol Dracula besänftigt einerseits die Furcht des Mannes vor der ihm unbekannten Seite der Frau, ihrem dunklen, monatlichen »Ort des Geschehens« (in den Draculafilmen werden immer sehr schöne Bilder vom Mond gezeigt), und andererseits auch die eigene, natürliche Faszination der Frau durch die Seite ihres Selbst, die ihr von Männern verwehrt wird. Sie spürt, daß dieser Teil ihres Selbst dem Mann und seiner Macht mehr als ebenbürtig wäre, wenn sie ihn zeigen dürfte. Dracula wird in den Filmen fast als Held dargestellt, der zwar immer wieder durch männlich-christliche und wissenschaftliche Tugenden besiegt wird. Er ist zwar häßlich und bedrohlich, bleibt aber immer ein Aristokrat, der auf eine lange Reihe mächtiger Vorfahren zurückschauen kann: auf den Teufel, den geheimen Blutritus-Initiator, den »anderen« Mann. Wie witzig zugleich sein Titel »Graf«; George Devereux bemerkt, daß in Italien menstruierende Frauen als aufwärtsstrebend gelten: aus einer Bäuerin wird während der Menses eine Dame, aus einer Adligen die Madonna und aus der Madonna wahrscheinlich eine Göttin.

Der erste Draculafilm der Hammerproduktion (1958) brachte ein neues Element in die Vampirgeschichte ein. In den früheren Filmen spielte Bela Lugosi den Grafen, einmal auch Lon Chaney jr. Die erste »Neuerung« war der Ausdruck von selbstbewußter Sexualität in Christopher Lees Darstellung. Er ist von jener düsteren, männlichen Anmut, die das Weibliche nicht ausschließt. Dies kommt ihm besonders bei Rollen zugute, die auf satanische Weise klar umrissene, akzeptierte Werte angreifen und herausfordern. Dadurch gelang es ihm auch, bestimmte weibliche Aspekte der Erotik zu verkörpern. Bela Lugosi war wirklich ein großartiger Schauspieler, und die Intensität seiner Darstellung faszinierend, doch sein Gesicht glich einer starren Maske aus Zorn und Boshaftigkeit, wenn er nicht gerade aristokratisch, also ausdruckslos, blickte. Bei Christopher Lee vermittelt allein schon sein gewöhnlicher Gesichtsausdruck das Gefühl, daß dieser Mann etwas weiß, was wir nicht wissen: Es ist gelassen, wie das eines Gurus. Verhält er sich bestialisch, so ist das gleichzeitig aufregend und erschreckend, nicht wie bei einem »normalen« Wutanfall, sondern eher, als versprühe er animalische Elektrizität.

Solche Energie überträgt er auf seine Gefährtinnen. Bevor sie von ihm gebissen werden, sind sie bleiche, schwache, hypochondrische Geschöpfe in steifen, einengenden, korsettierten Gewändern; ihre Stimmen sind dünn und affektiert, und drücken tiefe Frustration aus. Nachdem sie ihr Blut für den Vampir vergossen haben – es wird immer aus dem Hals (wir können Gebärmutterhals oder Zervix assoziieren) gesaugt – und ihr erster Tod sie in ihr neues Leben als Vampirin führt, zu welchen Geschöpfen wandeln sie sich doch! Die korsettierten Kleider werden durch praktische, weiße, nicht einengende Gewänder ersetzt, die manchmal ein bißchen blutbefleckt sind, wobei das Rot auf dem Weiß gut zur Geltung kommt. Sie haben schwarze Haare, und unter den tief ausgeschnittenen Kleidern wird der rosige Schimmer ihrer üppigen Brüste sichtbar. Ihre Augen glänzen, ihre Haltung und ihr Gang sind flink und kraftvoll. Aus jedem ihrer Blicke spricht Energie, und ihr Lächeln, eindrucksvoll mit strahlend-schönen Eckzähnen, die wie die kleiner Panther blitzen, ist ansteckend und frei wie in Keats' *La Belle Dame Sans Merci*. Es scheint am Ende doch einiges dafür zu sprechen, zum Vampir zu werden! Dracula hat die toleranten sechziger Jahre mit seinem Chor glücklich-blutender Frauen und mit zahlreichen Verweisen auf die Bedeutung der Menstruation eröffnet. Der alte Mondprofessor hatte sich durchgesetzt, er war verjüngt wiedererstanden.

Jeder Biß durch eine Vampirfrau bedeutete, an den oben geschilderten Freuden teilzuhaben, obgleich die Gebissenen zuerst, in lustvoller Erwartung ihrer Wiedergeburt, ein bißchen müde werden, sich ins Bett zurückziehen und ihre Haare über die Halsnarben fallen lassen. Das einzige, was der Wiedergeburt in neuer Energie entgegensteht, ist der hagere Professor van Helsing, der oft von Peter Cushing mit intellektuellem Touch gespielt wurde, und der die gezügelten und quasi geschlechtslosen Tugenden eines Salons oder Labors personifizierte.

Charakteristisch für diese Filme sind ihre jeweiligen Höhepunkte, wenn van Helsing mit einem Kruzifix winkend auftritt, vor dessen Anblick die Vampire, erschrocken und aus der Fassung gebracht, giftig zischelnd zurückweichen. Wenn das Sprichwort stimmt, daß die Götter der alten Religion die Teufel der neuen sind, dann wird verständlich, warum die Vampire als die modernen Repräsentanten der heidnischen Menstruationsgöttinnen vor dem christlichen Symbol (in einer Gesellschaft, die dem Namen nach immer noch christlich ist) zurückschrecken. Tatsächlich hat das Blut Jesu das Blut der menstruierenden Frau um seine Bedeutung und Wirkung gebracht, insbesondere, da das Christentum grundsätzlich nur an den Werten des Eisprungs, also der Gebärfähigkeit, interessiert ist, und die Frauen nicht als Repräsentantinnen der Gottheit, sondern als Gebärmaschinen betrachtet, die noch mehr Gottessöhne auf die Welt zu bringen haben. Dracula erscheint wie die Verkörperung eines älteren Bruders von Jesus, von dem es heißt, er sei der gefallene Luzifer. Er steht am entgegengesetzten Pol des Menstrualzyklus, da er die Menschen in ein neues Leben nach dem Tod geleitet, und nicht neue Menschen aus dem Leben vor der Geburt in die Welt entläßt. Wir wissen, daß das Christentum darauf bedacht ist, sexuelle Energien zu verdrängen, insbesondere aber ihre erfahrensten Trägerinnen, die Frauen, zu unterdrücken und statt dessen die männliche Distanz zu allem betont. Es ist bemerkenswert, daß der Christuskopf auf fast allen Kruzifixen nach rechts geneigt ist, wie bei einem neugeborenen Kind. Ärzte bereiten sich immer darauf vor, die Entbindung von der rechten Bettseite her vorzunehmen.

Draculas »unbefangenere« Haltung zu Selbstverwirklichung und zu Kindern des Geistes, die aus der Zeit des Blutflusses hervorgehen, erscheint als der Schatten des Kreuzes, der sein Licht zerteilt. Auch für die menstruierende Frau gibt es diesen Kreuzweg: wird ihre Sexualität während der Periode befriedigt, so eröffnen sich ihr neue Energien; auf der anderen Seite schreitet sie unaufhaltsam in ihrem Zyklus fort, und ihre Instinkte ändern sich mit dem vierzehn Tage später erfolgenden Eisprung. Diese Instinkte werden sie – wenn sie Geschlechtsverkehr hat – mit ziemlicher Sicherheit neuneinhalb Monate an eine Schwangerschaft, und auf unbegrenzte Zeit an das Kind, das geboren wird, binden. Es verwundert nicht, daß Dracula laut schreit, wenn er noch einmal die Freiheit auskosten will, bevor er als hilfloses Menschenkind wiedergeboren wird. Es ist dieses Kreuz, vor dem seine weiblichen Jünger verzagen.

Das große Verdienst der Hammer-Produktion bestand darin, Dracula nur in den Augen seiner Gegenspieler als böse erscheinen zu lassen. Wir als Zuschauer sehen, mit welcher Vitalität er über seinen periodischen Tod hinweg lebt, und mit welcher Freude seine weiblichen Begleiterinnen ihr »Leben« genießen im Vergleich zu den seichten Vergnügungen, die ihnen die herkömmlichen Normen und Wertvorstellungen vorgeschrieben haben. In späteren Filmen erscheint Dracula als der Widersacher Jesu. Er besitzt Macht über alle Tiere und die Macht, kraft seines Willens wiederaufzuerstehen. Er ist der Zauber, er ist die in männlicher Verkleidung vorgeführte Magie der Frauen, aber man erklärte ihn wie den Gott der Hexen zum Geächteten und damit zum Bösen, dem er in seiner Gestalt eine weitere Manifestation hinzufügt. Kann jemand daran zweifeln, wenn man sieht, wie er seine »Blutstränen« vergießt? Der Knoblauch, der ihn vertreibt, war nach Avicenna »der Förderer der Menses«, und beschleunigte ihr Einsetzen.

Wir haben den Sadismus erwähnt, und die Literatur über den sogenannten vampirischen Sadisten, der Blut im realen und nicht im Filmleben schätzt, ist sehr umfangreich. In einer von Bergh verfaßten Studie zu diesem Thema heißt es, die Symbolik des Blutes sei ein höchst wichtiger Faktor, der von Fall zu Fall unterschiedliche Funktionen habe, doch er schreibt nichts über den Inhalt und die Bedeutung dieser Symbolik; er konstatiert lediglich, daß das Blut, welches seinen Patienten so große Lust bereitete, ein »unerreichbares Objekt« oder eine »verbotene Frucht« sei, die sich »im Verlauf der Therapie als ›unerreichbare‹ und ›verbotene‹ ödipale Wünsche gegenüber der Mutter herausstellen«. Sollte man nicht besser sagen, gegenüber der »Mutterwelt«, also gegenüber einer Welt, in der die Frauen ihre vollen Rechte und Fähigkeiten entfalten können? Wie wir schon oben betont haben, deutet C. D. Daly die im Menstruationszyklus auftretenden Ereignisse sofort als Quelle dieses Sadismus bei einem vampirischen Patienten: er zitiert Beispiele, wonach sich Sadisten in der Analyse an den Wunsch erinnerten, an den blutenden Genitalien ihrer Mutter zu lecken. Layard schreibt im Verlauf einer Untersuchung über die bedeutende keltische Erzählung aus dem Mabinogion, daß »das Hexenblut ein weibliches Symbol tiefster Weisheit und der Erkenntnis der Gegensätze ist«. Es ist nichts anderes als die Flucht vor dieser Blut-Weisheit des Weiblichen, die sich in den sadistischen Phantasien der männlichen Psyche, sowohl in Wirklichkeit als auch in Filmen, zu erkennen gibt[5].

Vor kurzem spielte Christopher Lee einen ketzerischen Geistlichen, der mit Hilfe eines grausamen Geburtszaubers eine Offenbarung des Dämons Astaroth in die Welt setzen will (*To the Devil a Daughter*, Hammer-Terra 1976). Es ist bezeichnend, daß Astaroth hier als männliche Gestalt erscheint, obgleich Astaroth in der

Mythologie für die große syrische Göttin Astarte stand. Lee jedoch schlüpft auch in diesem Film in die Rolle des »anderen Gatten«: es wird ein Ritus gezeigt, in dem er mit der Mutter seines Kindes schläft, das er später opfert, und zugleich als goldgesichtiger Astaroth mit einer jungen Nonne seines ketzerischen Ordens. So erscheint er in dieser Zeremonie sowohl als wirklicher Vater wie auch als göttlicher Liebhaber.

Im weiteren Verlauf des Films verwandelt sich die junge Nonne, indem sie mit dem Blut des vom Filmvater Lee gezeugten Babys getauft wird, in eine Überfrau, eine Verkörperung von Astaroth. Wir sehen eine Szene, in der das Baby blutig geboren wird – offensichtlich, indem es sich seinen Weg durch den Bauch der Mutter kratzt. Die Beine der Gebärenden sind mit einem besonderen weißen Band zusammengebunden, das Lee zuerst küßt. Aufgrund ihres äußerlichen Inhalts ist diese Szene unserer Meinung nach eine der abstoßendsten, die jemals in einem Film gezeigt wurde, doch ihre verborgene Bedeutung ist, daß die Mutter des Kindes sich selbst opfern will, denn durch ihren Tod, so glaubt sie, erwirbt das Kind besondere, magische Kraft. Sie ist ebenso williges Opfer wie eine andere Frau im Film, die ihr Blut in Flaschen abfüllt und immer wieder auf einen Gummiball drückt, um das Blut abzupumpen, bis ihre Hände erschlaffen und sie stirbt. Das Blut wird dazu benutzt, einen magischen Kreis zu ziehen. Layard analysiert diese Rolle des »willigen Opfers« durch Blutvergießen sowohl in bezug auf die Mythologie als auch anhand einer Krankengeschichte am Beispiel des Hasen als einem Mondtier. Hier wurde durch die Traumanalyse ihrer *Mutter* eine junge Frau zur »Überfrau« im Vergleich zu ihrem früheren Selbst. Der springende Punkt ist dabei, daß die Mutter die »willige Opferung« des Mondtieres akzeptiert.

Auf dem Höhepunkt des Filmes, kurz vor der vorgesehenen Bluttaufe, wird die junge Nonne von einem Autor von Erzählungen über schwarze Magie gerettet, doch das Ende läßt offen, ob sie nicht doch, da ein Blutstropfen auf ihre Stirn gefallen war, trotzdem ein verkörperter Geist geworden ist. Der Schriftsteller erschlägt Lee mit einem Stein; er blutet am Kopf und stirbt. Möglicherweise bedeutet dies, daß der ersehnten Wandlung des Mannes, der die schwarze Magie ausübt, nun nichts mehr im Wege steht, doch daß er nicht (wie Lee) versuchen darf, Unschuldige zu opfern oder allegorisch-symbolisch zu menstruieren, indem er seine Kinder tötet. Der erbitterte und leidenschaftliche Schädel ist durch eine kleine Yoni-Wunde gespalten, die wie ein drittes Auge aussieht.

Nach Cecil Williamson und aufgrund des Materials, das er in seinem Museum »The Witches House« in Boscastle, Cornwall, ausgestellt hat, trieben Frauen ihre im Traum oder von Dämonen empfangene Frucht ab und hängten sie auf einen besonderen Baum, um Weissagungen zu erhalten. Von gewissen gnostischen Praktiken wurde behauptet, sie beinhalteten ein ähnliches Ritual. Heute erscheint es bei einzelnen Frauen in Form einer Phantasie von einem Gellee-Baby (vergleichbar mit den deutschen »Gummibärchen«, Anm. d. Ü.). Es gibt natürlich keinen Grund, warum sich dieser Ritus nicht als Akt weiblicher Selbstbestimmung über Empfindungen und Lebensenergien vollzogen haben sollte, obgleich es uns heutzutage Schwierigkeiten bereitet, dieses Verhalten als Form einer religiösen Handlung zu akzeptieren. Solche Bildphantasien stecken jedoch, wie Jung zeigt, in veränderter Form hinter der Symbolik der Masse. Wir können daraus ebenso folgern, daß solche Riten als »Psychodramen« veräußerlicht werden, wenn die innere Bewältigung dieser Bilder nicht möglich scheint. Wie wir gezeigt haben, könnten Fruchtbarkeitsriten in Form des Blutopfers zu einem Zeitpunkt eingesetzt haben, als die Frauen ihren Halt, den sie in der Bedeutung ihrer monatlichen Wandlungen besaßen, verloren hatten, oder als sie ihre Empfindungen mit Hilfe des Ritus den Männern vermitteln wollten, den diese dann möglicherweise übernommen haben, weil sie selbst solche Empfindungen und das magische Blut fühlen wollten. Dieser Vorgang scheint sich in dem Film *To the Devil a Daughter* vollzogen zu haben. Immer wieder taucht ein umgekehrtes Kreuz auf, und es ist höchst ungewöhnlich, ein auf den Kopf gestelltes metallenes Kreuz als Halsschmuck und gar noch bei einer Nonne zu sehen. Das Christuskreuz symbolisiert die *geöffneten Arme,* während das magisch verkehrte Kreuz die *geöffneten Beine* darstellt. Es entspricht dem aus dem Altertum stammenden Bild der Sheela-na-Gig, aus deren geöffneten Beinen und deren Vulva alle Güter der Welt fließen. In dem Film wird die Eroberungsqualität des männlichen Prinzips durch diese Sheela-na-Gig-Haltung illustriert, und sie wird durch die männliche Inkarnation der Astarte in Lees Gestalt, der die Beine weit spreizt, als sei er das umgekehrte Kreuz, übernommen. Diese Haltung findet sich auch bei den *Dilikai*-Figuren aus Neu-Guinea, und, wie wir bereits oben erwähnten, in der Gestalt der mit gespreizten Beinen auf einer Sau reitenden Isis. Es ist ein Symbol der Fruchtbarkeit und der Spenderin der häuslichen, weltlichen Güter. Der Mann übernimmt hier also nicht nur den Namen der Göttin, sondern auch ihre rituelle Haltung.

Erst vor kurzem hat die Gesellschaft United Artists einen Film mit dem Titel *Carrie* produziert, in dem der erschreckende Poltergeist eines Mädchens und ihre telekinetischen Fähigkeiten mit ihrer spät einsetzenden Menarche in Verbindung gebracht werden. Als sie auf einem Schulfest von einem Witzbold mit einem Kübel Schweineblut übergossen wird, werden ungeheure Kräfte in ihr entfesselt, die in der Folge eine ganze Stadt vernichten.

Vor uns liegt gerade ein schönes Foto aus *Famous Monsters of Filmland* vom Dezember 1975. Es entstammt dem Film *The Incredible Professor Zovac*. Hier zeigt sich, was offenbar von Dracula an zum archetypischen Rüstzeug aller Horrorfilme gehört: Das Monster schleppt in seinen Armen die hilflose Heldin fort, um ihr seinen unbekannten Willen aufzuzwingen. Wer erinnert sich nicht an die immer wiederkehrende Szene, in der Dracula, in seinen Umhang gehüllt, sich vornüberbeugt und wie eine Woge aus blutgetränkter Dunkelheit die bewußtlose Frauengestalt aufhebt und sie ohne Anstrengung davonträgt oder besser, mit ihr entschwebt, sein mondweißes Gesicht absichtlich nur im Profil zeigend? Auf dem Bild sieht man einen schwarzgekleideten Mann, der ein großes Stachelhalsband trägt; seine Augen blitzen, und seine Zähne erinnern an Mondsicheln oder Hauer, die, wie Layard erklärt, in Malekula den zu- und abnehmenden Mond symbolisieren und aus diesem Grund zu einem Kult gehören, der an die Unterwelt gerichtet ist. Jung sagt, die Mondsichel symbolisiere Dualität, und Neumann bemerkt: »Das furchtbare Todesmaul oder der fressende Schoß, der zu durchschreiten ist, besteht aus den beiden, überall mit der großen Dunkelgöttin der Nacht verbundenen und mit den Scheren des Grabmonsters identischen Mondsicheln.«

In diesem Film ist das Opfer eine weiße Frau, die sich mit gestrecktem Hals und geschlossenen Augen forttragen läßt, sich weit in die Arme des Monsters zurücklehnend, ihres Schicksals nicht bewußt oder darein ergeben. Immer wieder taucht dieses Motiv in den entsprechenden Filmen und Plakaten auf; häufig handeln sie davon, wie der liebenden Bestie die Beute wieder entrissen wird, sei es, daß sie den »Bösewicht« mit Hunden hetzen, auf dem Scheiterhaufen verbrennen, ihn in zusammenstürzenden Laboratorien oder Schlössern fangen, ihn in Sümpfen niederschießen oder in Schwefel begraben. Aber natürlich kehrt er immer wieder zurück.

An den Anfang dieses Kapitels haben wir ein Motto aus Stan Goochs ausgezeichnetem Buch *Total Man* gestellt. Er zeigt, daß die Hirnstrukturen aus einem wechselseitigen Verhältnis zwischen dem Stammhirn und dem Kleinhirn bestehen, so als stellte sich in ihnen ein Dialog ein zwischen den tradierten Kräften eines Dracula und der modernen Wissenschaft eines van Helsing, der diesen archaischen Mächten zutiefst mißtraut. Diese Beziehung kann ebenso ein dialektisches Verhältnis zwischen Körperbewußtsein und zerebralem Bewußtsein zum Ausdruck bringen, zwischen dem transitorischen bewußten Denken und den im Körper wurzelnden Symbolen des Unbewußten, deren Bedeutung in den genetischen Prozessen und den prägenden Kräften der Menschwerdung gründet. Dies allein ist die zweigesichtige, janusköpfige Energie.

Gooch sieht dieses Verhältnis in der Geschichte exemplifiziert durch die Verdrängung der schamanistischen und wahrscheinlich matristischen Neandertalermenschen durch die geschickt-gerissenen, patriarchalischen Cro-Magnon-Krieger. Es ist nicht absolut sicher, aber es *kann* matristische Gesellschaften gegeben haben; was jedoch unumstößlich feststeht, ist, daß jeder Mensch sein Leben unter der Bestimmung durch die Mutter beginnt. Es drückt sich in der Körpersprache aus, weil die gesprochene Sprache erst viel später erlernt wird, und in ihr spiegeln sich auch die Wandlungen im Menstrualzyklus der Mutter. Es hat sich herausgestellt, daß die scheinbar zufälligen Gesten eines Babys Elemente einer solchen Sprache sind und eine Reaktion auf die Mutter und allgemein auf die Umgebung ausdrücken. Es ist auch bewiesen, daß in den neurologischen Strukturen des Körpers der Prozeß einer Teilung zwischen den intellektuellen Kräften des Kleinhirns (bzw. den Strukturen des Neo-Kortex) und dem älteren, limbischen System des Hirns zu erkennen ist.

Auf dieses sogenannte limbische Hirnareal wirken die modernen Beruhigungsmittel ein, ob sie nun zur Beseitigung prämenstrueller Spannung eingenommen werden oder aus einem anderen Grund. Es ist diese »Region der älteren Kräfte« (das limbische System wird auch als emotionales Gehirn bezeichnet, Anm. d. Ü.), die jeden Monat von jeder Frau während den sogenannten »Regressionen« ihrer Periode aufgesucht wird. Alte und manchmal erschreckende Bilder steigen zusammen mit ihrem körperlichen Wissen, ihren Wunden und Heilkräften, die »aus sich selbst kommen«, aus dieser Region empor. Die Figuren der Volkssagen und Märchen sind dort heimisch, die Zwerge, die sprechenden Tiere, die Magier und Merlins, und es sind ihre Geschichten, die in den übersteigerten, bewegten Bildern des Schreckens »auf der Leinwand des Cerebellums« wiedererzählt werden. Aber diese Kräfte sind im Ursprung freundlich gesinnt. Gooch zeigt, wie die Kommunikation zwischen dem Groß- und Kleinhirn sich überschneidet, so wie die Lichtstrahlen, die durch einen Spiegel reflektiert werden, sich kreuzen, und ein Bild ergeben. Warum hat Dracula kein Spiegelbild? Weil er selbst die Widerspiegelung ist: *Wir stehen auf der Rückseite des Spiegels.*

Epilog

Die »Bibel der Göttin« für unsere Zeit ist noch nicht geschrieben worden. Wir meinen, daß sie Produkt geistiger Prozesse sein sollte, die der künstlerischen Kreativität näher stehen als dem Reduktionismus der Wissenschaft. Wir glauben, daß die Polarisierung zwischen Wissenschaft und Kunst nicht nur überflüssig ist, sondern am Ende gar tödlich sein kann. Alle Zeugnisse lassen erkennen, daß der kreative Prozeß der Entdeckung, in der Wissenschaft wie in der Kunst, der gleiche ist. Vielleicht wird es der nächste evolutionäre Schritt in der Geschichte unserer Gattung sein, eine »Wissenschaft der Imagination« zu entwickeln, die das innere Leben nicht vernachlässigt. Tun wir diesen Schritt nicht, dann werden wir wahrscheinlich untergehen.

Es ist allgemein bekannt, daß der Prozeß, der zu wissenschaftlichen Entdeckungen und zu künstlerischem Schaffen führt, eine Art schöpferische Unterwerfung und einen bestimmten Rhythmus voraussetzt. Kein Künstler, kein Wissenschaftler, kein Dichter kann seine Arbeit allein durch einen bewußten Willensakt entstehen lassen; er muß zwar Erkenntnisse und Daten in seinem Bewußtsein sammeln, aber ein nächster Schritt muß dann sein, das »Ich«, das »Ego« auszuschalten, Vorurteile beiseite zu lassen, und den »unvernünftigeren« und älteren Geistesfunktionen ihren Platz einzuräumen, um sein Material formen zu können. Man steigt hinab, um wissend zurückzukehren, belohnt mit inneren Reichtümern.

Wir glauben, daß die Frauen dieses Hinab- und Heraufsteigen aus der Erfahrung ihres Menstrualzyklus gelernt hatten. Diese Erfahrung teilten sie ihren männlichen Partnern mit, die sie bald als ihr Eigentum betrachteten und vergaßen, wer sie ihnen vermittelt hatte. Wir glauben, daß erst die physische Erfahrung die geistige ermöglicht. Dieses Thema ist in einem anderen Buch zu behandeln, aber wir wollen anhand eines kurzen Szenariums, das diesen kreativen Prozeß darstellt, unsere Vorstellungen zumindest skizzieren.

Nehmen wir an, eine Künstlerin will ein Bild Gottes malen; betrachten wir den kreativen Prozeß, dem sie sich unterziehen muß, unter dem Gesichtswinkel einer viel beachteten »männlichen« Quelle, nämlich des Buches *Ordnung im Chaos. Das Unbe-*

wußte in der Kunst, von Anton Ehrenzweig. Wir werden sehen, daß der Autor von Fragmentierung und Reintrojektion (d. h. Abstieg und Aufstieg) in einem abstrakten und rein geistigen Sinne spricht, während das, was die Frau (oder jeder andere Künstler) erlebt, etwas vollkommen anderes ist. Nehmen wir an, unsere Künstlerin befindet sich im Prämenstruum, aber die Analogie zwischen ihrem schöpferischen Kampf und ihrer weiblichen Erfahrung – bis sie tatsächlich ihr Bild vollendet hat – ist ihr nicht bewußt geworden. Im folgenden, kursiv gesetzt, zitieren wir Ehrenzweig:
»Jedes Kunstwerk funktioniert wie ein fremdes Wesen, das ein unabhängiges Eigenleben führt. Der übertriebene Wunsch nach Kontrolle verhindert die Entwicklung einer passiven Wachsamkeit, die sich auf das entstehende Werk richtet. Sie ist nötig, um halb unbewußt seine noch verstreute und gebrochene Struktur zu prüfen . . .«
Unsere Künstlerin malt ein Bild von Gott, und zweifellos wird *Er* auf der Leinwand auf eine solche Weise entstehen, aber wie klug wäre es, diese Haltung auch auf körperliche Vorgänge zu beziehen: Wachsamkeit würde dann bedeuten, ohne schmerzende Furcht oder Anspannung zu sein. Vielleicht wird es diesmal nicht wehtun, obgleich es beim Malen immer einen Augenblick der Angst gibt, bevor die schöpferischen Wandlungen einsetzen, eine atemlose Zeit, gleich einer mystischen Stunde (wie verstreut und fragmentarisch ist bis jetzt die Literatur zu einer Theorie der Weiblichkeit).
So fährt Anton Ehrenzweig in *Ordnung im Chaos* fort:
»Wir haben gesehen, wie ›Zufälle‹ während der Arbeit sehr wohl Teile der Persönlichkeit des Künstlers ausdrücken können, die von seinem übrigen Selbst abgespalten und dissoziiert wurden.«
»Verflucht!« sagt unsere Künstlerin, die Gott malt, als sie einen Topf mit Pinseln umstößt, »ich krieg' wohl meine Periode!«
»Gebrochenheit ist bis zu einem gewissen Grade eine unumgängliche erste Stufe bei der Gestaltung eines Kunstwerkes. Sie spiegelt die notwendigerweise gebrochene Persönlichketi des Künstlers«, schreibt Ehrenzweig.
»Meine Kleider sitzen heute nicht; ich habe meinen Freund angeschnauzt; ich passe in solchen Zeiten nicht in die Männerwelt«, sagt unsere Künstlerin, während sie mit ersten Pinselstrichen, die einem außenstehenden Beobachter willkürlich erscheinen, ihr Gottesbild skizziert.
Ordnung im Chaos führt weiter aus: *»Er [der Künstler] muß fähig sein, diesen Zustand zu ertragen, ohne quälende Angst zu empfinden; er muß seine Kräfte des unbewußten Prüfens zum Tragen bringen, um die Gesamtstruktur durch die zahllosen unbewußten Verstrebungen, die jedes Element des Werkes mit jedem anderen Element verbinden, zu integrieren.«*

Und als unsere Malerein Pinselstriche mit blutroter Farbe auf die Leinwand aufträgt, von denen sie jetzt noch nicht weiß, daß sie ein wesentlicher Teil des Bildes sind, doch von denen sie fühlt, daß sie da sein müssen, wenn es ein wahres Bild werden soll, schließt Ehrenzweig: *»Diese fertig integrierte Struktur wird dann in das Ich des Künstlers zurückgenommen (re-introjiziert) und trägt so zu einer besseren Integration der zuvor abgespaltenen Teile seines Ichs bei.«*

Und genau so, wie Ehrenzweig seinen selbstsicheren Diskurs über männliche Kreativität beendet, erkennt unsere Künstlerin plötzlich, daß ihr Bild fertig ist. Sie geht einen Schritt zurück, um als Ganzes zu sehen, was sie gemalt hat. Sie wollte ein Bild von Gott malen, und sie hat es getan. Jetzt schaut sie es an und ruft plötzlich voll Erstaunen und Freude aus: »Sieh mal an, sie menstruiert, genau wie ich!«

Anmerkungen

Kapitel I
Die Wissenschaft von der Blutung

1 Haupt, 1902, S. 29.
2 Suarès, 1972, S. 140 f. Im Hebräischen scheint es die becherförmige Rundung des wechselnden Mondes zu beschwören. Auch die Gestalt der Zervix kann dabei eine Rolle spielen. Vgl. Kapitel IV, S. 135 ff.
3 Suarès, a. a. O.
4 Allegro, 1970, S. 72–73; Dames, 1976, S. 110 f., assoziiert weibliche Erkenntnis mit ›cunning‹ (Schläue) und ›cunt‹ (Möse); Bakan, 1965, S. 278 f. beweist, daß mit dem Götter-Namen »Daath« nicht nur »Erkenntnis«, sondern »fleischlich-sinnliche Erkenntnis« gemeint ist.
5 Sollberger, 1965, S. 97–98; Wilson und Rennie, 1976, S. 46–56; Southam und Gonzaga, 1965, zit. b. Sherman, 1971. Im Zusammenhang mit sensorischen und EEG-Änderungen vgl. unsere Anmerkung 51 in Kapitel II; zum Gleichgewichtssinn vgl. Johnson, 1932.
6 Auf diese erstaunliche Tatsache kommen wir in Kapitel II zurück.
7 Benedek, 1952, ist offenbar eine rühmliche Ausnahme. Tatsächlich ist es eine Pionierleistung, doch muß festgehalten werden (vgl. ihr 2. Kapitel S. 12 f.), daß alle dort aufgeführten Frauen schwer gestört waren.
In Kapitel II, S. 41 ff., gehen wir noch einmal kritisch darauf ein.
8 Masters und Johnson, 1976, S. VI. Sie plädieren für »physiologische Tatsachen statt phallischer Irrtümer« bei der Sexualerziehung, wodurch sich die Pornographie verringere. Ihre Arbeit war auf diesem Gebiet die erste systematische Untersuchung.
9 Ein paar gute Bücher über Liebe sind bereits vor 1960 erschienen, doch selbst sie verfolgten noch kontroverse, wenn nicht gar fixe Ideen im Zusammenhang mit Homosexualität oder dem Für und Wider des ›klitoralen‹ oder ›vaginalen‹ Orgasmus. Comfort, 1972 (dt. 1976), hält die Homosexualität zwar auch für ein »großes sexuelles Problem«, doch aufgrund seiner Genauigkeit, Phantasie und Toleranz ist das Buch trotzdem empfehlenswert (Dr. Comfort ist gleichfalls ein bekannter Lyriker). Ein englisches Liebesbuch allerdings, das gleichzeitig ein vernünftiger Leitfaden sowohl vom Technischen her als auch von der inneren Erfahrung her wäre, muß erst noch geschrieben werden.
10 Der Konsensus wird im folgenden in Kapitel II, S. 41 ff., wie auch in den entsprechenden Anmerkungen untersucht. Eysenck, 1973, und Sherman, 1971, fassen die wichtigsten Arbeiten zusammen. Charakteristisch ist bei allen Arbeiten die Unsicherheit, ob nun physiologische oder psychologische Momente die menstruellen Störungen ursächlich bedingen. Es ist anzunehmen, daß beide Aspekte zusammenwirken.
11 Die menstruelle Phase konnte anhand von Träumen (Benedek und Rubenstein, 1942), verbalen Äußerungen (Benedek, 1963) und durch Fragebogen

(Moos et al., 1969; Ivey und Bardwick, 1968) bestimmt werden. Für viele Frauen gilt der Spruch: »Du hörst zwar nicht das Klopfen des Hammers, aber das Bauen und die Zerstörung gehen weiter« (Bloom und Van Dongen, 1972, S. 212).

12 von Franz, 1970, S. 113.

13 Standardäußerungen sind: »Die Gebärmutter weint blutige Tränen wegen des Verlustes«; »der Uterus weint in Erinnerung an das vor vierzehn Tagen abgegangene Ovum«; »der monatliche Abort der Dezidua beim unbefruchteten Ei«; »eine Frau menstruiert, weil sie nicht empfangen hat«; »ein physiologischer Makel der Natur«; »Noch wissen wir nicht, warum in der reproduktiven Ökonomie die Frauen und die Affen die einzigen, von dieser Unpäßlichkeit betroffenen Geschöpfe sind« (Zitiert nach Bloom und Van Dongen, 1972, S. 212).

14 Esther Harding, 1949, S. 375 (Anm. d. Ü.).

15 Llewellyn-Jones, 1971, schreibt, bei stillenden Müttern setze die Menses gewöhnlich nicht vor Ablauf eines halben Jahres wieder ein, gleichwohl 10% dieser Mütter bereits nach der 10. Woche wieder menstruierten; 20% nach der 20. Woche und 60% nach der 30. Woche. »Auch wenn die Periode einsetzt, kann weiterhin gestillt werden, da sich die Qualität der Milch durch die Menstruation nicht verändert.« Wir meinen, daß sich die *emotionale* Qualität des Stillens sehr wohl ändert, je nachdem, wie die Mutter ihre Periode empfindet. Dieses Moment bleibt weitgehend unberücksichtigt, mit Ausnahme von Sylvia Close, 1972. Sie schreibt, ab dem 2. Monat könne das Baby plötzlich das Trinken verweigern, obwohl die Brüste voll sind: »Der Grund für dieses befremdende Verhalten scheint mit dem menstruellen Zyklus der Mutter zusammenzuhängen; entweder ist es das Einsetzen der Periode oder die prämenstruelle Spannung, auf die das Kind reagiert. Es wird angenommen, daß sich in dieser Zeit der vertraute Geruch der Muttermilch oder der der Mutter leicht verändert« (S. 54–55). Sie empfiehlt deshalb ein entspannendes, wohlriechendes Bad.

16 Auch »das menschliche Brustgewebe ist im fötalen Stadium weiblich, unabhängig vom Geschlecht der Chromosomen ... Eine Klitoris ist kein kleiner Penis, eher ist der Penis eine androgynisierte Klitoris ...« Robert J. Stoller in: Strouse, 1974; vgl. auch Money und Ehrhardt, 1975, S. 14.

17 Wilson und Rennie, 1976, S. 25; Zuckerman, 1949, S. 1034, vermutet, daß der Uterus nicht nur ein passiv-reaktives Organ ist, sondern möglicherweise auch »einen eigenen Grundrhythmus hat«. Cauthery und Cole, 1971, nehmen an, daß Prostaglandin aus dem Endometrium ins Blut gelangt (S. 127).

18 Wenn die Experten auch sonst in keinem Punkt übereinstimmen, sind sie sich doch einig, daß das Gefühlsleben den menstruellen Zyklus beeinflußt und vice versa. Vgl. Eysenck, 1973, Sherman, 1971.

19 Bloom und Van Dongen, 1972, S. 209. Die offensichtlich unterdrückte Rückkoppelungssequenz verläuft auf der sexuellen Ebene über Vagina und Gebärmutter zum Bewußten und Unbewußten, zum Hypothalamus, zur Hypophyse, zum Eierstock und wieder zurück zur Gebärmutter. Uhren haben unseres Wissens keine wichtigen inneren Erfahrungen.

20 Gooch, 1972, S. 281–282: »Das autonome System gestaltet und reguliert sich nach der subjektiven inneren Realität, die sich von der des objektiven, äußeren Universums unterscheidet.«

21 Früher glaubte man, die Menstruation sei mit der »Hitze« bei Tieren identisch (Ellis, 1936, Vol. I, Teil 1, S. 98 f.). Unklar blieb jedoch, ob der

Eisprung nun zusammen mit der Menstruation (wie es in der Zeit der »Läufigkeit« bei Tieren der Fall ist) oder zu einem anderen Zeitpunkt im Zyklus stattfindet. Vgl. auch Kapitel II, Anmerkung 51.

22 Weideger, 1975, S. 31; Broadhurst in Eysenck, 1973 stimmt mit Arey, 1939 grundsätzlich überein: die durchschnittliche Zyklusdauer betrage 29,3 Tage. Weideger kritisiert die »magische Zahl« 28. Wir stimmen ihr zu; doch in Kapitel IV erklären wir, warum diese Zahl immer wieder auftaucht.

23 Wilson und Rennie, 1976, S. 36.

24 McClintock, 1971; Dewan, 1969; vgl. unser Kapitel V.

25 Bloom und van Dongen, 1972, S. 213.

26 Barwick et al., 1970, S. 21.

27 Die vierfaltige Struktur ist nur sinnvoll, wenn sie der menschlichen Erfahrung entspricht; zumindest entspricht sie den physiologischen Vorgängen, wie beispielsweise das mikroskopisch feststellbare vierfache Zellmuster (Gold, 1975, S. 135 f.). Wir sehen in diesem Muster etwas Leitmotivisches. J. Redgrove in Colquhoun, (1971), S. 211, schreibt: »Im Zyklus gibt es zwei Hauptpunkte, den Eisprung und die Menstruation. Der Einfachheit halber wird der Zyklus häufig in vier Phasen unterteilt, in die prä-ovulatorische, ovulatorische, prä-menstruelle und die menstruelle.« Bezeichnenderweise wird in einem psychiatrischen Handbuch dieses 4-Phasen-Modell zwar übernommen, doch die Menstruation selbst wird ausgelassen! (Tredgold und Wolff, 1975, S. 216) Hier heißen die vier Phasen: östrogene Phase, ovulatorische, Progesteron- und prämenstruelle Phase. Deutlicher kann die medizinische Psychiatrie ihre Einstellung gegenüber der Menstruation nicht ausdrücken. Die Östrogenphase gilt hier als optimale Zeit für den Koitus: ». . . sobald die Progesteronproduktion aufhört, wird die Frau weniger liebend und hingebungsvoll«. In Kapitel II zeigen wir, wie fragwürdig eine derartige Haltung ist. Ellen Zimmermann und Mary Brown Parlee, 1973, unterteilen für ihre empirische Untersuchung über Verhaltensveränderungen den Zyklus in folgende vier Phasen: menstruelle, follikulare, luteale und prämenstruelle Phase. Einige Autoren (siehe auch *Encyclopaedia Britannica*, 1974) teilen den Zyklus in drei Phasen und lassen die Menstruation insgesamt weg; andere wiederum unterscheiden zwischen fünf Phasen: follikularer, ovulatorischer, post-ovulatorischer, lutealer und menstrueller Phase. Dies geschieht zumeist aus physiologischen oder statistischen Gründen; die Einteilung bestimmt sich durch den Gegenstand der Untersuchung. Ein Teil dieser Verwirrung rührt von der Tatsache her, daß erst in neuerer Zeit der *ovarielle* Zyklus als ein von der *Gebärmutter* bzw. dem menstruellen Zyklus verschiedener Ablauf gedacht wird.

Diese zwei verschiedenen, doch miteinander verbundenen Zyklen mit je drei Phasen würden gleich zweier miteinander verbundener Dreiecke einen sechszackigen Davidstern ergeben. Logischerweise müßten dann auch sechs Phasen unterschieden werden. Überprüft man jedoch die *Erfahrung* der Frauen, dann stellt sich heraus, daß viele Frauen sich einen 4-Wochen-Zyklus mit unterschiedlichen Schwerpunkten vorstellen. Wilson und Rennie, 1976, S. 11 zeigen, wie diametral entgegengesetzt die beiden Zyklen sind: »Der erste Tag im menstruellen Zyklus ist jener, an dem die Blutung einsetzt. Im ovariellen Zyklus zählt der LH-Gipfel als Tag Null, und der darauffolgende Tag als erster Tag.« Gewöhnlich liegen diese »ersten Tage« zwei Wochen auseinander.

1 Im Vorwort zu Daltons Buch, 1969, heißt es, das prämenstruelle Syndrom sei »die am weitesten verbreitete Störung«. Coppen und Kessel, 1963: »Sie tritt so häufig auf, daß Zweifel angebracht sind, ob Dysmenorrhoe überhaupt noch als abnormale Erscheinung betrachtet werden kann.« Eysenck, 1973, S. 174: »Die von verschiedenen Autoren errechneten Zahlen, die Auskunft über die Verbreitung der Dysmenorrhoe geben sollen, reichen von 3% bis 90% aller Frauen im gebärfähigen Alter.« Svennerud, 1959, S. 7–8: »Je nach Definition des prämenstruellen Syndromes reichen die Schätzungen von 25 bis knapp 100%.« Sherman, 1971. S. 134: »Das prämenstruelle Syndrom wurde als die allgemeinste endokrine Störung beschrieben, und Rees, 1958, konstatierte, daß die Angaben je nach der Definition zwischen 25% und 100% schwanken.« Dalton, 1964, S. 39: »Schätzungsweise leiden zwischen 25 bis 100% aller Frauen unter prämenstruellen, menstruellen oder emotionalen Störungen . . . Eichner hat bezeichnenderweise vermutet, daß die wenigen, nicht unter prämenstrueller Spannung leidenden Frauen sich dessen nur nicht bewußt sind. Frage man jedoch ihre Kollegen, Mitarbeiter oder Ehemänner, so ergibt sich ein anderes Bild.« (O'Connor et al., 1973, zit. nach Weideger, 1976, S. 47) Moos, 1969, führt fünfzig Symptome des prämenstruellen Syndroms (PMS) an. Die Literatur über die negativen Folgen des Menstrualzyklus ist sehr umfangreich. Sie findet sich zusammengefaßt bei den oben genannten Autoren. Vgl. auch Mary Brown Parlee, 1973. Sie kritisiert vor allem deren Prämissen, d. h. die Tatsache, daß bis heute niemand die positiven Auswirkungen des Menstrualzyklus untersucht habe. Es heißt, Dysmenorrhoe trete in der UdSSR, wo der Status der Frau ein höherer ist, weniger massiv auf. Vgl. Eysenck, 1973, S. 174.

2 Vgl. unsere Anmerkung 10 in Kapitel I. Sherman, 1971, S. 128 f., faßt die Literatur zusammen und zeigt, wie mannigfaltig die Unsicherheit ist. Ein Fachmann nach dem anderen widerrufe das längst als gesichert geltende Wissen über Diagnose und Therapie bei spasmodischer oder kongestiver Dysmenorrhoe bzw. dem prämenstruellen Syndrom. Dalton, 1964, glaubt an eine »hormonelle Ätiologie«, kommt aber zu dem Schluß, daß es »noch nicht möglich ist, diese zu beweisen« (S. 35). Folgendes Zitat aus Koeske/Koeske, 1975, ist bemerkenswert: »Ein zeitgenössischer Forscher (Wineman, 1971) hat entdeckt, daß sympathetische Erregung charakteristisch für die prämenstruelle Phase im Zyklus ist. Nach Schachter und Singer, 1962, würde aus dem Zusammenspiel von Erregung und sonstiger, der Situation inhärenten Faktoren Emotionalität entstehen. Durch ein die negativen Stimmungen mit dem Prämenstruum gleichsetzendes simultanes und kognitives Zusammenspiel könnten die situativen Faktoren übersehen und die biologischen Fakten besonders betont werden, wodurch zwar die negativen, nicht aber die positiven Stimmungen erklärbar würden. Diese Zuschreibung widerspiegelt dann nicht mehr das tatsächliche Zusammentreffen von positiven und negativen Stimmungslagen vor dem Einsetzen der Menstruation, sondern das Ausmaß, in dem die negativen Auswirkungen biologisch begründet erscheinen . . . Diese Zuschreibung zu akzeptieren, kann sich nachteilig auf das weibliche Selbstwertgefühl auswirken. Valins und Nisbett, 1971, meinten, Folge davon könne ein Teufelskreis von Selbstverurteilung und Angst sein, weil negative Verhal-

tensmuster verinnerlicht und situativ bedingte Faktoren nicht genügend berücksichtigt würden . . . Frauen betrachteten emotional-expressives Verhalten als in der Person begründet. Diese Tendenz kann dazu führen, in Frauen Schuld, Angst und Depression hervorzurufen. Gleichzeitig verhindern sie Handlungen, die zur Veränderung der als qualvoll empfundenen Situation führen könnten. Als Teil in einer langen Reihe anderer (Rollen-)zuschreibungen . . . könnte dieses Verständnis einen der bedeutsamsten Aspekte in der weiblichen Sozialisation darstellen.« (S. 477–478). Unabhängig von diesen Ausführungen haben wir diesen »Teufelskreis« als ›Übersteuerung‹ charakterisiert.

3 Melody, 1961, S. 440. Er verteht die prämenstruelle Störung als »bisoziale Störung« und schreibt, dies sei »der häufigste Grund, warum amerikanische Frauen einen Arzt aufsuchten« (S. 439).

4 Santamarina, 1969; Melody, 1961; Statistiken über die Vergabe von Beruhigungsmitteln finden sich in folgenden Artikeln: *Daily Express* vom 14. 3. 1975, »Too Calm for Comfort«; *British Medical Journal,* Leitartikel v. 21. 10. 1967; Weißbuch *Better Services for the Mentally Ill* (HMSO 1975). Hierin heißt es, jede siebte Frau suche ihren Hausarzt wegen psychischer Störungen auf.

5 Leitartikel im *British Medical Journal* vom 21. 10. 1967, S. 125–126. Jean und John Lennane, 1973, schreiben, wer diese Störungen als psychisch bedingt akzeptiere, der versuche, sie irrational und ineffektiv zu lösen. Wir haben versucht aufzuzeigen, daß die Beschränkung auf Physiologisches ebenso beleidigend wie irrational ist. Vgl. unsere weiteren Anmerkungen, insbesondere Anmerkung 6 zum Ausmaß der Kontroverse. Die Möglichkeiten einer entwikkelten psychologischen Medizin sind bislang kaum untersucht worden. Vgl. dazu unsere letzten Seiten und Kent, 1969. Er schreibt (S. 7–10, S. 51): »Es ist die Funktion der Psychotherapie, jene Teile der Persönlichkeit zu befreien, die durch erschreckende Vorstellungen unterdrückt werden . . ., wenn es darum geht, eine Funktion wie den Menstrualzyklus wieder zu beleben und zu erweitern . . . Das destruktive Energiepotential kann so gelenkt werden, daß sich neue Triebstrukturen ausbilden . . . Wir können den menschlichen Organismus mit einem in viele Wohnungen unterteilten Haus vergleichen, die alle miteinander verbunden sind. Krankheit bedeutet dann, daß gewisse Teile nicht gesund sind . . . In der Psychotherapie wird das Haus als lebendige Einheit empfunden, durch das Kraftströme und -wellen fließen . . .«, und die sich ihrerseits symbolisch ausdrücken können. Ein Mensch verfällt in einen Tagtraum, hat »Gedankenblitze, die er nicht mag . . .« oder Alpträume. Es ist leichtfertig, Krisen als »negative therapeutische Reaktionen« zu bezeichnen, wie Freud es tat. Dadurch können sie sich gar verschlimmern. Die Aufgabe eines Analytikers ist es, sie als das zu sehen, was sie sind: eine Freisetzung bislang unbekannter Potenzen. Reich merkte dazu an: »Aber wenn man diese Verdrehungen durchdringt, wird dem Blick die Sicht auf ein unermeßliches Gebiet menschlichen Erlebens frei, welches reich an Wahrheit und Schönheit ist. Es ist das Gebiet, dem alle großen Taten des Genies entwachsen« (Wilhelm Reich, Charakteranalyse, Köln 1970, S. 419).

6 Broadhurst in: Eysenck, 1973, S. 174. Sie verweist auf den »Mangel an Übereinstimmung« und auf die »Tendenz der Psychiater, eine starke psychosomatische Komponente anzuerkennen, während viele Gynäkologen diesen Aspekt für relativ unbedeutend halten«. Diese Unterschiedlichkeit der Auffassungen sei vermutlich in der medizinischen Spezialisierung und nicht in den

Krankheitsbildern begründet. Die sexuelle Aktivität ist eine Kraft, die Körper und Geist, Psyche und Drüsen vereint. Bei Masters und Johnson wird sie als Technik beschrieben, die sowohl kongestive als auch spasmodische Symptome auflöse: »Es ist offensichtlich, daß diese Frauen eine Praktik zur Lösung der durch die erhöhte Reizbarkeit des Uterus bedingten Krämpfe und der Blutstauung im Beckenbereich gefunden haben, wenn diese am Beginn der Menstruation vorhanden ist« (Masters und Johnson, Die sexuelle Reaktion, Frankfurt 1967, S. 120). Leider wurde dieser Gedanke nicht weiter verfolgt. Sexuelle Aktivität ist zugleich hormonelle und psychologische Therapie! Ähnliches läßt sich über die besonders bei Dysmenorrhoe wirksame Hypnotherapie sagen. Bei Sherman, 1971, heißt es, man unterscheide zwischen Dysmenhorroe, psychischer Amenorrhoe und prämenstrueller Spannung. Mit Ausnahme der Dysmenorrhoe seien alle genannten Störungen teilweise psychisch bedingt. Sie beschreibt die modische Wandlung von der psychologischen Interpretation (»Frauen hassen die Menstruation als Symbol ihrer Weiblichkeit«) (Weiss und Englich, 1957) zum dualen Erklärungsmodell (welches sie ebenfalls vertritt): »Heute ist offenkundig, daß die primäre Dysmenorrhoe physisch und nicht psychisch bedingt ist. Gleichermaßen ist erwiesen, daß physische Faktoren die Menstruation beeinflussen können, was besonders in Fällen von Amenorrhoe deutlich wird. Es gibt eindeutige Hinweise auf zyklisch sich wiederholende geistige und körperliche Veränderungen, wie es Anzeichen für die psychogene Ätiologie zyklischer Symptome gibt, die wahrscheinlich in Fällen, wo Menstruationsstörungen eintreten, durch falsche Vorstellungen zur Funktion der Menses verursacht werden. Die Häufigkeit jedoch, mit der prämenstruelle Symptome auftreten, macht klar, daß diese nicht ausschließlich als neurotisches Phänomen gelten können.«

Wenn sie »häufig« auftreten, so kann dies gleichwohl bedeuten, daß viele Frauen unter Neurosen produzierenden Bedingungen leben. Alles in allem sind beide Gründe plausibel; sie schließen einander nicht aus. Es gibt keine Notwendigkeit für die rigidie Trennung von Körper und Geist. Das menstruelle Problem führt im Gegenteil den Wissenschaftlern klar vor Augen, daß insbesondere bei Frauen beide Aspekte zusammengehören. Geist und Körper voneinander zu trennen könnte eher ein überwiegend männliches Charakteristikum sein. Fisher, 1976, kommentierte die Literatur folgendermaßen: ». . . wenn man diese Untersuchungen kritisch betrachtet, wird klar, daß man nicht mit Überzeugung behaupten kann, Dysmenorrhoe werde oder werde nicht von Neurotizismen oder irgendwelchen Formen persönlicher Fehlanpassung verursacht« (S. 129). Pistilli, 1975, schreibt: »Das tiefere Wesen des prämenstruellen Syndroms bleibt unbekannt« (S. 16). Weideger, 1975, S. 57, kritisiert ausführlich die Theorie, wonach das prämenstruelle Syndrom durch Wasserretention verursacht sei. Shainess, 1962, S. 3577, sagt: »Physiologisch bewirken die endokrinen Schwankungen und die Veränderungen im Wasserhaushalt ein Spannungsgefühl, zuweilen auch Gewichtszunahme, Brustverhärtungen und Empfindlichkeit der Brustwarzen, manchmal auch Kopfschmerzen u. ä. Alle anderen Symptome gehören in eine untergeordnete Gruppe, die ihrem Ursprung nach psychisch bedingt sind.«

Sie hat festgestellt, daß bei manchen Patientinnen die Dysmenhorrhoe physiologische, bei anderen aber psychische Gründe hatte. Amenorrhoe sei dagegen überwiegend psychisch bedingt. Sie stellt darüber hinaus fest, daß es einen relativen Zusammenhang zwischen der Qualität der Mutter–Tochter-Beziehung und der Vorbereitung auf die Menarche gibt. Vgl. dazu auch die empirische Untersuchung von Louise Brush, 1938, und Weideger, 1975. Shainess erweitert den Begriff der Menstruation; sie begreift die Periode »als einen Knotenpunkt, der ein beträchtliches Potential zur Steigerung oder Beeinträchtigung des Selbst enthält«, 1961, und sieht die Notwendigkeit einer »neuen weiblichen Psychologie«, die sich mit den verschiedenen »Knotenpunkten in der weiblichen Entwicklung« auseinandersetzt. Es sind dies die »Menarche, die Entwicklung der Brüste – Organe, die bei der Geburt noch nicht sichtbar ausgebildet sind, aber als Vorboten der Pubertät wachsen (und eine bedeutsame Entwicklung einleiten, die meines Wissens von Freud vollkommen ignoriert wurde), die Defloration, Schwangerschaft und Geburt. Die größeren Rhythmen der Schwangerschaft ziehen sich durch die kleineren Rhythmen der Menstruation, schließlich bis zur Menopause . . . Eine Psychologie, welche diese Punkte aufgreift, ist die *einzige Psychologie,* die zu Recht als »weibliche« bezeichnet werden kann« (Shainess, 1972, S. 295–296).

Sie vergißt allerdings in ihrer Aufzählung der »Knotenpunkte« das Stillen.

Herzberg und Coppen, 1970, untersuchten die psychologischen, durch die Einnahme der Pille auftretenden Veränderungen und weisen darauf hin, daß die psychologischen und somatischen Komponenten der prämenstruellen Spannung »von verschiedenen Mechanismen produziert sein können« (S. 163). Karen Horneys wichtiger, aber leider so gut wie vergessener Aufsatz aus dem Jahre 1931 (Die prämenstruelle Verstimmung, in: Zeitschrift für psychoanalytische Pädagogik, V. Jahrgang, Heft 5/6, Juni 1931) bringt zum Ausdruck, daß die Libido oder sexuelle Energie durch die Menstruation gesteigert wird, was zu den »normalerweise erfahrenen prämenstruellen Verstimmungen beiträgt, die den normalen Erleben der meisten Frauen näher sind als die eigentlich menstruellen Störungen« (S. 161). Frau Horney schreibt, prämenstruelle Verstimmungen hätten nichts mit der neurotischen Interpretation der Blutung zu tun. Sie hinge allerdings bei einigen Frauen mit der Verdrängung der genitalen Libido zusammen, aus welchen Gründen diese auch immer geschehe. Der aus der Entsagung resultierende Ärger wandele sich in Depression. Bei anderen Frauen wiederum vollziehe sich die Entsagung mehr im Innern: die Ursache sei eher der intensive Kinderwunsch, der durch das Herannahen der Periode erweckt, aber zugleich verdrängt werde, wodurch die Störungen entstünden. »Das Nachlassen der seelischen Spannung, die bei diesen Frauen mit dem Einsetzen der Periode auftritt, gründe in der »Beendigung der Schwangerschaftsphantasien. Mit dem Einsetzen der Menstruation tritt manchmal eine Opferidee in den Vordergrund« (S. 166). Chadwick, 1932, S. 11, verweist auf die »monatliche Neurose der Frauen . . ., die Freud als plötzliche Libidosteigerung beschreibt, welche zum Ausbruch einer deutlich erkennbaren Neurose führe«.

Karen Paige, 1972, vertrat die Ansicht, religiöse Praktiken wirkten auf menstruelle Beschwerden ein. Von 298 Frauen litten die jüdischen Frauen, denen der Geschlechtsverkehr während der Periode strengstens untersagt sei, unter den größten Beschwerden. Auch katholische Frauen, die Leiden als ein von Gott besonders den Frauen zugedachtes Los betrachteten, klagten häufig über Beschwerden, insbesondere dann, wenn sie ihre religiös bestimmte Rolle lebten, die ihnen außer Haushalt und Kindererziehung keine anderen Lebensziele eröffnet. Die Schlußfolgerung, daß menstruelle Probleme dort auftreten, wo das Tabu der Menstruation akzeptiert wird, scheint naheliegend.

7 Dalton, 1969, S. 48.

8 Crabbe, 1975, S. 4.

9 Ausgezeichnete kritische Abhandlungen zu Freuds Schriften über das Weibliche finden sich bei Juliet Mitchell, Elizabeth Janeway, Margaret Mead und Robert J. Stoller in: Strouse, 1974. Radikalere Einwände formuliert Chesler in: Frauen, das verrückte Geschlecht, 1977. Doch keines der Bücher geht über das hinaus, was wir bereits erwähnt haben, daß nämlich die Blutung die Kastrationsangst verstärkt. Viele der von uns zitierten Autoren wie beispielsweise Shainess, 1961, Houseman, 1955, stellen fest, wie dürftig, wenn nicht gar voreingenommen Freuds Auseinandersetzung mit dem Thema Menstruation ist. Chadwick, 1932, verweist in diesem Zusammenhang insbesondere auf das Schweigen der psychoanalytischen Literatur. Skultans, 1970, S. 646, nennt bündig und prägnant das Problem des von Freud 1931 veröffentlichten Essays zur weiblichen Sexualität: »Der Untersuchungsgegenstand zeichnet sich durch vollständige Abwesenheit aus.« Zur eisernen Verdrängung einer ursprünglich sexuellen Anziehungskraft sei auch auf die Fußnote auf S. 93 in Freuds *Das Unbehagen in der Kultur*, 1930, verwiesen: »Das Tabu der Menstruation entstammt dieser ›organischen Verdrängung‹ als Abwehr einer überwundenen Entwicklungsphase; alle anderen Motivierungen sind wahrscheinlich sekundärer Natur.« Vgl. auch C. D. Daly, Hindumythologie und Kastraktionskomplex, Imago XIII, 1927. *»Dieser Vorgang wiederholt sich auf anderem Niveau, wenn die Götter einer überholten Kulturperiode zu Dämonen werden«* (unsere Hervorhebung). Auch in den Registern der Werkausgaben Freuds gibt es nur spärliche und zumeist nebensächliche Hinweise.

10 Dalton, 1969: »der wandelbare Charakter von mindestens der Hälfte der weiblichen Bevölkerung« (S. 59), »es war nicht mein wahres Ich« (S. 62), »ein vollkommen anderer Mensch« (S. 111).

11 Dalton, 1969. Auf S. 115 verweist sie auf die von Unsicherheit geprägten Reaktionen des Kindes, welche den Streß der Mutter zusätzlich steigern können, wodurch wiederum die prämenstruelle Spannung sich vergrößert bzw. die kindliche Reaktion, ad infinitum. Dies ist die Übersteuerungsspirale. Den Zusammenhang zu Kindesmißhandlungen formulierte sie in einem Brief an das *British Medical Journal* (Dalton, 1975). Im 23. Kapitel ihres 1969 erschienenen Buches sagt sie, es gebe »keine Hinweise auf männliche Zyklen«. Ellis hingegen schrieb bereits 1935, I (I), S. 112 f nach Durchsicht vorliegender Materialien, daß Männer sexuelle Zyklen haben.

12 Parlee, 1973, S. 456.

13 Chesler, 1977, S. 70–71.

14 Margaret Drabble in einer Sendung der BBC in der Reihe »Words« vom 14. 9. 1975. Wie sie in einem Leserbrief an den *Guardian* vom 21. 10. d. J. mitteilte, nahm ein BBC-Verantwortlicher Anstoß daran, daß sie während der Sendung über Menstruationsprobleme diskutiert hatte.

15 Skultans, 1970, S. 643.
Alle deutschen umgangssprachlichen Ausdrücke zitiert nach Ernest Borneman, Sex im Volksmund, Reinbek 1977 (Anm. d. Ü.).

16 Daly, 1943, S. 151–152. Auf S. 161 schreibt er, das Schweigen der Psychologen zum Thema Menstruation gründe in einer »hysterischen Amnesie«. Vgl. »Daly« in Register und Bibliographie.

17 Otto Rank, Das Trauma der Geburt und seine Bedeutung für die Psychoanalyse, 1924.

18 Roazen, 1976, S. 395–396, 403–404, 411.

19 Groddeck, Das Buch vom Es, 1923, insbesondere Brief XII.

20 Klein, 1975, S. 224–227, Die Psychologie des Kindes; Envy and Gratitude and other Works, 1946–1963. Sie betrachtet Chadwick's *Woman's Periodicity* unter dem Gesichtspunkt, »wie die gewöhnlich neurotische Einstellung von Mann und Frau gegenüber der Menstruation sich auf Kinder überträgt, und wie jene wiederum im Erwachsenenalter dieselben Störungen entwickeln . . . wie sie die gleichen Probleme an die nächste Generation weitergeben: auf diese Weise überliefert sich die Neurose von einer Generation zur nächsten.«

21 Anna Freud, Wege und Irrwege in der Kinderentwicklung, Bern 1971, S. 155: »Die ersten Regeln und Gesetze der Außenwelt, die dem Kind fühlbar werden, betreffen die *Häufigkeit* und das *Ausmaß* der ihm gestatteten Befriedigungen.« (unsere Hervorhebung).

Gerade dieser Abschnitt drückt ein Verständnis der Rationalität mütterlicher Entscheidungen aus. Wir betonen an dieser Stelle noch einmal, wie treffend und weise wir vieles in den Schriften von Melanie Klein und Anna Freud finden; aufmerksam machen wollen wir lediglich auf eine unserer Meinung nach wichtige Unterlassung: »Je besser wir Widerstand und Affektabwehr bewußt machen und damit außer Tätigkeit setzen können, desto leichter gelingt uns das Vordringen zum Verständnis des Es.« (Anna Freud, Das Ich und die Abwehrmechanismen, 1964, S. 34)

Dies ist auch unser Ziel.

22 Vgl. »Amenorrhoe«, Eysenck, 1973, S. 172–173. Die zitierten Fakten gehen weit über die Aussage hinaus, der Zyklus reagiere seismographisch auf äußere Erlebnisse. Ebenso Kapitel 4 in Dalton, 1969, »Emotions and the Menstrual Clock«. Sie sollten im Zusammenhang mit den Argumenten von Cheslers ›Frauen, das verrückte Geschlecht‹ und Szasz' ›Fabrikation des Wahnsinns‹ gesehen werden, wonach die Psychiatrie die Sündenböcke auserwählt; vgl. auch Fishers Beobachtung (1973), wonach es denkbar wäre, daß die Menstrualerfahrung für Frauen mit gravierender psychiatrischer Symptomatik besonders hilfreich ist.« (S. 122) Wir haben dafür den Begriff eines hilfreichen »Augenblicks der Wahrheit« entwickelt. Wird das, was er zum Ausdruck bringt, ignoriert, dann beginnt er im psychologischen Sinne zu eitern. In den Konzentrationslagern der Nazis ». . . versiegte der Menstrualprozeß bei den meisten Frauen und damit wurde auch die Libido passiv«. (Weinstock, 1947, S. 235).

Martius, 1946, stellte fest, daß Amenorrhoe, übermäßige Müdigkeit, Rückenschmerzen, schwere Verstopfung, Gebärmutterverkümmerung und Verfärbung der Vagina bei 50–60% aller Frauen in Arbeitslagern auftraten, bei 85% aller wegen schwerer Verbrechen inhaftierter Frauen und bei 100% der in Konzentrationslagern internierten, jüdischen Frauen. Gyöngyössy und Szalóczy, 1971, sprechen vom »eisprunghemmenden Effekt des modernen Lebens« und nennen ihn eine *Zivilisationskrankheit*. Mall, 1958, wies darauf hin, daß die Verabreichung von Insulin, Chlorpromazin und Reserpin, wie es in Nervenkliniken geschieht, die natürlichen Rhythmen, d. h. auch die menstruellen Rhythmen maskiere. A. E. Rakoff in Michael, 1968, weist nach, wie anfällig der Menstrualzyklus auf äußere Störungen reagiert. Der »endokrine Mechanismus der psychisch bedingten Amenorrhoe« (Teja, 1976) zeigt, wie wichtig es ist, zwischen Pubertätspsychose und schizophrener Erkrankung zu differenzieren.

23 Zit. nach *Daily Express* vom 14. März 1975. In einem Artikel, der sich kritisch mit dem Ausmaß der Verschreibungen von jenen Medikamenten befaßt, die dafür bekannt sind, daß sie zu »Aggression und . . . häufig zur Verschärfung der ursprünglichen Probleme der Patienten führen«. Nach Aussage des anonymen Autors eines Artikels in der Zeitschrift *Undercurrents* No. 19, Dez. 1976–Jan. 1977, S. 34–35 »richtet sich die Werbung für Beruhigungsmittel und Antidepressiva . . . 15mal häufiger an Frauen als an Männer . . . Frauen nehmen zweimal so viel Beruhigungsmittel und Antidepressiva ein wie Männer . . .« Eine dort angeführte Statistik zeigt, daß 1971 in England 8,9% der Männer und 19,1% der Frauen »sedative Medikamente gegen Angstzustände« einnahmen. In den USA sagen die Statistiken für den gleichen Zeitraum folgendes aus: 8,0% aller Männer und 20% aller Frauen nehmen Sedativa.

24 Dalton, 1969, S. 129. Auch Rosemarie Patty und Marcia Ferrell, 1971, haben »The Motive to Avoid Success and the Menstrual Cycle« untersucht.

25 Devereux, 1950, S. 253.

26 Campbell, 1965, S. 52, 60, 64, 72.

27 Briffault, 1927, Vol. 2, S. 421 f. Dieses großartige ›feministische‹ Buch sollte als Korrektiv zu Frazers »Der goldene Zweig« gelesen werden, insbesondere seine Kapitel XIX »Die Hexe und die Priesterin«, XX »Der Gebieter der Frauen« und XXI »Die Auferstehung und das Leben«. Die von Briffault gesammelten Informationen wurden niemals in Frage gestellt, doch seine biologischen Theorien wurden von Westermark und seine These, das Matriarchat sei immer und überall die ursprüngliche Gesellschaftsformation gewesen, von Lowie kritisiert. Der Gelehrte E. Neumann stützt sich in seinem Buch »Die Große Mutter«, 1955 ebenso auf ihn wie Levy, 1948, Thomson, Die Frühgeschichte Griechenlands, 1965, dt. 1976, und andere, nicht so jedoch Kerényi. Insbesondere der Band 2 des 3bändigen Reprints ist empfehlenswert. Harding, Frauenmysterien, 1949, bezieht sich gleichfalls auf seine Angaben.

28 Van Waters, 1913, S. 400; S. 396, S. 399–403. Van Waters, 1914, S. 89–93, 105. Devereux, op. cit., stimmt dem zu, daß die Menarche der Zeitpunkt ist, zu dem eine Frau zur Schamanin oder Hexe wird. Ford, 1945, S. 9 schreibt über die indischen Lepcha, daß nach dem Einsetzen der Menstruation eine Gottheit, »die den Frauen eignet, *jeden Monat* mit ihnen in ihren Träumen geschlechtlich verkehrt« (unsere Hervorhebung). Bei John H. Field in Webb, 1975, S. 30–37, finden sich viele, aus verschiedenen Quellen zusammengetragene Beispiele. Bettelheims Materialien in seinem Buch »Die symbolischen Wunden«, 1975, stimmen mit dieser Sicht überein, ebenfalls auch Briffaults (Vol. 2, S. 543 f.).

29 Stephens, 1961, 1962. Seine Aussagen werden durch weitere empirisch-psychologische Daten (Kline, 1972) unterstützt.

30 Slater, 1968, S. 461; Benedict a. a. O., S. 413.

31 Weideger, 1975, S. 117 f. Ihr Kapitel »Taboo«, S. 85–113, ist empfehlenswert. Ford, 1945, berichtet, sei von keiner eine »besondere Anmerkung seitens der Ethnographen gemacht worden, daß der Geschlechtsverkehr während der Menstruation gestattet ist«.

32 Vgl. Laing, Das geteilte Selbst, 1974. Eine unlängst geführte Diskussion über Laings Thesen ließ vermuten, daß Schizophrenie, lasse man einmal ihren biochemischen Aspekt beiseite, durch einen beschädigten »Sinn für Konsequenz« verursacht werde. Vgl. *The Listener* vom 28. 10. 1976, S. 553, Briefe. Die über ihre Menstrualperiode unglückliche Frau überträgt diese Inkonse-

quenz auf das Kind. Wir vermuten, daß die Störungen einer Frau durch die gesellschaftliche Inkonsequenz gegenüber ihrer Weiblichkeit produziert werden.

33 Crawley, 1927, vermutet dies in seiner »Impf«-Theorie, wonach ein Geschlecht sich die Eigenschaften des anderen aneignet, um der gefährlichen Vereinheitlichung zu widerstehen. (I, S. 285 f.). De Martino, 1972, stellt die These auf, daß ein Magier oder Schamane die kontrollierte Auflösung von »Gegenwart« erlerne. Die Qual des Nichteingeweihten angesichts der Naturkräfte bestehe in »seinem Willen, seine Identität, deren Verlust ihm droht, zu bewahren«. Geht die »Gegenwart« verloren, wird der Mensch in bezug auf seine Umgebung unendlich sensibel bzw. suggestibel. Wenn z. B. seine Aufmerksamkeit von sich im Wind bewegenden Zweigen gefesselt wird, so ahmt er diese Bewegung nach.« Dieser Zustand wird manchmal »Echopraxis oder Echokinese« genannt.

34 S. Ferenczi, Versuch einer Genitaltheorie, Zürich 1924, S. 23 (Anm. d. Ü.) Eine tiefe sexuelle Bindung bedeutet nicht nur, die physische Seite der Natur des Partners zu realisieren, sondern auch das spielerische und experimentelle Vertauschen von Rolle und Fähigkeit. Das Einswerden zweier Individuen hat seinen Widerpart in dem Einswerden des genetischen Erbmaterials in den Kindern. Bei extremer »ovulatorischer« Polarisation wird dieses genetische Verschmelzen zum Hauptziel; ein Mensch wird im eigenen Kind wiedergeboren. Dies wird der einzige Zweck der sexuellen Verbindung sein. Ferenczi vergleicht in »Thalassa« das Bedürfnis, »die Ichen zu . . . verwischen«, d. h. im Anderen aufzugehen, und den Schmerz der Trennung mit der primären Zellvereinigung der Keimzellen und der ersten Zellteilung des Ovums.

35 Vgl. Richard Dawkins, »Mnemes and the evolution of culture«, in: *New Scientist,* Vol. 72, 28. 10. 1976, S. 208.
Mneme (griech.) Gedächtnis, von dem Physiologen Richard Semon eingeführte Bezeichnung. Semon postulierte die Fähigkeit des Protoplasmas bzw. der belebten Zelle, Eindrücke, Engramme aufzunehmen, aufzubewahren und weiterzugeben; mit dieser Fähigkeit, die er Mneme nannte, wolle er u. a. die Vererbung erklären. Vgl. dazu C. G. Carus, Die Lehre vom Leibesgedächtnis; R. Semon, Die Mneme als erhaltendes Prinzip im Wechsel des organischen Geschehens, 1904, aus: Schischkoff, Philosophisches Wörterbuch, Stuttgart 1957, S. 395 (Anm. d. Ü.).

36 Bettelheim, Die symbolischen Wunden, a. a. O., S. 177, S. 231, S. 207 f. und S. 146: »Die Männer-Frauen«, S. 164 f.: »Das Geheimnis der Männer.« Judith Brown bestätigt in ihrer nüchternen Übersicht, 1963, die Bedeutung der Rituale zur Geschlechtsrollenübernahme, und auch, daß in jenen Gesellschaften, in denen die Frauen zum Lebensunterhalt beitragen, ihnen eine »besondere Kompetenz« zukommt. Ford und Beach, 1951, wie auch Van Waters diskutieren und beschreiben Beispiele der von Frauen erteilten »Instruktionen«. Bemerkenswert vor allem die Menarcheriten bei Apachenmädchen; sie haben die Macht zu segnen und zu helfen; sie werden mit der Kultheldin identifiziert. Dies steht im Kontrast zu den meisten anderen Riten der Apachen. Vgl. Opler, 1972, S. 1144. Er kritisiert einige bei Judith Brown formulierte Prämissen. Hogbins »The Island of Menstruating Men«, 1970, ist eine sehr ausführliche ethnographische Arbeit, die nicht auf psychodynamische Theorien zurückgreift. Es wird jedoch ersichtlich, daß die Penisverstümmelung aufgrund der sexuellen Furcht der Männer (und nicht der Frauen) vollzogen wird. Die

männliche Blutung gilt im spirituellen Sinne als reinigend. Die Frauen in Wogeo »genießen einen höheren, als sonst in Neuguinea üblichen Status.« Dies erhärtet einige unserer Annahmen in diesem und dem folgenden Kapitel.

37 Chesler, Frauen, das verrückte Geschlecht, 1972, dt. 1976, S. 55.

38 Daly, 1935.

39 Groddeck, 1950, S. 24 f.

40 Frazer, Der goldene Zweig, 1922 (dt. 1977).

41 Buxton, 1973, Teil V, Kapitel 21, insbesondere die Seiten 391 f.; Turner, 1967, insbes. Kap. III: »Colour Classification in Ndembu Ritual«.

42 de Beauvoir, Das andere Geschlecht, Hamburg 1968. Sie beschwört jene bei einer klugen Frau durch die Unregelmäßigkeit ihres Menstrualzyklus entstehende Abscheu.

43 Vollständig ausgeführt bei Dalton, 1964; Zusammenfassung bei Janowsky, 1966 und Dalton, 1969. Am Schluß trifft sie eine besonders zwingende Feststellung (S. 139). Hier heißt es, 50% aller untersuchten Frauen hätten sich zur Zeit der (statistisch erhobenen) Delikte und Handlungen im Paramenstruum befunden. Parlee, 1973, bezieht sich ebenfalls auf diese Datensammlung und beschreibt abschließend, wohl seien die dargestellten Auswirkungen zweifellos weit verbreitet, doch die statistische Validität und die durchgeführten Erhebungen ließen viel zu wünschen übrig. Darüber hinaus hätten Forscher immer nur nach Krankheitsbildern und nicht nach positiven Erscheinungen gesucht; entsprechend fielen ihre Ergebnisse aus. Sherman, 1971, stützt in ihrer Arbeit die These von der Tatsache und Bedeutung sich nachteilig auswirkender monatlicher Veränderungen und sagt: »Möglicherweise könnten durch größere Vorsicht und Aufmerksamkeit in bezug auf diesen monatlichen Wandel ernsthaftere geistige Störungen vermieden werden ... Diesem Gebiet müssen Forschung und Erziehung sich im größeren Maß zuwenden.«

Von der Entführung Dr. Herremas berichtete die Presse im Jahre 1975. Die *Daily Mail* vom 1. 11. 1975 erwähnte, daß Binden zur Verfügung gestellt wurden.

Groddeck, 1950, schreibt, die meisten Vergewaltigungen geschähen während der Menstruation des Opfers. Vgl. auch Kroger und Freed. Es gelang uns nicht, eine neue Untersuchung über Vergewaltigung zu finden, die überhaupt nur den Zusammenhang zur Menstruation erwähnt.

Über die zum Zeitpunkt ihres Suizids menstruierenden Frauen siehe Wetzel und McClure, 1972. Sie geben einen Überblick über das Datenmaterial.

44 Wright, 1967, S. 16–18; Newton, 1975; Zubin/Money, 1973.

45 Siehe Snaith und Coxon, 1969.

46 Zu Danielle Rapoports Untersuchung vgl. *New Scientist* v. 25. 11. 1976, S. 449; Leboyer, Der sanfte Weg ins Leben, München 1974 ist zugleich beeindruckend und bewegend.

47 Masters und Johnson, 1976, S. 120 f.: »In vielen Fällen war der Druck so groß, daß anfänglich das Menstrualblut, ohne die beiden Spekulumlöffel zu berühren, aus der Vagina herausspritzte.« Masters und Johnson bestätigen, wie hilfreich Masturbation bei Menstruationskrämpfen ist.

48 Havelock Ellis' humanistische Anregungen, 1935, sind, obgleich sie anekdotisch und nach modernen Begriffen zu begrenzt erscheinen, wärmstens zu empfehlen, insbes. I (I), S. 98 f. im Kapitel »The Phenomena of Sexual Periodicity«; II (3), S. 67 f. »Sexual Education« und II (2), S. 213 f. »The Menstrual Curve of Sexual Impulse«. Im letztgenannten Kapitel finden sich

faszinierende Fallstudien und Träume, aus denen Ellis schließt, daß es einen zweifachen Höhepunkt in der »menstruellen Woge des sexuellen Verlangens« gibt, einmal während der Menstruation bzw. kurz vor oder nach der Menstruation und zum anderen in der Zyklusmitte. Er schreibt: »es gibt Anzeichen, daß der Menstrualzyklus dazu tendiert, sich in zwei Hälften zu teilen«; es wäre ein »bemerkenswerter Fortschritt«, wenn es gelänge, dies festzuhalten. Ellis betont, wie wichtig erotische Träume als Momente der Sinnessteigerung sind (»Hysteria«, I, 1, S. 201 f.). Er übernahm die Ansicht seiner Zeitepoche, daß die Menstruation aufgrund ihrer sexuellen Kraft analog zur »Hitze« oder Brunst bei Tieren verläuft. Diese Halbwahrheit (sie reichte gleichwohl aus, um seine Überlegungen nicht weiter zu verfolgen) ist ergänzungsbedürftig, denn der Eisprung findet normalerweise nicht während der Menses, sondern in der Zyklusmitte statt. (Erst um 1920 galt dies als gesichert.) Der »Adaptions«theorie zufolge ist die genitale Libido in der Zyklusmitte, wenn die Gattung Nachkommen zeugen kann, am größten. Die Tatsache des mit den Menses einsetzenden sexuellen Höhepunktes wurde darum in wissenschaftlichen Kreisen vernachlässigt. McCance et al., 1937, verkörpern beispielhaft diese die Ovulation begünstigende Parteilichkeit: »Es scheint zuzutreffen, daß das größte Verlangen vor dem Eisprung einsetzt, denn wenn, wie Zuckerman ausführt, das Sperma des Mannes kaum mehr als zwei Tage im weiblichen Zeugungstrakt überleben kann, dann fällt es schwer, zu verstehen, warum zwischen dem Zeitraum des maximalen Verlangens und dem des Eisprungs sieben Tage verstreichen sollten.«

In der Tat fällt dies schwer zu verstehen, es sei denn, man akzeptiert, daß die Sexualität neben der bloßen Reproduktion noch eine andere Funktion erfüllt. Doch auch sie berichten von einem dualen Gipfel während bzw. kurz nach der Menses und (bei verheirateten Frauen) in der Zeit des zu erwartenden Eisprungs. R. D. Hart, 1960, durchforschte die Literatur und stellte fest, daß ihre eigenen Ergebnisse etwa übereinstimmten: bei 59% aller von ihr untersuchten verheirateten Frauen stieg die Libido mit der Menstruation an. In einer frühen Untersuchung von Georgene Seward, 1937, heißt es, die meisten Wissenschaftler hätten »bei der Mehrzahl der Frauen ein gesteigertes sexuelles Verlangen entweder unmittelbar vor, nach, oder vor und nach der Blutung festgestellt. Diese zweigipfelige Kurve ist nur schwer in homologen Begriffen zum Östruszyklus der niedrigen Säugetiere zu erklären« (S. 184).

Ford und Beach, 1952, S. 221 f. stimmen dem zu.

Sherfey, Die Potenz der Frau, 1974, glaubt mit Kinsey, daß 90% aller Frauen in der lutealen Phase, d. h. unter dem Einfluß von Progesteron, sexuell aktiver sind, und daß diese Zeit der prämenstruellen Kongestion exakt der »Hitze« bei Tieren entspricht (S. 98). Offensichtlich bedarf es weiterer Forschungen (wie Money und Ehrhardt, 1975, in ihrer Kritik an Udry und Morris, 1968, es formulieren), um einen adäquaten Begriff von der Qualität und der Quantität des Erlebens zu entwickeln.

Diamond et al., 1972, stellten fest, daß die visuelle Sensitivität in der Zyklusmitte ansteigt; dies bedeute, so glaubten sie, daß der Koitus besonders in der Zyklusmitte vollzogen würde. Es kann jedoch lediglich bedeuten, daß die sexuelle Empfänglichkeit ihre Qualität verändert und sich mehr nach innen richtet. Sie zitieren Untersuchungen, aus denen hervorgeht, daß gleichzeitig der Hör- und Geruchssinn sich vermindern. Auch de Baennes Ergebnisse lassen auf Introversion schließen. Hier heißt es u. a., daß sich das EEG zu

Beginn der Menstruation deutlich verlangsamen könne und dadurch eine »Anomalie« anzeige (1942). Roubicek et al., 1968, haben gleichfalls diese Verlangsamung während den Menses festgestellt.

Wineman, 1971, wies im gesamten Zyklus Ausgleichsschwankungen im autonomen Nervensystem nach.

Shader et al., 1968, haben herausgefunden, daß die Libidoveränderungen bei äußerst ängstlichen Frauen und bei Frauen aus der Oberschicht ausgeprägter sind. Doch was war zuerst da? Die Angst oder die Libido?

Barbara Sommer, 1973, stellt diese Ergebnisse ebenso in Frage wie Parlee. Sie sagt: »Wenn sich die gesellschaftlichen oder psychologischen Erwartungen, diese menstruell bedingte Schwächung vorzufinden, verändern, dann verschwindet auch dieser Effekt« (S. 532).

Zimmermann und Parlee, 1973, äußern weitgehende Zweifel an den anerkannten Laborergebnissen. Vgl. dazu unsere Anmerkung 2.

Swanson und Foulkes, 1968, widerlegen Benedek; sie haben festgestellt, daß die am stärksten sexuell betonten Träume in der Zeit der Menses geträumt werden.

Kleitman, 1939, hat gleichfalls eine erhöhte Traumtätigkeit in diesem Zeitraum festgestellt.

49 Fluhmann, 1936, S. 121.

50 Kinsey, Das sexuelle Verhalten der Frau, 1968.

51 Money und Ehrhardt, Männlich-Weiblich, 1975.

52 C. G. Jung, Experimentelle Untersuchungen, Ges. Werke Bd. 2, 1966; ders., Psychiatrische Studien, Ges. Werke Bd. 1, 1978. In seiner medizinischen Dissertation untersucht er die Bedeutung des Ausbruchs periodisch wiederkehrender sexueller Empfindungen in der Pubertät, die sich in Träumen und »okkulten Phänomenen« niederschlagen und als gesteigerte sensorische Perzeption gar »die Psychologie des Mehrwertigen, des Genies« (S. 3) enthalten. Leider unternahm er nicht den Versuch, diese Phänomene unter dem Gesichtspunkt des Menstrualzyklus zu interpretieren, d. h. er hat die Bedeutung des Zyklus im Leben der Frau nicht erkannt; im Gegenteil, ihm erscheint der Zyklus als eher irrelevant. Geringschätzig beschreibt er in seinem Buch: Erinnerungen, Träume, Gedanken, 1977, S. 134 f., die Mond-Vampir-Phantasie eines Mädchens.

53 Masters und Johnson, a. a. O., S. 120.

54 Fisher, a. a. O., S. 129.

55 Weideger, 1975, S. 123–127.

56 Bardwick et al., 1970, S. 8, S. 37.

57 Benedek, 1952, S. 158.

58 Campbell, 1965, S. 160–164.

Kapitel III:
Animus, Animal, Anima

1 Judith Kestenberg, Kapitel 3, »Menarche«, in: Lorand und Schneer, 1961.

2 Einführung zu *The Portable Jung*.

3 Diese halb unterdrückten Verweise auf die Menstruation, aus denen Jungs Formulierungen ihre Kraft gewinnen, ist Thema eines weiteren, von Peter Redgrove vorbereiteten Buches. Es heißt: *A Feminist Jung*. Faszinierend und

konsistent ist die Beschreibung in Jungs »Die Archetypen und das kollektive Unbewußte«, Ges. Werke Bd. 9, 1. Halbband, insbesondere das Kapitel »Zum psychologischen Aspekt der Korefigur«, obgleich der einzige, offenkundige Verweis auf Menstrualblut sich auf einen archaischen Brauch bezieht. Er spricht von *Nekyia*, der Hadesfahrt, auf der Suche »nach der schwer erreichbaren Kostbarkeit« (S. 217), die gelegentlich mit »rituellen sexuellen Orgien oder Opfern von Menstrualblut an den Mond« (S. 217) verknüpft werde; Blut wird getrunken und in Blut wird gebadet; eine in reinstes Weiß gekleidete Jungfraugöttin hält einen schwarzen Affen im Arm; er zitiert eine »Indianerin«: ». . . eine meiner Patientinnen entwickelte eine Phantasieserie über eine primitive Mutterfigur, eine Indianerin. Das Leben der Frau ist dem *Blut* nahe, sagt sie« (S. 217); es tauchen Träume von Schlangen, Blut und Opferungen auf: ». . . um den Tempel betreten zu können, muß man nämlich in ein Tier verwandelt werden, und zwar in ein Tier des Waldes« (S. 217); in einer dunklen Kapelle »kniet eine schwarzgekleidete Gräfin. Ihr Kleid ist mit kostbaren Perlen behängt. Sie hat rote Haare und ist unheimlich. Sie ist überdies von Totengeistern umgeben« (S. 217); er beschreibt noch viele andere interessante Erscheinungen, die – wenn sie auf das Moment der Menstruation bezogen werden – einen unmittelbaren, doch von Jung offensichtlich nicht intendierten Sinn ergeben. Auf S. 383 (in einer Ausführung zur »Mandalasymbolik«) ist das Mandala, der Lotus oder die »goldene Blüte« gleich dem Rosekranz des mütterlichen Schoßes. Vgl. auch »Gegensätze«, 2. Halbband der Ges. Werke Bd. 14, S. 1 und 2, S. 129; die Absicht der Arbeit wird erläutert auf den Seiten 487 f., 533 f., 166–167; die Tötung des Drachens »ist das erste, gefährliche Stadium der Anima«; der *Succus Lunariae,* der herausgezogene Saft und das Blut aus der Mondpflanze und dem Fleisch der Mondhündin darf nicht fehlen: ». . . schließlich darf die Mischung nicht fehlen, was Leib und Seele so recht zusammenhält, nämlich das menschliche Blut, das als Sitz der Seele gilt. Es gibt ein Synonym der roten Tinktur, einer Vorstufe des Lapis und überdies altbewährtes Zaubermittel, ein ›Ligament‹, das die Seele an Gott oder an den Teufel bindet, also eine stärkste Medizin, welche die unio mentalis mit dem Körper vereinigen kann. Die Idee der Beimischung des sanguis humanis erscheint mir etwas ungewöhnlich, wenn man annimmt, daß das Rezept wörtlich gemeint sein könnte.« (Ges. Werke, Bd. 14, Halbband, S. 256) Überrascht zeigt sich Jung auch über die wörtliche Präsenz des Blutes in »Conjunctio Solis et Lunae« auf S. 1031, Ges. Werke Bd. 13: Weiße Frau und Roter Sklave; vgl. auch seine Studien über alchemistische Vorstellungen, Mercurius und den Philosophenbaum in verschiedenen Essays, insbesondere der Abschnitt über »das geheimnisvolle rosenfarbene Blut« (S. 314, Bd. 13), über den Baum auf S. 292; wir vermuten, daß Mercurius die westliche Variante der »Geister der Menstruation« ist, von denen Van Waters und andere sagen, sie suchten das Mädchen in der Zeit der Menarche heim, wie auch die Gestalt des Baumes an die früchtetragenden Ovarien der Frau erinnert.
Jung beschreibt in seinen Tavistock Lectures (Über Grundlagen der analytischen Psychologie, 1935): »Die minderwertige Funktion ist immer mit einem archaischen Persönlichkeitsaspekt in uns . . . verbunden. Sie ist wie eine offene Wunde oder wenigstens wie eine offene Tür, durch die alles eintreten kann.« (S. 28)
Das Menstruum der Hure findet Erwähnung in Jung, Psychologie der Übertragung, Ges. Werke Bd. 16, S. 305, »Nimm den unreinen Bodensatz . . .« (vgl. auch Jung, Psychologie und Alchemie, Ges. Werke Bd. 12). Der Essay »Psy-

chologie der Übertragung« gewinnt insgesamt ein neues und bedeutsames Leben, wenn er auf dem Hintergrund der Erkenntnis des Zyklus als Erneuerung im menstruellen Prozeß gelesen wird. Das Werk oder opus, so schreibt er (S. 250), werde zu »einer Analogie des natürlichen Prozesses mittels der Triebkraft, die sich zumindest teilweise in symbolische Handlungen wandelt.« »Die mütterliche Quelle« (S. 305) und »mein roter Wein«, vgl. S. 305, Ges. Werke, Bd. 16. »Die Tinktur der Wandlung ist geistiges Blut«, (S. 211); »allmählich schält sich aus monströsen Fingern ein *res simplex* heraus, die zwar ein und dieselbe Sache ist, aber dennoch aus einer Zweiheit besteht«. (S. 210) Dies gilt Jung als »geistiges Kind«. Dazu schreibt Dr. Jolande Jacobi in: Die Psychologie von C. G. Jung, 1940, S. 188: »Auf diese Weise ergänzen sich zwei Geschlechter in einer glücklichen, naturgegebenen Wechselwirkung nicht nur auf der Ebene des Körperlichen, um dem ›leiblichen Kind‹ das Leben zu schenken, sondern auch in jenem geheimnisvollen, bildträchtigen Strom, der die Tiefen ihrer Seelen durchflutet und miteinander verbindet, um einem ›geistigen Kind‹ zur Geburt zu verhelfen . . . Ist sich die Frau aber dessen einmal bewußt geworden, weiß sie mit ihrem Unbewußten ›umzugehen‹ und sich von der Stimme des Inneren leiten zu lassen, dann liegt es in ihrer Möglichkeit . . .«.

Esther Harding, Frauen-Mysterien, 1949, stimmt dem zu; es ist eine innere Übereinstimmung: »Mysterium Coniunctionis«. Dies ist der Titel einer der letzten großen Arbeiten Jungs über Alchemie, die ebenfalls sehr viel Material enthält, das einer feministischen Neuinterpretation bedarf. Von besonderem Interesse ist der Abschnitt über »Luna« (S. 146, 1. Halbband, Ges. Werke Bd. 14), den Baum Solis und Lunae, »der rote und weiße Corallen-Baum unseres Meeres; in der Meer-Luna ist ein Schwamm geplatzt, der Blut und Bewußtsein hat . . . Wenn du die Pflanze behandeln willst, so nimm eine Sichel, um sie abzuschneiden, aber gib recht acht, daß nicht das Blut herausfließt, da es ja das Gift der Philosophen ist« (S. 146).

»Brich also das Haus ab, zerstöre die Wände, ziehe von da den reinsten Saft mit dem Blute aus . . .« (S. 166–167). Der rote Adam, der sich im Bad erneuert und zwei Gesichter hat, siehe S. 141. Der goldene Kopf bzw. der abgeschlagene Kopf der *Prima Materia*, vgl. S. 198, 199 im 2. Halbband der Ges. Werke Bd. 14. Hier verweist er auf das Hohelied mit der »schwarzen und schönen« Sulamit, die an anderer Stelle das alchemistische Drama verkörpert im Zusammenhang mit Salomon und der Königin von Saba, die »ihren Körper und ihr Blut den Jüngern gab« (S. 138). Hier vollzieht sich »die Wandlung des weiblichen Elements von der Schlange zur Königin«.

4 Fisher, Body Consciousness, 1973, S. 72–77, S. 85, S. 181–182. Di Nardo, 1974, hat nachgewiesen, daß sich Menstruationsbeschwerden bei Frauen mit positiven Einstellungen zu ihrem Körper tendenziell verringern. Tänzerinnen, so heißt es, leiden nur selten an Dysmenorrhoe.

5 C. G. Jung setzte Gral oft mit *Krater,* Zentrum, Uterus, Stein der Weisen, lebensspendendes Gefäß, usw. gleich. Vgl. Jung, Psychologie und Alchemie, Ges. Werke Bd. 12, S. 211. Hier erscheint der Gral als Spirale, als Symbol der indirekten Annäherung durch einen Urwald, wie eine brieflich übermittelte Zeichnung »einer unbekannten Frau« verrät. »Sie schreibt, sie habe Schmerzen im Uterus.«

Im Urwald gibt es viele Affen. Jungs Interpretation beginnt mit den Worten: »Die Anima übermittelt die Nachricht von schmerzhaften Vorgängen im lebensspendenden Zentrum.« Er vergißt hier, wie an anderer Stelle auch, daß es ein besonderes Merkmal der Gebärmutter ist, ob spirituell oder physisch, zu menstruieren. Der Becher voll Blut, der Gral, ist hierfür ein natürliches Symbol. In seinen ›Psychologischen Typen‹, Ges. Werke Bd. 6, S. 249, setzt er das alchemistische *vas* mit dem Uterus gleich: »Die Deutung von vas als Uterus dürfte demnach als gesichert gelten.«

Die Spirale ist sowohl ein Symbol der Mondphasen als auch der Vulva, vgl. Eliade, Patterns in Comparative Religion, 1958, S. 156.

6 Kent, 1969, demonstriert an Krankengeschichten, daß »die Wandlungen in der biologischen Funktion durch Veränderungen begleitet werden, die auch zu einer Veränderung in der Fähigkeit zur Image-Bildung führen«. Bei einem männlichen Patienten »stimulierte die aufkommende Fähigkeit zur Image-Bildung und die Freisetzung neuer Energien auf der biologischen Ebene regelmäßig eintretende und aufeinanderfolgende Ereignisse . . .« (S. 115). Auf S. 138 schreibt er, die »Image-Bildung ist eine spontane Aktivität des Unbewußten. Sie kann so nachhaltig durch Verdrängung eingeschränkt werden, daß sie zu Externalisationen wie Halluzinationen führen kann«.

Layard (nach persönlicher Mitteilung) würde in diesem Fall die Halluzination wie ein Traumsymbol analysieren. Kent schreibt weiter: »Je mehr das Unbewußte von diesem restriktiven Druck befreit wird, desto größer ist seine spontane, körperliche und imaginative Aktivität.« Dies entspricht Jungs Vorstellung von der »aktiven Imagination« und ihrer »transzendenten Funktion von Kreativität«, obwohl er in diesem Zusammenhang selten von einer Auflösung körperlicher Krankheitssymptome und der spontanen Symbolik von Hypnose und Meditation, der Phantasie und Einbildungskraft berichtet hat. Coleridge hat uns einen schlechten Dienst erwiesen, als er »fancy« und »imagination« unterschied, wenn diese Unterscheidung zur Vernachlässigung jener Bereiche führt, in denen »fancy« entsteht. Hier meint sie das freie Spiel des Geistes im Zustand des Tagtraums, in dem, wie Koestler zeigt, neue Verbindungen und Entdeckungen möglich werden, die nicht nur allein in der Kunst angesiedelt sind, sondern auch in den Wissenschaften. Der Mediziner Kent vermutet hinter der »Regression« biologische Ursachen. Er schreibt, es sei notwendig »zu regredieren, um nämlich unsere Unreife zu überwinden« (S. 255). Der Organismus entwickelt sich spielerisch; er will seine natürlichen Kräfte begreifen und freisetzen, wie unbequem dies auch in einer Gesellschaft erscheinen mag, die so verfaßt ist, wie die unsere. Durch die Praxis der Selbstveränderung mit Hilfe von Tiersymbolen, wie es im Yoga, beim Totem-Tanz oder Hexenflug geschieht (vgl. unser Kapitel VI), kann dieser Impuls ganz spontan in Form von Halluzinationen oder inneren Zwängen auftreten. Kent kommentiert einen Fall folgendermaßen: »Die Kräfte, die anfangs ganz unentwickelt und embryonal erschienen, enthüllten ihren evolutionären Ursprung in archaischen Symbolen, wie z. B. in einem hals- und gliedlosen Fisch mit einer geraden Wirbelsäule, oder wie ein mächtiger Affe mit spitzem Maul und langen Fängen. Die archaischen Rudimente wurden als Potential zur Neugestaltung und Bereicherung des Organismus erlebt. Wurden sie verdrängt, so äußerten sich ihre tierischen Kräfte als restriktive Potentiale, die den organisierten Teil des Organismus in Stücke zerrissen. Der Patient erlebte intensiv die desintegrierten Potentiale, und die Art und Weise, wie er krampfhaft versuchte, eine falsche Persönlichkeit aufzubauen, um dieser zersetzenden Aktivität in seinem Inneren Einhalt zu gebieten.« Wir behaupten, daß durch die

Menstruation ebenso die Kluft erkennbar wird, die zwischen den falschen, stereotypisierten, den Frauen aufgezwungenen Persönlichkeitsmerkmalen und ihrem wahren Selbst besteht, daß also die Menstruation eine Gelegenheit ist, diese Potentiale, die sich anfangs noch rudimentär und unentwickelt zeigen, aufzugreifen. So wird auch die während der Menstruation einer Frau auftretende Halluzination von roten Ameisen an einem Türpfosten ganz rasch zu einem warmblütigen, spielerischen Affen, und als dieses Spiel vergnüglich wurde, erlangte der Affe die Macht des Sprechens. Dann kann der Dialog mit dem »Animus« beginnen.

7 Zur Frage der Bedeutung des Wortes »Teufel« oder »Dämon«: Partridge deduziert den Ursprung des Wortes »Dämon« aus dem Wort »Schutzgeist«. Erst im Kirchenlatein habe es die Bedeutung des Bösen erhalten. »Teufel« oder »Diabolus« ist offenkundig eine Übersetzung des hebräischen »Satan« in der Bedeutung von »Widersacher«. Es heißt ebenfalls »hinüberwerfen« (ballein dia); dies wiederum kann heißen »verfolgen«, »irreführen« oder »überführen«. Slater, 1968, S. 96–97, zitiert Ferenczi, der den Beischlaf und den Penis als »Brücke« zwischen der Außenwelt und der Innenwelt der Gebärmutter erläutert. Dies symbolisiere wie die Schlange »das Band zwischen dem Helden und der Mutter Erde«. Er vergleicht beide mit den wollenen Stirnbändern, mit denen der *omphalos* in Delphi geschmückt wurde: »Die Kopfbinden, die die Seher und Bittsteller trugen, stellten ein vergleichbares Band dar. Sie waren eine Art altertümlicher ›heißer Draht‹.« Wir werden später die kegelförmige Gestalt des *omphalos* oder Mittelpunktes begründen, und warum wir ihn als sichtbares Zeichen der Zervix interpretieren, die – als Phallus oder Nabel – als Brücke zwischen Leben und Tod verehrt wurde. Die Blutspur »gleich einem rot gefärbten Band« wird bei der Menstruation sichtbar. Wir haben gesehen, wie häufig die Gestalt der Schlange als Ratgeber oder »andere Mann« der Frauen, der während ihrer ersten Periode erschien, dargestellt wurden. Im Exorzismus beispielsweise wird der Teufel oft auch als »alte Schlange« bezeichnet. Darum verkörpert der Teufel auch die Sexualität, insbesondere die menstruelle Sexualität. Jung bezeichnet den Teufel oder Mephisto als »Schatten«. Er sei lebensspendend, wenn er »assimiliert« wird. Für Freud ist nach Bakan, 1965, S. 211, »der Pakt mit dem Teufel eigentlich ein Pakt mit dem Über-Ich, weil es den Menschen zwar nicht hilft, diese Dinge zu erwerben, ihnen den Erwerb aber auch nicht mehr verwehrt.« Dies ruft T. S. Eliots Definition von Inspiration in Erinnerung: sie sei weniger ein additives Moment, sondern vielmehr das Resultat von etwas, was sich hemmend auf die Inspiration ausgewirkt hat und nun beseitigt wurde. Interessanterweise wird heutzutage die Periode oft mit dem »Besuch eines männlichen Verwandten« umschrieben.

Markale, 1975, sagt, der Teufel sei etymologisch gesehen »derjenige, der sich dazwischenwirft und verhindert, daß Ereignisse im Einklang mit gängigen Normen stattfinden« (S. 171).

8 Eliade, 1960. Seine Darstellungen jener »Annäherungen ans Heilige«, sowohl von Männern als auch von Frauen, sind faszinierend zu lesen. Siehe sein Kapitel 8; zur Tiersprache S. 60 f.

9 Jung, Tavistock Lectures, a. a. O. Seine wichtige Vision aus dem Jahre 1913 (kurz vor Kriegsausbruch) endet mit den Sätzen: ». . . fragte mich jemand, was ich über die nächste Zukunft dächte. Ich sagte, ich dächte nichts, aber ich sähe Ströme von Blut.« Aus: ders., Erinnerungen, Träume . . ., a. a. O., S. 178 f.

1 Brown, 1976. Dieses Buch ist eine ausgezeichnete Einführung in die neue Wissenschaft der Astroarchäologie.

2 O'Neil, 1976, ist eine bewundernswerte Abhandlung zu: »Time and the Calendars«. Er bestätigt Briffaults Ansicht, wonach der Kalender seinen Ursprung in den Mondphasen hat (S. 47). Über unseren Kalender schreibt er: »Was für ein seltsames Durcheinander, wo nichts zum anderen paßt! Die Wochen stimmen nicht ganz mit den Monaten überein, und damit wiederum die Monate dem Jahr angeglichen werden können, werden sogar die tatsächlichen Mondperioden aufgegeben; selbst die Jahre entsprechen nicht den solaren, tropischen Perioden . . .« (S. 13).

3 Berry, 1973.

4 Dieser Gedanke des Paradieses findet sich bei Armstrong, 1969.

5 Campbell, 1965, S. 103, Anm.

6 Bakan, 1965. Sein Kapitel über Sexualität im jüdischen Mystizismus und die Theorie Freuds sei hier empfohlen (S. 271 f.).
Vgl. Waite, a. a. O., insbesondere das Kapitel »The Mystery of Sex«; Patai, 1967, S. 246 f., insbesondere Kapitel »Sabbath and Sex«.

7 Entsprechende Forschungsergebnisse finden sich bei Lee und Mayes, 1973; Fisher et al., »Cycle of Penile Erection Synchronous with Dreaming (REM) Sleep«, S. 235 f. Über die weibliche Exzitation im REM-Schlaf scheinen keine Forschungsergebnisse vorzuliegen.
Vgl. Snyder, »Toward an Evolutionary Theory of Dreaming«, S. 378 f.

8 Campbell, 1965, S. 162–163.

9 Vgl. die Mooseheart-Aufzeichnungen in: Reymert und Jost, 1947. Bei 5562 Mädchen im Alter zwischen 10 und 18½ Jahren dauerte der Menstrualzyklus durchschnittlich 29,8 Tage. Die Zyklen schwankten je nach Jahreszeit. Im Winter waren sie kürzer und im Sommer länger. In die Menarche kamen die Mädchen mehr im Sommer oder Winter als im Herbst oder Frühjahr. Es gibt demnach eine definitive, umweltgebundene Sensitivität des Organismus, die vermutlich den subjektiven Faktor mit einschließt.

10 Gay Gaer Luce, 1972, wird als Einführung zum Thema empfohlen. Das Buch hat zudem eine ausgezeichnete Bibliographie. Sollberger, 1965, ist technischer in seinen Erklärungen.

11 Gauquelins Forschungen wurden von unabhängigen Ausschüssen untersucht. Sie bestätigten ihre Seriosität, waren aber nicht in der Lage, Erklärungen für die zweifelsfrei existierenden Einwirkungen zu liefern.
Vgl. New Scientist vom 26. 2. 1976, S. 428 f.

12 In den Standardwerken z. B. von Hartland, 1971, Ambrose und Newbold, 1968, wird das Feedback implizit bereits beschrieben, doch erst Nick Humphrey hat es in seiner Theorie der Hypnose ausformuliert.
Vgl. New Scientist vom 2. 9. 1976, S. 485–486, »Hypnosis explained or how to escalate suggestibility.«

13 Zit. nach Bayley, 1912, I, S. 188, im Kapitel »The Fair Shulamite«. Anhand der Symbolik der Folklore verfolgt er die Spuren der vernachlässigten und wiederhergestellten Weiblichkeit.

14 Briffault, 1927, III, S. 183–184.

15 Benjamin Walker in: Man, Myth and Magic, No. 67, S. 1876.

1 Allegro, 1970; Massey, 1883; Kerényi, Zeus und Hera, Urbild des Vaters, des Gatten und der Frau, 1972. Die meisten Informationen haben wir diesem Buch entnommen.

2 Vgl. Howey, 1972, S. 133; vgl. auch Lyle Borst, *Megalithic Software,* in: *The Times* vom 31. 1. 1976.

3 Thomson, 1965, S. 220 f., S. 231 f.

4 Vgl. Layard, 1972.

5 Morton Smith, 1973. Es muß nicht unbedingt Geschlechtsverkehr erfolgt sein. Die Initiation kann nach entsprechender Vorbereitung im Zustand extremer Suggestibilität z. B. durch Handauflegen erfolgt sein. Das Sehen von Visionen und der Wechsel der Körper-Images sind gleichfalls Grundlagen der modernen medizinischen Hypnotherapie. Es gibt neuere Kulte, die von einfachen Entspannungs- und Massagetechniken ihre visionären Abenteuer ableiten. Glaskin, 1974, beschreibt eine Reihe von Methoden, die bei den Eingeweihten als »Christos«-Erleben bekannt ist. Seine Darstellung gewänne jedoch, wenn er vergleichbare Arbeiten zu anderen Kulturen heranzöge und kritisch beleuchtete, wie z. B. Tart, 1972, 1975. Wir meinen, daß die gewöhnlich mit der Menstruation einsetzende besondere sensorische Sensitivität, insbesondere die der Haut, wie auch die geistige Offenheit, aus der einerseits die menstruellen Absonderungsbräuche entstanden sein könnten, andererseits auch die Gelegenheit zu einer Art körperlich vermittelter Tagträumereien gewesen sein könnte, die leicht auf persönlicher Ebene zu entwickeln sind. (Persönliche Mitteilung von Cecil Williamson.)

6 Unseres Wissens wurde diese Tatsache bis heute niemals berücksichtigt. Der »omphalos« ist Thema bei Jane Harrison, 1962, und Butterworth, 1970. Dort finden sich auch zahlreiche Abbildungen. Die ganze Diskussion gewinnt auf dem Hintergrund von Selbstuntersuchung oder dem Hinzuziehen eines gynäkologischen Buches eine ganz andere Aktualität und Bedeutung: das heilige Objekt trägt jede Frau in sich selbst, an ihrem eigenen, geheimen Ort. Die Totenkulte waren gleichzeitig auch Kulte der Ungeborenen und von Geistern, deren Mitteilungen meist mit der Gebärmutterstruktur in Verbindung gebracht wurden.

Leroi-Gourhan, 1968, enthält viele Abbildungen von Steinzeitgravuren, so auch die mysteriösen »Gefäßmarkierungen«, die bislang nicht gedeutet wurden, die aber diese Bedeutung haben könnten. Marshacks Argumentation, 1972, zur Existenz von steinzeitlichen Mond-Menstruations-Fruchtbarkeits-Kalendern gewinnt große Kraft, obwohl er dabei an Vulva- und nicht an Zervixsymbole denkt. Dames, 1976, interpretiert Silbury Hill als Geburtssymbol, als Göttinnenbauch bzw. als Auge, das durch die Reflexion der den Hügel umgebenden Wassergräben seiner Meinung nach Anlaß für die zeremonielle Feier des neuen Mondes und das Säugen der Babies bei Fruchtbarkeitsriten war. Er erwähnt jedoch nicht die Ähnlichkeit zwischen dem kegelförmigen Hügel und der Zervix. Diese Analogie gilt für jeden »heiligen Berg«; sein Gipfel ist die Achse, an der sich die zwei Welten berühren: im wörtlichen Sinn wie bei der zervikalen Öffnung. Butterworth, S. 26, schreibt, das Wort »omphalos« sei ein Stolperstein: »Das Wort bedeutet eigentlich Vertiefung (depression) und nicht das Gegenteil!«

7 Wiener, 1966. Seine komplizierten und diffizilen Theorien über die »äußeren chemischen Boten« (ECM) sind wichtig und faszinierend. Davis, 1971, gibt dazu eine lesenswerte Einführung. Klock, 1961, zitiert bei Bermant und Davidson, 1974, Michael et al., 1974, sowie Udry, Morris und Waller, 1973, belegen die Zirkulation von Pheromonen im menschlichen Menstrualzyklus.

8 Garrison, Tantra, Yoga des Sexus, 1973, insbesondere Kapitel 7: »Der Duft der Schöpfung« (S. 113–122). Dieses Buch ist ein harmloser Leitfaden zu einfachen Sex-Ritualen. Den Menstruationsrhythmus erwähnt es jedoch nicht. Grant, 1973, schreibt, die weiblichen Tantriker hießen auch die »süß-riechenden Damen« (suvasinis).

9 Eine der Quellen für unsere Mutmaßungen über Eleusis ist der ausgezeichnete kurze Essay von Jung und Kerényi, Einführung in das Wesen der Mythologie, 1951. Das gehörnte Kind, welches geboren wird, der Prozeß des Verfolgt-, Beraubt-, Vergewaltigtwerdens; nicht zu verstehen, zu rasen, zu klagen, doch dann alles zurückzuerhalten und wiedergeboren zu werden: »Auch Männer schlüpften in die Gestalt der Demeter und wurden eins mit der Göttin; dies als der innere Akt der sich Ausliefern an den Tod.« Vgl. Kerényi, Eleusis, 1962; Otto, in: Campbell, 1955; Mylonas, 1961; Thomson, Frühgeschichte Griechenlands, 1976.

10 Campbell, 1968, ist ähnlicher Ansicht. Die Bedeutung des Grals läge in der Traumsprache. Nur wenige hätten sie untersucht. Bei von Eschenbach stellt Parzifal bei seinem zweiten Besuch der Gralsburg die richtige Frage.

11 Vgl. Markale, 1975, S. 179. Er unterspielt vielleicht die Bedeutung der Menstruation, doch er teilt nützliche und bestätigende Informationen insofern mit, als er das sexuelle Paradies mit dem menstruellen Fluß gleichsetzt (S. 74). Er erwähnt, daß die Weissagung mit einer »Frauenkrankheit« verknüpft sei (S. 143), und daß die gnostischen Phibioniter in ihren besonderen Menstrualriten »die Fortpflanzung als Zweck und Ziel der Sexualität ablehnten, was den Frauen ermöglichte, ihren Körper viel lustvoller zu empfinden« (S. 171). Er zitiert de Gourmonts Lilith und sagt: »Es prangert das Tabu an, das der Liebe zwischen zwei Menschen, die sich ohne biologischen Zweck vereinigen, auferlegt wurde. Weil es jene Art von Liebe ist, durch die die Frau ihre bedrohlichen Kräfte wiedererlangt«, werden sie und ihr Partner dämonisiert: Satan und Lilith (S. 159). Auf S. 151 definiert er den Mann als »Nicht-Gottheit« und als der weiblichen »Göttlichkeit« entgegengesetzt. Er verfolgt die Spuren von Liliths erzwungenem Rückzug in die Unterwelt (S. 154 f.) und beschreibt den zwischen den Töchtern Liliths und den Töchtern Evas entbrannten Konflikt. Vgl. dazu sein Kapitel »The Rebellion of the Flower-Daughter«. Es bleibt anzumerken, daß die Menstruation »die Blume« genannt wurde, weil sie nicht die Frucht, d. h. kein Nachkomme ist.

Kapitel VI
Neun Millionen Menstrualmorde

1 Weiberbünde und Männerbünde: vgl. Eliade, Mythen, Träume, Mysterien, 1961, S. 204 f.; vgl. auch Klaus Theweleit, Männerphantasien, Bd. 1/2, Frankfurt/M. 1977/1978 (Anm. d. Ü.).

2 La Fontaine, 1972, S. 135 f.

3 Redbook, Vol. 132, April 1969, S. 94 f.

4 *Time* vom 22. 10. 1956.

5 Margaret Mead, in: *Redbook,* Vol. 138, S. 49 f.; Mary Chadwick, 1931, 1932, 1933. Sie verweist auf die psychoanalytische Vergleichbarkeit zwischen Hexenglauben und Menstruation. Sie zitiert Patientinnen, die mit dem Teufel sprechen. Als Freudianerin betrachtet sie allerdings Hexerei und menstruelles Erleben als Regression. Vgl. dazu Sherman, 1971, S. 126.

Schmiedeberg, Psychoanalytisches zur Menstruation, in: Zeitschrift für psychoanalytische Pädagogik, 1931, schreibt, die Verbindung entspräche der Gedankenwelt primitiver Gesellschaften.

6 Scholem, Zur Kabbala und ihrer Mystik, 1973. Es formuliert sehr klar die Bedeutung des Sabbaths: »In ihm bricht das Licht der oberen Welt in die profane Welt ein« (S. 186). Es war wichtig, »daß Toragelehrte die eheliche Verbindung gerade in der Freitagnacht zu vollziehen pflegten« (S. 187), weil die irdische Vereinigung symbolisch die himmlische Hochzeit zwischen Gott und seiner Braut, Sabbath oder *Schechina* vollzog. Die Ankunft der Schechina war »ein Feld der heiligen Apfelbäume« (S. 187) und die Hymnen, die gesungen wurden, lauteten: »Geh, mein Geliebter, der Braut entgegen / das Antlitz des Sabbath lass' uns empfangen« (S. 188). Scholem beschreibt hier jüdisch-kabbalistische Sekten; Patai schreibt ergänzend, dieser Gedanke sei, obwohl er orthodox sei, rudimentär. Diesem Aspekt widmet er in seinem Buch *The Hebrew Goddess* ein ganzes Kapitel: »The Sabbath – Virgin, Bride, Queen and Goddess«. Er bezieht die jüdischen Bräuche auf die Frühgeschichte der Göttin, auf die kanaanitische Aschera und auf Astarte. Er macht klar, daß die mediterrane Liebes- und Mondgöttin in vielen Kulturen verehrt wurde. Wahrscheinlich wurde dieses Wort Sabbat auch außerhalb des Judentums aufrechterhalten, weil es das Fest der Mondgöttin, wie es über Tausende von Jahren gefeiert wurde, bezeichnete. Von den christlichen Hexenverfolgern wurde es benutzt, um vermeintliche Hexen mit den verhaßten jüdischen Bräuchen gleichzusetzen, um auf diese Weise den Haß zu verdoppeln. Cohn schreibt: »Der Terminus ›Sabbat‹ stammt wie der Terminus ›Synagoge‹ natürlich aus der jüdischen Religion, die traditionell als Quintessenz des Anti-Christlichen und als Form von Teufelsanbetung galt.«

Es ist interessant, daß einer der Gründe für den Antisemitismus des Mittelalters die Annahme war, jüdische Männer würden wie Frauen menstruieren. Vermutlich wurde die Magie, weil sie geächtet wurde, zur menstruellen Seite eines Göttinnenkultes: durch die Vorherrschaft eines männlichen, nichtmenstruierenden, christlichen Gottes wurde diese Polarisation erzwungen.

Der sogenannte Kannibalismus der Hexen könnte eine propagandistische Übertreibung gewesen sein, die aus der Vorstellung herrührt, die Menses seien das Blut bzw. der Körper des nicht empfangenen Kindes.

Die weiblichen Energien drückten sich entweder als Phantasien einzelner, unter der Folter delirierender Frauen aus, oder in Form von organisierten Kulten. Keiner dieser Kulte muß jedoch auf besondere Weise organisiert gewesen sein, denn, wie wir wissen, ist der Hexenglaube als Urbild des Archetypischen überall auf der Welt in ähnlicher Weise verbreitet. Durch jede an ihren geistigen Potentialen interessierte Frauengruppe könnte er wieder erstehen.

Scholem schreibt, die Schechina »koste zu Zeiten von der anderen, bitteren Seite, und ihr Antlitz ist dann dunkel« (S. 143). Dies sei eine Mondsymbolik. Sie heiße auch »Baum des Todes« (S. 143) und hat »wechselnde Phasen« (S.

144). Die Dunkelheit des Neumondes sei auch die ideale Zeit für »das Nachdenken über das Geheimnis des Messias«, weil das Verschwinden des Mondes den Schrecken des Exils verdeutliche (S. 144): ». . . und da das vollkommne Hinschwinden des Mondes den Hinabstieg in die letzten Finsternisse des Exils, das Auskosten aller Schrecken darstellt, ist gerade in diesem Tiefpunkt nach der Meinung mancher Kabbalisten die rechte Stunde für die Adepten gekommen, über die Geheimnisse des Messianischen zu meditieren« (S. 201). Die Schechina ist die »schöne Jungfrau, die keine Augen hat, weil sie sie sich nämlich im Exil ausgeweint hat« (S. 189). Fügen wir dem das englische Sprichwort hinzu: »The Messiah will come when the Moon shines as bright as the Sun«, und man mag daraus folgern, daß der jüdische Messias den zu sich selbst gekommenen Geist der ehemals geächteten (menstruierenden) *Mond-Frau* verkörpert.

Vgl. auch Kluger, 1974.

Daly schreibt über die Hindugöttin Kali, sie sei schwarz wie die Sulamit und die Königin von Saba, weil wir sie nicht sehen wollen. Nicht sie ist es, die keine Augen mehr hat, sondern *wir*.

Auch Briffault schreibt, der Sabbath sei ursprünglich lunar, darum menstruell und den Frauen zu eigen gewesen.

Kapitel VII
Der Spiegel Draculas

1 Jung, Psychiatrische Studien, a. a. O., S. 3 f.

2 Deutsch, Psychologie der Frau, 1948, S. 163 f. Altschule und Brem, 1963, berichten von »Periodischen Psychosen in der Pubertät«.

Teja, 1976, betont die Gefahr der Verwechslung von Psychosen und schizophrener Erkrankung. Zwischen Pubertätspsychosen müsse aus »therapeutischen, prognostischen und theoretischen Gründen« differenziert werden.

Whisnant und Zegans, 1975, berichten über den Schaden, den die »Entritualisierung der Menarche in der amerikanischen Kultur« bewirken könnte.

Van Waters beklagte bereits 1914, daß »wir heutzutage die Pubertät des Geistes vernachlässigen« (S. 105). Die *Daily Mail* berichtete am 24. 6. 1976, ein elfjähriges retardiertes Mädchen sei sterilisiert worden, weil man befürchtete, sie könne in der Zeit ihrer Menstrualperioden nicht mehr gebändigt werden.

Schmiedeberg, a. a. O., weist darauf hin, daß die Menstruation manchmal als Bestrafung für Masturbation angesehen wird. Welch eine unglückliche Kathexis, wenn die Periode gleichzeitig den Wunsch zu masturbieren aufkommen läßt. Den einzigen Schutz bieten hier Aufklärung und Erziehung.

3 Laing, Das geteilte Selbst, a. a. O., S. 91 f.

4 »Aeschylus, Astronomy and Sex« von A. P. H. Scott, Eigendruck des New York Institute of Technology, 1974. Er schreibt, der etymologische Ursprung von »Gorgo« sei der »Mond, wie er schrecklich anzusehen ist«. Campbell leitet »Medusa« etymologisch von »Gebieterin« ab.

5 Bergh und Kelly, 1964, zitieren eine Anzahl neuerer Fälle von Vampirismus. In einem Fall enthüllte eine intensive Psychotherapie, daß das »Blut für den Patienten ein ›unerreichbares Objekt‹ symbolisierte, bzw. eine ›verbotene Frucht‹, die sich im Laufe der Therapie als seine ›unerreichbaren‹ oder ›verbotenen‹ ödipalen Wünsche gegenüber der Mutter herausstellten.«

Sie beziehen sich leider nicht auf Daly, 1935, was diesen Fall verdeutlicht hätte: die mütterliche Menstruation ist ganz offensichtlich die Quelle der vampiristischen Zwangsvorstellungen.

Lévi-Strauss diskutiert in: Honig und Asche, 1973, den Zusammenhang von Vampirfledermäusen und Menstrualblut.

Literaturhinweise

Abel, Theodora M. / Joffe, Natalie, F.: *Cultural backgrounds of female puberty*. American Journal of Psychotherapy, Vol. 4, 1950, S. 90–113.

Allegro, John M.: *The Sacred Mushroom and the Cross*. London 1970.

Altman, M. et al.: *A psychosomatic study of the sex cycle in women*. Psychosomatic Medicine, Vol. 3, Juli 1941, S. 199–225.

Altschule, Mark D. / Brem, Jacob: *Periodic psychosis of puberty*. American Journal of Psychiatry, Vol. 119, 163, S. 1176–1178.

Ambrose, Gordon / Newbold, George: *A Handbook of Medical Hypnosis*. London 1968.

Arey, L. B.: *The degree of normal menstrual irregularity*. American Journal of Obstetrics and Gynaecology, Vol. 37, 1939, S. 12–29.

Armstrong, John: *The Paradise Myth*. London 1969.

Auden, W. H.: *The Dyer's Hand and other essays*. London 1963. (*Des Färbers Hand*. Gütersloh 1965).

Bakan, David: *Sigmund Freud and the Jewish Mystical Tradition*. New York 1965.

Bardwick, Judith M. / Douvan, Elizabeth / Horner, Martina S. / Gutmann, David: *Feminine Personality and Conflict*. Belmont, California 1970.

de Barenne, Dorothea D. / Gibbs, Frederic A.: *Variations in the electroencephalogram during the menstrual cycle*. American Journal of Obstetrics and Gynaecology, Vol. 4, 1942, S. 687–690.

Bayley, Harold: *The Lost Language of Symbolism*. London 1974 (zuerst 1912).

de Beauvoir, Simone: *Das andere Geschlecht*. Hamburg 1968.

Benedek, Therese: *Studies in Psychosomatic Medicine: Psychosexual Functions in Women*. New York 1952. (*Die Funktionen des Sexualapparates und ihre Störungen*, in: Alexander, Franz: Psychosomatische Medizin, Berlin 1977).

–: *An investigation of the sexual cycle in women: methodologic considerations*. Arch. Gen. Psychiat., No. 8, 1963, S. 311–322.

–, / Rubenstein, Boris B.: *The correlations between ovarian activity and psychodynamic processes: I. The ovulative phase*. Psychosomatic Medicine, Vol. 1, No. 2, April 1939, S. 245–270; *II. The menstrual phase*. Ebenda, Vol. 1, No. 4, Okt. 1939, S. 461–485.

–, / Rubenstein, Boris B.: *The sexual cycle in women*. Psychosomatic Medical Monographs, Vol. 3, No. 1 and 2, 1942. (Washington D.C., National Research Council).

Benedict, Ruth: *Patterns of Culture*. Boston 1959. (*Urformen der Kultur*, Hamburg 1960).

vanden Bergh, Richard L. / Kelly, John F.: *Vampirism: a review with new observations*. Archives of General Psychiatry, Vol. 11, pt. 5, 1964, S. 543–547.

Bermant, Gordon / Davidson, Julian M.: *Biological Bases of Sexual Behaviour*. London/New York 1974.

Berry, Constance / McGuire, Frederick L.: *Menstrual distress and acceptance of sexual role*. American Journal of Obstetrics and Gynaecology, Vol. 114, No. 1, Sept. 1972, S. 83–87.

Berry, Patricia (Ed.): *Fathers and Mothers: Five Papers on Archetypal Background of Family Psychology*. Zürich 1973.

Bettelheim, Bruno: *Symbolic Wounds: Puberty Rites and the Envious Male*. London 1955. (*Die symbolischen Wunden: Pubertätsriten und der Neid des Mannes*. München 1975).

–: *The Uses of Enchantment: The Meaning and Importance of Fairy Tales*. London 1976. (*Kinder brauchen Märchen*. Stuttgart 1977).

The Holy Bible 1611: London 1969.

The Holy Bible: *Westminster Study Bible: The Holy Bible: Revised Standard Version*. New York and Glasgow 1952.

Billiard, Michael / Guilleminault, Christian / Dement, William: *A menstruation-linked periodic hypersomnia*. Neurology, Vol. 25, Mai 1975, S. 436–443.

Black, Matthew / Rowley, H. H.: *Peake's Commentary on the Bible*. London 1962.

Blacker, Carmen: *The Catalpa Bow: A Study of Shamanistic Practices in Japan*. London 1975.

Blatty, William Peter: *On The Exorcist: from Novel to Film*. London/New York 1974.

–: *The Exorcist*. London 1971.

Bloom, Max L. / van Dongen, Leon: *Clinical Gynaecology: Integration of Structure and Function*. London 1972.

British Medical Journal: *Leading article: Dysmenorrhoea* British Medical Journal, 21. Okt. 1967, S. 125–126.

Briffault, Robert: *The Mothers*. 3 Bände. London/New York 1969.

Brown, Barbara B.: *New Mind, New Body; Bio-Feedback; New Directions for the Mind*. London 1975.

Brown, Frank A.: *The »clocks« timing biological rhythms*. American Scientist, Nov.–Dez. 1972, S. 756–766.

Brown, Judith: *A cross-cultural study of female initiation rites*. American Anthropologist, Vol. 65, 1963, S. 837–853.

Brown, Peter Lancaster: *Megaliths, Myths and Men: An Introduction to Astro-Archaeology*. Poole 1976.

Brush, A. Louise: *Attitudes, emotional and physical symptoms commonly associated with menstruation in 100 women*. The American Journal of Orthopsychiatry, Vol. 8, 1938, S. 286–301.

Burland, Cottie / Forman, Werner: *Feathered Serpent and Smoking Mirror*. London 1975. (*Gefiederte Schlange und rauchender Spiegel*. Freiburg 1977).

Burr, H. S. / Musselman, L.: *Bio-electric phenomena associated with menstruation*. Yale Journal of Biology and Medicine, Vol. 9, 1936, S. 155–158.

Butterworth, E. A. S.: *1970. The Tree at the Navel of the Earth*. Berlin 1970.

Buxton, Jean: *Religion and Healing in Mandari*. Oxford 1973.

Campbell, Joseph: *The Masks of God: Occidental Mythology*. London 1965.

–: *The Masks of God: Creative Mythology*. London 1968.

–: (Ed.): *The Mysteries: papers from the Eranos Yearbooks*. New York 1955.

–: (Ed.): *The Portable Jung*. New York 1971.

Castaldo, V. / Holzman, P. S.: *The effects of thearing one's own voice on sleep mentation*. Journal of Nervous and Mental Disease, Vol. 144, 1967, S. 2–13.

Cauthery, Philip / Cole, Martin: *The Fundamentals of Sex*. London 1971.

Chadwick, Mary: *Menstruationsangst*. Zeitschrift für psychoanalytische Pädagogik. Bd. 5, 1931, S. 184–189.

–: *The Psychological Effects of Menstruation*. New York/Washington 1932.

–: *Woman's Periodicity*. London 1933.

–: *Die Wurzeln der Wißbegierde*. Internationale Zeitschrift für Psychoanalyse, Heft 11, 1925.

Chesler, Phyllis: *Women and Madness*. New York 1972. (*Frauen, das verrückte Geschlecht*. Hamburg 1977).

Clarke, W. K. Lowther: *Concise Bible Commentary*. London 1952.

Close, Sylvia: *The Know-how of Breast-feeding*. Bristol 1972.

Cohn, Norman: *Europe's Inner Demons*. London 1975.

Colquhoun, W. P. (Ed.): *Biological Rhythms and Human Performance*. London/New York 1971.

Comfort, Alex (Ed.): *The Joy of Sex*. New York 1972. (*Freude am Sex*. Frankfurt 1976).

Coppen, A. / Kessel, N.: *Menstruation and personality*. British Journal of Psychiatry, Vol. 109, 1963, S. 711–721.

Crabbe, Julie Lebach: *Menstruation as Stigma*. Diss. University of Colorado 1975.

Crawley, Ernest: *The Mystic Rose*. London 1965 (zuerst 1927).

Dalton, Katharina: *The Premenstrual Syndrome*. London 1964.

–: *The Menstrual Cycle*. Harmondsworth 1969.

–: *Paramenstrual baby battering*. British Medical Journal, 3. Mai 1975, S. 279.

Daly, C. D.: *Hindu-Mythologie und Kastrationskomplex*. Imago, Vol. 13, 1927, S. 145–198.

–: *Der Menstruationskomplex*. Imago, Vol. 14, 1928, S. 11–75.

–: *The menstruation complex in literature*. Psychoanalytic Quarterly, Vol. 4, 1935, S. 307–340.

–: *Der Kern des Ödipuskomplexes*. Internationale Zeitschrift für Psychoanalyse, Bd. 21, 1935, S. 165–188.

–: *The role of menstruation in human phylogenesis and ontogenesis*. International Journal of Psychoanalysis, Vol. 24, 1943, S. 151–170.

Dames, Michael: *The Silbury Treasure: The Great Goddess Rediscovered*. London 1976.

Davis, Flora: *Inside Intuition: What we know about Non-Verbal Communication*. New York/London 1971.

Delaney, J. / Lupton, M. J. / Toth, E.: *The Curse: A Cultural History of Menstruation*. New York 1976. (Dt.: Courage, Sonderheft 1, Berlin 1979)

Deutsch, Helene: *Psychologie der Frau*. Bern 1948.

Devereux, George: *The psychology of feminine genital bleeding. An analysis of Mohave Indian puberty and menstrual rites*. International Journal of Psychoanalysis, Vol. 31, 1950, S. 237–257.

–: *Why Oedipus killed Laius*. International Journal of Psychoanalysis, Vol. 34, 1953, S. 132–141.

Dewan, E. M.: *On the possibility of a perfect rhythm method of birth control by periodic light stimulation*. American Journal of Obstetrics and Gynaecology, Vol. 99, issue 7, Dezember 1967, S. 1016–1019.

–: *Rhythms*. Science and Technology, Vol. 20, 1969, S. 20–28.

Diamond, Milton / Diamond, A. Leonard / Mast, Marian: *Visual sensitivity and sexual arousal levels during the menstrual cycle*. The Journal of Nervous and Mental Disease, Vol. 155, No. 3, 1972, S. 170–176.

Dix, Carol: *The Pill: the inside story*. The Guardian, 18. Nov. 1976.

Dodds, E. R.: *The Greeks and the Irrational*. Berkeley/Los Angeles/London 1973.

Eayrs, J. T. / Glass, A.: *The ovary and behaviour*. In: Zuckerman, S. (Ed.): The Ovary, Vol. 2, New York/London 1962.

Ehrenzweig, Anton: *The Hidden Order of Art*. London 1967. (*Ordnung im Chaos. Das Unbewußte in der Kunst*. München 1974).

Eliade, Mircea: *Patterns in Comperative Religion*. London/New York 1958.

–: *Myths, Dreams and Mysteries*. London 1968. (*Mythen, Träume, Mysterien*. Salzburg 1961).

Ellis, Havelock: *Sexual-Psychologische Studien*. Würzburg 1911.

Erickson, Milton H.: *Psychogenic alteration of menstrual functioning: three instances*. The American Journal of Clinical Hypnosis, Vol. 2, No. 4, April 1960, S. 227–231.

Eysenck, H. J. (Ed.): *Handbook of Abnormal Psychology*. London/New York 1973.

Faergeman, Poul M.: *Fantasies of menstruation in men*. Psychoanalytic Quarterly, Vol. 24, 1955, S. 1–19.

Ferenczi, Sandor: *Thalassa*. New York, Psychoanalytic Quarterly 1938.

Fisher, Seymour: *The Female Orgasm: Psychology, Physiology, Fantasy*. New York 1973. (*Orgasmus, sexuelle Reaktionsfähigkeit der Frau: Psychologie, Physiologie, Phantasie*. Stuttgart 1976).

–: *Body Consciousness*. London 1976 (zuerst 1973).

Fluhmann, C. Frederic: *The Management of Menstrual Disorders*. Philadelphia/London 1956.

la Fontaine, J. S. (Ed.): *The Interpretation of Ritual: Essays in Honour of A. I. Richards*. London 1974 (zuerst 1972).

Ford, Clellan Stearns: *A comparative study of human reproduction*. Yale University Publications in Anthropology, No. 32, New Haven, Yale University Press; London 1945.

Ford, C. S. / Beach, F. A.: *Patterns of Sexual Behaviour*. London 1952. (*Formen der Sexualität*. Reinbek 1968)

Frazer, James George: *The Golden Bough*. Abridged edition, London, Macmillan, 1963 (zuerst 1922). (*Der goldene Zweig. Eine Studie über Magie und Religion*. Frankfurt/Main 1977).

Frenkel, Richard E.: *Remembering dreams through autosuggestion relationship of menstruation and ovulation to the autosuggestion dream recall cycle*. Behavioural Neuropsychiatry, Vol. 3, No. 3–4, 1971, S. 2–11.

Freud, Anna: *Normality and Pathology in Childhood*. Harmondsworth 1973 (zuerst 1965). (*Wege und Irrwege in der Kinderentwicklung*. Stuttgart 1968).

–: Das Ich und die Abwehrmechanismen. München 1964.

Freud, Sigmund: *Gesammelte Werke in 18 Bänden*. Frankfurt/Main 1960 ff.

–: *Das Unbehagen in der Kultur* in: Gesammelte Werke Band 14.

–: *Das Medusenhaupt*. in: Gesammelte Werke Band 17.

–: *Das Unheimliche*. in: Gesammelte Werke Band 12.

–, / Breuer, J.: *Studien über Hysterie*, Frankfurt/Main 1970.

Garfield, Patricia L.: *Creative Dreaming*. New York 1974.

Garrison, Omar: *Tantra: The Yoga of Sex*. New York 1973 (zuerst 1964). (*Tantra. Yoga des Sexus*. Freiburg 1973).

Gauquelin, Michel: *The Cosmic Clocks: From Astrology to a Modern Science*. London 1969. (*Die Uhren des Kosmos gehen anders*. Frankfurt/Main 1975).

Gindes, Bernard C.: *New Concepts of Hypnosis*. London 1953.

Glaskin, G. M.: *Windows of the Mind: The Christos Experience*. London 1974.

Gold, Jay J. (Ed.): *Gynaecologic Endocrinology*. New York/London 1975.

Gooch, Stan: *Total Man: Notes Towards an Evolutionary Theory of Personality*. London 1972.

Gore, Charles / Goudge, Henry Leighton / Guillaume, Alfred: *A New Commentary on Holy Scripture*. London 1928.

Grant, Kenneth: *Aleister Crowley and the Hidden God*. London 1973.

Graves, Robert: *The White Goddess*. London 1952.

–: *Mammon and the Black Goddess*. London 1965.

Grinnell, Robert: *Alchemy in a Modern Woman*. Zürich 1973.

Groddeck, Georg: *The Book of the It*. London 1950. (*Das Buch vom Es*. München 1975).

–: *Exploring the Unconscious*. London 1950.

Gutmann, David: *Feminine Personality and Conflict*. Belmont, California 1970.

Gyöngyössy, A. / Szalóczy, P.: *The ovulation-inhibiting effect of modern living*. Psychosomatic Medicine in Obstetrics and Gynaecology, 3rd int. Congress, London 1971, S. 589–592; Karger, Basel 1972.

Hannah, Barbara: *The Problem of Contact with Animus*. Guild Lecture No. 70. London, The Guild of Pastoral Psychology, Februar 1962.

Harding, M. Esther: *Frauen-Mysterien, einst und jetzt*. Zürich 1949.

Harrison, Jane Ellen: *Epilegomena to the Study of Greek Religion and Themis*. New York 1962.

Hart, R. D.: *Monthly rhythm of libido in married women*. British Medical Journal, Vol. 1, 1960, S. 1023–1024.

Hartland, John: *Medical and Dental Hypnosis and its Clinical Applications*. London 1971.

Hartmann, Ernest: *The Biology of Dreaming*. Boston 1967.

–: *Dreaming sleep (the D-sate) and the menstrual cylce*. The Journal of Nervous and Mental Disease, Vol. 143, No. 5, 1966, S. 406–416.

Haupt, Paul: *The Book of Canticles*. Reprinted from The American Journal of Semitic Languages and Literatures, Vol. XVIII, S. 193–245; Vol. XIX, S. 1–32. Chicago 1902.

Health Book Collective, The Boston Women's: *Our Bodies, Ourselves*. New York 1971.

Hertz, Dan G. / Jensen, Mogens R.: *Menstrual dreams and psychodynamics: emotional conflict and manifest dream content in menstruating women*. British Journal of medical Psychology, Vol. 48, 1975, S. 175–183.

Herzberg, Brenda / Coppen, Alex: *Changes in psychological symptoms in women taking oral contraceptives*. British Journal of Psychiatry, Vol. 116, 1970, S. 161–164.

HMSO: *Better Services for the Mentally Ill*. London: Her Majesty's Stationery Office, Oktober 1975.

Hogbin, Ian: *The Island of Menstruating Men: Religion in Wogeo, New Guinea*. Scranton 1970.

Hoke, Helen (Ed.): *Spooks, Spooks, Spooks*. London 1974.

Horney, Karen: *Die prämenstruellen Verstimmungen*. Zeitschrift für psychoanalytische Pädagogik, Bd. 5, 1931, S. 161–167.

Housman, Harold Stephen: *A psychological study of menstruation*. Diss., University of Michigan 1955.

Howells, John G.: *Modern Perspectives in Psychiatry*. Edinburgh 1971.

Howey, M. O.: *The Cults of the Dog*. Rochford 1972.

Howkins, John / Bourne, Gordon: *Shaw's Textbook of Gynaecology*. Edinburgh/London 1971.

Ivey, M. E. / Bardwick, Judith M.: *Patterns of affective fluctuations in the menstrual cycle*. Psychosomatic Medicine, 30, 1968, S. 336–345.

Jacobi, Jolande: *Die Psychologie von C. G. Jung*. Zürich 1940.

Janowsky, David S. / Gorney, Roderick / Kelley, Bret: *The curse – vicissitudes and variations of the female fertility cycle. Part I. Psychiatric Aspects*. Psychosomatics, Vol. 7, Juli/August 1966, S. 242–247.

–: *The curse-vicissitudes and variations of the female fertility cycle. Part II. Evolutionary Aspects*. Psychosomatics, Vol. 7, Sept./Okt. 1966, S. 283–287.

Jennings, Hargrave: *The Rosicrucians: their rites and mysteries*. London 1887. (*Die Rosenkreuzer*. Berlin 1912).

Johnson, G. B.: *The effects of periodicity on learning to walk a tight-wire*. Journal of Comparative Psychology, Vol. 13, 1932, S. 133–141.

Jung, C. G.: *Psychiatrische Studien*. Gesammelte Werke Band 1. Olten 1978

–: *Experimentelle Untersuchungen*. Gesammelte Werke Band 2. Zürich 1966.

–: *Symbole der Wandlung*. Gesammelte Werke Band 5. Olten 1977.

–: *Psychologische Typen*. Gesammelte Werke Band 6. Olten 1976.

–: *Die Archetypen und das kollektive Unbewußte*. Gesammelte Werke Band 9, erster Halbband. Olten 1978.

–: *Psychologie und Alchemie*. Gesammelte Werke Band 12. Olten 1976.

–: *Studien über alchemistische Vorstellungen*. Gesammelte Werke Band 13. Olten 1978.

–: *Mysterium Coniunctionis*. Gesammelte Werke Band 14. Olten 1978.

–: *Praxis der Psychotherapie*. Gesammelte Werke Band 16. Olten 1976.

–: *Erinnerungen, Träume, Gedanken von C. G. Jung*. Aufgezeichnet und herausgegeben von Aniela Jaffé. Olten 1977.

–: *Über Grundlagen der analytischen Psychologie*. Die Tavistock Lecutres 1935. Frankfurt/Main 1975.

–, / Kerényi, Karl: *Einführung in das Wesen der Mythologie*. Zürich 1951.

Jung, Emma: *Animus und Anima*. Zürich 1967.

–, / von Franz, Marie-Louise: *Die Graalslegende aus psychologischer Sicht*. Zürich 1960.

Kent, Caron: *The Puzzled Body: A New Approach to the Unconscious*. London 1969.

Kerényi, Karl: *Die Mysterien von Eleusis*. Zürich 1962.

–: *Zeus und Hera. Urbild des Vaters, des Gatten und der Frau*. Leiden 1972.

King, Francis: *Sexuality, Magic and Perversion*. London 1971.

King, Stephen: *Carrie*. London 1975.

Kinsey, Alfred et al.: *Sexual Behaviour in the Human Female*. New York 1965. (*Das sexuelle Verhalten der Frau*. Frankfurt/Main 1968).

Kitzinger, Sheila: *The Experience of Childbirth*. Harmondsworth 1972.

Klein, Melanie: *The Psychoanalysis of Children*. London 1975.

–: *Envy and Gratitude and Other works*. London 1975. (*Neid und Dankbarkeit*. Heidelberg 1957).

Kleitman, N.: *Sleep and Wakefulness as Alternating Phases in the Cycle of Existence*. Chicago 1939.

Kline, Paul: *Fact and Fantasy in Freudian Theory*. London 1972.

Kluger, Rivkah Schärf: *Psyche and Bible: Three Old Testament Themes*. Zürich 1974.

Koeske, Randi K. / Koeske, Gary F.: *An attributional approach to moods and the menstrual cycle*. Journal of Personality and Social Psychology, Vol. 31, No. 3, 1975, S. 473–478.

Kroger, William S. / Freed, S. Charles: *Psychosomatic Gynaecology: Including Problems of Obstetrical Care*. Glencoe, Illinois 1956.

Laing, R. D.: *The Divided Self*. Harmondsworth 1965 (zuerst 1960). *Das geteilte Selbst. Eine existentielle Studie über geistige Gesundheit und Wahnsinn*. Reinbek 1976.

–: *The Facts of Life*. London 1976 (*Die Tatsachen des Lebens*. Köln 1978).

Lake, Frank: *Clinical Theology*. London 1966.

Landauer, K.: *Das Menstruationserlebnis des Knaben*. Zeitschrift für psychoanalytische Pädagogik, Bd. 5, 1931, S. 175–184.

Lang, Theo: *The Difference between a Man and a Woman*. London 1973 (zuerst 1971).

Larsen, Virginia L.: *Psychological study of colloquial menstrual expressions*. Northwest Medicine, Vol. 62, 1963, S. 874–877.

Layard, John: *The Lady of the Hare: being a study in the healing power of dreams*. London 1944.

–: *The Virgin Archetype: Two Papers*. New York 1972.

–: *A Celtic Quest: Sexuality and Soul in Individuation*. Zürich 1975.

Leboyer, Frederick: *Der sanfte Weg ins Leben*. München 1974.

Lee, S. M. G. / Mayes, A. R. (Ed.): *Dreams and Dreaming*. Harmondsworth 1973.

Lennane, K. Jean / Lennane, R. John: *Alleged psychogenic disorders in women: a possible manifestation of sexual prejudice*. New England Journal of Medicine, Vol. 288 (6), Feb. 1973, S. 288–292.

Leroi-Gourhan, André: *The Art of Prehistoric Man in Western Europe*. London 1967. (*Prähistorische Kunst*. Freiburg 1971).

Lévi-Strauss, Claude: *Strukturale Anthropologie*. Frankfurt/Main 1967 und 1975.

–: *Mythologica II. Vom Honig zur Asche*. Frankfurt/Main 1972.

Levy, Gertrude Rachel: *The Gate of Horn*. London 1963.

Llewellyn-Jones, Derek: *Everywoman: A Gynaecological Guide for Life*. London 1971.

Loeser, A. A.: *Effect of emotional shock on hormone release and endometrial development*. Lancet, Vol. II., 1943, S. 418–519.

Lorand, Sandor / Schneer, Henry: *Adolescents: Psychoanalytic Approach to Problems and Therapy*. New York 1961.

Luce, Gay Gaer: *Body Time*. London 1972.

MacLean, Una: *Magical Medicine: A Nigerian Case-study*. Harmondsworth 1971.

McCance, R. A. / Luft, M. C. / Widdowson, E. E.: *Physical and emotional periodicity in women*. Journal of Hygiene. Vol. 37, 1937, S. 571–605.

McClintock, Martha K.: *Menstrual synchrony and suppression*. Nature, Vol. 229, 22. Jan. 1971, S. 244–245.

Mair, Lucy: *Witchcraft*. London 1969. (*Magie im schwarzen Erdteil*. München 1969).

Mall, G.: *Zur Diagnostik und Therapie periodisch rezidiver Psychosen*. Conf. neurol., Vol. 18, 1968, S. 171–179.

Markale, Jean: *Women of the Celts*. London 1975.

Marshack, Alexander: *The Roots of Civilisation*. London 1972.

Martin, Ian C. A.: *Blood, sweat and tears: some psychiatric aspects of menstrual disorder*. Nursing Times, 13. Nov. 1975, S. 1830–1832.

de Martino, Ernest: *Magic Primitive and Modern*. London 1972.

Martius, H.: *Fluchtamenorrhöe*. Deutsche Medizinische Wochenschrift, Bd. 71, 1946, S. 81.

Massey, Gerald: *The Natural Genesis*. 2 Bände. New York 1974 (zuerst 1883).

Masters, William H. / Johnson, Virginia E.: *Human Sexual Response*. Boston 1966. (*Die sexuelle Reaktion*. Hamburg 1976).

–: *The Pleasure Bond*. New York 1975.

Maugham, W. Somerset: *The Magician*. London 1956. (*Der Magier*. Zürich 1975).

Mead, Margeret: *Male and Female*. Harmondsworth 1962 (zuerst 1950) (*Mann und Weib*. Hamburg 1958).

Melody, G. F.: *Behavioural implications of premenstrual tension*. Obstetrics and Gynaecology, Vol. 17. 1961, S. 439–441.

Menaker, Walter / Menaker, Abraham: *Lunar Periodicity in Human Reproduction: a likely Unit of biological Time*. American Journal of Obstetrics and Gynaecology, Vol. 77, 1959, S. 905–914.

Michael, Richard P. (Ed.): *Endocrinology and Human Behaviour*. London 1968.

Michael, Richard P. / Bonsall, R. W. / Warner, Patricia: *Human vaginal secretions: volatile fatty acid content*. Science, Vol. 186, 24. Dez. 1974, S. 1217–1219.

Moffatt, James: *The Moffatt Translation of the Bible*. London 1958.

Money, John / Erhardt, Anke A.: *Man and woman, Boy and Girl*. Baltimore/London 1972 (*Männlich/Weiblich. Die Entstehung der Geschlechtsunterschiede*. Hamburg 1975).

Moos, R. H. / Kopell, B. S. / Melges, F. / Yalom, I. / Lunde, D. T. / Clayton, R. B. / Hamburg, D.: *Fluctuations in symptoms and mood during the menstrual Cycle*. Journal of Psychosomatic Research, 13, 1969, S. 37–44.

Moos, R. H.: *Typology of menstrual cycle symptoms*. American Journal of Obstetrics and Gynaecology, Vol. 103, 1969, S. 390–402.

Morgan, Elaine: *The Descent of Women*. London 1972. (*Der Mythos vom schwachen Geschlecht*. Frankfurt/Main 1975).

Murray, Margaret Alice: *The Witch-Cult in Western Europe*. Oxford 1962.

Mylonas, G. E.: *Eleusis and the Eleusinian Mysteries*. Princeton/London 1961.

diNardo, Patricia Gambitta: *Psychological Correlates of the Menstrual Cycle*. Diss., Saint Louis University. Michigan 1974.

Neumann, Erich: *Die Große Mutter*. Olten 1974.

–: *Ursprungsgeschichte des Bewußtseins*. Olten 1949.

Newton, Niles: *Trebly sensuous woman*. Psychology Today (UK), Vol. 1, No. 1, April 1975, S. 34–38.

O'Connor, J. F. / Shelley, E. M. / Stern, Lenore O.: *Behavioural rhythms related to the menstrual cycle*. International Institute for the Study of Human Reproduction, New York, 1973, S. 7.

OED: *The Compact Edition of the Oxford Englisch Dictionary: Complete Text Reproduced Micrographically*. Oxford 1971.

Oesterreich, T. K.: *Possession: Demoniacal and Other*. Secaucus, New Jersey 1966.

O'Neil, W. M.: *Time and the Calendars*. Manchester 1976.

Opler, Morris E.: *Cause and effect in Apachean agriculture, division of labour, residence patterns and girls' puberty rites*. American Anthropologist, Vol. 74, 1972, S. 1133–1146.

Paige, Karen: *Women learn to sing the menstrual blues*. Psychology Today (US), Vol. 7 (4), Sept. 1973, S. 41–46.

–: *The effects of oral contraceptives on affective fluctuations associated with the menstrual cycle*. Diss. University of Michigan. Michigan 1970.

Parlee, Mary Brown: *The premenstrual syndrome*. Psychological Bulletin, Vol. 80, No. 6, 1973, S. 454–465.

–: *Stereotypic beliefs about menstruation: a methodological note on the Moos menstrual distress questionnaire and some new data*. Psychosomatic Medicine, Vol. 36, No. 3, Mai–Juni 1974, S. 229–240.

Patridge, Eric: *Origins: a short etymological dictionary of modern English*. London 1966.

Patai, Raphael: *The Hebrew Goddess*. New York 1967.

Patty, Rosemarie Anderson / Ferrell, Marcia M.: *A preliminary note on the motiv to avoid success and the menstrual cycle*. The Journal of Psychology, Vol. 86, 1974, S. 173–177.

Pistilli, J.: *Stereotyped perceptions of women as a function of menstrual cycle phase and physical attractiveness*. Diss. Kent State University. Michigan 1975.

Porach, Lee Bowman: *The relationship of masculine and femine identification to dream scores, and to menstrual cycle reactions*. Diss., Michigan 1970.

Rank, Otto: *Das Trauma der Geburt und seine Bedeutung für die Psychoanalyse*. Leipzig 1924.

Rawson, Philip: *Tantra*. London 1973. (*Tantra. Der Indische Kult der Extase*. München 1974).

–: *The Art of Tantra*. London 1973.

Reich, Steven Kenneth: *The Effects of Group Systematic Desensitisation on the Symptoms of Primary Dysmenorrhea*. Diss., University of New Mexico. Michigan 1973.

Reich, Wilhelm: *Charakteranalyse*. Köln 1968.

Reiss, M.: *Psychoendocrinology*. London 1958.

Reymert, Martin L. / Jost, Hudson: *Further data concerning the normal variability of the menstrual cycle during adolescence and factors associated with age of menarche*. Child Development, Vol. 18, 1947, S. 169–179.

Reynolds, Evelyn: *Variations of mood and recall in the menstrual cycle*. Journal of Psychosomatic Research, Vol. 13, 1969, S. 163–166.

Roazen, Paul: *Freud and his Followers*. London 1976. (*Sigmund Freud und sein Kreis*. Bergisch Gladbach 1976).

Rosenblum, Art / Jackson, Leah: *The Natural Birth Control Book*. Boston 1974.

Roubicek J. / Tachezy, R. / Matousek, M.: *Electrical activity of the brain during the menstrual cycle*. Ceskoslovenska Psychiatrie, Vol. 64 (2), 1968, S. 90–94.

Santamarina, B. A. G.: *Dysmenorrhea*. Clinical Obstetrics and Gynaecology, Vol. 12, 1969, S. 708–723.

Sarkar, Sarasi Lal: *A study of the psychology of sexual abstinence from the dreams of an ascetic*. International Journal of Psychoanalysis, Vol. 24, 1943, S. 170–175.

Savramis, Demosthenes: *Religion und Sexualität*. München 1972.

Schmiedeberg, M.: *Psychoanalytisches zur Menstruation*. Zeitschrift für psycho-analytische Pädagogik, Bd. 5, 1931; S. 190–202.

Scholem, Gershom G.: *On the Kabbalah and its Symbolism*. London 1965. (*Zur Kabbala und ihrer Mystik*. Frankfurt/Main 1973).

Schwenk, Theodor: *Das sensible Chaos*. Stuttgart 1968.

Seward, Georgene H.: *The female sex rhythm*. The Psychological Bulletin, Vol. 31, No. 3, März 1934, S. 153–192.

Sewell, Elizabeth: *The Orphic Voice: Poetry and Natural History*. London, Routledge and Kegan Paul, 1960.

Shader, Richard I. / Di Mascio, Alberto / Harmatz, Jerold: *Characterological anxiety levels and premenstrual libido changes*. Psychosomatics, Vol. 9, Juli–August 1968, S. 197–198.

Shainess, Natalie: *A re-evaluation of some aspects of femininity through a study of menstruation*. Comprehensive Psychiatry, Vol. 2, 1961; S. 20–26.

–: *Psychiatric evaluation of premenstrual tension*. New York Journal of Medicine, Vol. 62, 1962, S. 3573–3579.

–: *Towards a new feminine psychology*. Notre Dame Journal of Education, Vol. 2, No. 4, 1972, S. 293–296.

Sheldrake, Peter / Cormack, Margaret: *Dream recall and the menstrual cycle*. Journal of Psychosomatic Research, Vol. 18, 1974, S. 347–350.

Sherfey, Mary Jane: *The Nature and Evolution of Female Sexuality*. New York 1973. (*Die Potenz der Frau*. Köln 1974).

Sherman, Julia A.: *On the Psychology of Women: A Survey of Empirical Studies*. Springfield 1971.

Silberman, Isidor: *A contribution to the psychology of menstruation*. International Journal of Psychoanalysis, Vol. 31, 1950, S. 358–267.

Skultans, Vieda: *The symbolic signifiance of menstruation and the menopaus*. Man, Vol. n. s. 5, 1970, S. 639–651.

Slater, Philip E.: *The Glory of Hera*. Boston 1971.

Smith, Morton: *The Secret Gospel*. London 1974. (*Auf der Suche nach dem historischen Jesus*. Frankfurt/Main 1974).

Snaith, Linton / Coxon, Alan: *Dick-Read's Childbirth Without Fear*. London/Sydney 1969.

Sollberger, A.: *Biological Rhythm Research*. London/New York 1965.

Sommer, B.: *The effect of menstruation on cognitive and perceptual-motor behaviour: a review*. Psychosomatic Medicine, Vol. 35 (6), Nov. 1973, S. 515–534.

Stephens, W. N.: *A cross-cultural study of menstrual taboos*. Genet. Psychol. Monogr., Vol. 64, 1961, S. 385–416.

–: *The Oedipus Complex: Cross-Cultural Evidence*. New York 1962.

Stone, C. P. / Barker, R. G.: *The attitudes and interests of premenarcheal and postmenarcheal girls*. Journal of Genetic Psychology, Vol. 54, 1939, S. 27–71.

Strouse, Jean (Ed.): *Women and Analysis*. New York 1974.

Suarès, Carlo: *The Song of Songs*. Berkeley/London 1972.

Svennerud, Sven: *Dysmenorrhoea and absenteeism*. Acta Obstetrica et Gynecologica Scandinavica, 38, Supp. 2, 1959.

Swanson, Ethel M. / Foulkes, D.: *Dream content and the menstrual cycle*. Journal of Nervous and Mental Disease, Vol. 145, 1968, S. 358–363.

Szasz, Thomas S.: *The Manufacture of Madness: A Comperative Study of the Inquisition and the Mental Health Movement*. London 1971. (*Die Fabrikation des Wahnsinns*. Frankfurt/Main 1976).

Tart, Charles T.: *Transpersonal Psychologies*. London 1975.

–: *Altered States of Consciousness*. New York 1972.

Teja, Jagdish S.: *Periodic psychosis of puberty: a longitudinal case study*. The Journal of Nervous and Mental Disease, Vol. 162, No. 1, 1976, S. 52–57.

Thomson, George: *The Prehistoric Aegean*. New York 1965. (*Frühgeschichte Griechenlands*. Berlin 1976).

Tiktin, Morris: *Menstrual Tensions and Marital Satisfaction*. Diss., University of Oregon. Michigan 1966.

Tredgold, Roger / Wolff, Heinz (Eds.): *UCH Handbook of Psychiatry for Students and General Practitioners*. London 1975.

Trevor-Rooper, H. R.: *Religion, the Reformation and Social Change: and other Essays*. London 1967. (*Religion, Reformation und sozialer Umbruch*. Frankfurt/Main 1974).

Turner, Victor: *The Forest of Symbols: Aspects of Ndembu Ritual*. London/Ithaca 1967.

Udry, J. R. / Morris, Naomi: *Distribution of coitus in the menstrual Cycle*. Nature, Vol. 220, 1968, S. 593–596.

–, / Waller, Lynn: *Effect of contraceptive pills on sexual activity in the luteal phase of the human menstrual cycle*. Archives of Sexual Behaviour, Vol. 2, No. 3, 1973, S. 205–213.

Ulanov, Ann Belford: *The Feminine in Jungian Psychology and in Christian Theology*. Evanston 1971.

Van de Castle, Robert: *The Psychology of Dreaming*. New York 1971.

Von Franz, Marie-Louise: *An Introduction to the Interpretation of Fairy Tales*. New York 1970.

–: *Problems of the Feminine in Fairy Tales*. New York 1972. (*Das Weibliche im Märchen*. Stuttgart 1977.)

–: *Number and Time*. London 1974. (*Zahl u. Zeit, Psychologische Überlegung zu einer Annäherung von Tiefenpsychologie und Physik*. Stuttgart 1970).

Van Waters, Miriam: *The adolescent girl among primitive peoples*. Journal of Religious Psychology, Vol. 6 (4), 1913, S. 375–421.

–: *The adolescent girl among primitive peoples*. Journal of Religious Psychology, Vol. 7, Part 1, 1914, S. 32–40; 75–120.

Waite, A. E.: *The Hole Kabbalah*. New York o. J.

Webb, Peter: *The Erotic Arts*. London 1975.

Weideger, Paula: *Menstruation and Menopause*. New York 1975.

Weinstock, Eugene: *Beyond the Last Path*. New York 1947.

Weiss, Edward / English, O. Spurgeon: *Psychosomatic Medicine,* 3rd edition, Philadelphia 1957.

Wetzel, Richard D. / McClure, James N.: *Suicide and the menstrual cycle: a review*. Comprehensive Psychiatry, Vol. 13, No. 4, Juli/August 1972, S. 369–374.

Whisnant, Lynn / Zegans, Leonard S.: *Menarche in American Culture: deritualisation may be harmful*. Roche Report; Frontiers of Psychiatry, 15. Jan. 1975, S. 3.

Wiener, Harry: *External chemical messengers. I. Emission and reception in man*. New York State Journal of Medicine, Vol. 66, No. 24, 15. Dez. 1966, S. 3153–3170. *II. Natural history of schizophrenia*. Ebenda, Vol. 67, No. 9, 1. Mai 1967, S. 1144–1165. *III. Mind and body in schizophrenia*. Ebenda, Vol. 67, No. 10, 15. Mai 1967, S. 1287–1310. *IV. Pineal gland*. Ebenda, Vol. 68, 1. April 1968; S. 912–938.

Wilson, E. W. / Rennie, P. I. C.: *The Menstrual Cycle*. London 1976.

Wineman, E. W.: *Automatic balance changes during the human menstrual cycle*. Psychophysiology, Vol. 8, No. 1, 1971, S. 1–6.

Winget, Carolyn / Kapp, Frederic T.: *The relationship of the manifest content of dreams to duration of childbirth in primiparae*. Psychosomatic Medicine, Vol. 34, No. 4, Juli–August 1972, S. 313–320.

Wright, Erna: *The New Childbirth*. London 1967.

Young, J. Z.: *An Introduction to the Study of Man*. Oxford 1971.

Zimmermann, Ellen / Parlee, Mary Brown: *Behavioural changes associated with the menstrual cycle: an experimental investigation*. Journal of Applied Social Psychology, Vol. 3, No. 4, 1973, S. 335–344.

Zubin, J. / Money, J. (Eds): *Contemporary Sexual Behaviour: Critical issues in the 1970's*. Baltimore/London 1973.

Zuckermann, S.: *The menstrual cycle*. The Lancet. Vol. 1, 18. Juni 1949, S. 1031–1035.

Register

Adam (Bibel) 19, 145, 147, 233, 241
Adler, Alfred 88
Aeschylos 273
Aggression
    u. menstruelles Tabu 68, 100, 187, 269, 275
    u. traditionelle Entbindungsmethoden 14 f., 83 f.
Alchemie 27, 112 ff., 120, 155, 199, 207, 267, 304 ff.
    u. Doppelpelikan 149
    u. rote Tinktur 110, 112
    u. Stein der Weisen 30, 112, 204 f.
Allegro, John M. 291, 310
Almond, J. F. 9
Ambrose, Gordon 175
Amenorrhoe 41, 47, 175, 296, 299
Androgene 148
Anima 14, 120, 122 ff., 127, 132, 187
Animus 14, 121–124, 127, 129, 148, 221, 260, 268, 276
    u. animalische Gestalten 124 ff., 131, 222, 233
    negativer 128, 236
    u. Paramenstruum 121
    u. Psychopompos 131
Ankh-Kreuz 185
Apfel als Symbol 147 f., 181, 241
Apollo 78, 157
Ardener, Edwin 217
Aristoteles 138, 156, 182
Armstrong, John 309
Arrhenius, Svante 158
Astarte (Astaroth) 141, 180, 280 ff.
Athene 21, 180, 240
Aubrey 138
Auden, W. H. 246

Baal Schan 117
Bakan, David 235, 308
Ballade vom wahren Thomas 59 f.
Bardwick, Judith 39, 91, 106, 292 f.

Baum der Erkenntnis (Bibel) 30, 144 f., 233
de Beauvoir, Simone 66, 79, 302
Beck, Benjamin 145, 153
Begegnung von Sonne u. Mond 94 f., 113, 157 f.
Benedek, Therese 91 f., 100–103, 106, 291
Benedict, Ruth 68
Benson, Meredy 161 f.
Bergh, R. L. vanden 280, 313
Berry, Constance 99, 309
Bettelheim, Bruno 67, 73 ff., 121, 133 f., 300 f.
Bibel 17 ff., 134, 244
Bibel der Göttin 130, 244, 287
Billard, Michael 105
Biofeedback 23, 169 ff.
    u. Geburtenkontrolle 170
    u. Menstruation 33 ff., 173
Blacker, Carmen 126, 157, 256
Blackwell, Elizabeth 89
Blut
    v. Christus 115, 208, 260, 279
    u. Fruchtbarkeitszauber 184 f.
    Funktion des 186 f.
    Menstruations- 59 f., 66 ff., 76 f., 87, 93, 99 f., 110, 120 f., 208, 232, 236, 252, 263
    -opfer 131 f., 158
    u. Psychodrama 115, 187
    u. Ritual 60, 62 f., 282
Blut und Rosen (Film) 271
Bonnar, John 162
Borneman, Ernest 298
Bornstein, Berta 76
Borst, Lyle 310
Breuer, J. 198
Briffault, Robert 64 f., 67, 70, 102, 118, 126, 137 f., 157, 177, 229, 237, 256 f., 300
British Medical Journal 46 f., 171, 295, 298

327

Oriana Fallaci

Oriana Fallaci, 1929 in Florenz geboren, stammt aus einer Journalisten- und Schriftstellerfamilie. Bereits mit 17 Jahren schrieb sie ihre ersten Artikel in der Kriminalrubrik einer Tageszeitung. Sie gehört zu den eigenwilligsten und profiliertesten Journalistinnen Europas. Durch ihre Porträts der Mächtigen dieser Welt ist sie selbst weltberühmt geworden.

Ein Mann
Roman. Band 5204

»Mit der minuziösen Rekonstruktion der politischen Biografie von Alexandros Panagoulis gelingt es ihr, seine Ideen weit über Griechenland hinaus zu verbreiten. Sie verleiht seinen politischen Niederlagen damit nachträglich einen Sinn und versucht gleichzeitig, ihre eigene Niederlage in dieser Liebe zu bewältigen!« *»Die Zeit«*

Brief an ein nie geborenes Kind
Band 3706

Eine junge Frau erwartet ein Kind. Sie spricht zu ihm und versucht, sich über ihre wechselnden Gefühle, ihre widersprüchliche Einstellung zu dem Kind klar zu werden. Als erfolgreiche Journalistin ist sie emanzipiert und besteht darauf, weiterhin allein zu leben, allein für ihr Kind zu sorgen.

Während der ersten Monate ihrer Schwangerschaft, die sie sehr bewußt erlebt, während ihrer seelischen und geistigen Vorbereitung auf die neue Rolle als Mutter, die sie ebenso herbeisehnt, wie sie sie fürchtet, durchlebt sie alle Stadien der Freude, der zärtlichen Ungeduld, der Verzweiflung und der Traurigkeit, der Angst und der Hoffnung.

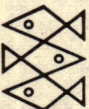

Fischer Taschenbuch Verlag